U0884901

内科护理

主　编　曹小萍

副主编　陈　璐　宁香香　李　硕

编　者　（按姓氏笔画排序）

宁香香　宁波卫生职业技术学院
刘淼鑫　南阳科技职业学院
孙孝君　宁波大学附属人民医院
孙英芬　宁波大学附属人民医院
李　硕　南阳科技职业学院
李虹毓　宁波卫生职业技术学院
张冬霞　宁波市鄞州第二医院
陈　璐　宁波卫生职业技术学院
陈明君　宁波大学医学院附属医院
范学兰　宁波市第一医院
赵　冰　南阳科技职业学院
曹小萍　宁波卫生职业技术学院
梁少英　宁波卫生职业技术学院
韩艳萍　宁波大学附属人民医院
曾丽智　广东省食品药品职业技术学校
谢凌平　宁波市鄞州第二医院

华中科技大学出版社
中国·武汉

内容简介

本教材共分为八章，包括呼吸系统疾病、循环系统疾病、消化系统疾病、泌尿系统疾病、血液及造血系统疾病、内分泌代谢系统疾病、风湿性疾病、神经系统疾病患者的护理。

本教材适合护理等专业学生使用。

图书在版编目(CIP)数据

内科护理/曹小萍主编. —武汉：华中科技大学出版社，2023.8
ISBN 978-7-5680-9914-1

Ⅰ.①内… Ⅱ.①曹… Ⅲ.①内科学-护理学 Ⅳ.①R473.5

中国国家版本馆 CIP 数据核字(2023)第 154034 号

内科护理 曹小萍 主编
Neike Huli

策划编辑：周 琳
责任编辑：余 琼 方寒玉
封面设计：廖亚萍
责任校对：朱 霞
责任监印：周治超
出版发行：华中科技大学出版社(中国·武汉) 电话：(027)81321913
武汉市东湖新技术开发区华工科技园 邮编：430223
录 排：华中科技大学惠友文印中心
印 刷：武汉市洪林印务有限公司
开 本：787mm×1092mm 1/16
印 张：24
字 数：708 千字
版 次：2023 年 8 月第 1 版第 1 次印刷
定 价：72.00 元

华中出版

本书若有印装质量问题，请向出版社营销中心调换
全国免费服务热线：400-6679-118 竭诚为您服务

前言

Qianyan

本教材紧紧围绕以习近平总书记对职业教育工作和教材工作的重要指示精神，坚持立德树人，深化产教融合、校企合作，培养高素质技术技能人才，从而为全面建设社会主义现代化国家、实现中华民族伟大复兴的中国梦提供有力人才和技能支撑。

本教材既针对高职高专护理专业学生的学情特点，又符合现阶段行业最新进展及新形势下的职教特色。根据内科常见病、多发病护理和全国护士执业资格考试要求设置章节内容，包括呼吸系统疾病、循环系统疾病、消化系统疾病、泌尿系统疾病、血液及造血系统疾病、内分泌代谢系统疾病、风湿性疾病、神经系统疾病患者的护理。为了使学生更深刻理解“以患者为中心”的理念，培养“优质护理”的科学思维方式并熟练掌握护理程序工作方法，本教材按照护理程序的结构编写疾病护理内容，既保持疾病知识的系统性，又体现护理程序的完整性。本教材设置学习目标、案例思考，根据真实临床案例提出护理任务，既提高学生对疾病的认知，又引导学生解决临床实际问题。大部分疾病护理后面设置有相关在线答题和思维导图模式的填空题，还设有各系统相关常用诊疗技术及护理，以及思政素材和实践活动等，具有鲜明的时代特色和职业教育特色。

本教材编写原则与特色如下：

1. 目标明确、内容系统　本教材定位准确，符合高职高专教育教学的特点和规律，明确护理专业学生的培养目标。在保证知识完整性的基础上，兼顾各章节间的有机融合和衔接，使内容具有良好的系统性，既不疏漏又避免重复。

2. 坚持科学性和专业性　本教材编写内容科学、准确，名称、术语规范，体例、体系具有逻辑性。符合护理专业思想和护理职业精神，满足教学要求。

3. 纸数融合　职业教育教材需按照德育为先、能力为重、全面发展、系统培养的要求，培养学生的职业道德、职业技能和继续学习能力。本教材采用新型编写模式，教材使用者可在移动终端浏览、学习与教材配套的优质数字资源，实现纸数融合，更适应现代护理专业职业教育特点。

4. 注重理论性和实践性　本教材在强化理论知识的同时，亦注重实践应用。通过案例思考、各章节相关习题和在线答题，提高学生理论知识水平与实践应用能力。

5. 校企协同　本教材面向的护理行业相关理论知识和技能等发展速度较快，内科护理作为护理专业中的一门核心课程，需要及时更新内容，教材中各系统的常见诊疗技术及护理由资深的临床护理专家编写，内容更贴近行业一线新进展、新的护理理论和技能要求。

6. 育德为先，融入思政　“课程思政”是新时代背景下党中央加强高校思想政治工作的新要求。本教材中融入思政元素、思政素材和思政实践活动设计，使专业课程与思想政治理论课形成“协同效应”，同向同行，给教材使用者深刻的学习体验，在满足对知识的渴求的同时加强价值观教育，教育、引导其把人生抱负落到脚踏实地的实际行动中来，把学习奋斗的具体目标同民族复兴的伟大目标结合起来，立鸿鹄志，做奋斗者。

在此，谨向本教材中引用和参考的文献原作者表示诚挚的感谢。

本教材虽经几次修改，但由于编者能力有限，不足之处在所难免，敬请广大读者批评指正。

曹小萍

目录

Mulu

第一章　呼吸系统疾病患者的护理

第一节　呼吸系统疾病患者常见症状与体征

学习目标

1. 掌握呼吸系统疾病患者的常见症状和体征及护理措施。
2. 能评估呼吸系统疾病患者的常见症状与体征，能准确进行各种呼吸系统疾病症状与体征的护理。
3. 具有科学、严谨的临床思维和工作态度，树立人文关怀、践行戒烟的健康理念。

案例思考

王某，80岁。有长期吸烟史，慢性咳嗽、咳痰12年，近2年来出现咳嗽伴气短。今因感冒后发热，体温38.9 ℃，咳嗽、咳大量脓痰、胸痛、气急入院。

请思考：

1. 该患者可能患何种疾病？症状是如何产生的？
2. 该患者存在的护理问题有哪些？
3. 如何运用专业知识帮助该患者顺利康复或延缓病情的发展？

一、咳嗽与咳痰

咳嗽是一种反射性防御动作，有利于清除呼吸道分泌物和气道内异物。咳痰是借助支气管黏膜上皮的纤毛运动、支气管平滑肌的收缩和咳嗽反射，将呼吸道分泌物或肺泡内渗出液排出的动作。咳嗽伴有痰液称为湿性咳嗽；咳嗽无痰或痰量很少，称为干性咳嗽。

【护理评估】

（一）健康史

询问患者有无呼吸道疾病、胸膜疾病、心血管病、理化因素和中枢神经因素等引起咳嗽与咳痰的基本病因；了解患者有无吸烟、吸入刺激性气体、受凉、劳累、过敏等诱因；询问起病以来的治疗和处理情况；了解患者及其家属对疾病的认知情况等。

（二）身体状况

（1）咳嗽：评估咳嗽急缓、出现及持续时间、规律、性质、音色、伴随症状等。

（2）痰液：评估痰液的颜色、性质、量、气味、黏度等。痰液颜色改变常有重要意义：急性呼吸道炎症者，常咳浆液或黏液性白痰；黄色脓痰常为感染的表现；肺淤血、肺水肿时，常咳粉红色泡沫样痰;铁锈色痰可见于肺炎链球菌肺炎。痰量少时每天仅数毫升,痰量多时每天可达数百毫升。痰液静止后分为三层:上层为泡沫,中层为浆液或脓性浆液,底层为脓块及坏死组织,见于支气管扩张或肺脓肿;脓痰伴有恶臭气味提示有厌氧菌感染。

(三)心理-社会状况

长期、频繁、剧烈的咳嗽、咳痰可影响睡眠以及正常的生活、工作和社交,从而导致患者出现焦虑、抑郁的不良情绪。肺结核患者可通过咳嗽、咳痰影响周围健康人群,引起患者的自卑心理。

(四)辅助检查

了解痰液、血液、胸部影像、纤维支气管镜、肺功能、血气等各项检查结果有无异常。

【常见护理诊断/问题】

1. 清理呼吸道无效 与痰液过多、黏稠,疲乏,胸痛,意识障碍等导致咳嗽无效有关。

2. 睡眠型态紊乱 与夜间咳嗽、咳痰有关。

3. 潜在并发症 窒息、自发性气胸。

【护理措施】

(一)一般护理

1. 环境 为患者提供安静、整洁、舒适的环境,保持室内空气新鲜,维持室内温度和湿度,注意保暖。指导患者避免到空气污染的场所,避免吸入刺激性气体,如烟雾、污染的空气等,有气道高反应的患者应避免变应原的刺激,如花粉、动物毛屑等。

2. 休息与体位 增加休息的时间,避免剧烈运动。保持舒适体位,取半坐卧位或坐位,以利于改善呼吸和排出痰液。年老体弱者及意识障碍患者取侧卧位或去枕平卧位并将头偏向一侧,防止痰液阻塞气道引起窒息。

3. 饮食护理 给予高蛋白质、富含维生素、足够热量、清淡饮食,以补充咳嗽导致的能量消耗,增强抗病能力。避免进油腻、辛辣刺激性的食物;若患者情况允许,每天饮水 1.5～2 L,充足的水分能保持呼吸道黏膜的湿润,促进病变黏膜的修复,有利于痰液稀释和排出。

(二)对症护理:促进有效排痰

1. 深呼吸和有效咳嗽

(1)操作方法:深呼吸是指胸腹式呼吸联合进行,以排出肺内残气及其代谢产物、增加有效通气的一种呼吸方式。有效咳嗽是在咳嗽时通过增大呼气压力,增高呼气流速以提高咳嗽的效率,适用于意识清楚尚能咳嗽的患者。步骤:①指导患者取坐位或立位,上身略前倾;②进行深而慢的腹式呼吸 5～6 次,然后深吸一口气屏气 3～5 s,继而短促有力地咳嗽 2～3 次,咳嗽的同时收缩腹肌或用自己的手按压上腹部,帮助咳嗽咳痰;③停止咳嗽,缩唇将余气尽量呼出;④再缓慢深吸气,重复以上动作,连做 2～3 遍。

(2)注意事项:①进行有效咳嗽是针对气道内痰液量较多的患者,无痰或少痰者不必用力咳嗽;②胸腹部外伤或手术后患者,为避免因咳嗽而加重伤口疼痛,咳嗽时须用双手或枕头轻压伤口两侧,起固定或扶持作用,以抑制咳嗽所致的伤口局部牵拉;③胸痛明显者,遵医嘱服用镇痛药,30 min 后再进行深呼吸和有效咳嗽,以减轻疼痛;④经常变换体位有利于痰液咳出。

2. 湿化气道

(1)操作方法:适用于痰液黏稠不易咳出者,常用超声雾化吸入法。有学者对超声雾化器进行改装,可对雾化液进行加温处理,避免吸入液体过冷导致气道痉挛收缩;同时增加氧气的接口,超声雾化的同时保证氧气的吸入,避免低氧血症的发生。

(2)注意事项:①避免窒息:干结的分泌物湿化后膨胀易阻塞支气管,应帮助患者翻身、拍背,及时排痰,尤其是年老、体弱无力咳嗽者。②保证湿化温度:一般应控制湿化温度在 35～37 ℃。③控制湿化时间:一般以每次 10～20 min 为宜。湿化时间过长可引起黏膜水肿、气道狭窄、气道阻力增大，甚至诱发支气管痉挛；也会导致体内水潴留，加重心脏负荷。④防止感染：定期消毒湿化装置及病房环境，严格无菌操作，并加强口腔护理。

3. 胸部叩击 胸部叩击适用于久病体弱、长期卧床、排痰无力者。咯血、低血压、肺水肿、未经引流的气胸、肋骨骨折及有病理性骨折史者，禁做胸部叩击。

(1) 操作方法：①评估：叩击前听诊肺部有无异常呼吸音及干、湿啰音，明确痰液潴留部位。②指导患者取侧卧位或坐位，用单层薄布保护胸廓部位，避免使用过厚的覆盖物。③叩击者站在患者一侧，手指五指弯曲并拢，使掌侧呈杯状。④以手腕力量，从肺底自下而上、由外向内、迅速而有节律地叩击胸壁，每一肺叶叩击 1～3 min，每次叩击 5～15 min，每分钟 120～180 次。

(2) 注意事项：①叩击时避开乳房、心脏和骨骼突出部位。②叩击力量要适中，以不使患者感到疼痛为宜。叩击时发出一种空而深的拍击音则表明手法正确，若出现拍打实体的声音则说明手法错误。③宜在餐后 2 h 进行，叩击 30 min 后方可进食。④叩击前、叩击时、叩击后均要及时询问患者感受。

4. 体位引流 体位引流是利用重力作用使肺、支气管内分泌物排出体外的胸部物理疗法之一，又称重力引流，适用于肺脓肿、支气管扩张等有大量痰液而排出不畅时。选择体位的原则是使病变部位处于高处，引流支气管开口向下，使病变部位处于有效的引流位置。具体方法详见本章第六节“支气管扩张”。

5. 机械吸痰 机械吸痰适用于无力咳嗽而痰液量多且黏稠、意识不清、排痰困难或建立人工气道者。可经口腔、鼻腔、气管插管或气管切开处进行负压吸痰。

注意事项：①每次吸引时间不超过 15 s，两次吸痰的间隔时间应大于 3 min。②在吸痰前、吸痰时、吸痰后适当提高吸入氧的浓度，避免吸痰引起低氧血症。③吸痰管大小合适，抽吸压力要适当。④严格执行无菌操作，一次性吸痰管不可重复使用，吸痰包每日更换。⑤定时吸痰，使用呼吸机者每隔 1～2 h 吸痰一次，以防止吸痰不彻底，引起炎症及形成痰痂。⑥吸痰动作要迅速、轻柔，密切观察痰液性质和患者反应。

（三）病情观察

密切观察患者咳嗽、咳痰情况，并详细记录。密切观察是否有并发症发生，痰液黏稠或意识障碍者可出现窒息，有肺大泡者用力咳嗽时可导致自发性气胸的发生等。及时评估患者实验室检查和影像学检查的结果，以帮助判断病情，及时采取合适的措施。

（四）用药护理

指导患者遵医嘱正确使用镇咳、祛痰等药物，临床上常用非依赖性中枢性镇咳药右美沙芬和喷托维林，常用祛痰药有氨溴索、溴己新、稀化黏素、乙酰半胱氨酸、羧甲司坦等，合并细菌感染者遵医嘱使用抗生素，注意观察药物疗效和不良反应。轻度咳嗽不需镇咳治疗；严重咳嗽，如剧烈干咳或频繁咳嗽影响休息和睡眠时，应遵医嘱进行镇咳治疗。但痰多者禁用强力镇咳药，老年体弱者慎用强力镇咳药。

（五）心理护理

让患者认识到咳嗽与咳痰缓解后，有利于焦虑、抑郁等心理状况的改善。对于传染性疾病引起的咳嗽，应告知患者疾病传播的途径、预防传染的方法，以避免疾病传播，并使患者对疾病有正确的认识，改善其自卑心理。

（六）健康指导

指导患者避免诱因，养成合理的饮食、饮水习惯；教会患者掌握正确有效的咳嗽、咳痰方法；指导患者正确、合理使用药物。

二、肺源性呼吸困难

肺源性呼吸困难由呼吸系统疾病引起的通气、换气功能障碍导致缺氧和(或)二氧化碳潴留，患者主观感觉空气不足，呼吸费力，客观上表现为呼吸运动用力，出现呼吸频率、节律和深度异常，严重者出现发绀、鼻翼扇动、端坐呼吸、辅助呼吸肌参与呼吸运动等。肺源性呼吸困难最终可能造成机体缺氧和(或)二氧化碳潴留。肺源性呼吸困难根据其临床特点分为吸气性呼吸困难、呼气性呼吸困难和混合性呼吸困难三种类型。

【护理评估】

(一) 健康史

询问患者是否有引起肺源性呼吸困难的病史，如慢性阻塞性肺疾病，肺炎，胸壁、胸廓、胸膜疾病，神经肌肉疾病等；询问本次发病的诱因，如感染、过敏物质的接触史等。

(二) 身体状况

肺源性呼吸困难的特点：①吸气性呼吸困难：吸气过程显著费力，重者出现"三凹征"，伴有高调吸气性喉鸣音。②呼气性呼吸困难：呼气费力，呼气时间延长，常伴有哮鸣音，多见于支气管哮喘和慢性阻塞性肺疾病。③混合性呼吸困难：吸气、呼气均感费力，常伴有呼吸音减弱或消失。主要评估呼吸频率、节律、深度；评估肺源性呼吸困难的类型、严重程度；有无异常呼吸音、哮鸣音、湿啰音等；有无表情痛苦、鼻翼扇动、张口呼吸或点头呼吸、缩唇吹气、口唇发绀等严重呼吸困难的表现；评估是否有伴随症状，如咳嗽、咳痰、胸痛、发热、意识改变等。

(三) 心理-社会状况

由于呼吸困难反复发作，患者易出现悲观、沮丧、失眠、焦虑、恐惧等心理反应，甚至对治疗失去信心。

(四) 辅助检查

了解动脉血气分析结果，以判断缺氧和二氧化碳潴留的程度；肺功能测定可明确肺功能障碍的类型和程度；胸部影像学检查等可确定病变的部位和性质等。

【常见护理诊断/问题】

1. 气体交换受损　与呼吸道痉挛、呼吸面积减小、换气功能障碍有关。

2. 活动无耐力　与活动时供氧不足、疲乏有关。

3. 睡眠型态紊乱　与呼吸困难影响睡眠有关。

【护理措施】

(一) 一般护理

1. 环境　为患者提供安静、整洁、舒适的环境，保持室内空气新鲜，维持室内适宜的温度和湿度，注意保暖。指导患者避免到空气污染的场所，避免吸入刺激性气体，如烟雾、污染的空气等，有气道高反应的患者避免变应原的刺激，如花粉、动物毛屑等。

2. 休息与体位　严重呼吸困难者，尽量减少活动和不必要的谈话，以减少耗氧量和能量消耗；病情许可时，鼓励患者有计划地逐渐增加活动量，以不感到疲劳为度；根据病情取坐位或半坐卧位，以改善通气。也可抬高床头，使用枕头、靠背垫或跨床小桌等支撑物，以患者自觉舒适为原则，伴大量胸腔积液者，取患侧卧位。

3. 饮食护理　保证每日摄入足够的热量，进富含维生素、易消化的食物。避免摄入刺激性强、易产气(如牛奶、红薯、土豆等)的食物，防止便秘、腹胀，影响呼吸。张口呼吸、痰液黏稠者，补充足够的水分，做好口腔护理。进食时应缓慢，以防止食物误吸。

(二) 对症护理：合理氧疗

在保持呼吸道通畅的情况下，根据呼吸困难类型以及严重程度选择合理氧疗。①给氧方法：有鼻导管、鼻塞、面罩、气管内和呼吸机给氧。严重缺氧而无二氧化碳潴留者，用面罩给氧；缺氧伴有二氧化碳潴留者，用鼻导管或鼻塞法给氧。②给氧浓度和流量：根据病情和血气分析结果采取不同的给氧浓度和流量。如重症哮喘，吸入氧浓度一般不超过 40%，吸入氧流量为 1～3 L/min；Ⅱ型呼吸衰竭给予低浓度（＜35%），低流量（1～2 L/min）持续吸氧；Ⅰ型呼吸衰竭给予较高浓度（＞35%）吸氧。③观察疗效：氧疗实施过程应专人负责监护，根据动脉血气分析结果及时调整吸入氧浓度和流量，防止发生氧中毒和二氧化碳麻醉。④注意事项：保持吸入氧气的湿化，以免干燥的氧气对呼吸道产生刺激；输送氧气的面罩、导管、气管导管等应定时更换消毒，防止交叉感染。

（三）病情观察

观察呼吸道是否通畅；观察口唇、颜面和甲床的颜色，以判断缺氧程度；监测呼吸频率和深度、体温、脉率、液体出入量及动脉血气，以判断病情，识别并发症并及时采取正确的措施。

（四）心理护理

向患者讲解疾病相关知识，以减轻其焦虑等不良情绪，发现不良情绪及时干预与疏导，适时给予安慰，增强其安全感。

（五）健康指导

向患者讲解引起呼吸困难的原因和诱因，使之掌握自身疾病的预防与保健知识；指导患者进行正确、有效的呼吸功能训练；合理安排休息和活动，合理饮食，戒烟、酒，保持情绪稳定；配合氧疗或机械通气。

三、咯血

关于推进公共场所控烟立法的情况与思考

咯血是指喉及喉部以下的呼吸道任何部位的出血经口腔咯出。呼吸系统常见咯血的疾病有肺结核、支气管扩张和支气管肺癌。毛细血管破裂容易造成小量咯血，常表现为痰中带血；大血管破裂可能出现大量咯血，血液自口鼻涌出，常阻塞呼吸道，造成窒息死亡。

【护理评估】

（一）健康史

评估引起咯血的原因，咯血常见于下列疾病：肺结核、支气管扩张、肺癌、肺炎等；心血管系统疾病，如二尖瓣狭窄、心功能衰竭等；急性肺水肿等也会导致咯血；还需留意血液病、传染病、风湿性疾病等。了解患者就诊前的处理方式。

（二）身体状况

咯血的特点：①咯血量的估计：一般认为 24 h 咯血量在 100 mL 以内为小量咯血，100～500 mL 为中等量咯血，500 mL 以上或一次咯血 300 mL 以上为大量咯血。②颜色和性状：肺结核、支气管扩张、肺脓肿等疾病所致的咯血，血液颜色为鲜红色；肺炎链球菌肺炎常见铁锈色痰；二尖瓣狭窄所致的咯血多为暗红色；急性左心衰竭常见浆液性粉红色泡沫样痰等。主要评估咯血的量、颜色、性状；评估患者的意识状态、面色、表情、呼吸音等，及时发现窒息。

（三）心理-社会状况

咯血可引起患者及其家属紧张和恐慌，若发生大量咯血或并发窒息，患者会产生恐惧心理，紧张及恐惧情绪均会加重咯血。

（四）辅助检查

了解患者胸部影像、血液、动脉血气、纤维支气管镜等检查结果。

【常见护理诊断/问题】

1. 有窒息的危险 与大量咯血导致气道阻塞有关。

2. 恐惧 与突然大量咯血或反复咯血不止有关。

3. 潜在并发症 失血性休克。

【护理措施】

（一）一般护理

1. 环境护理 保持病室安静，避免不必要的交谈，避免搬动患者。

2. 休息与体位 小量咯血者可静卧休息，大量咯血者需绝对卧床休息；出血部位不明者取仰卧位，头偏向一侧。

3. 饮食护理 小量咯血者宜进少量温凉流质饮食，以促进血管收缩起到止血作用；多饮水、增加富含纤维素的食物的摄入量，以保持大便通畅，避免排便时腹压增大而引起再度咯血；大量咯血者暂禁食。

（二）对症护理

1. 窒息的预防 预防窒息是咯血护理的首要措施，首先应保证气道通畅，具体措施：嘱患者最好去枕平卧，头偏向一侧；安慰患者，消除紧张，以免不良情绪加重呼吸道平滑肌痉挛；及时清理患者口鼻的血液，协助漱口，擦净血迹，保持口腔清洁、舒适；鼓励患者轻轻咯出气管内的积血，嘱患者不要屏气，以免诱发喉头痉挛，血液引流不畅形成血块，导致窒息。

2. 窒息的抢救 一旦发现患者出现窒息，立即采取头低足高45°俯卧位，头偏向一侧，可刺激患者引出咳嗽反射，协助咯出血块，或轻拍背部促进气管内的血液排出，清除口、鼻腔内血块，或迅速用吸痰管负压吸引，以清除呼吸道内积血。以上措施无效时，协助医生气管插管，必要时行气管切开。

（三）病情观察

观察咯血的量、颜色、性状及出血速度；监测意识、生命体征、瞳孔等变化，并详细记录；密切观察有无窒息的发生。

（四）用药护理

小量咯血给予止血药止血；大量咯血时，除给予止血药外，还应及时建立静脉通路，遵医嘱及时补充血容量，床旁备好气管插管、吸痰器等抢救药物，注意观察药物疗效及不良反应。常用的止血药有垂体后叶素、氨基己酸、氨甲苯酸等。烦躁不安者，遵医嘱给予镇静剂，如地西泮肌内注射，禁用吗啡、哌替啶，以免抑制呼吸；咳嗽剧烈者，遵医嘱予以小剂量镇咳药，但年老体弱，肺功能不全者，慎用强力镇咳药，以免抑制咳嗽反射，使血块不能咯出而发生窒息。

（五）心理护理

及时安慰患者及其家属，减轻其紧张、恐惧心理；及时清洗患者口、面部血迹，消除一切不良刺激。

（六）健康指导

指导患者及其家属咯血发生时的正确体位及自我紧急护理措施，及时轻咳出血块，严禁屏气或剧烈咳嗽；指导患者合理饮食，小量咯血时可进食温凉流质饮食，大量咯血时要禁食。

练习与思考

一、单项选择题（在线答题）

二、填空题

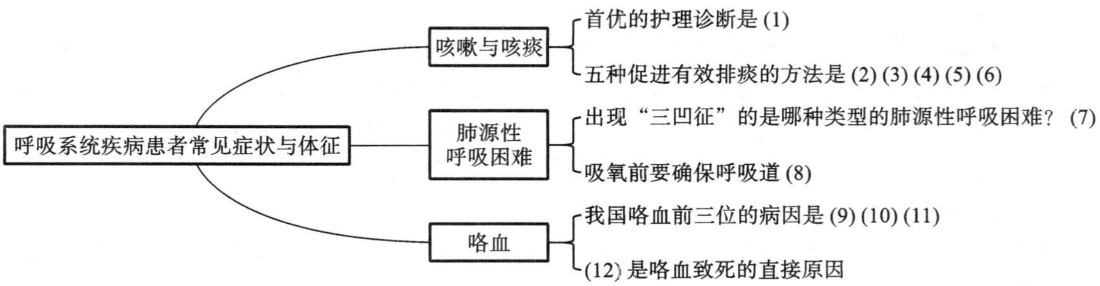

在线答题

练习与思考答案

填空题答题处：

(1)____________；(2)____________；(3)____________；(4)____________；

(5)____________；(6)____________；(7)____________；(8)____________；

(9)____________；(10)____________；(11)____________；(12)____________。

三、案例分析题

患者，男性，65 岁，反复咳嗽咳痰 8 年，近日受凉后出现咳嗽加重，自诉咽喉部有黏稠异物感，但咳不出，咳痰不多，查体：意识清楚，桶状胸，双肺听诊有湿啰音。

请思考：

1. 患者目前的主要护理问题有哪些？其中首优问题是什么？

2. 请为患者制订合适的护理措施。

（宁波卫生职业技术学院　梁少英）

第二节　急性呼吸道感染

学习目标

1. 掌握急性呼吸道感染患者的身体状况、护理诊断/问题和护理措施。

2. 熟悉急性呼吸道感染的常见病因和治疗原则。

3. 了解急性呼吸道感染的发病机制。

4. 能正确判断急性呼吸道感染患者的病情，能按护理程序实施整体护理。

5. 具有爱心、细心、耐心与责任心；在护理工作中渗透人文关怀；树立爱岗敬业、医者仁心的价值观。

案例思考

患者，男性，23 岁。4 天前出现频繁干咳，伴有胸骨后不适，乏力，未予重视。昨日出现咳嗽、咳黏液脓痰，痰中偶有血丝。查体：肺部散在干、湿啰音，X 线示肺纹理增粗。实验室检查示白细胞增高。

请思考：

1. 该患者最可能的诊断是什么？

2. 患者目前存在的主要护理问题有哪些？

一、急性上呼吸道感染

急性上呼吸道感染简称上感，是鼻腔、咽部或喉部急性炎症的总称。急性上呼吸道感染的主要病原体是病毒，少数为细菌。本病全年均可发生，冬春季多发，在气候突然变化时可引起局部小规模的流行，具有一定的传染性，通常病情较轻、病程短、可自愈，预后良好，但发病率高，不仅影响工作和生活，而且可能出现严重并发症甚至威胁生命，应积极防治。

【病因及发病机制】

本病70%～80%由病毒引起，最常见的是鼻病毒，还有冠状病毒、腺病毒、流感和副流感病毒以及呼吸道合胞病毒等。20%～30%为细菌引起，以溶血性链球菌多见，其次为流感嗜血杆菌、肺炎链球菌和葡萄球菌，主要是在人体免疫力低下时，由口腔或呼吸道定植菌迅速繁殖而引发本病。

【护理评估】

（一）健康史

询问患者发病原因和诱因，有无急性上呼吸道感染患者接触史，诊治经过及效果，有无基础疾病及其他慢性疾病等。

（二）身体状况

根据病因和临床表现不同，急性上呼吸道感染分为不同表现类型，严重者可引起并发症。

1. 普通感冒 俗称“伤风”，又称急性鼻炎或上呼吸道卡他。起病较急，主要表现为鼻部症状，如打喷嚏、鼻塞、流清水样鼻涕，还会出现咳嗽、咽干、咽痒或烧灼感甚至鼻后滴漏感等症状。2～3天后鼻涕变稠，出现咽痛、头痛、流泪、味觉迟钝、呼吸不畅、声嘶等，伴咽鼓管炎时可出现听力减退。严重者有发热、轻度畏寒和头痛等。鼻腔黏膜充血、水肿，有分泌物，咽部轻度充血。一般5～7天痊愈。

2. 急性病毒性咽炎和喉炎 表现为咽痒和灼热感，咽痛不明显，咳嗽少见。急性喉炎者有明显声嘶、讲话困难、发热、咽痛或咳嗽，咳嗽时咽痛加重。

3. 急性疱疹性咽峡炎 多发于夏季，儿童多见。表现为明显咽痛、发热，病程约为1周。咽部充血，软腭、腭垂、咽及扁桃体表面有灰白色疱疹及浅表溃疡，周围伴红晕。

4. 急性咽结膜炎 病程4～6天，多发于夏季，由游泳传播，儿童多见。表现为发热、咽痛、畏光、流泪、咽及结膜明显充血。

5. 急性咽扁桃体炎 起病急，咽痛明显，伴发热、畏寒，体温达39 ℃以上。咽部明显充血，扁桃体肿大、充血，表面有黄色脓性分泌物。

6. 并发症 可并发急性鼻窦炎、中耳炎、气管-支气管炎。部分以咽炎为表现的上呼吸道感染患者可继发溶血性链球菌引起的风湿热、肾小球肾炎等，少数患者并发病毒性心肌炎。

（三）心理-社会状况

病情较轻，所以部分患者对疾病不够重视，不及时就诊而延误病情，使感染向下呼吸道蔓延，病情加重后又懊悔不已。病情严重时患者情绪低落、悲观。

（四）辅助检查

主要了解血液炎症指标、判断是病毒还是细菌感染：病毒感染时，血白细胞总数正常或偏低、淋巴细胞比例增高；细菌感染时，白细胞总数偏高，中性粒细胞增多或核左移。

（五）治疗原则及主要措施

病毒感染目前尚无特效药物，以对症处理为主，增强机体免疫力，辅以中医治疗，防止继发感染。

1. 对因治疗 普通感冒和单纯的病毒感染应对症处理、增强免疫力，广谱抗病毒药利巴韦林对流感病毒、呼吸道合胞病毒等有较强的抑制作用，吗啉胍对流感病毒、腺病毒和鼻病毒有一定疗效。

如合并细菌感染，加用抗生素，常用青霉素类、头孢菌素类、大环内酯类抗菌药物口服。

2. 对症治疗 抗组胺药可减少分泌物和减轻咳嗽症状；伪麻黄碱可减轻鼻部充血引起的症状；右美沙芬、止咳糖浆可用于镇咳；氨溴索、溴己新、乙酰半胱氨酸、羧甲司坦等可用于祛痰；布洛芬可缓解发热、疼痛等不适。

3. 中医治疗 常选用具有清热解毒和抗病毒作用的中药，如正柴胡饮、小柴胡冲剂和板蓝根等。

二、急性气管-支气管炎

急性气管-支气管炎(acute tracheo-bronchitis)是气管-支气管黏膜的急性炎症性疾病。根据2005年欧洲呼吸病学会定义，急性气管-支气管炎是在无慢性肺部疾病基础上发生的一种急性病症，其症状包括咳嗽和提示下呼吸道感染(如咳痰、气急、喘息、胸部不适/疼痛)的其他症状与体征，而不能以鼻窦炎或哮喘来解释。

【病因及发病机制】

急性气管-支气管炎主要是在过度劳累和受凉的诱因下，由病毒或细菌直接感染所致，或急性上呼吸道病毒、细菌感染迁延而来，或在病毒感染后继发细菌感染，其次是由理化因素或过敏反应等引起。常见病毒有腺病毒、呼吸道合胞病毒、流感病毒等；细菌以肺炎链球菌、流感嗜血杆菌、链球菌和葡萄球菌常见；理化因素包括冷空气、粉尘、刺激性气体或烟雾的吸入；常见变应原为花粉、有机粉尘、真菌孢子、动物毛屑等。

【护理评估】

(一) 健康史

评估患者发病诱因和病因，有无上呼吸道感染史、过敏史等，诊治经过及效果，既往史等。

(二) 身体状况

起病较急，全身症状较轻，故一般无明显阳性体征。初为发热、鼻塞、流涕、咽痛等，随后出现咳嗽咳痰，以干咳或少量黏液痰开始，2～3天痰量增多，咳嗽加剧，偶伴血痰，可在两肺听到散在干、湿啰音，部位不固定，咳嗽后减少或消失，多于3～5天恢复正常，若加重可出现胸痛、胸闷、气促等。咳嗽、咳痰可延续2～3周，如迁延不愈，可演变成慢性支气管炎。

(三) 心理-社会状况

患者因咳嗽、咳痰、胸痛等影响社交、睡眠，有焦虑感；迁延不愈者会担心演变成慢性支气管炎。

(四) 辅助检查

需评估患者血常规、血培养、痰培养、肺部影像学检查结果等。细菌感染时，白细胞总数和中性粒细胞增高。痰培养可发现致病菌。胸部X线检查，大多数表现正常或仅有肺纹理增粗。

(五) 治疗原则及主要措施

1. 对因治疗 避免吸入粉尘和刺激性气体，及时应用药物控制气管-支气管炎。细菌感染者，给予青霉素类、头孢菌素类、大环内酯类等药物，或根据细菌培养和药敏试验结果选用敏感抗生素控制感染。给药以口服为主，必要时可注射给药。

2. 对症治疗 剧烈干咳者，可选用喷托维林、右美沙芬等中枢性镇咳药，有痰者不宜给予可待因等强力镇咳药；痰液不易咳出者，可使用溴己新、复方氯化铵合剂或盐酸氨溴索，或给予雾化治疗帮助祛痰；喘息时，可加用氨茶碱或支气管扩张剂等平喘。

【常见护理诊断/问题】

1. 清理呼吸道无效 与呼吸道感染、痰液黏稠有关。

2. 舒适度减弱 与鼻、咽、喉部感染有关。

3. 体温过高 与病毒或细菌感染有关。

【护理措施】

（一）一般护理

1. 休息与活动 症状明显时，嘱患者卧床休息，适当限制活动量，避免劳累。

2. 饮食护理 给予清淡、易消化、高热量、低脂肪的流质、半流质饮食以及富含维生素的食物，鼓励患者多饮水，避免刺激性食物，忌烟酒。

（二）对症护理

1. 预防感染 注意隔离患者，做好消毒工作，避免交叉感染；鼓励患者多漱口，保持口腔湿润和舒适，或协助口腔护理 3 次/日，防止因唾液分泌减少，机体抵抗力下降引起口腔黏膜损害或口腔感染。体温过高时进行物理降温，必要时遵医嘱给予药物降温，降温 30 min 后观察降温效果，并记录；出汗后及时更衣和更换床单，防止受凉。

2. 清理呼吸道无效 具体护理措施参见本章第一节中的“咳嗽与咳痰”的护理。

（三）病情观察

密切观察生命体征等变化，呼吸系统常见症状、伴随症状等。观察有无并发症，如有耳痛、耳鸣、听力减退、外耳道流脓等，提示中耳炎；若发热、头痛加重，伴流脓涕，鼻窦有压痛，提示鼻窦炎，应及时通知医生，配合处理。

（四）用药护理

细菌感染常用抗生素，如青霉素类和头孢菌素类药物，应详细询问过敏史，凡过敏者，不得使用此类药物。头孢菌素类药物有胃肠道反应、皮疹等不良反应。镇咳药喷托维林有口干、恶心、腹胀、头痛等不良反应；溴己新偶见恶心、转氨酶升高等不良反应，胃溃疡者慎用。

（五）心理护理

向患者解释上呼吸道感染是自限性疾病，能够自愈，不要有心理负担，但也不要过于轻视本病，以免引起并发症。

（六）健康指导

1. 疾病预防指导 预防急性上呼吸道感染的诱因，积极参加体育锻炼和耐寒锻炼，增强机体抵抗能力；做好防寒保暖；避免交叉感染。

2. 疾病知识指导 患病期间注意休息，避免劳累；饮食清淡，多饮水；遵医嘱用药，不要滥用抗菌药物；症状持续不缓解或出现并发症时，及时就医。

知识链接

《中国流感疫苗预防接种技术指南(2021-2022)》

据世界卫生组织估计，流感在全球每年可导致 300 万～500 万的重症和 29 万～65 万呼吸道疾病相关死亡。全人群对流感普遍易感，儿童罹患率高于成人。根据一项对全球 32 个流感疫苗接种随机对照试验中未接种疫苗人群的流感罹患率统计，有症状流感罹患率在儿童及青少年(＜18 岁)中为 12.7%，在成人中为 4.4%，65 岁及以上老年人为7.2%；各人群感染率(包括无症状感染)分别为儿童及青少年 22.5%，成人 10.7%，老年人8.8%。一项利用我国全国门急诊流感样病例(influenza-like illness，ILI)和流感病原学监测数据进行流感相关门诊就诊疾病负担的模型估算结果显示：在 2006—2015 年间，我国平均每年流感相关 ILI 超额门诊就诊负担为每千人 2.5 人次，最高为 2009 年甲型 H1N1 流感大流行时的每千人 7.8 人次；儿童(≤14 岁)ILI 门诊就诊负担最重(每千人 4.5 人次)，显著高于 15～59 岁者(每千人 2.3 人次)和 60 岁及以上老年人(每千人 1.1 人次)。国内学者利用系统文献检索获得我国 2006—2017 年流感相关 ILI 超额门急诊就诊率、严重急性呼吸道感染(severe acute respiratory infection,SARI)住院率和呼吸系统疾病超额死亡率,对我国 2006—2019 年流感疾病负担进行估计,结果表明:我国平均每年流感导致的 ILI 超额门急诊就诊例数为 300 万,SARI 住院病例数为 234 万,呼吸系统疾病超额死亡例数为 9 万。

练习与思考

在线答题

练习与思考答案

一、单项选择题(在线答题)

二、填空题

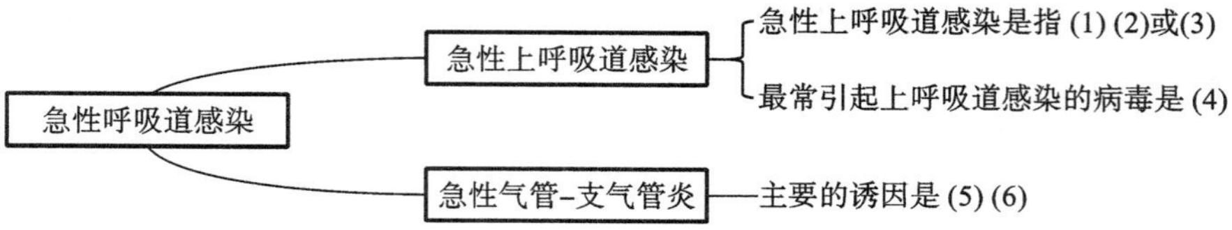

填空题答题处:

(1)_______________; (2)_______________; (3)_______________; (4)_______________;

(5)_______________; (6)_______________。

三、案例分析题

余女士,34 岁,慢性咳嗽咳痰 3 年,反复咯血 1 年,3 天前受凉后引起上呼吸道感染,出现高热、咳嗽、咳脓性痰,痰中混有少量血丝。查体:T 38.8 ℃,P 96 次/分,R 23 次/分,BP 108/68 mmHg,面色苍白、消瘦、意识清楚,背部可闻及较粗的湿啰音。血常规:WBC 9.0×10^9/L,Hb 86 g/L。胸部 X 线片示左肺下叶沿支气管呈囊状、卷发状阴影。

请思考:

1. 该患者的护理诊断是什么?
2. 该患者当前的主要护理问题是什么?
3. 患者发作时如何预防窒息?

(宁波卫生职业技术学院 梁少英)

第三节 慢性支气管炎和慢性阻塞性肺疾病

学习目标

1. 掌握慢性支气管炎和慢性阻塞性肺疾病的概念、身体状况和护理诊断/问题、护理措施。
2. 熟悉慢性阻塞性肺疾病的病因、辅助检查和治疗原则。
3. 了解慢性支气管炎和慢性阻塞性肺疾病的病因及发病机制。

4. 能正确评估慢性支气管炎和慢性阻塞性肺疾病患者的病情，能按护理程序实施整体护理；根据护理诊断制订合理的护理措施并进行健康指导。

5. 培养学生对待慢性疾病患者的爱心、细心、耐心与责任心；学会在护理工作中具备人文关怀素养；理解慢性疾病预防的重要价值。

案例思考

患者，男性，60 岁，既往有慢性支气管炎病史 20 年。近日因咳嗽，咳黄脓痰且不易咳出就诊，体温 37.7 ℃，胸部听诊可闻及湿啰音，胸部 X 线片示右侧肺有絮状阴影，肺通气功能检查发现 $FEV_1/FVC<70\%$，FEV_1 为预计值的 60%。

请思考：

1. 慢性支气管炎患者急性发作期的治疗原则是什么？
2. 该患者肺功能检查结果说明什么问题？
3. 该患者主要的护理诊断有哪些？如何护理？

慢性支气管炎简称慢支，是指气管、支气管黏膜及其周围组织的慢性非特异性炎症。当病变累及终末细支气管和肺泡，导致弹性减退，过度充气膨胀，肺容量增加，并伴有气道壁和肺泡壁的破坏时，称为阻塞性肺气肿(obstructive emphysema)，简称肺气肿。当患者肺功能检查出现不完全可逆性气流受限，则诊断为慢性阻塞性肺疾病(chronic obstructive pulmonary disease，COPD)。COPD 与慢性支气管炎和肺气肿密切相关，且呈进行性发展，最终可能发展为慢性呼吸衰竭和慢性肺源性心脏病。

知识链接

慢性阻塞性肺疾病流行病学

慢性阻塞性肺疾病(COPD)是一种严重危害人类健康的常见病，严重影响患者的生命质量，是导致死亡的重要病因，并给患者及其家庭以及社会带来沉重的经济负担。2007 年，钟南山院士牵头对我国 7 个地区 20245 名成人的调查结果显示，40 岁及以上人群中 COPD 的患病率高达 8.2%。2018 年，王辰院士牵头的“中国成人肺部健康研究”调查结果显示，我国 20 岁及以上人群中 COPD 患病率为 8.6%，40 岁以上人群患病率高达 13.7%，估算我国 COPD 患者数近 1 亿，提示我国 COPD 发病仍然呈现高态势。根据全球疾病负担调查，COPD 是我国 2016 年第 5 大死亡原因，是 2017 年第 3 大伤残调整生命年的主要原因。世界卫生组织(WHO)关于病死率和死因的最新预测数据显示，随着发展中国家吸烟率的升高和高收入国家人口老龄化的加剧，COPD 的患病率在未来 40 年将继续上升，预测至 2060 年死于 COPD 及其相关疾病患者数每年会超过 540 万。

【病因及发病机制】

慢性支气管炎和 COPD 的病因及发病机制尚不清楚，可能是多种因素长期相互作用的结果。

（一）病因

1. 吸烟　吸烟是导致慢性支气管炎和 COPD 最重要的环境因素。吸烟者患病率是非吸烟者的 2～8 倍，吸烟年龄越小、时间越长、量越大，患病率越高，戒烟后病情会减轻。烟草中的有害成分焦油、尼古丁等直接损伤气管和支气管黏膜，使纤毛脱落、杯状细胞增生、黏膜充血与水肿。长期慢性烟雾刺激，会减弱或消除气道排出异物、湿化及其他防御功能，使细菌等病原体容易向下蔓延，引起感染。

2. 理化因素及大气污染 长时间接触烟雾、粉尘、变应原、工业废气及大气污染中的有害气体（二氧化硫、二氧化氮、氯气、氨气等），可导致纤毛清除功能下降、黏液分泌增多，使气道防御功能下降，为细菌入侵创造条件。

3. 感染 病毒、细菌及支原体等感染是慢性支气管炎、COPD发生发展的重要因素之一。病毒感染的基础上可继发细菌感染。常见病毒为鼻病毒、腺病毒、流感病毒、副流感病毒等；常见细菌有肺炎链球菌、流感嗜血杆菌、葡萄球菌、肺炎克雷伯菌等。

4. 过敏因素 往往与遗传有关，如免疫功能紊乱、气道高反应性等，有个人和家族过敏史。

（二）发病机制

①小气道病变：小气道炎症、纤维组织形成、管腔黏液栓等使小气道阻力明显升高。②肺气肿病变：使肺泡对小气道的正常牵拉力减小，小气道较易塌陷，并使肺泡弹性回缩力明显降低。这种小气道病变与肺气肿病变共同作用，造成COPD特征性的持续气流受限。以下机制共同作用下，会产生上述两种病变。

1. 炎症机制 气道、肺实质及肺血管的慢性炎症是COPD的特征性改变，中性粒细胞的活化和聚集是COPD炎症过程的重要环节。

2. 蛋白酶-抗蛋白酶失衡机制 蛋白酶与抗蛋白酶维持平衡可保证肺组织正常结构免受损伤和破坏。蛋白酶对组织有损伤、破坏作用，抗蛋白酶对弹性蛋白酶等多种蛋白酶有抑制作用。蛋白酶增多或抗蛋白酶不足均可导致组织结构破坏而产生肺气肿。氧化应激还可以破坏细胞外基质，引起蛋白酶-抗蛋白酶失衡，促进炎症反应的发生。

3. 氧化应激机制 研究表明，COPD患者的氧化应激增加。氧化物可直接作用并破坏蛋白质、脂质和核酸等，导致细胞功能障碍或细胞死亡，还可以破坏细胞外基质，引起蛋白酶-抗蛋白酶失衡，促进炎症反应。

4. 其他 机体内在因素、自主神经功能失调、营养不良、气候变化等多种因素都与COPD的发生和发展有一定关系。

【护理评估】

（一）健康史

评估患者有无主动吸烟或被动吸烟史；生活和工作的环境是否吸入污染空气；有无上呼吸道感染病史；有无个人或家族过敏史及营养不良等病史；本次发病和治疗的经过及效果等。

（二）身体状况

1. 慢性支气管炎 缓慢起病，病程长，常反复发作，逐渐加重。

1）症状 慢性咳嗽、咳痰，部分患者可有喘息。初期症状轻微，常在寒冷季节吸烟、劳累、感冒后引起急性发作或症状加重，气候转暖时症状自然缓解。

（1）咳嗽：睡前及晨起时咳嗽较重，白天较轻。咳嗽特点为长期、反复和逐渐加重。

（2）咳痰：痰液为白色黏液状或为浆液泡沫样，合并感染时转为黏液脓性或黄色脓痰，偶尔痰中带血。清晨时痰量较多，起床或体位变动可刺激排痰。

（3）喘息：喘息明显者为喘息型气管炎，部分合并支气管哮喘。

2）体征 早期多无异常体征，急性发作期伴明显感染时，在背部或双肺底可闻及干、湿啰音或伴哮鸣音，咳嗽后减少或消失。如伴哮喘可闻及哮鸣音和呼气延长。

2. COPD

1）症状

（1）慢性咳嗽、咳痰：大多数患者有慢性咳嗽、咳痰等慢性支气管炎症状。

(2) 气促或呼吸困难：早期常于劳力或剧烈活动时出现，呈进行性加重，以至日常活动甚至休息时也感气短，是 COPD 的标志性症状。在 COPD 急性加重期，支气管分泌物增加，加剧通气功能障碍，呼吸困难加重。严重者出现呼吸衰竭的表现，如发绀、头痛、嗜睡、精神恍惚等。

(3) 全身性症状：晚期常见体重下降、食欲减退、营养不良、抑郁症状等。

2) 体征　早期体征不明显。随疾病进展出现典型肺气肿体征，表现如下。视诊：桶状胸、呼吸运动减弱、呼吸浅快。触诊：语颤减弱或消失。叩诊：呈过清音，心浊音界缩小或不易叩出，肺下界和肝浊音界下降。听诊：两肺呼吸音减低、呼气延长、心音遥远等。严重低氧血症时，黏膜及皮肤发绀；并发肺部感染时，可闻及湿啰音。

3. 病情分期　慢性支气管炎及 COPD 按病程分为急性加重期和稳定期，前者指在短期内咳嗽、咳痰、气短和(或)喘息加重、痰量增多，咳脓性或黏液脓性痰，伴发热等症状；后者指患者咳嗽、咳痰、气短等症状稳定或减轻。

4. 并发症　慢性支气管炎逐渐发展，当出现持续性气流受限时即可诊断为 COPD；COPD 逐渐加重可并发慢性肺源性心脏病、慢性呼吸衰竭、自发性气胸等。

(三) 心理-社会状况

因长期患病，患者的社交减少、经济收入降低，特别是病情反复发作，患者易形成焦虑、抑郁等心理状态；晚期患者自理能力下降，容易产生悲观、自卑、抑郁等不良情绪。

(四) 辅助检查

1. 肺功能检查　肺功能检查对诊断 COPD，评价严重程度、疾病进展、预后及治疗效果等有重要意义。根据 GOLD 指南，吸入支气管扩张剂后 FEV_1＜预计值的 80%，且 FEV_1/FVC＜70%者，可确定为不完全可逆性气流受限。肺总量(TLC)、功能残气量(FRC)和残气量(RV)增高，肺活量(VC)减低，表明肺过度充气。

2. 肺部影像学检查　COPD 早期胸部 X 线片可无异常变化，反复发作者可出现肺纹理增粗、紊乱等非特异性改变。COPD 典型的胸部 X 线表现为双肺透亮度增加。胸部 CT 检查可见 COPD 小气道病变的表现、肺气肿的表现以及并发症的表现。

3. 血气分析　判断是否发生低氧血症及高碳酸血症。

4. 其他　血红蛋白(Hb)及红细胞增高，血细胞比容＞55%诊断为红细胞增多症。并发感染时，痰涂片可见大量中性粒细胞，痰培养可检出各种病原菌。

(五) 诊断要点

1. 慢性支气管炎　咳嗽、咳痰或伴喘息，每年发作持续 3 个月，连续 2 年或以上，并排除肺结核、支气管扩张、支气管肺癌、心脏病、支气管哮喘等引起上述症状的其他疾病时，可做出诊断。

2. COPD　肺功能测定是诊断 COPD 的“金标准”，胸部 X 线检查有助于确定肺过度充气程度及与其他肺部疾病鉴别。慢性咳嗽、咳痰和(或)呼吸困难，存在不完全可逆性气流受限，是诊断 COPD 的必备条件。

(六) 治疗要点

1. 急性加重期治疗

(1) 抗感染治疗：控制感染是治疗的关键。轻者可用青霉素类，病情较重者选用 β-内酰胺类抗生素，如对此类药物过敏，次选大环内酯类抗生素和喹诺酮类抗菌药物。如培养出致病菌，按药敏试验结果选用抗生素。

(2) 祛痰、镇咳、平喘：以祛痰为主，选用盐酸氨溴索、溴己新等；以干咳症状为主者，可使用镇咳药，如右美沙芬。有喘息症状者，可加用解痉平喘药，如 β_2 受体激动剂、氨茶碱等。

(3) 抗炎治疗：住院治疗的急性加重期患者可口服泼尼松龙，或静脉给予甲泼尼龙，连续 5～7 天。

(4) 给氧:应给予低流量吸氧。

2. 稳定期治疗 主要目的是减轻症状,阻止病情发展,减慢肺功能下降的进程,改善 COPD 患者的活动能力,提高其生活质量,降低死亡率。主要措施:呼吸功能锻炼、戒烟、锻炼身体增强抵抗力、均衡营养,给予支气管扩张剂、祛痰药、糖皮质激素及长期家庭氧疗(LTOT)。

【常见护理诊断/问题】

1. 气体交换受损 与气道阻塞、通气不足、呼吸肌疲劳、分泌物过多和肺泡呼吸面积减小有关。

2. 清理呼吸道无效 与分泌物增多、黏稠,咳嗽无力有关。

3. 营养失调:低于机体需要量 与食欲降低、摄入减少、腹胀、呼吸困难、痰液增多有关。

4. 焦虑 与慢性疾病病程长、反复发作、社交减少、经济收入下降等有关。

5. 潜在并发症 自发性气胸、慢性肺源性心脏病等。

【护理措施】

(一) 一般护理

1. 环境 室内空气清新,保持合适的温湿度,温度太高增加患者的热量消耗,温度太低容易导致上呼吸道感染,湿度太大氧气稀薄,加重患者呼吸困难。

2. 休息与活动 疾病早期,根据病情适当活动,以不感到疲劳、不加重症状为宜;中度以上 COPD 急性加重期患者,宜卧床休息,协助采取舒适半坐卧位;极重度者,宜采取坐位、身体前倾,使辅助呼吸肌参与呼吸。

3. 饮食护理 给予足够热量、高蛋白质、富含维生素、易消化的饮食。餐前和进餐时避免过多饮水,避免过度饱胀感,餐后避免平卧,以利于消化;避免进食产气食物,如汽水、豆类、马铃薯和胡萝卜等;避免摄入易引起便秘的食物,如油炸食物。避免摄入高碳水化合物食物以免产生过多二氧化碳。

(二) 对症护理

1. 氧疗 呼吸困难伴低氧血症者,采用鼻导管持续低流量(1~2 L/min)、低浓度(25%~29%)吸氧。避免吸入氧浓度过高引起呼吸抑制而加重二氧化碳潴留。提倡长期家庭氧疗,每天氧疗时间≥15 h。

2. 呼吸功能锻炼 COPD 患者需要增高呼吸频率来代偿呼吸困难,其代偿多依赖于辅助呼吸肌参与呼吸,即胸式呼吸。而胸式呼吸的有效性低于腹式呼吸,患者容易疲劳。因此,在疾病恢复期,应指导患者进行呼吸功能训练,如缩唇呼吸,膈式或腹式呼吸,以及使用吸气阻力器等,以增强胸、膈呼吸肌的肌力和耐力,改善呼吸功能。缩唇呼吸和腹式呼吸每天训练 3~4 次,每次重复 8~10 次。

从"不敢运动的王大爷"引发的思考

(1) 缩唇呼吸:通过缩唇形成的微弱阻力来延长呼气时间,增大气道压力,延缓气道塌陷(图 1-3-1)。嘱患者闭口经鼻吸气,然后缩唇(吹口哨样)缓慢呼气,同时收缩腹部。吸气与呼气时间之比为 1∶2 或 1∶3;缩唇的程度与呼气流量以能使距口唇 15~20 cm 处、与口唇等高水平的蜡烛火焰随气流倾斜,又不至于熄灭为宜。

(2) 腹式呼吸:患者取立位、平卧位或半坐卧位,两手分别放于前胸部和上腹部。用鼻缓慢吸气时,膈肌最大限度下降,腹肌松弛,腹部凸出,用手能感到腹部向上抬起;呼气时经口呼出,腹肌收缩,膈肌随腹压增加而上抬,推动肺部气体排出,用手能感到腹部下凹。在进行腹式呼吸训练时,可取平卧位,在腹部放置小枕头、杂志或书,如果吸气时物体上升,证明是腹式呼吸。

(三) 病情观察

观察患者意识状态,痰液的颜色、量及性状,咳痰是否顺畅;观察患者呼吸困难的严重程度;监测动脉血气和水、电解质、酸碱平衡情况;观察患者营养状况、肺部体征及有无并发症,如慢性呼吸衰竭、自发性气胸、慢性肺源性心脏病等。

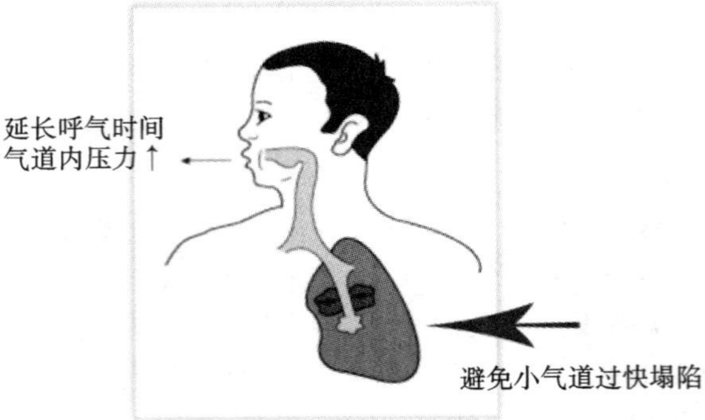

图 1-3-1　缩唇呼吸的原理

(四) 用药护理

遵医嘱应用抗生素、支气管扩张剂、祛痰药，注意观察药物的疗效及不良反应。详见本章第五节“支气管哮喘”。

(五) 心理护理

关心、体贴患者，多与患者和家属交谈，详细评估患者及其家属对疾病的态度，了解产生心理情绪的原因，有针对性地与患者一起制订和实施康复计划，帮助患者树立信心。另外，指导患者培养生活兴趣，如放慢思维、控制呼吸、眺望远处、外出散步、听音乐、养花种草等，分散注意力，缓解焦虑、紧张的情绪。

(六) 健康指导

1. 疾病知识指导　教会患者及其家属依据呼吸困难与活动的关系，判断呼吸困难的严重程度，合理安排工作和生活。指导患者避免病情加重的因素，如戒烟能有效延缓肺功能进行性下降；避免或减少有害粉尘、烟雾或气体的吸入；避免到人群密集的公共场所；根据气候变化及时增减衣物，注意防寒保暖，避免受凉感冒。制订个体化训练计划，有效地进行腹式呼吸或缩唇呼吸训练，以及步行、慢跑、练气功等运动锻炼。严重程度中度以上的患者，指导遵医嘱长期使用支气管扩张剂和糖皮质激素。

2. 家庭氧疗指导

(1) 长期家庭氧疗(LTOT)：一昼夜持续吸氧 15 h 以上，使 $PaO_2 \geqslant 60$ mmHg 或血氧饱和度(SaO_2)升至 90%的一种氧疗方法。LTOT 指征：①$PaO_2 \leqslant 55$ mmHg 或 $SaO_2 \leqslant 88\%$，伴或不伴高碳酸血症；②PaO_2 为 55～60 mmHg 或 $SaO_2 < 89\%$，并有肺动脉高压、心力衰竭或红细胞增多症(血细胞比容>0.55)。

(2) LTOT 有效指标：患者呼吸困难减轻、呼吸频率减慢、发绀减轻、心率减慢、活动耐力增加。

(3) LTOT 指导：①了解氧疗的目的、必要性及注意事项；②注意安全，供氧装置周围严禁烟火，防止氧气燃烧爆炸；③吸氧鼻导管应每天更换，以防堵塞、污染；④氧疗装置定期更换、清洁、消毒。

练习与思考

一、单项选择题(在线答题)

二、填空题

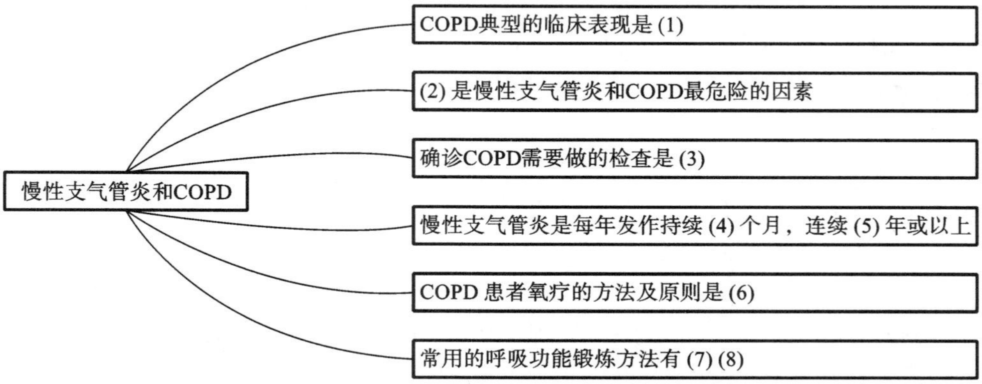

在线答题

练习与思考答案

填空题答题处：

(1)______________；(2)______________；(3)______________；(4)______________；

(5)______________；(6)______________；(7)______________；(8)______________。

三、案例分析题

史先生，60 岁，有慢性咳嗽咳痰史 20 年，近年来时感胸闷气促，近 2 周旅游后出现发热、咳嗽、咳脓痰、喘息加重而入院。查体：T 38.2 ℃，R 30 次/分，意识清楚，口唇发绀，桶状胸。X 线检查示：双肺肺气肿。

请思考：

1. 该患者可能患何种疾病？相关病因及诱因是什么？
2. 请简述该患者氧疗的原则及原理。
3. 请简述现阶段患者的治疗原则。
4. 现阶段患者最重要的护理问题是什么？

（宁波卫生职业技术学院　梁少英）

第四节　慢性肺源性心脏病

学习目标

1. 掌握慢性肺源性心脏病患者的身体状况、护理诊断/问题和护理措施。
2. 熟悉慢性肺源性心脏病的临床分期、辅助检查及治疗原则。
3. 了解慢性肺源性心脏病的病因及发病机制。
4. 能正确评估患者的病情并完成护理评估记录，并能按照护理程序对患者实施整体护理。
5. 关心患者，尊重患者，保护患者隐私，具备精益求精、团队合作的职业精神。

案例思考

王先生，69 岁。有咳嗽、咳痰病史 18 年。昨天因着凉，咳嗽、咳痰加重，出现双下肢水肿，尿量减少。今天上午，家属看到患者烦躁不安，口唇发绀，皮肤潮红、多汗，不能平卧，急忙叫救护车送到医院，住院治疗。

查体：T 38.4 ℃，P 107 次/分，R 24 次/分，BP 130/82 mmHg，颈静脉充盈明显，肝肋下 3 cm。患者意识清楚。

请思考：

1. 该患者可能患有何病？依据是什么？

2. 患者目前主要的护理诊断/问题是什么？

3. 应如何对患者进行饮食指导？

八旬老人生命垂危，仁心仁术化险为夷

肺源性心脏病(cor pulmonale)简称肺心病，指由于支气管-肺组织、胸廓或肺血管病变引起肺血管阻力增大，产生肺动脉高压，继而发生右心室结构和(或)功能改变的疾病。

肺心病是我国呼吸系统的常见病，患病年龄多在 40 岁以上，随年龄增长患病率增高，男女无明显差异。该病存在一定的地区差异，气候寒冷、气温变化大的地区患病率高，东北、西北、华北发病率高于南方地区，农村患病率高于城市。吸烟者患病率高于不吸烟者。冬春季节和气候骤变时，易出现急性发作。

【病因及发病机制】

(一) 病因

按原发病的不同部位，可将病因分为以下几类。

1. 支气管、肺疾病 以 COPD 最多见，占 80%～90%，其次为支气管哮喘、支气管扩张、重症肺结核、特发性肺间质纤维化等。

2. 胸廓运动障碍性疾病 胸廓运动障碍性疾病较少见，包括严重脊椎侧后凸、胸膜广泛粘连及胸廓成形术后造成的严重胸廓或脊椎畸形，以及神经肌肉疾病，如脊髓灰质炎等。

3. 肺血管疾病 包括慢性血栓栓塞性肺动脉高压、肺小动脉炎，以及原因不明的肺动脉高压等，这些疾病可引起肺血管阻力增大。

4. 其他 如原发性肺泡通气不足及先天性口咽畸形、睡眠呼吸暂停低通气综合征等。

(二) 发病机制

1. 肺动脉高压的形成

(1) 肺血管阻力增大的功能性因素：肺血管收缩在低氧性肺动脉高压的发生中起着关键作用。缺氧、高碳酸血症和呼吸性酸中毒使肺血管收缩、痉挛，其中缺氧是导致肺动脉高压最重要的因素。缺氧时收缩血管的活性物质增多，如白三烯、5-羟色胺(5-HT)、血管紧张素Ⅰ、血小板活化因子(PAF)等使肺血管收缩，血管阻力增大。内皮源性舒张因子(EDRF)和内皮源性收缩因子(EDCF)的平衡失调在缺氧性肺血管收缩中也起一定作用。缺氧使平滑肌细胞膜对 Ca^{2+} 的通透性增加，细胞内 Ca^{2+} 含量增高，肌肉兴奋收缩偶联效应增强，直接使肺血管平滑肌收缩。高碳酸血症时，由于 H^+ 产生过多，血管对缺氧的收缩敏感性增强，致肺动脉压增高。

(2) 肺血管阻力增大的解剖学因素：主要指肺血管解剖结构的变化导致肺循环血流动力学障碍。其原因可能与以下因素有关。

①长期反复发作的 COPD 及支气管周围炎：可累及邻近肺小动脉，引起血管炎，管壁增厚、管腔狭窄或纤维化，甚至完全闭塞，使肺血管阻力增大，产生肺动脉高压。

②肺气肿：导致肺泡内压增高，压迫肺泡毛细血管，造成毛细血管管腔狭窄或闭塞。肺泡壁破裂造成毛细血管网毁损，肺泡毛细血管床减损超过 70%时肺循环阻力增大。

③肺血管重构：慢性缺氧使肺血管收缩，管壁张力增高，同时缺氧时肺内产生多种生长因子(如多肽生长因子)，可直接刺激管壁平滑肌细胞、内膜弹性纤维及胶原纤维增生。

④血栓形成：对一些肺心病死亡患者的尸检发现，部分慢性肺心病急性发作期患者存在多发性肺微小动脉原位血栓形成，引起肺血管阻力增大，加重肺动脉高压。

(3) 血液黏度增高和血容量增高：慢性缺氧产生继发性红细胞增多，血液黏度增高。缺氧可使醛固酮增加，导致水钠潴留；缺氧又使肾小动脉收缩，肾血流量减少也加重水钠潴留，使血容量增多。血液黏度增高和血容量增多，可导致肺动脉压升高。

2. 心脏病变和心力衰竭 肺循环阻力增大导致肺动脉高压，右心发挥代偿作用以克服肺动脉压升高的阻力而发生右心室肥厚。随着病情进展，肺动脉压持续升高，右心失代偿而致右心衰竭。由于缺氧、高碳酸血症、酸中毒、相对血流量增多等因素，左心负荷加重，如病情进展，甚至可导致左心衰竭。

3. 其他重要器官的损害 缺氧和高碳酸血症可导致重要器官如脑、肝、肾、胃肠及内分泌系统、血液系统的病理改变，引起多器官的功能损害。

【护理评估】

(一) 健康史

询问患者有无 COPD、支气管哮喘、重症肺结核、特发性肺间质纤维化等病史；有无胸廓运动障碍性疾病；是否有慢性血栓栓塞性肺动脉高压、肺小动脉炎，以及原因明确的肺动脉高压等病史；是否有原发性肺泡通气不足及先天性口咽畸形、睡眠呼吸暂停低通气综合征等。

(二) 身体状况

1. 肺、心功能代偿期

(1) 症状：咳嗽、咳痰、气促，活动后可有心悸、呼吸困难、乏力和活动耐力下降。急性感染可加重上述症状。少有胸痛或咯血。

(2) 体征：可有不同程度的发绀、肺气肿、干湿啰音、右心室肥厚的体征，部分患者可有颈静脉充盈，或肝下界下移。

2. 肺、心功能失代偿期

(1) 呼吸衰竭。

①症状：呼吸困难加重，夜间为甚，常有头痛、失眠、食欲下降，白天嗜睡，甚至出现表情淡漠、精神恍惚、谵妄等肺性脑病的表现。

②体征：发绀明显，球结膜充血、水肿，严重时出现颅内压增高的表现，腱反射减弱或消失，出现病理反射。高碳酸血症时可出现周围血管扩张的表现，如皮肤潮红、多汗。

(2) 右心衰竭。

①症状：明显气促，心悸、食欲缺乏、腹胀、恶心等。

②体征：发绀明显，颈静脉怒张，心率增快，可出现心律失常，剑突下可闻及收缩期杂音，甚至出现舒张期杂音。肝大且有压痛，肝-颈静脉回流征阳性，下肢水肿，重者可有腹水。少数患者可出现肺水肿及全心衰竭的体征。

3. 并发症 肺性脑病、电解质及酸碱平衡紊乱、心律失常、休克、消化道出血和弥散性血管内凝血等。

(三) 辅助检查

1. 胸部 X 线检查 除原有肺、胸部基础疾病及急性肺部感染的特征外，尚有肺动脉高压征和右心室增大等。

2. 心电图检查 电轴右偏、肺性 P 波，也可见右束支传导阻滞及低电压图形，这是诊断慢性肺心病的主要依据。

3. 血液检查 红细胞计数及血红蛋白升高，全血黏度及血液黏度增高；合并感染时，白细胞计数增高，中性粒细胞增加。部分患者有肾功能、肝功能改变，以及电解质紊乱等。

4. 超声心动图检查 其诊断肺心病的阳性率为60.6%～87.0%。

5. 血气分析 出现低氧血症或高碳酸血症，呼吸衰竭时，PaO_2＜60 mmHg、$PaCO_2$＞50 mmHg。

（四）心理-社会状况

由于肺心病病程长，反复发作，患者劳动能力下降、生活不能自理及多次住院等，给患者及其家庭造成很大的精神和经济负担，患者常有焦虑、抑郁、绝望等不良心理反应。应评估家属对患者的照顾能力及社会支持状况。

（五）治疗要点

1. 肺、心功能代偿期 可采用综合治疗措施，延缓基础疾病的进展，增强患者的免疫功能，预防感染，减少或避免急性加重，加强康复锻炼和营养，需要时行长期家庭氧疗或家庭无创呼吸机治疗等，以改善患者的生活质量。

2. 肺、心功能失代偿期 治疗原则为积极控制感染，保持呼吸道通畅，改善呼吸功能，纠正缺氧和二氧化碳潴留，控制呼吸衰竭和心力衰竭，防治并发症。

（1）控制感染：根据痰细菌培养及药敏试验结果选择抗生素。没有培养结果时，根据感染的环境及痰涂片结果选用抗生素。常用青霉素类、氨基糖苷类、喹诺酮类及头孢菌素类药物。

（2）控制呼吸衰竭：给予扩张支气管、祛痰等治疗，保持呼吸道通畅，改善通气功能，合理氧疗纠正缺氧。需要时给予无创正压通气或气管插管或有创正压通气治疗。

（3）控制心力衰竭：慢性肺心病患者，一般经积极控制感染，改善呼吸功能、纠正缺氧和二氧化碳潴留后，心力衰竭便能得到改善，患者尿量增多，水肿消退，不需使用利尿剂和正性肌力药。但对治疗无效者，可适当选用利尿剂、正性肌力药或血管扩张药。

①利尿剂：具有消除水肿、减少血容量、减轻右心前负荷的作用。原则上选用作用温和的利尿剂，联合保钾利尿剂，宜短期、小剂量使用。如氢氯噻嗪25 mg，每天1～3次，联用螺内酯20～40 mg，每天1～2次。

②正性肌力药：由于慢性缺氧和感染，慢性肺心病患者对洋地黄类药物耐受性低，容易发生洋地黄中毒。应选用作用快、排泄快的洋地黄类药物，小剂量（常规剂量的1/2或2/3量）静脉给药。

③血管扩张药：钙通道阻滞剂、一氧化氮、川芎嗪等有一定的降低肺动脉压效果，对部分顽固性心力衰竭患者可能也有疗效。

知识链接

肺心病患者稳定期有氧运动策略

有氧运动可以提高人体耐力，增强心肺功能，有效改善生活质量、骨骼肌力量，从而提高机体机能。运动强度、频率和持续时间3个参数构成了有氧运动的主要处方。

有氧训练大都建议持续12周，每周进行3～5次，每次30～90 min，60%～80%最大功率，连续或间歇使用跑步机、自行车、椭圆机或划船机等。制订持续或间歇训练方案均是切实可行的，因为两者在提高运动能力和生活质量方面同样有效。

强化间歇训练可导致较低程度的动态肺过度充气和较低程度的劳力性呼吸困难，能显著延长耐力训练周期，间歇训练通常在静止自行车上进行，每周进行3～4次，每次45～60 min（包括休息时间），80%～100%最大功率，后可逐渐增大功率和延长锻炼时间。

【常见护理诊断/问题】

1. 低效性呼吸型态 与肺通气、换气功能障碍，缺氧，二氧化碳潴留，心力衰竭有关。

2. 清理呼吸道无效 与呼吸道感染、痰液过多而黏稠有关。

3. 活动无耐力 与缺氧、心功能减退、疲乏有关。

4. 潜在并发症 肺性脑病。

【护理措施】

（一）一般护理

1. 休息与活动 鼓励肺、心功能代偿期患者进行适量活动，活动量以不引起疲劳、不加重症状为度，如进行缓慢的肢体肌肉舒缩活动，鼓励患者进行腹式呼吸、缩唇呼吸等功能训练，提高活动耐力，必要时缓慢增加活动量；在肺、心功能失代偿期，应绝对卧床休息，协助患者定时翻身、更换舒适体位，如半坐卧位或坐位，以减少机体耗氧量，减慢心率和缓解呼吸困难，促进肺、心功能的恢复；有肺性脑病先兆者，应加床挡或约束肢体，做好安全防护，必要时专人护理。

2. 皮肤护理 重症者常存在营养不良，若长期卧床，极易出现压疮。应穿宽松、柔软的衣服；定时更换体位，受压处垫海绵，有条件者使用气垫床。

3. 饮食护理 限制钠、水摄入，钠盐＜3 g/d，水分＜1500 mL/d；摄入热量至少为 54 kJ/(kg・d)(13 kcal/(kg・d))，蛋白质为 1.0～1.5 g/(kg・d)，碳水化合物占比不高于 60%；多进富含膳食纤维的蔬菜和水果，防止便秘、腹胀而增加呼吸困难；避免进高碳水化合物食物，以免引起痰液黏稠；少量多餐，以软食为主，减轻用餐时的疲劳；进餐前后漱口，保持口腔清洁，促进食欲；必要时，遵医嘱静脉补充营养。

（二）病情观察

观察患者的生命体征、意识状态的变化，及时评估呼吸频率、节律，有无发绀等；观察咳嗽情况，痰液的性质、量、颜色等；定时评估血气分析的变化，以判断氧疗效果；尤其注意观察患者有无睡眠倒错、精神错乱、狂躁或表情淡漠、精神恍惚、嗜睡、昏迷等肺性脑病的表现，一旦出现应及时报告。

（三）氧疗护理

合理用氧：持续低流量（1～2 L/min）、低浓度（25%～29%）吸氧，防止高浓度吸氧抑制呼吸，加重二氧化碳潴留，导致肺性脑病。在吸氧过程中，注意观察氧疗效果，监测动脉血气。

（四）用药护理

(1) 慢性肺心病患者在使用利尿剂过程中，要避免因利尿而导致以下不良反应：①低钾、低氯性碱中毒，抑制呼吸中枢，加重缺氧，加重精神神经症状；②脱水，使痰液黏稠，不易咳出，加重呼吸衰竭；③血液浓缩，可增大循环阻力，且易发生弥散性血管内凝血。用药后需密切观察患者精神神经症状、痰液黏度以及有无腹胀、四肢无力、抽搐等，准确记录液体出入量和体重，在尿量多时应及时补充水、电解质。

(2) 由于慢性肺心病患者长期缺氧，对洋地黄类药物耐受性降低、易中毒，用药后须严密观察疗效和有无不良反应。

(3) 对二氧化碳潴留、呼吸道分泌物多的重症患者慎用镇静剂、麻醉药、催眠药，如必须用药，使用后注意观察是否有抑制呼吸和咳嗽反射的情况出现。

(4) 应用血管扩张药时，注意观察患者的心率及血压情况。血管扩张药在扩张肺动脉的同时也扩张体动脉，往往造成体循环血压下降、反射性心率增快、氧分压下降、二氧化碳分压上升等不良反应。

（五）心理护理

肺心病患者容易产生焦虑、烦躁、紧张情绪，护士应适时地安慰，如在沟通过程中发现患者有轻生念头，应通过启发、解释、说服等方法，消除其心理矛盾，变消极因素为积极因素，增强其与疾病做斗争的勇气，使他们主动配合治疗和护理。

（六）健康指导

1. 预防指导 由于慢性肺心病是各种原发肺胸疾病晚期的并发症，应对高危人群进行宣传教育，劝导戒烟，积极防治 COPD 等慢性支气管肺疾病。

2. 疾病知识指导 使患者及其家属了解疾病发生、发展过程，减少反复发作次数。积极防治原发病，避免和防治各种可能导致病情急性加重的诱因，坚持家庭氧疗等。加强饮食营养，以满足机体康复的需要。病情缓解期应根据肺、心功能及体力情况进行适当的体育锻炼和呼吸功能锻炼，如散步、打太极拳、腹式呼吸、缩唇呼吸等，以改善呼吸功能，提高机体免疫力。

3. 病情监测指导 告知患者及其家属病情变化的征象，如体温升高、呼吸困难加重、咳嗽剧烈、咳痰不畅、尿量减少、水肿明显。如发现患者表情淡漠、嗜睡、躁动、口唇发绀加重等，提示病情变化或加重，需及时就诊。

在线答题

练习与思考答案

练习与思考

一、单项选择题（在线答题）

二、填空题

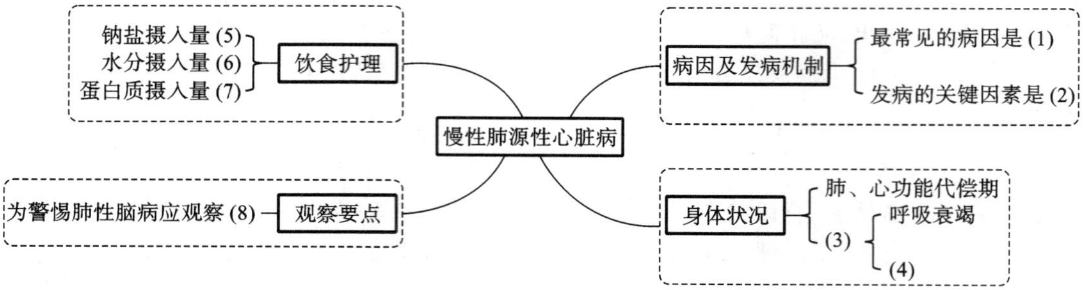

填空题答题处：

(1)____________；(2)____________；(3)____________；(4)____________；

(5)____________；(6)____________；(7)____________；(8)____________。

三、案例分析题

赵先生，65 岁，既往有咳嗽咳痰史 23 年。因昨天着凉，咳嗽咳痰加重，出现双下肢水肿，尿量减少。今晨起时，家属看到患者烦躁不安，口唇发绀，多汗，不能平卧，即送入院。查体：T 38.1 ℃，P 105 次/分，R 26 次/分，BP 135/85 mmHg，颈静脉充盈明显，肝肋下 3 cm，意识清楚。

请思考：

1. 该患者可能患何种疾病？依据是什么？
2. 相关病因及诱因是什么？
3. 现阶段患者最重要的护理问题是什么？

（宁波卫生职业技术学院　陈璐）

第五节　支气管哮喘

学习目标

1. 掌握支气管哮喘的概念、常见诱因、护理诊断/问题和护理措施。
2. 熟悉支气管哮喘的辅助检查、诊断要点和治疗原则。

3. 了解支气管哮喘的病因及发病机制。

4. 能正确评估支气管哮喘患者的病情，能按护理程序实施整体护理；能对支气管哮喘患者进行健康指导。

5. 具备对待支气管哮喘患者的爱心、细心、耐心与责任心；学会在护理工作中渗透人文关怀；树立敬佑生命、救死扶伤的价值观。

案例思考

小李带着自己心爱的宠物猫到好朋友小陈家玩，2 h 后，小陈出现鼻痒、打喷嚏、咳嗽，接着出现呼吸困难。小李立即将小陈送到医院。查体：T 36.5 ℃，P 90 次/分，R 26 次/分，BP 110/90 mmHg，喘息状态，口唇发绀，肺部可闻及广泛哮鸣音。

请思考：

1. 小陈发病的诱因是什么？

2. 如何对小陈进行健康指导？

支气管哮喘简称哮喘，是由嗜酸性粒细胞、肥大细胞、T 细胞等多种炎症细胞和细胞组分参与的气道慢性炎症性疾病。其特征是气道慢性炎症导致气道高反应性和广泛多变的可逆性气流受限，并引起反复发作的呼气性呼吸困难，常在夜间和(或)清晨发作和加重，多数患者可自行缓解或治疗后缓解。如诊治不及时，随病程的延长可产生气道不可逆性狭窄和气道重塑。因此，合理防治至关重要。

【病因及发病机制】

(一) 病因

来自《中国慢性呼吸疾病的流行状况与防治策略》白皮书的提示

本病确切病因不清。目前认为，哮喘受遗传因素和环境因素双重影响。个体过敏体质及外界环境影响是哮喘发病的危险因素。

1. 遗传因素 哮喘发病具有明显的家族聚集现象，哮喘患者亲属的患病率高于群体患病率。

2. 环境因素 哮喘发作的环境因素如下：①变应原因素：尘螨、花粉、真菌、动物毛屑、二氧化硫、氨气等。②感染：细菌、病毒、寄生虫等。③食物：如鱼、虾、蟹、蛋类、牛奶等。④药物：如普萘洛尔(心得安)、阿司匹林等。⑤其他：气候改变、运动、妊娠等。

(二) 发病机制

哮喘的发病机制尚不完全清楚，主要为气道免疫-炎症机制、神经机制和气道高反应性。

1. 免疫-炎症机制 多种炎症细胞、炎症介质(前列腺素、白三烯等)和细胞因子相互作用的结果，气道慢性炎症是哮喘发病的本质。根据变应原吸入后哮喘发生的时间，分为早发型哮喘反应、迟发型哮喘反应和双相型哮喘反应。早发型在吸入变应原的同时立即发生反应，15～30 min 达高峰，2 h 逐渐恢复正常；迟发型在吸入变应原 6 h 左右发作，持续时间长，症状重。

2. 神经机制 支气管受胆碱能神经、肾上腺素能神经和非肾上腺素能非胆碱能(NANC)神经等自主神经支配。支气管哮喘与 β 肾上腺素能受体(简称 β 受体)功能低下和迷走神经张力增高有关，亦与 NANC 释放舒张和收缩支气管平滑肌的神经介质失调有关，结果导致支气管平滑肌收缩。

3. 气道高反应性 表现为气道对各种刺激因子呈现出过强或过早的收缩反应的高度敏感状态，是哮喘的重要特征。

【护理评估】

（一）健康史

评估患者患病及治疗经过，有无哮喘发作史、家族史等，本次发作前有无接触各种各类变应原，处理方式及效果如何。

（二）身体状况

1. 症状 典型表现为发作性伴有哮鸣音的呼气性呼吸困难，典型体征为双肺可闻及广泛的哮鸣音，呼吸音延长。症状可在数分钟内发作，持续数小时至数天，应用平喘药后或自行缓解。夜间及凌晨发作和加重是哮喘的重要临床特征。临床上要注意没有喘息症状的不典型哮喘，表现为发作性咳嗽、胸闷或其他症状。以咳嗽为唯一症状的不典型哮喘称为咳嗽变异性哮喘，应注意与其他原因导致的咳嗽相鉴别。以胸闷为唯一症状的不典型哮喘称为胸闷变异性哮喘。有些患者尤其是青少年的哮喘症状表现为运动时出现胸闷、咳嗽和呼吸困难，称运动性哮喘。

2. 重症哮喘 严重哮喘发作时经一般治疗不缓解，持续 24 h 以上称哮喘持续状态，又称重症哮喘，表现为喘息频发，气促明显，心率增快，胸腹反常运动，活动和说话受限。重症哮喘发作时，哮鸣音可不出现，称为寂静胸，其主要原因是未去除诱因，感染未控制、支气管阻塞、严重脱水和患者极度衰竭。

3. 并发症 哮喘发作时可并发气胸、纵隔气肿、肺不张；哮喘长期反复发作和感染时，可并发慢性支气管炎、支气管扩张、肺气肿、肺纤维化和慢性肺源性心脏病。

（三）心理-社会状况

哮喘发作时出现呼吸困难、伴濒死感，患者出现焦虑甚至恐惧。哮喘缓解后，患者又担心哮喘的反复发作，不能痊愈，影响工作和生活，对治疗失去信心。评估患者的心理状态，如焦虑、悲观等不良情绪；评估患者及其家属对疾病的态度和认识程度，以及家庭、社会支持系统等。

（四）辅助检查

1. 肺功能检查

(1) 通气功能检测：哮喘发作时呈阻塞性通气功能障碍，呼气流速指标显著下降，第 1 s 用力呼气容积(FEV_1)、第 1 s 用力呼气容积占用力肺活量比值(FEV_1/FVC)减小，最高呼气流量(PEF)减少；可见用力肺活量减少，残气量、功能残气量和肺总量增加。其中以 FEV_1/FVC 的减小（低于 70%或低于正常预计值的 80%）为判断气道阻塞的最重要指标。

(2) 支气管激发试验：用以测定气道反应性。常用的吸入激发剂为醋甲胆碱、组胺。激发试验只适用于 FEV_1 在正常预计值的 70%以上者。使用吸入激发剂后如 FEV_1 下降不小于 20%，则诊断为激发试验阳性。

(3) 支气管舒张试验：测定气道的可逆改变。常用吸入支气管扩张剂，如沙丁胺醇、特布他林等。如 FEV_1 较用药前增加不低于 12%且其绝对值增加不低于 200 mL，则判断为支气管舒张试验阳性。

(4) PEF 及其变异率测定：PEF 反映气道通气功能的变化。若日内或昼夜 PEF 变异率≥20%，提示存在可逆性的气道阻塞。

2. 胸部 X 线检查 哮喘发作时双肺透亮度增高，呈过度充气状态。合并感染时，可见肺纹理增粗和炎症浸润阴影。

3. 呼出气一氧化氮(FeNO)测定 FeNO 作为一种反映气道炎症的生物学指标，具有测定简便、重复性好、非侵入性等优点，在哮喘的临床诊断中应用越来越广泛。

4. 血气分析 严重哮喘发作时 PaO_2 降低。由于过度通气，$PaCO_2$ 下降，pH 升高，表现为呼吸性碱中毒；气道阻塞严重时，出现严重缺氧（可致代谢性酸中毒）和二氧化碳潴留（可致呼吸性酸中毒）。

5. 变应原检测 多数患者对众多的变应原和刺激物敏感。进行变应原检测时应结合病史，有助于病因诊断以及避免或减少对该致敏因素的接触。

6. 痰液检查 痰液涂片可见嗜酸性粒细胞。

（五）治疗要点

目前尚无特效治疗方法。治疗目的是通过长期规范治疗控制症状，防止病情恶化，保持肺功能正常，保证生活质量。

1. 脱离变应原 找到引起哮喘发作的变应原或其他非特异性刺激因素，迅速脱离变应原是防治哮喘最有效的方法。

2. 药物治疗

(1) 糖皮质激素：当前控制气道炎症最为有效的药物。①吸入给药：常用药物有倍氯米松、氟替卡松、莫米松等，起效慢，需规律用药 1 周以上方能起效。剂型有定量吸入器(MDI)和干粉吸入装置，干粉吸入装置比 MDI 方便，吸入下呼吸道的药量较多，如布地奈德粉吸入剂(普米克都保)、沙美特罗替卡松粉吸入剂(舒利迭)等。②口服给药：用于吸入给药无效或需要短期加强者。常用药物有泼尼松、泼尼松龙等。③静脉给药：重度或严重哮喘发作时，及早静脉给药。常用药物有琥珀酸氢化可的松、甲泼尼龙等。

(2) β_2 受体激动剂：控制哮喘急性发作的首选药物。常用方法包括 MDI 吸入、干粉吸入装置吸入、持续雾化吸入等，或口服、静脉注射，首选 MDI 吸入。常用药物有沙丁胺醇、福莫特罗、沙美特罗及丙卡特罗等。

(3) 茶碱类：目前治疗哮喘的有效药物，与糖皮质激素具有协同作用。①口服给药：口服缓释茶碱尤其适用于夜间哮喘。②静脉给药：适用于重症哮喘。

(4) 抗胆碱药：胆碱能受体(M 受体)拮抗剂，有扩张支气管及减少痰液的作用。常用溴化异丙托品和溴化泰乌托品。

(5) 白三烯(LT)拮抗剂：具有抗炎和舒张支气管平滑肌的作用。常用药物有扎鲁司特或孟鲁司特。

3. 免疫疗法 免疫疗法分为特异性和非特异性两种。前者又称为脱敏疗法，采用特异性变应原(如螨、花粉、猫毛等)做定期反复皮下注射，剂量由低到高，以产生免疫耐受性，使患者脱敏；非特异性免疫疗法，如注射卡介苗、转移因子等生物制品，抑制变应原反应过程。

【常见护理诊断/问题】

1. 低效性呼吸型态 与支气管痉挛、气道炎症、黏液分泌增加、阻力增高有关。

2. 清理呼吸道无效 与支气管痉挛、分泌物多、痰液黏稠有关。

3. 知识缺乏 缺乏正确使用 MDI 的相关知识。

【护理措施】

（一）一般护理

1. 环境 提供安静、舒适、温湿度适宜的环境，保持室内清洁、空气流通。病室不宜布置花草，避免使用皮毛、羽绒或蚕丝织物。

2. 休息与体位 哮喘发作时，立即休息，协助患者采取舒适的半坐卧位或坐位，或用床上小桌使患者伏桌休息，减轻体力消耗。

3. 饮食护理 约 20%成人和 50%患儿因不适当饮食诱发或加重哮喘。应给予清淡、易消化、高蛋白质、足够热量的饮食，避免进硬、冷、油煎食物及刺激性食物，如辣椒、生姜等；忌食与哮喘发作有关的异体蛋白，如鱼、虾、蟹、蛋类、牛奶等；戒酒戒烟。鼓励患者多饮水，补充丢失的水分。

4. 口腔与皮肤护理 哮喘发作时，患者会大量出汗，应每天温水擦浴，勤换衣服和床单，保持皮肤清洁、干燥。协助并鼓励患者平复后漱口，保持口腔清洁。

（二）对症护理

1. 脱离变应原 及时发现变应原，并协助患者迅速脱离。

2. 保持呼吸道通畅 协助患者采取正确的体位，促进排痰，指导有效咳嗽，及时清除口咽部异物，确保呼吸道通畅。

3. 氧疗 重症哮喘患者伴有不同程度的低氧血症，气道通畅情况下，遵医嘱吸氧，氧流量为1～3 L/min，吸氧浓度不超过40%。为避免气道干燥和寒冷气流刺激导致气道痉挛，吸入的氧气应温暖、湿润。

（三）病情观察

观察哮喘发作的前驱症状，如鼻咽痒、打喷嚏、流涕、眼痒等黏膜过敏症状；哮喘发作时，观察意识状态、呼吸频率、节律、深度及辅助呼吸肌是否参与呼吸运动等，监测呼吸音、哮鸣音、动脉血气和肺功能情况，了解病情和治疗效果，并观察氧疗效果；哮喘发作严重时，做好机械通气准备。尤其严密观察夜间和凌晨有无哮喘发作及病情变化。

（四）用药护理

注意观察药物疗效和不良反应。

1. 糖皮质激素 ①吸入给药：全身性不良反应少，少数患者出现口腔念珠菌感染、声音嘶哑或呼吸道不适，嘱患者吸药后立即用清水含漱口咽部。干粉吸入剂或加用除雾器可减少上述不良反应。气雾吸入糖皮质激素，可减少其口服量，当吸入剂替代口服剂时，需同时使用2周后逐步减少糖皮质激素口服量，患者不得自行减量或停药。②口服用药：不良反应为肥胖、糖尿病、高血压、骨质疏松、消化性溃疡等，宜饭后服用，以减轻药物对胃肠道黏膜的刺激。

2. β_2 受体激动剂 ①不宜长期、规律、单一、大量使用，会引起气道 β_2 受体功能下降，出现耐药性。由于本类药物（特别是短效制剂）无明显抗炎作用，故宜与吸入激素等抗炎药配伍使用。②口服沙丁胺醇或特布他林时，应注意观察有无心悸、肌震颤等不良反应；静脉输入沙丁胺醇时，控制滴速在2～4 μg/min，并注意观察心悸等不良反应。

3. 茶碱类 ①氨茶碱用量过大或静脉注射（输液）速度过快，可引起恶心、呕吐、头痛、失眠、心律失常，严重者发生室性心动过速、抽搐乃至死亡。因此，静脉注射浓度不宜过高，速度不宜过快，注射时间宜在10 min以上，以防发生中毒症状；用药时监测血药浓度，其安全浓度为6～15 μg/mL。②茶碱缓释片或茶碱控释片不能嚼服，必须整片吞服。③主要不良反应为恶心、呕吐、心律失常、血压下降和抽搐等毒性反应。④发热患者、孕妇、小儿或老年人，有心、肝、肾功能障碍及甲状腺功能亢进者慎用。⑤合用西咪替丁、喹诺酮类、大环内酯类药物等，会影响茶碱类药物代谢，使其排泄减慢，应减少用量。

4. 其他药物 ①抗胆碱药吸入后，少数患者出现口苦或口干感。②白三烯调节剂主要不良反应是胃肠道症状，以及皮疹、血管性水肿、转氨酶升高，停药后恢复正常。③色苷酸钠及尼多酸钠，可有咽喉不适、胸闷等不良反应，孕妇慎用。④酮替芬有镇静、头晕、口干、嗜睡等不良反应。

（五）心理护理

紧张情绪在哮喘的发生发展过程中起重要作用。哮喘发作时患者通常会出现紧张甚至恐惧的情绪，要加强巡视，耐心解释病情，给予患者心理安慰和疏导，及时消除不良情绪。

哮喘缓解期指导患者养成规律的生活方式，积极参加运动锻炼；鼓励家人或朋友为其身心健康提供支持，提高治疗的信心和依从性。

（六）健康指导

1. 疾病知识指导 向患者及其家属解释病情，让他们明白哮喘虽不能彻底治愈，但只要坚持正规治疗，完全可以有效地控制哮喘发作，保证正常的工作和学习。同时，指导患者了解病情的严重程度，学会判断哮喘的控制水平，并做出相应处理。

2. 避免诱发因素指导 患者有效控制诱导哮喘发作的各种因素。①生活环境应简洁，房间经常打扫，清洗床上用品。避免使用地毯、种植花草，不养宠物。②避免摄入易引起过敏和哮喘的食物，慎用或忌用引起哮喘的药物，如阿司匹林或阿司匹林的复方制剂。③避免接触刺激性气体，预防呼吸道感染。④避免强烈的精神刺激、剧烈运动和过度换气动作。⑤在缓解期，加强体育锻炼、耐寒锻炼及耐力训练，增强体质。

3. 自我监测病情指导 教会患者使用峰流速仪监测呼气峰值流速(PEFR)，做好哮喘日记，为疾病预防和治疗提供参考资料。峰值流速仪是一种随身携带，能测量 PEFR 的小型仪器(图 1-5-1)。

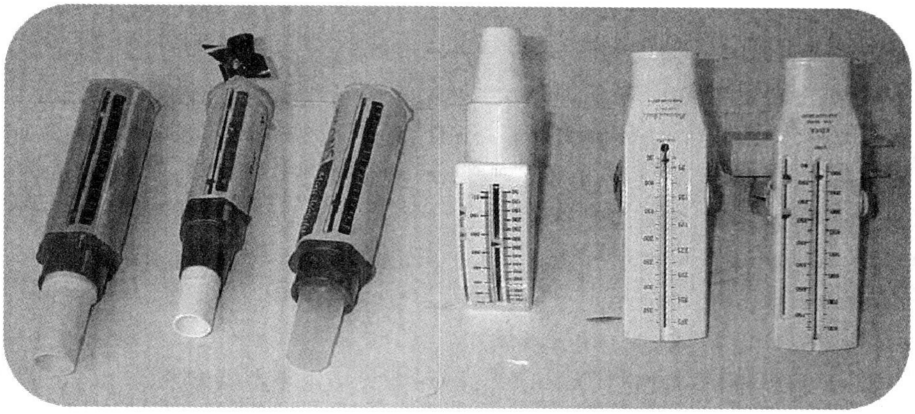

图 1-5-1 峰值流速仪

4. 用药指导 患者遵医嘱正确用药，了解所用药物的名称、用法、注意事项、不良反应的表现及处理措施；使用吸入剂时，一般先用 β_2 受体激动剂，后用糖皮质激素，教会患者吸入剂的正确使用方法。

1) 定量吸入器(MDI) 使用 MDI 需要协调呼吸动作，使用方法正确是保证吸入治疗成功的关键，应指导患者反复练习，直至完全掌握。使用方法：①打开盖子，摇匀药液；②深呼气至不能再呼气时，张口将 MDI 喷嘴置于口中，双唇包住咬口；③以慢而深的方式经口吸气，同时用手指按压喷药，至吸气末屏气 10 s，使较小的雾粒沉降在气道远端，然后缓慢呼气；④休息 3 min 后，再重复使用一次。对于儿童或重症患者，可在 MDI 上加储药罐，以简化操作，增加吸入到下呼吸道和肺部的药量，减少雾滴在口咽部沉积引起的刺激，提高雾化吸入的疗效。

2) 干粉吸入装置 常用的是都保装置和准纳器。

(1) 都保装置：储存剂量型涡流式干粉吸入器，如普米克都保、奥克斯都保、信必可都保(布地奈德福莫特罗粉吸入剂)。使用方法：①旋转并拔出瓶盖，确保红色旋柄在下方；②直立都保装置，握住底部红色部分和都保装置中间部分，向一个方向旋转到底，再向反方向旋转到底，听到“咔嗒”声，完成一次装药；③吸入前先呼气(勿对吸口呼气)，然后含住、双唇包住吸口用力深吸气，最后将吸口从口部移开，继续屏气 5～10 s，恢复正常呼吸。

(2) 准纳器：常用的有沙美特罗替卡松粉吸入剂(舒利迭)等。使用方法：①一只手握住准纳器外壳，另一只手拇指向外推动准纳器的滑动杆，直到发出“咔嗒”声，表明准纳器已做好喷药准备；②握住准纳器，在保证平稳呼吸的前提下，尽量呼气；③将吸口放入口中，深而平稳吸气，将药物吸入口中，屏气约 10 s；④拿下准纳器，缓慢恢复呼气，关闭准纳器(听到“咔嗒”声表示关闭)。

练习与思考

一、单项选择题(在线答题)

在线答题

练习与思考答案

二、填空题

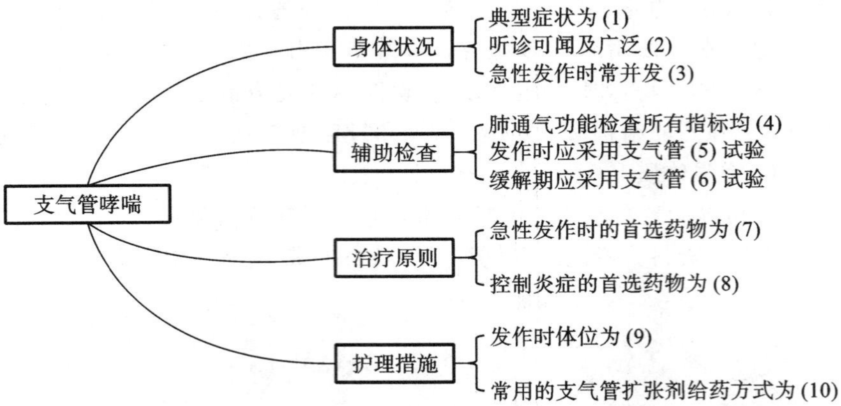

填空题答题处：

(1)____________；(2)____________；(3)____________；(4)____________；

(5)____________；(6)____________；(7)____________；(8)____________；

(9)____________；(10)____________。

三、案例分析题

患者，男性，35 岁。因胸闷、咳嗽、呼吸困难 1 天，加重伴胸痛 2 h 入院。1 天前患者出现鼻痒，继而打喷嚏、流涕，随之胸闷、咳嗽、咳白色黏痰和呼吸困难，自用喷雾剂未好转，至夜间已不能平卧，今晨气急加剧并有右胸痛，张口呼吸，大汗淋漓。查体：胸廓饱满，口唇发绀。叩诊：左肺清音，右肺鼓音。听诊左肺布满哮鸣音。

请思考：

1. 该患者可能的诊断是什么？
2. 如何评价其临床表现和严重程度？
3. 该患者目前有哪些护理问题？

（宁波卫生职业技术学院　梁少英）

第六节　支气管扩张

学习目标…

1. 掌握支气管扩张患者的身体状况、护理诊断/问题和护理措施。
2. 熟悉支气管扩张的概念、辅助检查、治疗原则。
3. 了解支气管扩张的病因及发病机制。
4. 能正确评估支气管扩张患者的病情，能按护理程序实施整体护理；能配合对大量咯血窒息患者进行抢救。
5. 具备严谨求实的工作态度，大爱无疆、救死扶伤的职业精神。

案例思考

张女士，65岁，反复咳嗽、咳脓痰6年，症状加重伴痰中带血1个月。患者3岁时曾患过麻疹并发肺炎，体质虚弱，经常反复感冒。3天前因受凉、发热，咳嗽、咳痰加重而入院。无肺结核史，无手术史。

查体：T 38.8 ℃，P 96次/分，R 23次/分，BP 108/68 mmHg。患者脸色苍白，两颊潮红，较消瘦，意识清楚，精神萎靡，左下胸部、背部闻及较粗的湿啰音。

辅助检查：白细胞计数 9.0×10^9/L；血红蛋白85 g/L；胸部X线片示左肺下沿支气管呈囊状、卷发状阴影。

请思考：

1. 该患者可能患有何病？依据是什么？
2. 列出患者目前主要的护理诊断/问题，应如何护理？

支气管扩张(bronchiectasis)是由于急、慢性呼吸道感染和支气管阻塞后，反复发生支气管炎症，使支气管壁结构被破坏，引起的支气管异常和持久性扩张。临床特点为慢性咳嗽、咳大量脓痰和(或)反复咯血。患者幼年多有麻疹、百日咳或支气管肺炎等病史。近年来，由于麻疹和百日咳疫苗的预防接种及抗生素的应用等，本病发病率已明显降低。

生死时速，使命必达——支气管扩张出血抢救

【病因及发病机制】

1. 支气管-肺组织感染和阻塞 婴幼儿期支气管-肺组织感染是支气管扩张最常见的原因。①由于儿童支气管管腔细、管壁薄、易阻塞，反复感染导致支气管壁各层组织，尤其是平滑肌和弹性纤维的破坏，削弱了对管壁的支撑作用。②支气管炎使支气管黏膜充血、水肿，分泌物阻塞支气管管腔，导致引流不畅而加重感染。③支气管内膜结核引起管腔狭窄、阻塞，肺结核纤维组织增生和收缩牵拉，吸入腐蚀性气体、支气管曲霉菌感染等均可损伤支气管管壁，引起支气管扩张。④肿瘤、异物、感染、支气管周围肿大的淋巴结等阻塞支气管，牵拉支气管管壁，导致支气管扩张。

感染引起支气管阻塞，阻塞又加重感染，两者互为因果，促使支气管扩张的发生与发展。左下肺叶支气管细长、与主支气管的夹角大、受心脏及大血管压迫等致引流不畅，因此继发于支气管肺组织感染的支气管扩张好发于左下肺。肺结核所致的支气管扩张多位于上肺。

2. 支气管先天性发育障碍和遗传因素 支气管先天性发育障碍和遗传因素较少见，支气管先天性发育障碍可导致支气管扩张，如巨大气管-支气管症、Kartagener综合征(支气管扩张、鼻窦炎及内脏转位)、先天性软骨缺失症等。

3. 全身性疾病 如类风湿关节炎、系统性红斑狼疮、人免疫缺陷病毒(HIV)感染等，可同时伴有支气管扩张；不明原因的支气管扩张患者体液免疫和(或)细胞免疫功能有不同程度的改变，提示支气管扩张与机体免疫功能失调有关。

【护理评估】

(一) 健康史

询问患者幼年有无麻疹、百日咳或支气管肺炎迁延不愈史；有无先天性支气管发育缺损以及肺囊性纤维化的家族史；有无导致支气管部分阻塞的因素，如分泌物黏稠、咳脓痰、异物吸入、气管肿瘤等。

(二) 身体状况

1. 症状

(1) 持续或反复咳嗽、咳(脓)痰：支气管扩张的主要症状，痰液为黏液性或脓性，可呈黄绿色，痰液静置后可出现分层现象。上层为泡沫，中间为混浊黏液，下层为脓性成分，最下层为坏死组织。

无明显诱因者常隐匿发病，无或仅有轻微症状。随着感染加重，可出现痰量增多和发热。当支气管扩张伴急性感染时，可表现为咳嗽、咳脓痰或伴有肺炎症状。

（2）反复咯血：50%～70%的患者可发生咯血，大量咯血常由小动脉被侵蚀或增生的血管被破坏所致。部分患者以反复咯血为唯一症状，称为“干性支气管扩张”。

（3）呼吸困难和喘息：提示广泛的支气管扩张或潜在的慢性阻塞性肺气肿。

（4）继发肺部感染：支气管引流不畅常波及周围肺组织引起感染，而出现相应症状，如发热等。

2. 体征 早期或干性支气管扩张可无明显体征，病变重者常可闻及固定而持久的局限性粗湿啰音，多见于下胸部及背部。部分患者可闻及干啰音，重者可见杵状指(趾)、发绀，合并慢性肺源性心脏病时可出现相应体征。

（三）辅助检查

1. 影像学检查 胸部X线检查早期无异常，典型表现为肺纹理粗乱伴有多个不规则的环状透亮阴影或沿支气管的卷发状阴影(图 1-6-1)，感染时阴影内出现液平。高分辨率CT(HRCT)检查示支气管管壁增厚的柱状扩张或成串成簇的囊样改变(图 1-6-2)。由于无创、易重复和易接受的特点，HRCT已成为支气管扩张的主要诊断方法。

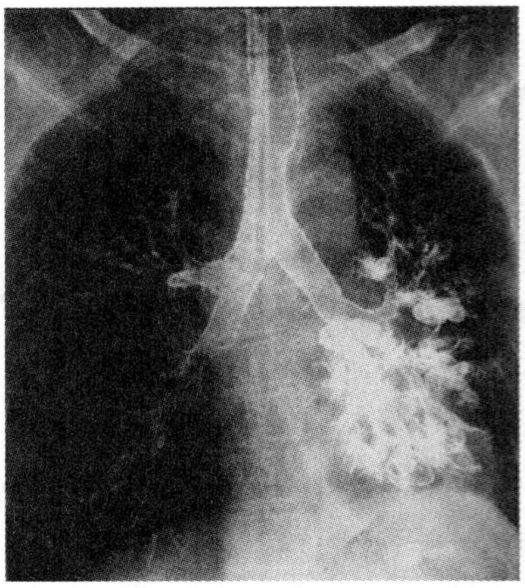

图 1-6-1 支气管扩张胸部X线表现

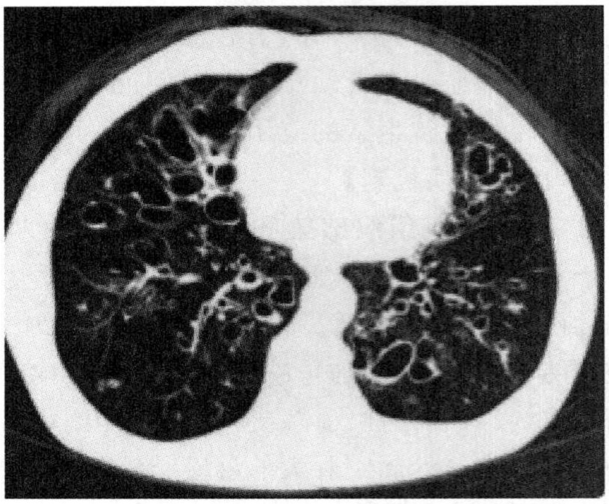

图 1-6-2 支气管扩张CT表现

2. 痰液检查 常显示含有丰富的中性粒细胞及定植或感染的多种微生物，痰涂片染色和细菌培养结果可指导抗生素的合理使用。

3. 支气管造影 能确诊并明确支气管扩张的部位、性质和范围以及病变的严重程度，可为治疗尤其是为外科手术指征和切除范围提供重要参考。

4. 纤维支气管镜检查 可以明确出血、扩张或阻塞部位，还可进行局部灌洗，取冲洗液做涂片革兰染色、细胞学检查或细菌培养等。

（四）心理-社会状况

由于疾病反复发作，患者极易产生悲观、焦虑等心理反应；大量咯血或反复咯血不止时，患者自觉有生命威胁，会出现极度恐惧甚至绝望心理。

（五）治疗要点

支气管扩张的治疗重点是防治呼吸道的反复感染，关键在于保持呼吸道引流通畅。

1. 控制感染 出现急性感染征象(如痰量或脓性成分增加)需应用抗生素。开始时给予经验治疗，存在铜绿假单胞菌感染时可口服喹诺酮类药物、静脉给予氨基糖苷类药物或第三代头孢菌素。慢性咳脓痰的患者可口服阿莫西林或吸入氨基糖苷类药物，间断并规则使用单一抗生素或轮换使用抗生素。

2. 改善气流受限 应用支气管扩张剂可改善气流受限，伴有气道高反应及可逆性气流受限的患者疗效明显。

3. 清除气道分泌物 应用祛痰药、振动、拍背、体位引流和雾化吸入（生理盐水、α-糜蛋白酶和脱氧核糖核酸酶）等方法有助于气道分泌物的清除。

4. 止血 对于反复咯血的患者，小量咯血者，可对症治疗或口服卡巴克络（安络血）、云南白药；中等量咯血者，可静脉给予垂体后叶素或索妥拉明；大量咯血、经内科治疗无效者，可考虑介入或手术治疗。

5. 外科治疗 局限性的支气管扩张，经充分内科治疗后仍反复发作者，可考虑外科手术切除病变组织。经保守治疗不能缓解仍反复大量咯血且病变局限者，可考虑手术治疗。

知识链接

《中国成人支气管扩张症诊断与治疗专家共识》(2021年)
——基于严重程度进行支气管扩张随访监测管理

(1) 轻度支气管扩张患者：基线期应评估严重程度，进行胸部高分辨率CT、痰培养、痰结核分枝杆菌培养、病因学评估、合并症评估、肺功能及血氧饱和度评估等。每年随访体重指数(BMI)、声发射检测(AE)、痰培养、症状评分、肺功能、血氧饱和度情况；随访期患者应每年评估1次BMI、过去1年的急性加重情况、痰培养、呼吸困难指数(mMRC)、肺功能及血氧饱和度；若患者病情出现恶化，重复进行胸部高分辨率CT、痰细菌真菌培养、痰结核分枝杆菌培养、病因学和合并症评估。

(2) 中重度支气管扩张患者：除了BMI及肺功能每年评估1次外，其他指标每半年评估1次。基于患者定期随访的情况，采用分级管理，并适时调整治疗方案。

【常见护理诊断/问题】

1. 清理呼吸道无效 与痰量多、无效咳嗽引起痰液不易排出有关。

2. 有窒息的危险 与痰多、黏稠，大量咯血而不能及时排出有关。

3. 营养失调：低于机体需要量 与机体消耗增多、咯血有关。

4. 焦虑 与疾病迁延，个人健康受到威胁有关。

【护理措施】

（一）一般护理

1. 休息和体位 小量咯血者以静卧休息为主，大量咯血患者应绝对卧床休息，尽量避免搬动患者。取患侧卧位，可减小患侧胸部的活动度，既防止病灶向健侧扩散，同时有利于保护健侧肺的通气功能。

2. 饮食护理 患者若出现大量咯血应禁食；小量咯血者宜进少量温凉流质饮食，因过冷或过热食物均易诱发或加重咯血；若无咯血，可提供高热量、高蛋白质、富含维生素饮食，避免冰冷食物诱发咳嗽，少量多餐。保持口腔清洁，促进食欲。鼓励患者多饮水，每天饮水量在1500 mL以上，使痰液稀释，利于排痰。

（二）病情观察

观察痰液的量、颜色、性质、气味和它们与体位的关系，痰液静置后是否有分层现象，记录24 h痰液排出量；同时密切观察患者咯血的量、颜色、性质及出血的速度；观察生命体征及意识状态的变化，有无胸闷、呼吸困难、发绀、面色苍白、烦躁不安等窒息征象。

（三）治疗配合

1. 体位引流 利用重力作用促使呼吸道分泌物流入气管、支气管从而排出体外的方法，其效果与需引流部位所对应的体位有关。

体位引流的方法：①引流前准备：向患者解释体位引流的目的、过程和注意事项，测量生命体征，听诊肺部，明确病变部位。引流前15 min遵医嘱给予支气管扩张剂（有条件者可使用雾化器或定量吸入器）。备好排痰用纸巾或一次性容器。②引流体位的选择：引流体位的选择取决于分泌物潴留的部位和患者的耐受程度，原则上抬高病灶部位的位置，使引流支气管开口向下，有利于潴留的分泌物随重力作用流入气管和支气管从而排出体外。首先引流上叶，然后引流下叶后基底段。如果患者不能耐受，应及时调整姿势。头部外伤、胸部创伤、咯血、严重心血管病和患者状况不稳定者，不宜采用头低位进行体位引流。③引流时间：根据病变部位、病情和患者状况，每天1～3次，每次15～20 min。一般于饭前进行，早晨清醒后立即进行效果最好。如需在餐后进行，为了预防胃食管反流、恶心和呕吐等不良反应的发生，引流应在餐后1～2 h进行。④引流的观察：引流时应有护士或家属协助，观察患者有无出汗、脉搏细弱、头晕、疲劳、面色苍白等表现，评估患者对体位引流的耐受程度，如患者出现心率＞120次/分、心律失常、高血压、低血压、眩晕或发绀，应立即停止引流并通知医生。⑤引流的配合：在体位引流过程中，鼓励并指导患者做腹式深呼吸，辅以胸部叩击或震荡等措施。协助患者在保持引流体位时进行咳嗽，也可取坐位以产生足够的气流促进排痰，提高引流效果。⑥引流后护理：体位引流结束后，帮助患者采取舒适体位，给予清水或漱口液漱口。观察患者咳痰的性质、量及颜色，听诊肺部呼吸音的改变，评价体位引流的效果并做好记录。

2. 保持呼吸道通畅 痰液黏稠无力咳出者，可经鼻腔吸痰。重症患者在吸痰前后应适当提高吸入氧浓度，避免吸痰引起低氧血症。指导并协助患者将气管内痰液和积血轻轻咳出，保持气道通畅。咯血时轻轻拍击健侧背部，嘱患者不要屏气，以免诱发喉头痉挛，使血液引流不畅形成血块，导致窒息。

3. 大量咯血窒息的抢救 大量咯血及意识不清的患者，应在病床旁备好急救设备，一旦患者出现窒息征象，应立即通知医生，并协助患者取头低足高45°俯卧位，头转向一侧，拉上床挡。立即清理口鼻分泌物，轻拍背部，指导迅速排出血块，或直接刺激咽部以咳出血块。必要时用吸痰管进行负压吸引以解除呼吸道阻塞，给予高浓度吸氧。必要时，做好气管插管或气管切开的准备与配合工作。立即建立静脉通路，遵医嘱予止血药等，严密观察病情。

（四）用药护理

垂体后叶素可收缩小动脉，减少肺血流量，从而减轻咯血。但也能引起子宫、肠道平滑肌收缩和冠状动脉收缩，故冠心病、高血压患者及孕妇忌用。静脉滴注时速度勿过快，以免引起恶心、便意、心悸、面色苍白等不良反应。

年老体弱、肺功能不全者在应用镇静剂和镇咳药后进行引流。应注意观察呼吸中枢和咳嗽反射受抑制情况，以早期发现因呼吸抑制导致的呼吸衰竭和不能咯出血块。

（五）心理护理

护士应多与患者交谈，耐心讲解支气管扩张反复发作的原因及治疗进展，帮助患者树立战胜疾病的信心，减轻焦虑等不安心理。咯血时，陪伴并安慰患者，使其保持情绪稳定，避免因情绪波动加重出血。

（六）健康指导

1. 疾病知识指导 指导患者正确认识和对待疾病，并向患者及其家属宣传预防百日咳、麻疹、支气管肺炎、肺结核等呼吸道感染的重要性；及时治疗上呼吸道慢性病灶，如龋齿、扁桃体炎、鼻窦炎；避免受凉，注意保暖，预防感冒。

2. 康复指导 强调清除痰液对减轻症状、预防感染的重要性，指导患者及其家属学习和掌握有效咳嗽、胸部叩击、雾化吸入及体位引流的排痰方法，长期坚持，以控制病情的发展。

3. 疾病自我监测 教会患者及其家属自我监测病情，一旦发现症状加重，如痰量增多、咯血、呼吸困难加重、发热等，应及时就诊。

在线答题

练习与思考答案

练习与思考

一、单项选择题（在线答题）

二、填空题

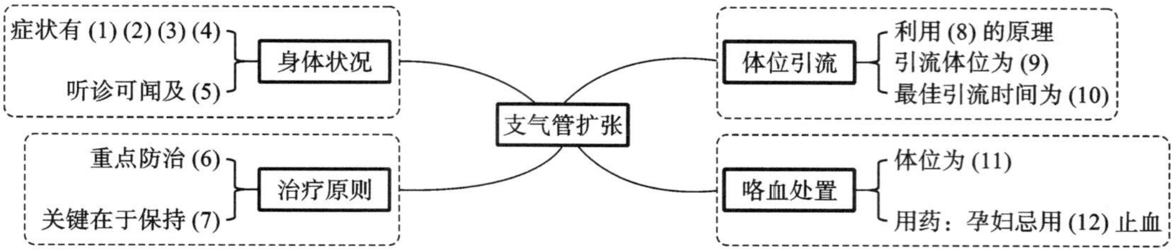

填空题答题处：

(1)__________；(2)__________；(3)__________；(4)__________；

(5)__________；(6)__________；(7)__________；(8)__________；

(9)__________；(10)__________；(11)__________；(12)__________。

三、案例分析题

李阿姨，58 岁。反复咳嗽、咳脓痰 6 年，伴喘息 2 年，症状加重伴痰中带血 2 个月。患者 3 岁时曾患麻疹并发肺炎，经常感冒。3 天前因受凉、发热、咳嗽、咳痰加重而入院。查体：T 38.8 ℃，P 96 次/分，R 23 次/分，BP 108/68 mmHg，面色苍白、消瘦、意识清楚，背部闻及较粗的湿啰音。血常规：WBC 9.0×10^{9}/L，Hb 85 g/L。胸部 X 线片：左肺下叶沿支气管呈囊状、卷发状阴影。

请思考：

1. 该患者的诊断及相关的病因是什么？
2. 该患者当前主要的护理问题是什么？
3. 发作时如何预防窒息？

（宁波卫生职业技术学院 陈璐）

第七节 肺 炎

学习目标

1. 掌握肺炎患者的评估要点、护理诊断/问题和护理措施。
2. 熟悉肺炎的概念、病因及各类肺炎的临床特征、诊治要点。
3. 了解肺炎的发病机制。
4. 能评估肺炎患者病情，能识别严重并发症并实施有效护理。
5. 关爱患者，培养科学、严谨的态度，敬佑生命的职业精神和社会责任感。

案例思考

孙女士,67岁。20余天前外出受凉出现发热,体温最高至38.5℃,伴畏寒、寒战,无咳嗽、咳痰。在当地医院行激素治疗(具体不详)后好转,未继续治疗。1周前,无诱因下再次发热,测体温为39℃,咳少量黄色黏痰,诉胸闷、右侧胸痛,伴乏力,来院就诊。

查体:精神萎靡,T 38.7℃,P 90次/分,R 19次/分,BP 95/68 mmHg。

门诊血常规未见异常,胸部X线片示右中下肺感染。

请思考:

1. 患者目前的护理诊断/问题有哪些?

2. 入院当天,护士发现患者烦躁不安,呼吸急促,血氧饱和度为88%,皮肤湿冷,应警惕发生什么情况?应该如何处理?

一、肺炎概述

肺炎(pneumonia)是呼吸系统常见疾病,指终末气道、肺泡和肺间质的炎症,可由感染、理化因素、免疫损伤等多种病因引起。近年来虽不断研发出强有力抗生素和疫苗,但肺炎的发病率和病死率仍居高不下,可能与人口老龄化、病原体变迁、病原学诊断困难等因素有关。

【病因与分类】

正常呼吸道免疫防御机制使下呼吸道免于致病菌感染。肺炎的发生取决于病原体和宿主的状态。病原体数量多、毒力强和(或)宿主全身或局部免疫功能下降时则可发生肺炎。感染是肺炎最常见病因,其次还有理化因素、免疫损伤等因素。

1. 按致病因素分类

(1) 细菌性肺炎:最常见,如肺炎链球菌、金黄色葡萄球菌、甲型溶血性链球菌、肺炎克雷伯菌、流感嗜血杆菌、铜绿假单胞菌、鲍曼不动杆菌等。

(2) 非典型病原体所致肺炎:如支原体、衣原体和军团菌等。

(3) 病毒性肺炎:如冠状病毒、腺病毒、流感病毒、呼吸道合胞病毒、麻疹病毒等。

(4) 真菌性肺炎:如念珠菌、曲霉菌、肺孢子菌等。

(5) 其他病原体所致肺炎:如立克次体、弓形虫、寄生虫(如肺吸虫、肺包虫)等。

(6) 理化因素所致肺炎:放射性肺炎,吸入胃酸或刺激性气体、液体引起的化学性肺炎。

2. 按患病环境分类 不同环境下病原体分布和患病后的临床表现、治疗、预后各有不同。

(1) 社区获得性肺炎(community acquired pneumonia,CAP):也称医院外获得性肺炎,是指在医院外罹患的感染性肺实质炎症,包括有明确潜伏期的病原体感染而在入院后平均潜伏期内发病的肺炎。传播途径为吸入空气中致病菌、误吸上呼吸道定植菌或血行播散等,肺炎链球菌是其最主要的病原体。

(2) 医院获得性肺炎(hospital acquired pneumonia,HAP):又称医院内肺炎,指患者在入院时既不存在,也不处于潜伏期,在入院48 h后发生的肺炎,也包括出院后48 h内发生的肺炎。其中最多见呼吸机相关肺炎,主要发病机制是误吸上呼吸道定植菌等。常见病原体为肺炎克雷伯菌、铜绿假单杆胞菌、大肠埃希菌、金黄色葡萄球菌、肺炎链球菌等。

3. 按解剖分类

(1) 大叶性(肺泡性)肺炎:常见致病菌为肺炎链球菌。病原体先在肺泡引起炎症,经肺泡间孔(Cohn孔)向其他肺泡扩散,从而累及部分或整个肺段、肺叶。主要表现为肺实质炎症,通常不累及支气管。

(2) 小叶性(支气管性)肺炎:病原体经支气管入侵,引起细支气管、终末细支气管及肺泡的炎症。常继发于其他疾病或发生于长期卧床者,肺下叶常受累。X线检查示不规则斑片阴影。

(3) 间质性肺炎:以肺间质为主的炎症,主要累及支气管壁及其周围组织。由于病变仅在肺间质,呼吸道症状较轻。X线片通常表现为肺下部的不规则条索状阴影。

【临床表现】

肺炎症状可轻可重。一般急性起病,常见突发畏寒、寒战、发热,随后咳嗽、咳脓痰或血痰,伴或不伴胸痛,原有呼吸道症状加重。若病变范围大,可出现呼吸困难、发绀。典型体征为肺实变,可闻及湿啰音。病情严重者可发生感染性休克、呼吸衰竭等并发症。

【心理-社会状况】

起病急、高热等不适导致患者紧张不安,当病情严重致呼吸困难时会出现恐惧心理。

【诊断要点】

根据症状、体征,通过血常规、胸部影像学等检查可明确诊断。根据局部炎症程度、肺部炎症播散和全身炎症反应程度评估肺炎严重程度。

知识链接

《中国临床成人社区获得性肺炎诊断与治疗指南(2016年版)》

重症社区获得性肺炎诊断标准

符合以下1项主要标准或3项以上次要标准者,可诊断为重症肺炎。

1. 主要标准 ①需要气管插管行机械通气治疗;②脓毒症休克经积极的液体复苏后仍需要血管活性药物治疗。

2. 次要标准 ①呼吸频率≥30次/分;②氧合指数>250 mmHg;③多肺叶浸润;④意识障碍和(或)定向障碍;⑤收缩压<90 mmHg,需要积极的液体复苏。

【治疗要点】

治疗最主要的环节是抗感染。先根据医院获得性肺炎或社区获得性肺炎经验性选择抗生素,再根据临床特征、细菌培养和药敏试验结果给药。抗生素治疗肺炎疗程至少5天,大多数患者需要7～10天或更长疗程,治疗后48～72 h应评价疗效,治疗有效表现为体温下降、症状改善、白细胞数逐渐减少或恢复正常,但胸部X线片示病灶吸收较迟。同时还需给予对症和支持治疗,预防并及时处理并发症。

【常见护理诊断/问题】

1. 体温过高 与肺部感染有关。

2. 清理呼吸道无效 与痰液黏稠、胸痛、咳嗽无力有关。

3. 疼痛:胸痛 与肺部炎症累及壁层胸膜有关。

4. 气体交换受损 与肺实质炎症、呼吸面积减小有关。

5. 潜在并发症 感染性休克。

【护理措施】

(一) 一般护理

1. 休息与环境 急性期应卧床休息,患者宜取半坐卧位或高枕卧位以利于呼吸。胸痛者可取患侧卧位,降低患侧活动度并利于健侧肺通气。病房安静、舒适,温度、湿度适宜。

2. 饮食 高热量、高蛋白质、富含维生素、易消化饮食,多饮水,以利于排痰。

3. 发热护理 寒战时注意保暖,宜物理降温,不宜用退热药以免大汗、脱水。做好口腔和皮肤护理,勤擦洗身体、勤更换衣物,监测体温和热型。

（二）病情观察

密切观察生命体征和病情变化,当高热骤降至正常范围下限以下,出现面色苍白、烦躁不安、脉搏细速、血压下降、脉压变小、呼吸浅快、肢端湿冷、尿量减少(30 mL/h 以下)等休克征象时,应立即报告医生进行处理。

（三）治疗配合

1. 用药护理 遵医嘱给予抗菌、镇咳、祛痰等药物对症支持治疗,观察疗效和不良反应,若有异常及时报告医生及时处理。

2. 感染性休克抢救配合 密切监测病情,发现异常立即报告医生,备齐物品,配合抢救。

(1) 体位:患者取仰卧中凹位,头偏向一侧,头胸部抬高 15°,下肢抬高 30°,以利于呼吸和静脉血回流。尽量减少搬动,拉上床挡,适当保暖(忌用热水袋)。

(2) 吸氧:按医嘱给予中、高流量吸氧,维持 PaO_2>60 mmHg,改善缺氧。

(3) 补充血容量:迅速建立两条静脉通路,遵医嘱补液。静脉滴注低分子右旋糖酐或平衡液,以补充、维持血容量并降低血液黏度,预防弥散性血管内凝血。输液速度应考虑患者的年龄和基础疾病,中心静脉压<5 cmH_2O 者可适当加快输液速度,达到 10 cmH_2O 时输液速度不宜过快。当患者意识逐渐转为清楚、口唇红润、脉搏有力、呼吸平稳、收缩压>90 mmHg、尿量>30 mL/h 提示血容量补足。在血容量补足前提下,尿量<20 mL/h,尿比重<1.018,应警惕发生急性肾损伤。

(4) 用药护理:遵医嘱于单独一条静脉通路输入 5%碳酸氢钠以免发生配伍禁忌。输注多巴胺、间羟胺等血管活性药物时应预防药液外漏导致局部组织坏死,滴速根据血压调整。遵医嘱联合使用抗生素控制感染,密切观察疗效和不良反应。

【健康指导】

1. 疾病预防指导 向患者介绍肺炎的病因和诱因,指导患者加强营养,适当运动,劳逸结合,避免受凉、淋雨、疲劳、酗酒、上呼吸道感染等。年老体弱易感者可接种流感疫苗、肺炎疫苗以预防发病。

2. 用药及随访指导 指导患者遵医嘱用药,介绍给药方法、疗程和不良反应。出院后按时随访,若出现发热、胸痛或咳嗽、咳痰加重,应及时就诊。

二、肺炎链球菌肺炎

肺炎链球菌肺炎是由肺炎链球菌(亦称肺炎球菌)所引起的肺炎,在社区获得性肺炎中占半数以上。典型病理变化有充血期、红肝变期、灰肝变期及消散期。在冬季与初春多发,可借助飞沫传播,多发生于无基础疾病的青壮年及老年人,男性多见。

【护理评估】

（一）健康史

询问发病前有无受凉、淋雨、疲劳、醉酒、病毒感染和生活环境拥挤等诱因,有无上呼吸道感染等。

（二）身体状况

1. 症状 多数起病急,先畏寒、寒战,继之高热,呈稽留热型。早期痰少,可痰中带血,典型者咳铁锈色痰(与肺泡内浆液、红细胞、白细胞渗出有关)。伴头痛、全身肌肉酸痛,可有患侧胸痛并可放射至肩部或上腹部,深呼吸或咳嗽时加剧,常取患侧卧位。

2. 体征 急性病容,面色潮红,呼吸浅快,鼻翼扇动,口角和唇围可有单纯疱疹,严重者发绀、心动过速。患侧呼吸运动减弱、语颤增强、叩诊浊音,可闻及病理性支气管呼吸音、湿啰音,呼吸音减弱。累及胸膜时，可闻及胸膜摩擦音。

3. 并发症 病情严重出现感染性休克（又称为脓毒症休克）时称休克型肺炎或中毒性肺炎，可表现为烦躁不安、意识模糊、脉搏细速、血压下降、脉压变小、呼吸浅快、体温不升或高热、发绀、肢端湿冷、少尿或无尿等。还可并发胸膜炎、脓胸、肺脓肿、脑膜炎等。

（三）辅助检查

1. 血常规 白细胞计数增高达（10～30）$\times 10^9$/L，中性粒细胞比例多大于 80%，伴核左移。

2. 细菌学检查 痰涂片或培养可检出病原体。合并菌血症者，在应用抗生素之前做血培养，检出肺炎链球菌有确诊价值。

3. 胸部 X 线检查 早期肺纹理增多，典型者可见病变处斑片状或大片状阴影。累及胸膜时，可见肋膈角变钝或胸腔积液征象。

【治疗要点】

1. 抗感染治疗 一旦确诊即用抗生素治疗，首选青霉素。对青霉素过敏或耐药者，用红霉素或林可霉素等；重症者改用头孢菌素类抗生素；多重耐药菌株感染者可用万古霉素。抗生素疗程为5～7天，或热退后 3 天停药，或改静脉用药为口服用药数日。

2. 对症及支持治疗 卧床休息，补充营养，静脉输液以维持水、电解质平衡。胸痛剧烈者可给予少量镇痛药；PaO_2＜60 mmHg 时给予吸氧。

3. 并发症治疗 抗生素治疗后 24 h 内高热可消退或逐渐下降。如 3 天后体温不降或降后复升，应考虑可能发生肺外感染或其他疾病（如脓胸、心包炎等）。密切观察病情，注意防治感染性休克。

【预后】

本病一般预后较好，但老年人，病变广泛、有并发症或心肺基础疾病者预后较差。

三、葡萄球菌肺炎

葡萄球菌肺炎（staphylococcal pneumonia）指葡萄球菌引起的肺部急性化脓性炎症。致病菌主要是金黄色葡萄球菌、表皮葡萄球菌等，可继发于呼吸道感染或皮肤感染灶的血源性感染。慢性肝病、糖尿病、艾滋病、长期应用糖皮质激素或免疫抑制剂、广谱抗生素等患者易感。

【临床表现】

多数起病急，可表现为寒战、高热、咳嗽，先咳黄脓痰，后为脓血痰或粉红色乳样痰。重症者可有胸痛和呼吸困难进行性加重，并出现血压下降等周围循环衰竭表现。全身中毒症状突出，表现为乏力、大汗、全身酸痛等。血源性、老年人或伴有慢性疾病者症状多不典型。早期肺部体征轻，可闻及散在湿啰音，病变范围大时可有肺实变体征。

【诊断要点】

根据以下结果可确诊：全身毒血症症状，咳脓痰；白细胞计数增高、中性粒细胞比例增加、核左移；胸部 X 线为片状阴影，常伴有空洞和液平面；细菌学检查阳性。

【治疗要点】

治疗原则是早期清除原发病灶及行抗生素治疗。选择敏感抗生素是治疗的关键，常采取早期、联合、足量、静脉给药。治疗应首选耐青霉素酶的半合成青霉素或头孢菌素，青霉素过敏者可选用红霉素、林可霉素、克林霉素等；耐甲氧西林金黄色葡萄球菌感染选用万古霉素。同时还须给予对症和支持治疗，预防并及时处理并发症。

四、常见革兰阴性杆菌肺炎

肺炎克雷伯菌（又称肺炎杆菌）、铜绿假单胞菌、流感嗜血杆菌等革兰阴性杆菌是医院获得性肺炎常见致病菌，其中肺炎克雷伯菌是主要致病菌，因耐药菌株增加，病情危重、病死率高，肺实变融合，易形成多发性脓肿。

1. 肺炎克雷伯菌肺炎 肺炎克雷伯菌存在于正常人的上呼吸道及肠道。肺炎克雷伯菌肺炎常发生在年龄40岁以上者，男性占90%，好发于长期酗酒、久病体弱，尤其是慢性呼吸系统疾病、糖尿病、恶性肿瘤、免疫功能低下或全身衰竭者。起病急，常有寒战和高热、咳嗽、胸痛、呼吸困难。典型痰液为黏稠血性、黏液样或胶冻样痰。胸部X线片示肺实变，常形成肺脓肿。目前首选药物为头孢菌素类和氨基糖苷类药物，重症患者联合用药，注意监测肾功能。

2. 铜绿假单胞菌肺炎 铜绿假单胞菌存在于正常人皮肤、呼吸道和肠道。老年人、有严重基础疾病、营养不良或使用免疫抑制剂等免疫低下者易患铜绿假单胞菌肺炎。多数患者表现为中等发热、咳嗽，咳大量脓痰，典型者咳草绿色脓痰。目前有效治疗药物是β-内酰胺类、氨基糖苷类和喹诺酮类药物，可联合用药。同时应积极治疗基础疾病，并提高免疫功能。

3. 流感嗜血杆菌肺炎 成人往往在慢性肺部疾病基础上继发感染，秋冬季高发。起病多缓慢，表现为发热、原有咳嗽加剧、咳脓痰或痰中带血，严重者可出现气急、呼吸衰竭。治疗药物可选择第二、三代头孢菌素或新型大环内酯类抗生素，如阿奇霉素、克拉霉素等。

【诊断要点】

根据基础病因和患病环境、临床表现，痰液、血液等病原学检查，胸部X线片特征可做出诊断。

五、肺炎支原体肺炎

肺炎支原体是介于细菌与病毒之间、兼性厌氧、能独立生活的最小微生物。肺炎支原体肺炎(mycoplasmal pneumoniae pneumonia)是由肺炎支原体引起的呼吸道和肺部的急性炎症病变，秋季较多见，经呼吸道传播，其致病机制可能是患者对支原体或其代谢产物的过敏反应。

【临床表现】

起初有数天到1周的无症状期，继而出现逐渐加重的发作性咳嗽，干咳多见，夜间更明显，伴有发热(体温多在37.8～38.5℃)、头痛、咽痛、乏力等症状。肺部体征不明显。

【辅助检查】

血白细胞计数多正常或稍高，以中性粒细胞为主。血清肺炎支原体IgM抗体阳性可作为急性感染指标。胸部X线片可见多种形态的浸润影，可于3～4周自行消散。

【治疗要点】

本病有自限性，部分轻症者可自愈。首选药物为大环内酯类抗生素，如红霉素、阿奇霉素，或喹诺酮类抗生素。剧烈咳嗽者，可适当给予镇咳药。注意呼吸道隔离，避免传播。

六、病毒性肺炎

病毒性肺炎(viral pneumonia)是由上呼吸道病毒感染向下蔓延，侵犯肺实质所致的肺部炎症。常见病毒有甲、乙型流感病毒，腺病毒、副流感病毒、呼吸道合胞病毒和冠状病毒等，主要经飞沫吸入，也可经接触感染，传播广而迅速。婴幼儿、老年人、免疫力差者易感，病情危重者，可导致死亡。

【临床表现】

冬春季多见。多急性起病，上呼吸道感染症状较突出，如鼻塞、咽痛、发热、头痛、全身肌肉酸痛、倦怠等；累及肺部后可出现干咳、咳少量白色黏液痰，部分可闻及少量湿啰音。小儿或老年人病情较严重，甚至可发生休克、呼吸衰竭等并发症。

【辅助检查】

免疫学检查、病毒分离及抗原检测可助确诊。血白细胞计数正常、稍高或偏低。痰涂片以单核细胞为主。胸部X线片可见肺纹理增多或见斑片样阴影。

【治疗要点】

本病以对症治疗为主，采取呼吸道隔离。增加休息，注意保暖、营养。选用利巴韦林、阿昔洛韦、奥司他韦等抗病毒药物，合并细菌感染时加用抗生素。同时辅以中医药和生物免疫治疗。

练习与思考

一、单项选择题(在线答题)

二、填空题

在线答题

练习与思考答案

肺炎 — 最常见病因为(1) — 社区获得性肺炎最常见致病菌为(2) —
- 发热，常见热型为(3)
- 咳嗽，典型痰色为(4)
- 首选抗生素为(5)
- 严重并发症是(6)

填空题答题处：

(1)________________；(2)________________；(3)________________；(4)________________；

(5)________________；(6)________________。

三、案例分析题

林某某，19 岁。入院 1 周前受凉后发热，体温最高 39 ℃，随后出现咳嗽，为阵发性刺激性咳嗽，少痰，不易咳出，曾口服“急支糖浆、枇杷露”，效果不佳，来院就诊。

查体：T 37.4 ℃，R 32 次/分，P 94 次/分，意识清楚，精神尚可，颈部无抵抗，全身无皮疹、出血点，双侧颈部、颌下可及多个轻度肿大淋巴结，活动度好，无触痛，咽部稍红，双侧扁桃体无明显肿大，右肺呼吸音减低，左肺呼吸音清晰，未闻及干、湿啰音。

门诊血常规未见异常，红细胞沉降率 19 mm/h，肺炎支原体 IgM 抗体(+)，胸部 X 线片示双肺纹理增粗，右上肺斑片影。

请思考：

1. 林某某发生了什么情况？
2. 列出三个主要护理诊断/问题及对应的护理措施。

(宁波卫生职业技术学院　曹小萍)

第八节　自发性气胸

学习目标

1. 掌握自发性气胸患者的评估要点、护理诊断/问题和护理措施。
2. 熟悉自发性气胸的概念、病因、临床特征和诊治要点。
3. 了解自发性气胸的发病机制。
4. 能评估自发性气胸患者病情，能与患者进行有效沟通，按护理程序实施整体护理。
5. 关爱患者，具备敬佑生命的职业精神和社会责任感。

案例思考

王某，男性，21 岁，主诉右侧胸痛伴胸闷、气短 1 天。患者昨日打篮球时突发右侧胸部撕裂样疼痛，剧烈咳嗽、深呼吸时症状加重，伴胸闷、气急、干咳，当时未予重视。今日症状加重来院就诊。

查体：意识清楚，唇微发绀，BP 98/72 mmHg，HR 88 次/分。昨日睡眠欠佳。

门诊胸部 X 线检查：右侧气胸，压缩 75%。

请思考：

1. 患者目前的护理诊断/问题有哪些？

2. 遵医嘱予胸腔闭式引流，请列出相关护理措施。

胸膜腔是密闭的潜在腔隙，不含气体。当气体进入胸膜腔造成积气时，称为气胸（pneumothorax）。气胸可分为自发性、外伤性和医源性三类。自发性气胸由肺组织及脏层胸膜或肺大泡自发破裂后，气体进入胸膜腔所致。自发性气胸可分为原发性和继发性，前者发生于无基础肺疾病的健康人，后者常见于有肺部基础疾病者。气胸属于常见内科急症，男性多发。

【病因及发病机制】

1. 继发性自发性气胸　因 COPD 等肺部基础疾病引起细支气管不完全阻塞形成的肺大泡破裂后气体进入胸膜腔所致。有些女性月经来潮后 24～72 h 也可发生气胸，可能与异位子宫内膜破裂有关。

2. 原发性自发性气胸　多见于瘦高体形男性青壮年，胸部 X 线检查除可发现胸膜下肺大泡外，肺部无显著病变，可能与吸烟、体形、炎症或弹性纤维先天发育不良有关。

航空、潜水作业时若无适当防护措施，突然从高压环境进入低压环境亦可发生自发性气胸。抬举重物、用力过猛、剧咳、屏气甚至大笑等均可诱发自发性气胸。

气胸使胸膜腔内负压变为正压，使静脉回心血流受阻，导致不同程度的心肺功能障碍。

【临床类型】

根据脏层胸膜破裂情况和气胸发生后对胸膜腔内压力的影响，自发性气胸可分为以下 3 种类型。

1. 闭合性（单纯性）气胸　脏层胸膜破裂口较小，随肺萎陷而闭合，气体不再继续进入胸膜腔。胸膜腔内压力视气体量多少而定，抽气后压力下降且不复升。

2. 交通性（开放性）气胸　脏层胸膜破裂口较大或两层胸膜间有粘连或牵拉，使破裂口持续开放，气体随着吸气与呼气自由进出胸膜腔。患侧胸膜腔内压波动在 0 cmH_2O 上下，抽气后可恢复负压，但数分钟后压力又恢复到抽气前水平。

3. 张力性（高压性）气胸　脏层胸膜破裂口呈单向活瓣或活塞作用，吸气时空气进入胸膜腔；呼气时关闭，气体不能排出，使胸膜腔内压力持续升高，抽气后压力可下降，但又迅速复升。对呼吸循环功能影响最大，可危及生命，应紧急抢救处理。

【护理评估】

（一）健康史

观察患者体形；询问患者有无哮喘、COPD、肺结核等肺部疾病病史。对女性患者注意询问月经来潮情况。询问发病前有无抬举重物等情况。

（二）身体状况

1. 症状　发病前部分患者可有用力抬举重物、屏气、剧咳、大笑等诱因；多数患者在正常活动或休息时发生。大多发病急。可突感一侧胸痛，疼痛呈针刺样或刀割样，持续时间短，继而出现胸闷、呼吸困难、刺激性干咳。张力性气胸者随着肺被压缩、纵隔移位，可迅速出现烦躁、发绀、脉速、心律失常甚至休克、呼吸衰竭等严重呼吸循环障碍。

2. 体征　取决于积气量。小量气胸体征不明显，听诊呼吸音减弱。大量气胸时，气管向健侧移位，患侧胸部隆起，呼吸运动和语颤减弱，肋间隙增宽，叩诊多为鼓音，心浊音界缩小或消失，听诊患侧呼吸音减弱或消失，左侧气胸或并发纵隔气肿时可在左心缘处听到与心跳一致的气泡破裂音，称阿曼（Hamman）征。液气胸时，可闻及胸内振水声。血气胸如失血量过多或张力性气胸发生循环障碍时，可出现血压下降，甚至发生休克。

临床上，符合以下所有表现者为稳定型气胸，否则为不稳定型气胸：呼吸＜24 次/分，心率为 60～120次/分，血压正常，血氧饱和度＞90%，两次呼吸间说话成句。

（三）辅助检查

1. 胸部 X 线 胸部 X 线为自发性气胸的重要诊断方法。表现为气胸线（被压缩肺边缘呈外凸弧形线状阴影），线外透亮度增强。气胸线到侧胸壁的距离＜2 cm 为小量气胸，距离≥2 cm 为大量气胸。

2. 胸部 CT 对于小量气胸、局限性气胸以及肺大泡与气胸的鉴别比胸部 X 线更敏感和准确。表现为胸膜腔内极低密度气体影，伴有肺组织不同程度的萎缩改变。

（四）心理-社会状况

因突发胸痛、呼吸困难，加上行胸腔闭式引流术，患者易紧张，甚至恐惧；自发性气胸复发者，对治疗缺乏信心。

（五）治疗要点

治疗目的是促进患侧肺复张、消除病因及减少复发。

由新闻“女子突发气胸，医生垫钱抢救”引发的思考

1. 保守治疗 适用于稳定型小量闭合性气胸。应严格卧床休息、给氧、酌情予镇静和镇痛等药物，积极治疗肺部基础疾病。

2. 排气疗法

(1) 胸腔穿刺排气：适用于小量气胸（20%以下）、呼吸困难较轻、心肺功能尚好的闭合性气胸患者。在患侧锁骨中线外侧第 2 肋间穿刺，胸腔内气体较多时，每次抽气量不宜超过 1000 mL。张力性气胸患者可立即将无菌粗针头尾部扎上橡皮指套，指套末端剪一裂缝，插入患侧胸腔排气。

(2) 胸腔闭式引流：适用于不稳定型气胸，呼吸困难明显、肺压缩较严重、反复自发性气胸发作者。置管部位一般取锁骨中线外侧第 2 肋间或腋前线第 4、5 肋间，用胸腔闭式引流装置进行引流，使胸膜腔内压力保持在 $-1\ cmH_2O$ 以下，以缓解呼吸困难，促使肺复张。

3. 其他 对于自发性气胸复发、引流疗效不佳者，酌情采用化学性胸膜固定术或手术治疗。

4. 并发症及处理 并发纵隔气肿与皮下气肿、血气胸及脓气胸者，根据情况予相应处理。

【常见护理诊断/问题】

1. 低效性呼吸型态 与不能有效进行呼吸有关。

2. 潜在并发症 呼吸衰竭、循环衰竭。

3. 焦虑 与呼吸困难、胸闷、胸腔闭式引流术有关。

4. 疼痛：胸痛 与脏层胸膜破裂、留置引流管有关。

5. 活动无耐力 与活动时组织缺氧有关。

【护理措施】

（一）一般护理

1. 休息 急性期应绝对卧床休息，避免用力、屏气、剧烈咳嗽等增加胸腔内压的活动。血压平稳者取半坐卧位，以利于呼吸及引流。

2. 饮食 宜进易消化、少刺激、富含膳食纤维的食物，营养要均衡。

3. 给氧 根据缺氧程度选择适当给氧方式和氧浓度，保证患者 SO_2＞90%。保守治疗者给予 10 L/min 高浓度吸氧可促进胸腔内气体吸收。

（二）病情观察

密切观察生命体征、治疗后反应、患侧呼吸音等变化，有无呼吸困难、缺氧情况及心率增快、血压下降等循环衰竭征象。胸腔穿刺排气或胸腔闭式引流后，如呼吸困难缓解后再次出现胸闷，并伴

有顽固性咳嗽、患侧肺部湿啰音，可能发生复张性肺水肿，立即报告医生进行处理。

（三）胸腔闭式引流治疗配合

1. 术前 向患者解释治疗的目的、意义、过程和注意事项，取得理解和配合。备齐用物：胸腔闭式引流装置有一次性的单瓶、双瓶和三瓶，使用前须检查装置的包装和密闭性是否完好，注入无菌生理盐水至标记水位线，连接胸腔引流管的玻璃长管一端应置于水面下 1～2 cm。引流瓶塞下另一玻璃短管为排气管，其下端应距液面 5 cm 以上。接负压引流装置时，注意负压应保持在－20～－10 cmH_2O，并在水封与负压吸引之间增加一调压瓶以防负压过大引起肺损伤，调压瓶内压力调节管末端根据负压大小保持在水面下 10～20 cm 处并确保其外端开放，负压过大时外界空气可进入调压瓶使胸膜腔负压处于设置值水平。

2. 术中配合 协助患者取坐位或侧卧位。观察生命体征，注意患者感受，及时安慰鼓励。

3. 术后护理 保证有效引流。

(1) 妥善固定、确保装置安全：引流装置接口牢固，引流瓶液平面应低于引流管胸腔出口平面 60 cm 以免反流。引流管长度适宜，妥善固定；密切观察水封瓶和调压瓶的液面。

(2) 观察引流是否通畅：观察患者做深呼吸或咳嗽时，玻璃长管内水柱是否随呼吸上下波动（范围 4～6 cm）及有无气泡自水封瓶液面溢出，有则引流通畅。若水柱波动不明显，液面无气泡溢出，患者无胸闷和呼吸困难，可能肺组织已复张；若患者原有症状未缓解，甚至出现呼吸困难加重、发绀等，可能是引流管不通畅或部分滑出胸膜腔，应立即通知医生及时更换引流管及进行其他处理。同时引流液体者应密切观察引流液的颜色、量、性状。

(3) 保持引流通畅：引流血液或黏稠液体时，应根据病情由胸腔端向引流瓶方向定时挤压引流管以防堵塞引流管，翻身时要注意避免引流管管道扭曲受压。

(4) 定时更换、严格无菌：严格无菌操作。伤口敷料每 1～2 天更换 1 次，若敷料有渗血、渗液或污染，则应及时更换；一次性引流装置每周更换 1 次，非一次性引流装置应每天更换引流瓶。

(5) 防止意外：搬动患者时需用两把血管钳双重夹紧引流管，防止引流管滑脱引起漏气或引流液反流。若引流管不慎滑出胸腔，应嘱患者呼气，同时迅速用凡士林纱布及胶布封闭伤口，并立即通知医生处理。

(6) 肺功能锻炼指导：鼓励患者每 2 h 进行深呼吸、咳嗽（但要避免剧烈咳嗽）和吹气球练习，协助翻身，根据病情协助患者行走或进行其他适当活动，以促进肺复张。

(7) 拔管护理：观察有无拔管指征。引流管无气体逸出且患者无胸闷、呼吸困难等表现 1～2 天并夹闭引流管 1 天患者无气急、呼吸困难等不适，胸部 X 线提示肺已全部复张时，可拔除引流管。拔管后观察患者有无胸闷、呼吸困难、伤口处漏气、渗血、皮下气肿等情况，若有异常应报告医生及时处理。

（四）心理护理

尽量陪伴患者并满足其需求，解释病情和各种检查治疗的目的、效果和配合注意事项，关注患者感受，使其树立治疗信心并积极配合。

（五）健康指导

1. 疾病知识指导 向患者解释是由于其基础肺部疾病才导致自发性气胸发生的，让其明白积极治疗基础疾病的重要性。指导避免自发性气胸诱发因素：①避免用力抬举重物、剧烈咳嗽、用力排便等，预防便秘。②劳逸结合，自发性气胸痊愈后 1 个月内避免打球、跑步等剧烈活动。③保持心态平和，避免情绪波动。④吸烟者劝导其戒烟。

2. 病情自我监测指导 告知若突发胸痛后，感胸闷、气急，可能是自发性气胸复发，应及时就诊。

练习与思考

一、单项选择题(在线答题)

在线答题

二、案例分析题

王某,71岁,反复咳嗽、咳痰、喘息20余年,加重8天入院。20余年来,王某每逢受凉即出现咳嗽、咳痰,气喘逐年加重,曾多次在当地医院予镇咳、祛痰、抗感染治疗后缓解。8天前受凉后咳嗽、咳痰、气喘较前加重而就诊。查体:意识清楚,唇绀,端坐呼吸,右肺听诊呼吸音明显减弱。急诊胸部CT:两侧多发肺大泡,右侧气胸,肺压缩50%。

请思考:

1. 王某目前应进行的治疗措施有哪些?
2. 列出三个主要护理诊断/问题及相关护理措施。

(宁波卫生职业技术学院 曹小萍)

第九节 呼吸衰竭

学习目标

1. 掌握呼吸衰竭患者的身体状况、护理诊断/问题和护理措施。
2. 熟悉呼吸衰竭的概念、分类及治疗要点。
3. 了解呼吸衰竭的病因及发病机制。
4. 能正确评估患者病情,能对急重症患者病情进行快速判断及具有配合抢救的应对能力。
5. 尊重、关爱患者,具有敬佑生命、救死扶伤的职业精神。

案例思考

不忘初心,坚守岗位——呼吸衰竭抢救实记

张女士,68岁,咳、痰、喘15年,咳嗽加剧,痰呈黄色,不易咳出2天,呼吸困难,夜间烦躁不眠,白天嗜睡。查体:T 38 ℃,P 116次/分,R 32次/分,BP 150/85 mmHg,精神恍惚,发绀,皮肤温暖。球结膜充血水肿,颈静脉怒张,桶状胸,肺底可闻及湿啰音。实验室检查:WBC 14.5×10^{9}/L,动脉血氧分压43 mmHg,二氧化碳分压70 mmHg。

请思考:

1. 该患者可能患有何病?依据是什么?
2. 列出患者目前主要的护理诊断/问题。
3. 应如何护理该患者?

呼吸衰竭(respiratory failure)是指各种原因引起的肺通气和(或)肺换气功能严重障碍,使静息状态下机体不能维持足够的气体交换,导致低氧血症伴或不伴高碳酸血症,进而引起一系列病理生理改变和相应临床表现的综合征。其临床表现缺乏特异性,明确诊断有赖于动脉血气分析:在海平面，静息状态，呼吸空气条件下，动脉血氧分压（PaO_2）<60 mmHg，伴或不伴二氧化碳分压（$PaCO_2$）>50 mmHg，可诊断为呼吸衰竭。

【分类】

在临床实践中，通常按动脉血气、发病急缓进行分类。

（一）按照动脉血气分类

1. Ⅰ型呼吸衰竭 Ⅰ型呼吸衰竭即低氧性呼吸衰竭，血气特点是 $PaO_2<60$ mmHg，$PaCO_2$ 降低或正常。主要见于肺换气功能障碍（通气血流比值失调、弥散功能损害、肺动-静脉分流等），如严重肺部感染性疾病、间质性肺疾病、急性肺栓塞等。

2. Ⅱ型呼吸衰竭 Ⅱ型呼吸衰竭即高碳酸血症性呼吸衰竭，血气特点是 $PaO_2<60$ mmHg，同时伴有 $PaCO_2>50$ mmHg，系肺泡通气不足所致。单纯通气不足时，低氧血症和高碳酸血症的严重程度是平行的；若伴有换气功能障碍，则低氧血症更为严重，如慢性阻塞性肺疾病等。

（二）按照发病急缓分类

1. 急性呼吸衰竭 由于某些突发的致病因素，如严重肺疾病、创伤、休克、电击等，使肺通气和（或）换气功能迅速出现严重障碍，短时间内即可发生急性呼吸衰竭。因机体不能很快代偿，若不及时抢救，会危及患者生命。

2. 慢性呼吸衰竭 慢性呼吸衰竭多见于慢性疾病，主要在呼吸系统和神经肌肉系统疾病的基础上导致呼吸功能损害逐渐加重，经过较长时间发展为呼吸衰竭。本节主要介绍慢性呼吸衰竭和急性呼吸窘迫综合征。

一、慢性呼吸衰竭

【病因】

完整的呼吸过程由相互衔接且同时进行的外呼吸、气体运输和内呼吸三个环节组成。参与外呼吸（即肺通气和肺换气）的任何一个环节的严重病变都可导致慢性呼吸衰竭。以支气管-肺疾病最为多见，如慢性阻塞性肺疾病、重症肺结核、肺间质纤维化、尘肺等。

1. 气道阻塞性病变 气管-支气管的炎症、痉挛、肿瘤、异物、纤维化瘢痕等均可引起气道阻塞。如慢性阻塞性肺疾病、哮喘急性加重时可引起气道痉挛、炎性水肿、分泌物阻塞气道等，导致肺通气不足或通气血流比值失调，发生缺氧和（或）二氧化碳潴留，甚至慢性呼吸衰竭。

2. 肺组织病变 各种累及肺泡和（或）肺间质的病变，如肺炎、肺气肿、严重肺结核、弥漫性肺纤维化、肺水肿、硅沉着病等，均可使有效弥散面积减小、肺顺应性降低、通气血流比值失调，导致缺氧或合并二氧化碳潴留，导致慢性呼吸衰竭。

3. 肺血管疾病 肺栓塞、肺血管炎等可引起通气血流比值失调，或部分静脉血未经氧合直接流入肺静脉，导致慢性呼吸衰竭。

4. 心脏病 各种缺血性心脏病、严重心脏瓣膜病、心肌病、心包疾病、严重心律失常等均可导致通气和换气功能障碍，从而导致缺氧和（或）二氧化碳潴留。

5. 胸廓与胸膜病变 胸部外伤所致的连枷胸、严重的自发性或外伤性气胸、严重的脊柱畸形、大量胸腔积液、胸膜肥厚与粘连、强直性脊柱炎等，均可限制胸廓活动和肺扩张，导致通气不足及吸入气体分布不均，从而发生慢性呼吸衰竭。

6. 神经肌肉疾病 脑血管疾病、颅脑外伤、脑炎以及镇静催眠药中毒可直接或间接抑制呼吸中枢。脊髓颈段或高位胸段损伤（肿瘤或外伤）、多发性神经炎、重症肌无力、破伤风以及严重的钾代谢紊乱等均可累及呼吸肌，造成呼吸肌无力、疲劳、麻痹，因呼吸动力下降而发生肺通气不足。

【发病机制】

（一）低氧血症和高碳酸血症的发病机制

1. 肺泡通气不足 当二氧化碳产生量（V_{CO_2}）增加时，需通过增加通气量来维持正常的 PaO_2 和 $PaCO_2$。各种原因导致肺泡通气不足时，进出肺的气体量减少，导致 PaO_2 降低和 $PaCO_2$ 升高（图 1-9-1），从而导致缺氧和二氧化碳潴留。

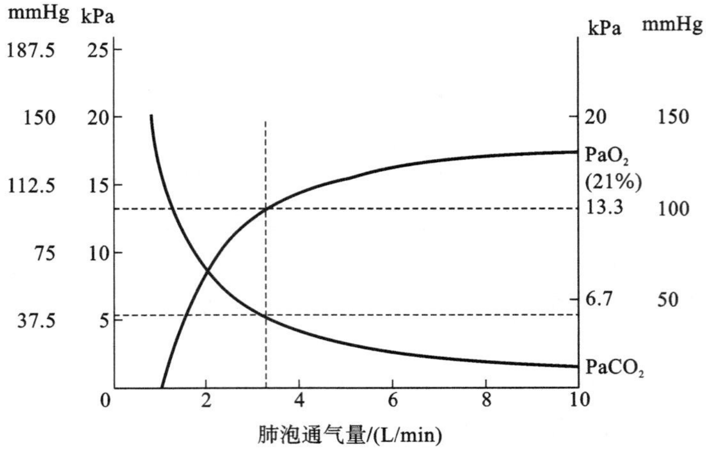

图 1-9-1 PaO_2 和 $PaCO_2$ 与肺泡通气量的关系

2. 通气血流比值失调 通气血流比值失调为造成低氧血症最常见的原因。正常成人在静息状态下，每分钟肺泡通气量为 4 L，肺毛细血管血流量为 5 L，通气血流比值保持在 0.8，以保证有效的气体交换。若通气血流比值<0.8，则静脉血不能充分氧合，形成肺动-静脉分流，主要见于肺泡萎陷、肺不张、肺水肿等通气不足的疾病；若通气血流比值>0.8，则吸入气体不能与血液进行有效的气体交换，即生理无效腔增多，主要见于肺气肿等阻塞性肺疾病。

3. 弥散障碍 肺内气体交换是通过弥散过程来实现的，弥散过程受多种因素影响，如弥散面积、肺泡膜厚度、气体弥散能力、气体分压差等。氧的弥散能力仅为二氧化碳的 1/20，故弥散障碍主要影响氧的交换而导致缺氧。

（二）低氧血症和高碳酸血症对机体的影响

1. 对中枢神经系统的影响 轻度缺氧，即 PaO_2 降至 60 mmHg(8.0 kPa)时，可引起注意力不集中、智力减退、定向障碍；随着缺氧程度加重，患者烦躁不安、精神恍惚、谵妄，甚至昏迷。轻度二氧化碳潴留时，对皮质下层刺激增加，间接兴奋大脑皮质，若 $PaCO_2$ 继续升高，皮质下层受抑制，使中枢神经处于麻醉状态。严重缺氧引起脑间质和脑细胞内水肿，导致颅内压增高，继而加重组织缺氧而造成恶性循环。

2. 对循环系统的影响 缺氧和二氧化碳潴留均刺激心脏，使心率增快、心排血量增加、血压上升，引起肺动脉收缩、肺循环阻力增大，导致肺动脉高压、右心负荷加重。$PaCO_2$ 轻、中度升高时，使浅表毛细血管和小静脉扩张，因此，患者四肢红润、温暖、多汗，同时出现部分肌肉、肾和脾血管的收缩。

3. 对呼吸系统的影响 缺氧对呼吸的影响比二氧化碳潴留小。缺氧主要通过颈动脉体和主动脉体的外周化学感受器的反射作用刺激通气，缺氧加重较缓慢时，这种反射的反应会比较迟钝。二氧化碳是强有力的呼吸兴奋剂，吸入二氧化碳浓度增大时，通气量明显增加。因此，对伴有二氧化碳潴留的患者进行氧疗时，不应给予高浓度的氧，以免解除了缺氧对呼吸的刺激作用而造成呼吸抑制。

4. 对酸碱平衡和电解质的影响 严重缺氧可抑制细胞的能量代谢，产生大量乳酸和无机磷，导致代谢性酸中毒。由于能量不足，引起钠泵功能障碍使钾离子由细胞内转移到血液和组织间隙，而钠和氢离子进入细胞内，造成细胞内酸中毒和高钾血症。

5. 对肝、肾功能的影响 缺氧直接或间接损害肝细胞，使丙氨酸氨基转移酶水平升高，随着缺氧被纠正，肝功能逐渐恢复正常。轻度缺氧和二氧化碳潴留会扩张肾血管，增加肾血流量。

【护理评估】

（一）健康史

询问患者是否存在感染、高浓度吸氧、手术、创伤、使用麻醉药等诱因，尤其是呼吸道感染；是否存在慢性支气管-肺疾病，如慢性阻塞性肺疾病、严重肺结核等慢性疾病。

（二）身体状况

1. 呼吸困难 多数患者有明显的呼吸困难，急性呼吸衰竭早期表现为呼吸频率增快，病情严重时出现呼吸困难，辅助呼吸肌活动增强，可出现"三凹征"。慢性呼吸衰竭表现为呼吸费力伴呼气时间延长，严重时呼吸浅快，并发二氧化碳麻醉时，可出现浅慢呼吸或潮式呼吸。

2. 发绀 发绀是缺氧的典型表现。其发生机制是毛细血管血液中还原血红蛋白＞50 g/L。当血氧饱和度（SO_2）＜90%时，口唇、指甲发绀；发绀的程度与还原血红蛋白含量相关，所以红细胞增多者发绀明显，贫血者则不明显或不出现；严重休克时即使 PaO_2 正常，也可出现发绀。

3. 神经精神症状 慢性呼吸衰竭患者早期表情淡漠、注意力不集中、反应迟钝且有定向障碍，逐渐出现头痛、多汗、烦躁及白天嗜睡、夜间失眠（睡眠倒错）等症状，严重二氧化碳潴留可导致肺性脑病，表现为肌肉颤动或扑翼样震颤、抽搐、谵妄、脑水肿甚至昏迷等。

4. 循环系统症状 当患者出现心动过速、严重缺氧和酸中毒时，可引起周围循环衰竭、血压下降、心肌损害、心律失常甚至心搏骤停。二氧化碳潴留者出现体表静脉充盈、皮肤潮红、温暖多汗、血压升高；慢性呼吸衰竭并发肺心病时可出现体循环淤血等右心衰竭表现。

5. 消化和泌尿系统 急性严重呼吸衰竭时可损害肝、肾功能，并发肺心病时出现尿量减少。部分患者可引起应激性溃疡而发生上消化道出血。

（三）辅助检查

1. 动脉血气分析 PaO_2＜60 mmHg，伴或不伴 $PaCO_2$＞50 mmHg，pH 可正常或降低。

2. 影像学检查 胸部 X 线、胸部 CT 和放射性核素肺通气/灌注扫描等可协助分析原因。

3. 纤维支气管镜检查 对明确气道疾病和获取病理学证据具有重要意义。

4. 肺功能检测 可判断通气功能障碍的性质及是否合并有换气功能障碍，并对通气和换气功能障碍的严重程度进行判断。

（四）心理-社会状况

患者因面临生死考验，特别是进入重症监护病房（ICU），使用机械通气辅助呼吸，难于或不能用语言表达其感受和需求，往往会出现烦躁不安、焦虑等心理反应。

（五）治疗要点

原则是在保持呼吸道通畅的前提下迅速改善缺氧和纠正二氧化碳潴留，纠正酸碱失衡和代谢紊乱，积极治疗原发病，消除诱因，预防和治疗并发症。

1. 保持呼吸道通畅 纠正缺氧和二氧化碳潴留的重要保证。

（1）清除呼吸道分泌物：口服或雾化吸入祛痰药稀释痰液。清除口腔、鼻、咽喉部及支气管的分泌物。对于咳痰无力、意识不清、分泌物黏稠不易咳出者应立即进行机械吸痰。

（2）缓解支气管痉挛：用支气管解痉剂，必要时给予糖皮质激素。

（3）必要时建立气管插管或气管切开等人工气道。

2. 氧疗 氧疗是改善低氧血症的重要手段。其目的是通过提高肺泡 PaO_2，增高氧弥散能力，改善低氧血症导致的组织缺氧。

不同类型的呼吸衰竭的氧疗指征和给氧方法不同。原则是Ⅱ型呼吸衰竭应给予低浓度（35%

以下)持续吸氧;Ⅰ型呼吸衰竭给予较高浓度(35%以上)吸氧。

3. 增加通气量、减少二氧化碳潴留

(1) 使用呼吸兴奋剂:改善肺泡通气,促进二氧化碳排出,可使用呼吸兴奋剂刺激呼吸中枢,增加呼吸频率和潮气量,改善通气。常用药物有尼可刹米、洛贝林、多沙普仑等。

(2) 机械通气:根据病情选用无创或有创机械通气,增加肺泡通气量,改善肺气体交换功能。在慢性阻塞性肺气肿患者急性加重期,早期给予无创机械通气可以防止呼吸功能不全程度加重,缓解呼吸肌疲劳,降低后期气管插管率,改善预后。

4. 控制感染 在呼吸道引流通畅的前提下,根据痰细菌培养和药敏试验的结果,选择有效抗生素,积极控制呼吸道感染。常用广谱高效抗生素,如第三代头孢菌素、喹诺酮类抗生素等。

5. 对因治疗 引起慢性呼吸衰竭的原发病多种多样,在解决慢性呼吸衰竭本身所致危害的前提下,明确并针对不同病因采取适当的治疗措施十分必要,也是治疗慢性呼吸衰竭的根本所在。因此,需积极治疗原发病,并给予相应的处理。

6. 一般支持疗法 电解质紊乱和酸碱平衡失调的存在,可以进一步加重呼吸系统乃至其他系统脏器的功能障碍并降低慢性呼吸衰竭的治疗效果,因此应及时加以纠正。同时加强液体管理,防止血容量不足和液体负荷过大,保证血细胞比容(Hct)在一定水平,对于维持氧输送能力具有重要意义。

7. 其他重要脏器功能的监测与支持 呼吸衰竭往往会累及其他重要脏器,因此应及时将重症患者转入ICU,加强对重要脏器功能的监测与支持,预防和治疗肺动脉高压、肺性脑病、肾功能不全、消化道功能障碍和弥散性血管内凝血(DIC)等。

【常见护理诊断/问题】

1. 气体交换障碍 与肺顺应性降低、呼吸肌无力、气道分泌物过多等有关。

2. 清理呼吸道无效 与并发肺内感染、分泌物多而黏稠及无效咳嗽等有关。

3. 急性意识障碍 与缺氧和二氧化碳潴留有关。

4. 潜在并发症 电解质紊乱、消化道出血、心力衰竭、休克等。

5. 自理缺陷 与严重缺氧、呼吸困难、机械通气有关。

6. 营养失调:低于机体需要量 与气管插管和代谢率增高有关。

【护理措施】

(一) 一般护理

1. 体位与环境 协助取半坐卧位,以利于通气,改善氧合功能。室内空气清新、温暖,定时消毒,防止交叉感染。对于烦躁、抽搐、精神恍惚者,应加强安全措施,防止发生意外伤害。

2. 饮食护理 给予高热量、高蛋白质、富含维生素、易消化、少产气的食物,避免摄入辛辣、刺激性食物。鼓励清醒患者自行进食,昏迷患者给予鼻饲提供营养,鼻饲期间观察有无腹胀、腹泻或便秘等不适。必要时遵医嘱静脉补充营养。

(二) 病情观察

1. 呼吸状况 观察呼吸频率、节律和深度,使用辅助呼吸肌的呼吸情况,呼吸困难的程度。

2. 循环状况 监测心率、心律及血压,必要时进行血流动力学监测。

3. 意识状况及神经精神状态 观察有无肺性脑病的表现,如有异常应及时通知医生。

4. 实验室检查结果 监测动脉血气分析和生化检查结果,了解电解质和酸碱平衡情况。

(三) 治疗配合

1. 氧疗

(1) 合理给氧:给氧是低氧血症患者的重要处理措施,应根据其基础疾病、呼吸衰竭的类型和缺氧的严重程度选择适当的给氧方法和吸入氧浓度。Ⅰ型呼吸衰竭和ARDS患者需吸入较高浓度(35%以上)氧气,使 PaO_2 迅速提高到60 mmHg或血氧饱和度>90%。Ⅱ型呼吸衰竭的患者一般

在 PaO_2<60 mmHg 时才开始氧疗，应予低浓度（35%以下）持续给氧，使 PaO_2 控制在 60 mmHg 以上或血氧饱和度在 90%或略高，以防因缺氧完全纠正，使外周化学感受器失去低氧血症的刺激导致呼吸抑制而加重缺氧和二氧化碳潴留。

（2）观察疗效：在给氧过程中，若呼吸频率正常、心率减慢、发绀减轻、尿量增多、意识清楚、皮肤转暖，提示组织缺氧改善，氧疗有效。当患者发绀消失、意识清楚、精神好转、PaO_2>60 mmHg(8.0 kPa)，$PaCO_2$<50 mmHg(6.7 kPa)时，可考虑终止氧疗。停止吸氧前必须间断吸氧，逐渐完全停止氧疗。

2. 保持气道通畅 清除口咽部、呼吸道分泌物或胃内反流物，预防呕吐物反流入气管。鼓励患者饮水、咳嗽排痰或雾化吸入；对于咳嗽无力者，定时协助翻身、拍背、排痰，遵医嘱给予口服祛痰药；昏迷后全身状态较差者，定时使用无菌多孔导管吸痰。

3. 配合抢救 备齐有关抢救用品，病情恶化时及时配合抢救，赢得抢救时机，提高抢救成功率。同时做好患者及其家属的心理支持。

（四）用药护理

使用呼吸兴奋剂时，密切观察患者的意识、呼吸频率、幅度和节律以及动脉血气的变化，若出现恶心、呕吐、烦躁、颜面潮红、肌肉颤动等现象，提示药物过量，应及时通知医生酌情减量或停药。

（五）心理护理

重症呼吸衰竭患者普遍存在紧张、恐惧、抑郁、绝望和依赖等心理问题，护士应主动接触患者与其交谈，在进行各种治疗护理操作前，给患者解释说明，给予其安全感。

（六）健康指导

1. 疾病知识指导 向患者及其家属讲解疾病的发生、发展和转归。指导患者及其家属制订合理的活动与休息计划，教会患者避免耗氧量较大的活动，并在活动过程中增加休息时间。避免劳累、感染等不良因素的刺激。

2. 康复指导 指导并教会患者及其家属合理的家庭氧疗方法及注意事项。鼓励患者进行耐寒锻炼和呼吸功能锻炼，如用冷水洗脸等，以提高呼吸道抗感染的能力。

3. 出院指导 出院时应将患者使用的药物、剂量、用法和注意事项告诉患者，并写在纸上交给患者以便需要时使用。告知患者若有气急、发绀加重等变化，应尽早就医。

二、急性呼吸窘迫综合征

急性呼吸窘迫综合征（acute respiratory distress syndrome，ARDS）是指由各种肺内和肺外致病因素所致的急性弥漫性、炎症性肺损伤引起的急性呼吸衰竭。临床上以呼吸窘迫、顽固性低氧血症和急性呼吸衰竭为特征。

【病因及发病机制】

（一）病因

1. 直接因素（肺内损伤） 直接因素如胃内容物吸入、有毒气体吸入、氧中毒、肺挫伤、严重肺部感染、溺水等。

2. 间接因素（肺外因素） 间接因素如严重休克、脓毒症、重症胰腺炎、弥散性血管内凝血、大面积烧伤、严重非胸部创伤、大量输血、体外循环脂肪栓塞、药物或麻醉品中毒等。

（二）发病机制

有些致病因素可以对肺泡膜造成直接损伤，多种炎症细胞（如中性粒细胞）及其释放的炎症介质和细胞因子间接介导的肺炎症反应，损伤肺毛细血管内皮细胞与肺泡上皮细胞，也可导致肺泡膜的损伤、通透性增加和微血栓的形成。肺泡表面活性物质减少或消失，肺泡萎陷肺不张、肺通气血流比值失调，从而引起肺的氧合功能障碍，导致顽固性低氧血症。

【护理评估】

（一）健康史

询问患者是否存在感染、中毒等诱因，是否存在慢性疾病病史。

（二）身体状况

1. 症状 多数患者于原发病后2～3天发生ARDS，最早出现的症状是呼吸增快、气促。早期咳嗽不明显，后期可出现小量咯血，咳血水样痰是ARDS的典型表现之一。患者出现突发性、进行性呼吸增快和呼吸窘迫，呼吸频率超过28次/分，伴明显发绀，不能用通常的吸氧疗法改善。

2. 体征 早期无明显的异常，或仅闻及少量细湿啰音；后期可闻及水泡音、管状呼吸音。

（三）辅助检查

1. 胸部X线 早期无异常或出现肺纹理增多，边缘模糊，继之出现斑片状并逐渐融合成大片状的磨玻璃或实变浸润影，后期可出现肺间质纤维化改变。

2. 动脉血气分析 早期 $PaCO_2$ 正常或偏低，后期则出现 $PaCO_2$ 增高及呼吸性酸中毒，或合并代谢性和（或）呼吸性酸中毒。

3. 床边肺功能监测 表现为肺顺应性降低和无效腔通气量比例（V_D/V_T）增高，但无呼气流速受限。

4. 心脏超声和肺动脉导管检查 通常仅用于与左心衰竭鉴别有困难时，一般肺毛细血管楔压（PCWP）$<$12 mmHg，若PCWP$>$18 mmHg，则支持左心衰竭的诊断。

（四）心理-社会状况

患者此时可能已昏迷，生命风险较大，加之在ICU花费巨大，此时应评估患者家庭经济及社会支持情况，并做好患者家属的解释安慰工作。

（五）治疗要点

1. 原发病治疗 原发病治疗是治疗ARDS的首要原则和基础，应积极寻找原发病灶并予以彻底治疗。病因不能明确时，应怀疑感染的可能，治疗上宜选择广谱抗生素。

2. 氧疗 一般需用面罩进行高浓度（50%以上）给氧，使 $PaO_2 \geq 60$ mmHg或血氧饱和度$\geq$90%。

3. 机械通气 一旦诊断为ARDS，应尽早进行机械通气，以提供充分的通气和氧合，维持器官功能。目前较常使用的通气方式是在常规的容量控制下加呼气终末正压通气（positive end expiratory pressure，PEEP），即呼吸机在吸气相产生正压，在呼气相仍保持气道压力高于大气压，以增加功能残气量，防止肺泡萎陷；促进肺泡气体中氧向血液弥散，提高血氧分压。

4. 其他治疗 糖皮质激素、抗感染治疗、营养支持、表面活性物质替代治疗等。

【护理诊断和护理措施】

见本节“慢性呼吸衰竭”护理部分相关内容。

知识链接

一种预防呼吸衰竭的训练及监控一体机

该发明属于医用设备技术领域。预防呼吸衰竭的训练及监控一体机是针对现有的设备功能较为单一、使用时不方便进行安装放置的问题提出的。底板的顶部一侧设置有呼吸机模块，底板的顶端设置有顶板，顶板的底部竖直设置有多个训练罐，顶板的一端底部安装有伸缩罐，顶板远离伸缩罐的一端转动连接有吹气阀，顶板内部靠近伸缩罐的一端滑动连接有震动块，顶板底部远离呼吸机模块的一侧安装有支撑组件，震动块内部转动连接有连接片，连接片靠近顶板的一端安装有调节组件。该设备具有多种功能，能满足不同的使用训练需求，方便放置安装，便于收纳和拆卸清洗。

在线答题

练习与思考答案

练习与思考

一、单项选择题（在线答题）

二、填空题

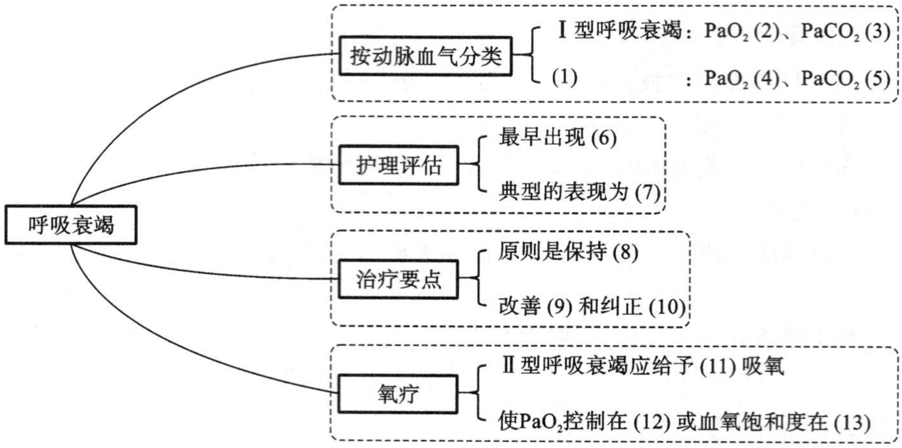

填空题答题处：

(1)____________；(2)____________；(3)____________；(4)____________；
(5)____________；(6)____________；(7)____________；(8)____________；
(9)____________；(10)____________；(11)____________；(12)____________；
(13)____________。

三、案例分析题

吴女士，39 岁，患风湿性心脏病、二尖瓣狭窄合并关闭不全 6 年，反复活动后心悸、气促 3 年，症状加重伴不能平卧、水肿、尿少 1 周，现安静状态下亦有心悸、呼吸困难。查体：T 37 ℃，P 110 次/分，R 24 次/分，BP 110/70 mmHg，颈静脉怒张。两肺底可闻及湿啰音，可随体位改变而变化，心界向两侧扩大，肝肋下 3 cm。

请思考：

1. 该患者可能的诊断是什么？
2. 针对该患者的情况，请提出目前最主要的护理诊断/问题和措施。

（宁波卫生职业技术学院　陈璐）

第十节　呼吸内科常用诊疗技术及护理

一、动脉采血行血气分析

动脉血气分析是通过对人体动脉血液中的 pH、氧分压（PaO_2）和二氧化碳分压（$PaCO_2$）等指标进行检测，从而对人体的呼吸功能和血液酸碱平衡状态进行评估的一种技术。

【适应证】

各种疾病、创伤或外科手术所致的呼吸功能障碍者；急、慢性呼吸衰竭及进行机械通气者；机体酸碱失衡者；严重的出血性休克、心源性休克、行心肺复苏术者等。

【护理】

1. 动脉采血前护理

(1) 患者准备：①向患者解释，并嘱其平卧或静坐 5 min。②评估患者体温、氧疗方式、呼吸机参数、吸氧浓度等。如氧疗方式或吸氧浓度改变，采血前宜等待至少 20 min，以达到稳定状态。评估患者的血压，血压过低者采血前应将动脉采血器针栓推至 0 刻度，缓慢抽拉采血。评估患者穿刺部位有无创伤、感染、硬结、皮疹、破溃等。评估患者的血小板计数、凝血功能检测结果，是否使用抗凝药物。凝血功能障碍者，尽量避免穿刺股动脉。

(2) 备齐用物，记录患者的体温、氧疗方式、通气模式、吸氧浓度或吸氧流量、标本采集日期及时间等。

2. 动脉采血中护理

(1) 采血部位选择：结合穿刺的难易程度、穿刺部位的血液循环情况及引起组织损伤的风险进行综合判断。成人采血部位选择顺序由先到后依次为桡动脉、肱动脉、足背动脉、股动脉。留置动脉导管患者可通过导管采集动脉血标本。

(2) 动脉穿刺采血：①将动脉采血器针栓调整到预设位置。②桡动脉穿刺前，进行血管通畅试验(Allen 试验)。③患者取平卧位或半坐卧位，确定穿刺点位置。④以穿刺点为中心，以圆形方式自内向外进行消毒，范围≥8 cm，消毒 2 次；消毒操作者的左手食指及中指第 1、2 指节掌面及双侧面。⑤操作者用一只手食指或中指固定动脉搏动最强处血管，另一只手以持笔姿势持动脉采血器穿刺(进针角度：桡动脉为 30°～45°，肱动脉为 45°，足背动脉为 15°～30°，股动脉为 90°)，见回血后停止进针，待动脉血自动充盈采血器至预设位置后拔针。

3. 动脉采血后护理

(1) 按压止血：拔针后立即用棉球或纱布按压至少 3 min，高血压、凝血时间延长或应用抗凝药物者延长按压时间。

(2) 排气：若血标本中有气泡，应立即翻转采血器，将纱布置于动脉采血器上端，轻推针栓，缓慢排出气泡。

(3) 标本处理：拔针后立即封闭动脉采血器，并充分混匀，标记标本。混匀手法：轻柔地将采血器颠倒混匀 5 次，掌心搓动 5 s。

(4) 标本运送与接收：采血后立即送检，并在 30 min 内完成检测，乳酸检测在 15 min 内完成。有明显缺陷的标本(如血液凝固、标本量少、气泡过多、标识不清、静脉血/停跳液/动脉测压管稀释血渗入污染)应被拒绝接受检测。

4. 动脉采血常见并发症及处理

(1) 出血/血肿：血肿较小时，密切观察肿胀范围。若肿胀逐渐局限、不影响血流，可不予特殊处理。若肿胀程度加剧，应立即按压穿刺点。局部按压无效时，应给予加压包扎或遵医嘱处理。

(2) 血管迷走神经反应：立即通知医生，同时协助患者取平卧位。穿刺前协助患者取平卧位并抬高下肢、避免反复穿刺，可预防血管迷走神经反应的发生。

(3) 动脉痉挛：若已穿刺成功，应暂停采血，待血流量渐增加后，再行采血；若穿刺未成功，应拔针，暂停穿刺，局部热敷，待动脉痉挛解除后再次穿刺。

(4) 神经损伤：密切观察患者肢体血运、感觉、运动情况，如出现感觉异常、运动障碍等，需及时请医生做相应处理。

(5) 其他穿刺相关并发症：如假性动脉瘤形成、骨筋膜室综合征等，主要与反复穿刺及按压止血不当等因素有关。

二、胸腔穿刺术

胸腔穿刺术是自胸膜腔内抽取积液或积气的操作，常用于检查胸腔积液的性质、抽液(气)减压或胸膜腔内给药。

【适应证】

(1) 诊断不明的胸腔积液，可做诊断性穿刺，抽取积液检验，以明确病因。

(2) 胸腔内大量积液或积气者，可排出积液或积气，以缓解压迫症状。

(3) 脓胸抽脓灌洗治疗，或恶性胸腔积液需胸腔内注入药物者。

【禁忌证】

(1) 病情危重、严重出血倾向或大量咯血的患者。

(2) 穿刺部位有炎性病灶者。

【方法】

协助患者坐在有靠背的椅子上并面向椅背，两前臂置于椅背上，前额伏于前臂上，如患者不能起床，可取半坐卧位。一般胸腔积液的穿刺点在肩胛线或腋后线第7、8肋间隙或腋前线第5肋间隙；气胸者取患侧锁骨中线第2肋间隙或腋前线第4、5肋间隙进针；超声定位穿刺，沿超声确定的部位、方向及深度进针。消毒皮肤，局部麻醉。操作者左手固定穿刺部位皮肤，右手将穿刺针在局部麻醉处沿下一肋骨的上缘缓慢进针，刺入胸壁达胸膜，当有突破感时说明已进入胸膜腔，应停止进针，连接注射器，抽取胸腔积液，或置管引流。

【护理】

1. 术前护理

(1) 向患者及其家属解释，以消除紧张情绪，取得配合。

(2) 完善相关检验检查，以确定积液、积气量和穿刺部位，做好穿刺点标记。

(3) 评估患者是否有咳嗽，必要时给予镇咳治疗；术前指导患者练习穿刺体位，并告知患者在操作过程中保持穿刺体位，不要随意活动，避免咳嗽或深呼吸，以免损伤胸膜或肺组织。必要时给予镇静剂。

(4) 备齐物品、药品。

2. 术中配合 协助患者取合适体位，嘱其在穿刺过程中勿剧烈咳嗽或深呼吸，如有不适及时告知医生。严格无菌操作，抽液过程中随时夹闭胶管，防止空气进入胸腔；抽液速度要缓慢，每次抽液(气)量不宜过多、过快，防止抽吸过多、过快使胸腔内压骤然下降，发生复张后肺水肿或循环障碍、纵隔移位等意外。减压抽液时，首次抽液量不宜超过600 mL，抽气量不宜超过1000 mL，以后每次抽吸量不应超过1000 mL；如为脓胸，每次尽量抽尽；如为诊断性抽液，抽液后置入相应标本容器及时送检。如治疗需要，抽液抽(气)后可注射药物。操作过程中密切观察患者脉搏、面色等变化，如患者有任何不适，应减慢或立即停止抽吸。若患者突然头晕、心悸、出冷汗、面色苍白、胸部有压迫感或剧痛、晕厥，提示可能出现胸膜过敏反应，应立即停止抽吸，取平卧位，遵医嘱肌内注射0.1%肾上腺素0.3～0.5 mL，并做其他处理。

3. 术后护理

(1) 观察患者脉搏和呼吸状况，注意有无血胸、气胸、肺水肿等并发症发生。

(2) 记录穿刺时间、抽液(气)量、积液的颜色，以及患者在操作中的状态。按要求及时送检标本。

(3) 观察穿刺部位，如出现红、肿、热、痛，体温升高或液体溢出等，及时通知医生。保持穿刺部位敷料干燥。

(4) 鼓励患者缓慢深呼吸，促进肺膨胀。胸腔引流者需做好引流管护理。

三、纤维支气管镜检查

纤维支气管镜(简称纤支镜)检查是呼吸系统疾病诊疗的重要方法之一。纤支镜因管径细,可弯曲,易插入段支气管和亚段支气管,可在直视下行活检或刷检、钳取异物、吸引或清除阻塞物,并可做支气管灌洗和支气管肺泡灌洗,行细胞学或液性成分检查,已成为支气管、肺和胸腔疾病诊断、治疗及抢救不可缺少的手段。

【适应证】

(1) 不明原因咯血,需明确出血部位和咯血原因者;或咯血原因和病变部位明确,需局部止血治疗者。

(2) 胸部X线占位改变或阴影而致肺不张、阻塞性肺炎、支气管狭窄或阻塞,刺激性咳嗽,经抗生素治疗不缓解,疑为异物或肿瘤的患者。

(3) 用于清除黏稠的分泌物、黏液栓或异物。

(4) 行支气管肺泡灌洗及用药等治疗。

(5) 原因不明的喉返神经麻痹、膈神经麻痹或上腔静脉阻塞。

(6) 引导气管导管,进行经鼻气管插管。

【禁忌证】

(1) 对麻醉药物过敏,不能配合检查者。

(2) 严重心肺功能不全、严重心律失常、频发心绞痛者。

(3) 凝血功能严重障碍者。

(4) 有主动脉瘤破裂危险者。

(5) 全身状况极度衰弱不能耐受检查者。

(6) 新近有上呼吸道感染或高热、哮喘发作或大量咯血者,需待症状控制后再行纤支镜检查。

【方法】

患者一般取平卧位,不能平卧者可取坐位或半坐卧位。操作者手持纤支镜的操纵部,拨动角度调节环和钮,经鼻腔或口腔插入,目前大多数为经鼻腔插入。找到会厌与声门,观察声门活动情况,当声门张开时,将纤支镜送入气管,在直视下边向前推进边观察气管内腔,再依次插入各段支气管进行检查。

【护理】

1. 检查前护理

(1) 患者准备:向患者及其家属解释,以消除紧张情绪,取得配合。完善相关检验检查。检查前4 h禁食禁水,以防误吸。若有活动性义齿,应于检查前取出。

(2) 术前用药:评估患者对消毒剂、局麻药或术前用药是否过敏,防止发生过敏反应。术前半小时遵医嘱给予阿托品0.5 mg和地西泮10 mg肌内注射,以减少呼吸道分泌并镇静。

(3) 物品准备:备好吸引器和复苏设备,以防术中出现喉痉挛和呼吸窘迫,或因麻醉药物的作用抑制患者的咳嗽和呕吐反射,使分泌物不易咳出。

2. 检查中配合 协助患者取合适体位,密切观察患者的生命体征、血氧饱和度和反应。按医生指示经纤支镜滴入麻醉药做黏膜表面麻醉,根据需要配合医生做好吸引、灌洗、活检、治疗等相关操作。

3. 检查后护理

(1) 病情观察:密切观察患者有无发热、胸痛、呼吸困难,观察分泌物的颜色、性质、量。发生咯血时应通知医生,并注意窒息的发生。

(2) 避免误吸:术后2 h内禁食禁水。待麻醉作用消失、咳嗽和呕吐反射恢复后可进温凉流质或半流质饮食。进食前先试验小口喝水,无呛咳再进食。

(3) 减少咽喉部刺激:术后数小时内避免谈话和咳嗽,使声带休息,以免声音嘶哑和咽喉部疼痛。

4. 并发症观察与处理

(1) 出血:术中术后少量出血,可遵医嘱予止血药;注意观察患者分泌物的颜色和特征,告知患者检查后数小时内,特别是活检后会有小量咯血及痰中带血,以缓解患者紧张情绪。

(2) 低氧血症:纤支镜检查时,患者 PaO_2 下降,操作时间越长,下降幅度越大。检查过程中应给予氧气吸入,监测脉搏、血氧饱和度。

(3) 喉痉挛:多为麻醉药所致的严重并发症,亦可在支气管哮喘或慢性阻塞性肺疾病患者插镜时发生,立即配合医生处理。

(4) 气胸:主要由肺活检引起,如需胸腔闭式引流,做好引流管护理。

(5) 术后发热:继发肺部感染,观察患者体温变化。

四、无创机械通气

机械通气是在患者自然通气和(或)氧合功能出现障碍时,运用器械使患者恢复有效通气并改善氧合的方法。根据是否建立人工气道将机械通气分为有创机械通气和无创机械通气。无创机械通气是指无须建立人工气道的机械通气方法,包括气道内正压通气和胸外负压通气等。本部分主要介绍气道内正压通气,又称无创正压通气(non-invasive positive ventilation,NIPV),是指不需要侵入性或有创性的气管插管或气管切开,只是通过鼻罩、口鼻罩、全面罩或头罩等方式将患者与呼吸机连接进行正压辅助通气的技术。临床常用的模式有持续气道正压通气(CPAP)、双水平气道正压通气(BiPAP)等。

【适应证】

(1) 阻塞性睡眠呼吸暂停低通气综合征。

(2) 慢性阻塞性肺疾病急性加重。

(3) 轻至中度呼吸衰竭的早期救治。

(4) 有创-无创机械通气序贯治疗,辅助撤机。

(5) 其他:急性心源性肺水肿、免疫功能受损合并呼吸衰竭、支气管哮喘急性严重发作、重症肺炎、ARDS 早期干预、胸部限制性疾病和胸部创伤、辅助纤支镜检查等。

【禁忌证】

1. 绝对禁忌证 心搏骤停或呼吸骤停(微弱),此时需要立即心肺复苏、气管插管等生命支持。

2. 相对禁忌证 ①意识障碍;②无法自主清除气道分泌物,有误吸风险;③严重上消化道出血;④血流动力学不稳定;⑤上气道梗阻;⑥未经引流的气胸或纵隔气肿;⑦无法佩戴面罩的情况,如面部创伤或畸形;⑧患者不配合。

【方法】

1. 人机连接方法 人机连接方法包括鼻罩、口鼻罩、全面罩、头罩等,目前以鼻罩和口鼻罩较常用。理想的罩应达到密封性好、舒适、重复呼吸无效腔小和安全等基本要求。鼻罩的优点是无效腔较小,患者的耐受性良好,可以减少幽闭恐惧症及误吸的发生;缺点是患者张口呼吸时可引起经口漏气,导致通气效果下降及口咽干涩,也会干扰人机同步。口鼻罩的优点是允许患者经口或经鼻呼吸,避免漏气,可给予较高的吸气压力,且对患者的要求稍低;缺点是不利于排痰和言语交流,发生幽闭恐惧症较多见。

2. 常用的模式 常用的模式有 CPAP 和 BiPAP 两种,两种通气模式均可用于治疗Ⅰ型呼吸衰竭,而Ⅱ型呼吸衰竭最常用的模式是 BiPAP。

3. 通气参数设置 根据患者的具体情况采用"可耐受的最高吸气压力"。吸气压力从低压开始,在 20～30 min 逐渐增加压力,并根据患者的感受调节到能够耐受的最高压力,这一过程称为通气参数的初始化和适应性调节，其常用的通气参数如下：①潮气量 6～12 mL/kg；②呼吸频率 16～30 次/分；③吸气流量为自动调节或递减型，峰值 40～60 L/min(排除漏气量后)；④吸气时间 0.8～1.2 s；⑤吸气压力 10～25 cmH_2O；⑥呼气末正压(PEEP)依患者情况而定(常用 4～5 cmH_2O，Ⅰ型呼吸衰竭时需增大)；⑦持续气道正压通气(CPAP)6～10 cmH_2O。

4. 基本操作流程 ①患者评估；②患者的教育和解释；③患者体位，常用半坐卧位(30°～45°)；④选择和试佩戴合适的连接器；⑤选择呼吸机；⑥开动呼吸机、参数初始化并连接患者；⑦逐渐增加辅助通气的压力和潮气量(适应过程)；⑧密切监护(是否漏气、是否需要咳痰等)；⑨1～2 h 评估疗效；⑩观察处理并发症和不良反应；⑪根据病情辅助湿化、雾化等。

【撤除指标及方法】

撤除指标主要依据患者临床症状及病情是否稳定。撤除方法：①逐渐降低压力支持水平；②逐渐减少通气时间(先减少白天通气时间，再减少夜间通气时间)。

【护理】

1. 患者教育 无创正压通气需要患者配合，因此对患者的教育和解释可以消除其恐惧，取得其配合，提高依从性，也有利于提高患者的应急能力，如在咳嗽、咳痰或呕吐的紧急情况下能够迅速拆除连接，提高安全性。教育和解释的内容包括：①治疗的作用和目的；②连接和拆除的方法；③治疗过程中可能出现的各种感觉和症状，帮助患者正确区分正常情况和异常情况；④治疗过程中可能出现的问题及相应措施，如鼻/全面罩可能使面部有不适感，使用鼻罩时要闭口呼吸，注意咳痰和减少漏气等；⑤指导患者有规律地放松呼吸，以便与呼吸机协调；⑥鼓励患者主动排痰并指导吐痰的方法；⑦嘱咐患者(或患者家属)如出现不适，及时告知医护人员。

2. 连接方法的选择 根据患者的脸形和对连接方法的偏好，选择合适的连接方法可以提高患者的耐受性。轻症患者可先试用鼻罩；急性呼吸衰竭患者多需用口鼻罩；老年或无牙齿的患者口腔支撑能力较差，主张用全面罩。佩戴连接器的具体步骤：①协助患者摆好体位，选择给氧通道；②选择适合患者脸形的面罩并正确置于面部，鼓励患者扶持面罩，用头带将面罩固定；③调整好面罩位置和固定带松紧度(以头带下可插入 1～2 根手指为宜)，使之佩戴舒适且漏气量最小。对于自理能力较强者，鼓励患者自己掌握佩戴和拆除的方法。佩戴过程本身对患者的舒适性和耐受性有影响，建议无创呼吸机在待机状态下，先摆好位置戴好面罩，调节头带松紧度后，再连接呼吸机管道，避免在较高的吸气压力状态下佩戴鼻/全面罩。

3. 密切监测

(1) 病情监测：监测患者的意识、生命体征、呼吸困难和呼吸窘迫的缓解情况、呼吸频率、血氧饱和度、血气、心电图、面罩舒适程度和对呼吸机设置的依从性。治疗有效的指标：临床表现为气促改善、呼吸频率减慢、辅助呼吸肌运动减弱、反常呼吸消失、血氧饱和度增加、心率改善；血气分析为 PaO_2 和氧合指数改善，$PaCO_2$ 下降，pH 改善。

(2) 通气参数的监测：潮气量、通气频率、吸气压力、呼气压力等参数的设置是否合适，是否有漏气以及人机是否同步等。

4. 并发症的预防

(1) 口咽干燥：选择合适的连接器以避免漏气，使用加温湿化器，协助患者定时饮水。

(2) 罩压迫和面部皮肤损伤：选择合适形状和大小的罩、位置放置良好、固定带松紧度适中，以头带下可插入 1～2 根手指为宜。治疗过程中可间歇松开罩让患者休息，减轻压迫感，避免皮肤受损。面部受压部位贴保护膜降低皮肤损伤的风险。

(3) 胃胀气：主要是由反复吞气或上气道内压力超过食管贲门括约肌的张力，使气体直接进入胃内所致。一般状态差的患者由于贲门括约肌张力降低，更容易并发胃胀气。指导患者减少吞咽动作。在保证疗效的前提下应尽量避免吸气压力过高(保持吸气压力＜25 cmH_2O)。患者出现明显胃胀气时，可留置胃管进行持续开放式或负压吸引，从而进行胃肠减压。

(4) 误吸:可造成吸入性肺炎和窒息,治疗过程中协助患者取半坐卧位,避免饱餐后使用,并按医嘱给予促进胃动力的药物。

(5) 排痰障碍:多见于咳嗽排痰能力较差的患者,鼓励其主动咳嗽排痰,必要时吸痰。

(6) 漏气:可以导致触发困难、人机不同步和气流过大,并使患者感觉不舒服和影响治疗效果。治疗过程中经常检查是否存在漏气并及时调整罩的位置和固定带的张力,用鼻罩时使用下颌托协助口腔的封闭,可以避免明显的漏气。

(7) 其他:①不耐受:让患者试戴以选择合适的连接方式;规范操作程序,使患者有一个逐渐适应的过程;采用同步触发性能较好的呼吸机,应用同步性能较好的模式,合理使用 PEEP。②恐惧(幽闭恐惧症):部分患者对戴罩,尤其是口鼻/全面罩有恐惧心理,有效的患者教育和合适的解释通常能减轻或消除患者恐惧。③睡眠性上气道阻塞:由睡眠时上气道肌肉松弛所致,应注意观察患者入睡后的呼吸情况,如出现上气道阻塞,可采用侧卧位或在睡眠时增加 PEEP 的方法防止发生睡眠性上气道阻塞。

(宁波大学附属人民医院　韩艳萍)

第二章　循环系统疾病患者的护理

循环系统由心脏、血管和调节血液循环的神经、体液等组成，其功能是为全身组织器官运输血液，调节心血管生理功能，保证人体正常新陈代谢。循环系统疾病包括心脏病和血管疾病，合称为心血管病，其中以心脏病较为多见。

《中国心血管健康与疾病报告 2019》指出，我国心血管病患病率处于持续上升阶段，目前心血管病患病人数约 3.3 亿，其中脑卒中患者 1300 万、冠心病 1100 万、肺源性心脏病 500 万、心力衰竭 890 万、风湿性心脏病 250 万、先天性心脏病 200 万、下肢动脉疾病 4530 万、高血压 2.45 亿。心血管病死亡率仍居首位，在农村和城市，心血管病分别占死因的 45.91%和 43.56%。心血管病有较高的病死率与病残率。

循环系统患者常见症状有心源性呼吸困难、心源性水肿、心悸、心源性晕厥等。

第一节　循环系统疾病患者常见症状与体征

学习目标

1. 掌握循环系统疾病患者常见症状与体征的评估要点、护理诊断/问题和护理措施。
2. 熟悉循环系统疾病患者常见症状与体征的致病因素及概念。
3. 了解循环系统形态和功能知识。
4. 能正确评估心源性呼吸困难、心源性水肿、心悸、心源性晕厥患者的病情，能与患者进行有效沟通，按护理程序实施整体护理。
5. 尊重、关爱患者，具备敬佑生命的职业精神；具备对心源性呼吸困难、心源性晕厥等急危重症患者病情的快速判断及配合抢救的应对能力。

案例思考

李某，女性，39 岁，二尖瓣狭窄合并关闭不全 6 年，反复活动后心悸、气促 3 年，1 周前因受凉后感冒，出现咳嗽，现安静状态下亦有心悸、呼吸困难，并出现下肢凹陷性水肿。

请思考：

1. 列出患者目前主要的护理诊断/问题。
2. 针对该患者实施的护理措施应包括哪几个方面？

一、心源性呼吸困难

心源性呼吸困难(cardiac dyspnea)是指各种不同原因的心脏病，在发生心力衰竭时，患者自觉呼吸时空气不足同时感到呼吸费力，并有呼吸频率、深度与节律的异常。最常见的病因是左心衰竭引起的肺淤血，亦见于右心衰竭、心包积液、心脏压塞。

【护理评估】

（一）健康史

询问患者有无高血压、冠心病、心肌炎等病史；了解呼吸困难发生与发展的特点，引起呼吸困难的诱因和缓解方式，与活动和体位的关系；询问是否有咳嗽、咳痰、乏力等伴随症状，以及痰液的颜色、性状、量。

（二）身体状况

1. 心源性呼吸困难的类型

(1) 劳力性呼吸困难：在体力活动时发生或加重，休息后缓解或消失，常为左心衰竭最早出现的症状。开始多发生在较重体力活动时，休息后缓解，随着病情进展，轻微体力活动时即可出现。引起呼吸困难的体力活动类型包括上楼、步行、穿衣等。

(2) 夜间阵发性呼吸困难：心源性呼吸困难的特征之一。患者在夜间入睡后因突然胸闷、气急而憋醒，被迫坐起，呼吸深快。轻者数分钟至数十分钟症状逐渐缓解，重者可伴有咳嗽、咳白色泡沫样痰、气喘、发绀、肺部哮鸣音，称为“心源性哮喘”。

(3) 端坐呼吸：严重肺淤血的表现，即静息状态下患者仍觉呼吸困难，不能平卧。依病情轻重依次可表现为被迫采取高枕卧位、半坐卧位、端坐位，甚至需双下肢下垂。

2. 评估要点 观察患者呼吸频率、节律、深度，意识状况，皮肤黏膜有无发绀。双肺是否可闻及湿啰音或哮鸣音，啰音的分布是否可随体位改变而改变。心脏有无扩大，监测心率、心律、心音的改变，有无奔马律。

（三）辅助检查

评估血氧饱和度(SaO_2)和血气分析结果，判断患者缺氧程度及酸碱平衡状况。胸部X线检查有助于判断肺淤血、肺水肿或肺部感染的严重程度，有无胸腔积液或心包积液。

（四）心理-社会状况

由于病情反复发作而影响日常生活、活动耐力及睡眠质量，患者易产生焦虑、烦躁、痛苦、悲观等心理反应；还需评估患者对疾病的认知情况，以及家庭、社会对其支持状况。

（五）治疗要点

心源性呼吸困难发病时通过调整体位为半坐卧位，可以减少回心血量，改善呼吸运动缓解症状。找到病因并及时治疗，可迅速改善患者呼吸困难的症状。

【常见护理诊断/问题】

1. 气体交换障碍 与肺淤血、肺水肿或伴肺部感染有关。

2. 活动无耐力 与呼吸困难所致能量消耗增加和机体缺氧状态有关。

【护理措施】

（一）一般护理

1. 环境 应保持病室安静、整洁，利于患者休息，适当开窗通风，每次15～30 min，但注意不要让风直接对着患者吹。患者应衣着宽松，盖被轻软，以减轻憋闷感。

2. 休息与体位 患者有明显呼吸困难时应卧床休息，以减轻心脏负荷，利于心功能恢复。劳力性呼吸困难者，应减少活动量，以不引起症状为度。对于夜间阵发性呼吸困难者，应给予高枕卧位或半坐卧位，加强夜间巡视。对于端坐呼吸者，可使用床上小桌，让患者扶桌休息，必要时双腿下垂。注意患者体位的舒适与安全，可用枕或软垫支托肩、臂、骶、膝部，以避免受压，必要时加用床挡防止坠床。

（二）病情观察

1. 观察要点 密切观察呼吸困难有无改善，发绀是否减轻，听诊肺部湿啰音是否减轻，监测血氧饱和度、血气分析结果是否正常等。若病情加重或血氧饱和度降低到94%以下，立即报告医生。

2. 监测活动中不良反应 若患者活动时感觉明显心前区不适、呼吸困难、头晕眼花、面色苍白、极度疲乏，应停止活动，就地休息。若休息后症状仍不缓解应报告医生，协助处理。

（三）治疗配合

1. 氧疗 遵医嘱给氧，选择合适的氧流量和湿化液。对于有低氧血症者，纠正缺氧对保护心功能、减少缺氧性器官功能损害有重要的意义。氧疗方法包括鼻导管吸氧、面罩吸氧、无创正压通气吸氧等。

2. 合理制订活动计划 按照循序渐进的原则，与患者及其家属一起确定活动量，如卧床休息→床边活动→病室内活动→病室外活动→上下楼梯；根据患者身体状况和活动时的反应，确定活动的持续时间和频率。当患者活动耐力有所增加时适当给予鼓励，增强患者信心。

3. 协助和指导患者生活自理 卧床期间，加强床上主动或被动的肢体活动，为患者自理活动提供方便，如抬高床头使患者容易坐起，利用床上小桌，让患者扶桌休息或在床上用餐；协助患者使用病房中的辅助设备，如床挡、椅背，走廊、厕所及浴室中的扶手等，将经常使用的物品放在患者容易取放的位置；指导患者保存体力、减少耗氧量的技巧，如在较长的活动中穿插休息等。

（四）心理护理

积极与患者沟通，适时安慰，稳定其情绪，为患者提供与已经康复的病友进行交流的机会，鼓励患者采取积极的态度面对疾病；根据患者家庭经济状况和社会、文化背景，给患者以经济和精神支持，帮助患者战胜疾病。

（五）健康指导

指导患者及其家属按照循序渐进的原则，根据病情和活动时反应，确定每日活动量、活动持续时间及频率；依据居家条件采取适当的活动方式，鼓励患者在保证安全、不出现任何不适的情况下，自主如厕、进餐，逐步恢复生活自理能力；指导患者按时复诊，当有呼吸困难加重且休息后不缓解时，及时就诊。

二、心源性水肿

心源性水肿（cardiac edema）是指心血管病引起的水肿，由于心力衰竭引起体循环静脉淤血，致使机体组织间隙过多的液体积聚。最常见的病因为右心衰竭或全心衰竭，也见于渗液性心包炎或缩窄性心包炎。

心源性水肿的发生可能与以下几点有关：①有效循环血量不足，肾血流量减少，肾小球滤过率降低，继发性醛固酮分泌增多，水钠潴留；②体循环静脉压增高，毛细血管静水压增高，组织液回吸收减少；③淤血性肝硬化导致蛋白质合成减少、胃肠道淤血导致食欲下降及消化吸收功能下降，继发性低蛋白血症，血浆胶体渗透压下降。

【护理评估】

（一）健康史

询问水肿发生的时间、首发部位及发展顺序、加重或减轻的因素；体重是否发生变化；皮肤有无瘢痕、溃疡及感染；有无与水肿相关的病史或用药史。

（二）身体状况

1. 心源性水肿的特点 可表现为下垂性、凹陷性水肿，首先出现在身体下垂部位，常见于卧床患者的腰骶部、会阴或阴囊，非卧床患者的足踝部、胫前。重者可延及全身，甚至出现胸腔积液、腹水。此外,患者还可伴有尿量减少、近期体重增加等。

2. 评估要点 了解患者的饮水量、钠盐摄入量、尿量,是否使用利尿剂等。评估水肿的部位、范围和程度,是否为凹陷性水肿;水肿部位皮肤是否完整;评估患者的体重、胸围、腹围、生命体征,以及水肿对患者日常生活自理能力的影响。

(三)辅助检查

血常规、尿常规、血生化等检查,了解有无低蛋白血症及电解质紊乱等。

(四)心理-社会状况

了解患者对自身疾病的认识、有无情绪变化。是否因水肿久不消退或其形象改变而出现焦虑、烦躁,甚至丧失对治疗及护理的信心。

(五)治疗要点

治疗心源性水肿的原则是强心、利尿、保护心脏;对症治疗主要是控制、减少水钠潴留,针对水肿的原发病进行治疗。

【常见护理诊断/问题】

1. 体液过多 与水钠潴留、低蛋白血症有关。

2. 有皮肤完整性受损的危险 与水肿所致组织细胞营养不良、局部长时间受压有关。

【护理措施】

(一)一般护理

1. 休息与体位 卧床休息,伴胸腔积液或腹水者采取半坐卧位;下肢水肿者,如无明显呼吸困难,可抬高下肢,以利于静脉回流,增加回心血量,从而增加肾血流量,提高肾小球滤过率。促进水钠排出,保证患者体位舒适,注意安全,必要时加床挡保护。

2. 饮食护理 给予低盐低钠、高蛋白质、清淡易消化饮食,少量多餐,减轻腹胀和胃肠道负担;向患者及其家属强调低盐低钠饮食的重要性,钠盐摄入量控制在 5 g/d 以下,限制摄入腌熏制品、罐头、苏打饼干等含钠高的食物;注意烹饪技巧,通过糖、醋等调味品,增进患者食欲。

(二)病情观察

①严格记录 24 h 液体出入量,如尿量<30 mL/h 及时通知医生。每天同一时间,同一着装、用同一体重计测量体重,腹水者每天测腹围 1~2 次。②观察水肿的部位、范围和程度,用手指按压水肿部位 5 s 后放开,观察水肿部位皮肤有无发红、破溃、感染等现象。

(三)治疗配合

1. 对症护理 保持床褥柔软、清洁、平整、干燥,加用海绵垫,严重水肿者使用气垫床;嘱患者穿柔软、宽松的衣服和鞋袜;协助患者更换体位,膝部、踝部及足跟等部位垫软枕,以减轻局部压力;会阴部水肿时,保持局部皮肤清洁、干燥,男性患者用托带支托阴囊部;使用便器时,动作轻柔,勿强行推、拉,以免损伤皮肤。

2. 用药护理 遵医嘱使用利尿剂,观察给药后尿量、血压、心率、体重变化及水肿消长情况以及有无电解质紊乱。非紧急情况下,利尿剂尽量在白天使用,防止夜间频繁排尿而影响睡眠。

(四)心理护理

讲解疾病相关知识,帮助患者认识水肿,久不消退、病情反复等可以通过积极治疗达到缓解和减轻;鼓励家属在心理及生活上帮助和支持患者,提高患者治疗疾病的信心。

(五)健康指导

根据患者的原发病进行相关知识指导,避免诱发水肿加重;指导患者及其家属正确用药、每天测量体重,观察自身水肿情况变化,一旦发现水肿加重,及时就诊。

三、心悸

心悸(palpitation)是患者自觉心跳、心慌或心前区不适感，凡能引起心脏搏动频率和节律异常的原因，都可能导致心悸。

【护理评估】

(一) 健康史

询问患者有无心脏病、甲状腺功能亢进、贫血等病史；了解是否使用肾上腺素、麻黄碱、咖啡因等药物；询问有无饮浓茶、咖啡、酒史等；有无精神病史。

(二) 身体状况

1. 心悸的特点

(1) 生理性心悸：常见于剧烈活动或精神过度紧张，大量饮酒、咖啡、浓茶时；应用某些药物，如麻黄素、氨茶碱、阿托品等时。生理性心悸持续时间较短，常伴有胸闷等不适，但一般不影响正常活动。

(2) 病理性心悸：常见于各种原因所致的主动脉瓣关闭不全、高血压性心脏病、心肌病等导致左心室肥大的循环系统疾病，也见于引起心排血量增加的其他疾病，如甲状腺功能亢进、发热、贫血、低血糖等。

(3) 心悸严重程度与病情：心悸的严重程度并不一定与病情成正比。初发、敏感性较强者，夜深人静或注意力集中时心悸明显；久病者，适应后则自觉心悸减轻。

2. 评估要点 了解心悸发作的诱因、频率、持续时间、发作特点；每次发作时有无心前区疼痛、发热、头晕、抽搐、呼吸困难等伴随症状。

(三) 辅助检查

做心电图、心脏彩超等检查，明确有无心律失常及器质性心脏病。

(四) 心理-社会状况

患者由于心悸反复发作，容易产生紧张、焦虑等心理反应。心悸导致的活动耐力下降也可使患者感到忧郁、悲观。

(五) 治疗要点

1. 对症处理 嘱患者合理安排生活及工作，避免劳累、精神紧张和情绪激动。停用引起心悸的食物、药物，如无呼吸抑制，可适当予以镇静安眠药，但不宜过多、过滥。

2. 对因治疗 首先积极寻求心悸的原发病。如果心悸症状较重，可以适当给予镇静剂和β受体阻滞剂等抗心律失常药物。

【常见护理诊断/问题】

1. 活动无耐力 与心悸有关。

2. 焦虑 与心悸反复发作、疗效欠佳有关。

【护理措施】

(一) 一般护理

1. 休息与活动 对于无器质性心脏病的心悸患者，鼓励其正常工作和生活，建立健康的生活方式，保持心情舒畅，避免过度劳累；逐渐增加活动量，以不引起心悸为宜。

2. 体位 发作时取高枕卧位、半坐卧位或其他舒适体位。尽量避免左侧卧位，因左侧卧位时患者常能感觉到心脏的搏动而加重不适感。

(二) 病情观察

密切观察生命体征，同时测量脉率和心率，时间不少于 1 min；严密监测心率、心律、心电图、脉搏、呼吸、血氧饱和度的变化，出现异常变化，立即报告医生，及时处理。

（三）治疗配合

心悸一般无危险性，但少数有严重心律失常的心悸患者可发生猝死，应叮嘱心律失常患者定时、定量服用抗心律失常药物，发现异常及时与医生联系。

（四）心理护理

帮助患者正确面对疾病，提高对疾病的应对能力。缓解紧张和焦虑，积极配合治疗；鼓励患者家属关心、陪伴患者，稳定患者情绪，保持良好的心理状态。

（五）健康指导

向患者及其家属介绍心悸的常见病因、诱因及防治知识。指导患者保持乐观、稳定的情绪，分散注意力；无器质性心脏病者，鼓励其积极参加运动，调整自主神经功能；有器质性心脏病者，根据心功能情况适当活动，教会患者及其家属测脉搏的方法，定期到医院复诊。

四、心源性晕厥

心源性晕厥（cardiogenic syncope）是指因心排血量骤减、中断或严重低血压而引起脑供血骤然减少或停止而出现的短暂意识丧失，常伴有肌张力丧失而跌倒的临床征象。一般心脏供血暂停 3 s 以上即可发生近乎晕厥；5 s 以上可发生晕厥；超过 10 s，患者可出现抽搐、意识障碍、昏迷等症状，称为阿-斯综合征（Adams-Stokes syndrome）。

【护理评估】

（一）健康史

询问患者有无器质性心脏病、肺栓塞、心力衰竭、慢性阻塞性肺疾病、甲状腺功能减退等病史；向患者及知情者询问晕厥发作前有无诱因及先兆症状；有无情绪激动、烟酒嗜好。

（二）身体状况

1. 心源性晕厥的特点　突出表现为劳累性晕厥，晕厥发作时先兆症状不明显，持续时间短，大部分晕厥患者预后良好，反复发作的晕厥是病情严重和危险的征兆。

2. 评估要点　评估患者晕厥发作前的情况，如体位、活动情况、诱发因素，有无前驱症状；了解发作时摔倒的方式、皮肤颜色、意识丧失持续时间、伴随症状等；发作结束时有无后遗症等。

（三）辅助检查

了解心电图、动态心电图、运动试验等检查结果，评估引发心源性晕厥的病因。

（四）心理-社会状况

患者由于晕厥反复发作，对疾病感到担心，可出现焦虑、恐惧等心理。应评估患者及其家属对疾病及其后果的认识，以及对疾病相关知识的掌握程度，家庭及社会支持情况等。

（五）治疗要点

不同病因引起的心源性晕厥治疗方案不同，明确心源性晕厥的病因后，应针对病因进行治疗，如应恢复正常心律，纠正水、电解质及酸碱平衡紊乱以及改善心肌缺血等。此外，应注意某些急需抢救的疾病，如脑出血、心肌梗死、严重心律失常和主动脉夹层。

【常见护理诊断/问题】

1. 有受伤的危险　与晕厥发作有关。

2. 恐惧　与晕厥反复发作、疗效欠佳有关。

【护理措施】

（一）一般护理

1. 休息与活动 有晕厥或跌倒史者，在频繁发作时应卧床休息，协助患者做好生活护理；嘱患者减少外出，以防发生意外；避免剧烈活动、快速变换体位、情绪激动或紧张等；一旦有头晕、黑矇等先兆表现，立即平卧，以免跌伤。

2. 饮食护理 给予低热量、低脂、高蛋白质、富含维生素、易消化饮食，少量多餐，避免过饱；戒烟、酒，禁食刺激性食物，禁饮浓茶、咖啡。

（二）病情观察

密切观察病情变化，阿-斯综合征患者要做心电监护，监测生命体征及心电图变化，及时发现严重心律失常，并做好抢救准备。

（三）治疗配合

1. 做好抢救准备 随时准备好抢救物品，如心电监护仪、除颤器、气管插管器械及呼吸维持用品，一旦出现心搏骤停，立即行心肺复苏。

2. 用药护理 心率显著缓慢的患者可遵医嘱给予阿托品、异丙肾上腺素等药物或植入永久性心脏起搏器。其他心律失常患者可给予抗心律失常药物，注意药物的疗效和不良反应。

（四）心理护理

向患者及其家属讲解疾病相关知识，介绍病情发展，消除焦虑和恐惧；鼓励患者参与制订护理计划，增强其信心；鼓励家属适当探视，给予患者心理安慰和支持。

（五）健康指导

告知患者避免从事危险性工作，头晕时平卧，以免摔伤；遵医嘱用药，不可随意停用、增减或更换药物；教会患者及其家属测脉搏的方法，让患者学会自我监测病情，教会家属心肺复苏术，以备应急；定期到医院复诊，发现异常及时就诊。

练习与思考

在线答题

练习与思考答案

一、单项选择题（在线答题）

二、填空题

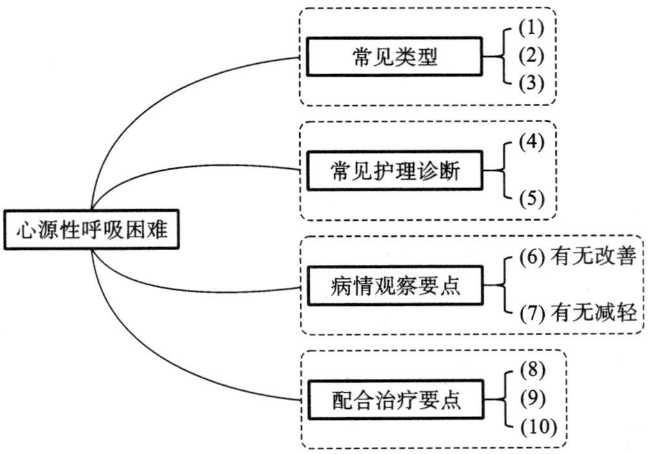

填空题答题处：

（1）____________；（2）____________；（3）____________；（4）____________；

(5)________；(6)________；(7)________；(8)________；

(9)________；(10)________。

三、简答题

1. 心源性呼吸困难的特点有哪些？

2. 请简述心源性水肿的护理要点。

（宁波卫生职业技术学院 陈璐）

第二节 心力衰竭

学习目标

1. 掌握心力衰竭患者的身体状况、护理诊断/问题和护理措施。

2. 熟悉心力衰竭的概念、心功能分级及治疗要点。

3. 了解心力衰竭的病因及发病机制。

4. 能正确评估患者病情，能对急重症患者病情进行快速判断及具有配合抢救的应对能力。

5. 尊重、关爱患者，具有敬佑生命、救死扶伤的职业精神。

案例思考

患者，男性，73岁。发现高血压20余年，1个月前自行换药后血压逐渐增高，1周以来出现活动后心悸、胸闷气急，近3天每晚于入睡后1 h左右被突然憋醒，被迫坐起，端坐休息20～30 min可缓解而再度入睡。咳嗽咳痰不明显，无咯血。

查体：BP 200/102 mmHg，HR 102次/分，律齐，心界向左下扩大，心尖区可闻及吹风样收缩期杂音，两肺未闻及干、湿啰音。

请思考：

1. 该患者可能患有何病？依据是什么？

2. 列出患者目前主要的护理诊断/问题。

3. 应如何护理该患者？

心力衰竭(heart failure)简称心衰，是由任何心脏结构或功能异常导致心室充盈和(或)射血能力受损而引起的一组临床综合征，主要临床表现是呼吸困难、乏力和液体潴留。

心力衰竭根据其发生过程，可分为慢性心力衰竭和急性心力衰竭，以慢性居多；按心力衰竭发生的部位可分为左心衰竭、右心衰竭和全心衰竭；按生理功能分为收缩性心力衰竭和舒张性心力衰竭。心力衰竭正在成为世界心血管病领域的重要公共卫生问题。

一、慢性心力衰竭

慢性心力衰竭(chronic heart failure，CHF)是心血管病的终末期表现和最主要死亡原因。在西方国家，引起慢性心力衰竭的基础病因以高血压和冠心病为主。在我国，近年来由冠心病和高血压引起慢性心力衰竭的比例明显上升，已成为心力衰竭较常见的病因，其次是心脏瓣膜病和心肌病。北方地区患病率明显高于南方地区，女性患病率高于男性，且随着年龄的增长，患病率逐渐上升。

【病因及发病机制】

（一）基本病因

(1) 原发性心肌损害：包括缺血性心肌损害，如冠心病、心肌缺血或心肌梗死；心肌炎和心肌病；心肌代谢障碍性疾病，以糖尿病心肌病最常见，其他如继发于甲状腺功能亢进或减退的心肌病、心肌淀粉样变性等。

(2) 心脏负荷过重：①压力负荷（后负荷）过重：见于高血压、主动脉瓣狭窄、肺动脉高压、肺动脉瓣狭窄等左、右心室收缩期射血阻力增加的疾病。②容量负荷（前负荷）过重：见于瓣膜关闭不全等引起的血液反流；先天性心脏病，如间隔缺损、动脉导管未闭等引起的血液分流。伴有全身循环血量增多的疾病，如慢性贫血、甲状腺功能亢进、围生期心肌病等。

（二）诱因

有基础心脏病的患者，其心力衰竭症状常由一些增加心脏负荷的因素所诱发。

(1) 感染：呼吸道感染是最常见、最重要的诱因，感染性心内膜炎也较常见，常因其发病隐匿而易漏诊。

(2) 心律失常：心房颤动是器质性心脏病常见的心律失常之一，也是诱发心力衰竭的重要因素。其他类型的快速型心律失常以及严重缓慢型心律失常均可诱发心力衰竭。

(3) 血容量增加：如钠盐摄入过多，静脉液体输入过多、过快等。

(4) 生理或心理压力过大：如过度劳累、剧烈运动、情绪激动、精神过于紧张等。

(5) 妊娠和分娩：妊娠和分娩可加重心脏负荷，诱发心力衰竭。

(6) 其他：治疗不当（如不恰当停用利尿剂等）、风湿性心脏病出现风湿活动等。

（三）发病机制

慢性心力衰竭的病理生理变化十分复杂，当心脏病发展至心功能障碍时，机体首先发生代偿反应。这种代偿机制在一定时间内可使心功能维持在相对正常的水平；但代偿机制也有其负性效应，当代偿失效时，则发生更为复杂的病理生理变化。

1. 代偿机制 当心肌收缩力减弱时，为了保证正常的心排血量，机体通过 Frank-Starling 机制、神经体液代偿机制和心肌肥厚等进行代偿。

2. 神经体液机制

(1) 交感-肾上腺髓质系统激活：心力衰竭患者血中去甲肾上腺素水平升高，作用于心的β受体，出现心肌收缩力增强，心率增快，心排血量增加，同时因周围血管收缩，增加心脏后负荷，使心肌耗氧量增加。

(2) 肾素-血管紧张素-醛固酮系统（RAAS）激活：心排血量减少时，RAS 被激活，一方面使心肌收缩力增强，周围血管收缩以维持血压，保证心、脑等重要脏器的血液供应；另一方面促进醛固酮分泌，使水钠潴留，增加总体液量及心脏前负荷，对心力衰竭起到代偿作用。

3. 体液因子改变 心力衰竭时，各种体液因子参与了其发生发展过程。①心钠肽和脑钠肽分泌增加，增加的程度与心力衰竭的严重程度呈正相关。②下丘脑分泌血管升压素增多，具有收缩血管、抗利尿、增加血容量的作用。③血浆内皮素水平升高，肺血管阻力增大，导致细胞肥大增生，参与心脏重塑过程。

4. 心室重塑 在心功能受损，心腔扩大、心肌肥厚的代偿过程中，心肌细胞、胞外基质、胶原纤维网等均发生相应变化，即心室重塑的过程，是心力衰竭发生发展的基本病理机制。心肌细胞的减少使心肌整体收缩力下降；纤维化的增加又使心室的顺应性下降，心室重塑更趋明显，心肌收缩力不能发挥其应有的射血效应，如此形成恶性循环，最终导致不可逆转的心肌损害。

【护理评估】

（一）健康史

详细询问患者有无心力衰竭的病因和诱因，如冠心病、高血压、风湿性心脏病、心肌炎、心肌病等病史；有无呼吸道感染、心律失常、劳累过度、妊娠或分娩等诱发因素。

（二）身体状况

1. 左心衰竭以肺循环淤血和心排血量减少为主要表现

（1）症状。

①呼吸困难：程度不同的呼吸困难是左心衰竭最主要的症状。可表现为劳力性呼吸困难、夜间阵发性呼吸困难或端坐呼吸。

②咳嗽、咳痰和咯血：咳嗽、咳痰是肺泡和支气管黏膜淤血所致。开始常于夜间发生，坐位或立位时咳嗽可减轻或消失。白色浆液性泡沫样痰为其特点，偶可见痰中带血丝。长期慢性肺淤血，肺静脉压力升高，导致肺循环和支气管血液循环之间在支气管黏膜下形成侧支，血管一旦破裂可引起咯血。

③疲倦、乏力、头晕、心悸：主要是由心排血量减少，器官、组织血液灌注不足及代偿性心率加快所致。

④少尿及肾功能损害：左心衰竭致肾血流量减少，可出现少尿。长期慢性的肾血流量减少可导致血尿素氮、肌酐升高并可有肾功能不全的症状。

（2）体征。

①肺部湿啰音：由于肺毛细血管静水压（简称肺毛细血管压）增高，液体渗出至肺泡而出现湿啰音。随着病情加重，肺部啰音可从局限于肺底部发展至全肺。

②心脏体征：除基础心脏病的体征外，一般均有心脏扩大（单纯舒张性心力衰竭除外）及相对性二尖瓣关闭不全的杂音、肺动脉瓣区第二心音亢进及舒张期奔马律。

2. 右心衰竭以体循环淤血为主要表现

（1）症状。

①消化道症状：胃肠道及肝淤血引起腹胀、纳差、恶心、呕吐等，是右心衰竭最常见的症状。

②呼吸困难：继发于左心衰竭的右心衰竭呼吸困难已存在。单纯性右心衰竭为分流性先天性心脏病或肺部疾病所致，也有明显的呼吸困难。

（2）体征。

①水肿：其特征为对称性、下垂性、凹陷性水肿，重者可延及全身。可伴有胸腔积液，以双侧多见，若为单侧则以右侧更多见。

②颈静脉征：颈静脉充盈、怒张是右心衰竭的主要体征，肝-颈静脉回流征阳性则更具特征性。

③肝脏体征：肝脏常因淤血而肿大，伴压痛。持续慢性右心衰竭可致心源性肝硬化，晚期可出现肝功能受损、黄疸及腹水。

④心脏体征：除基础心脏病的相应体征外，右心衰竭时可因右心室显著扩大而出现三尖瓣关闭不全的反流性杂音。

3. 全心衰竭 右心衰竭继发于左心衰竭而形成全心衰竭，右心衰竭时右心排血量减少，因此呼吸困难等肺淤血症状反而有所减轻。扩张型心肌病等表现为左、右心室衰竭者，左心衰竭的表现以心排血量减少的相关症状与体征为主，肺淤血症状往往不严重。

4. 心功能的评估

（1）心功能分级：心力衰竭的严重程度常采用美国纽约心脏病协会（NYHA）的心功能分级方法（表 2-2-1）。这种分级方法简单易行，临床应用最广，其缺点是仅凭患者的主观感受进行评价，其结果与客观检查发现不一定一致，且个体间的差异较大。

表 2-2-1 NYHA 心功能分级

心功能分级	特点及依据
Ⅰ级	患有心脏病，但日常活动量不受限制，一般活动不引起乏力、呼吸困难等心力衰竭症状
Ⅱ级	体力活动轻度受限。休息时无自觉症状，但平时一般活动即可出现上述症状，休息后很快可缓解
Ⅲ级	体力活动明显受限。休息时无症状，低于平时一般活动量时即可引起上述症状，休息较长时间后症状方可缓解
Ⅳ级	任何体力活动均会引起不适。休息时亦有心力衰竭的症状，稍有体力活动后症状即加重。无须静脉给药，可在室内或床边活动者为Ⅳa 级，不能下床且需要静脉给药支持者为Ⅳb 级

(2) 6 min 步行试验(6 minutes walk test,6MWT)：让患者在平直走廊里尽可能快地行走，测定其 6 min 的步行距离。6 min 步行距离＜150 m 为重度心力衰竭；150～450 m 为中度心力衰竭；450 m以上为轻度心力衰竭。该评估方法简单易行，安全方便。通过评定慢性心力衰竭患者的运动耐力评价心力衰竭严重程度和疗效。

(三) 辅助检查

1. X 线检查 左心衰竭可见左心室增大；肺门阴影增深，肺纹理增强；肺水肿时，肺部有云雾状阴影，近肺门处更显著。右心衰竭可见右心房及右心室增大，上腔静脉增宽而肺野清晰。

2. 超声心动图 超声心动图能准确地提供心脏各腔室的大小变化、心脏瓣膜结构等改变情况，并且能反映心室收缩与舒张的功能。

3. 放射性核素检查 放射性核素检查有助于判断心室腔大小，以收缩末期和舒张末期的心室影像的差别计算射血分数(EF)，同时计算左心室最大充盈速率，反映心脏收缩及舒张功能。

4. 有创性血流动力学检查 对急重症心力衰竭患者在床边采用漂浮导管检查，经静脉插管直至肺小动脉，测定各部位的压力及血液含氧量，计算心脏指数(CI)及肺毛细血管楔压(PCWP，反映肺淤血程度)，可直接反映左心功能。正常时 CI＞2.5 L/(min · m^2)，PCWP＜12 mmHg。心力衰竭时，CI 降低，PCWP 升高。

(四) 心理-社会状况

长期疾病折磨，病情反复、生活不能自理，使患者失去治疗信心，甚至恐惧死亡。家属和其亲友常因长期照顾患者而忽视患者的心理感受，应充分评估家庭和社会支持状况。

(五) 治疗要点

慢性心力衰竭应采取综合的治疗措施，提高运动耐量，改善生活质量；阻止或延缓心室重塑，防止心肌损害加重；改善其远期预后和降低死亡率。其治疗原则为防治基本病因及诱因、减轻心脏负荷、增强心肌收缩力。

1. 病因防治 寻找其基础病因，给予有效的根治或控制措施。

(1) 基础病因治疗：做到早发现、早治疗。对所有可能导致心功能受损的常见疾病如高血压、冠心病等，在尚未造成心脏结构改变前即应早期进行有效治疗。

(2) 控制和消除诱因：及时、有效地控制感染，特别是呼吸道感染；纠正心律失常，如心房颤动；控制潜在的甲状腺功能亢进、贫血；避免输液过多、过快等。

2. 药物治疗

(1) 利尿剂：利尿剂通过排钠排水减轻心脏的容量负荷，是心力衰竭治疗中改善症状的基石，原则上在慢性心力衰竭急性发作和有明显液体潴留时应用。利尿剂应长期使用，水肿消失后，应以最小剂量无限期使用，但不能将利尿剂作为单一治疗药物。目前常用利尿剂的有排钾利尿剂(呋塞米、氢氯噻嗪)、保钾利尿剂(螺内酯、氨苯蝶啶、阿米洛利)。

（2）肾素-血管紧张素-醛固酮系统抑制剂。

①血管紧张素转化酶抑制剂（ACEI）：目前治疗慢性心力衰竭的首选用药。其主要作用机制是抑制肾素-血管紧张素系统，抑制交感神经兴奋性，更重要的是其在改善和延缓心室重塑中的关键作用，可维护心肌功能、延缓心力衰竭进展、降低远期死亡率。治疗从小剂量开始，待患者耐受后逐渐加量，至适量后长期维持剂量终身用药。常用药物为卡托普利、贝那普利、培哚普利等。

②血管紧张素Ⅱ受体阻滞剂（ARB）：当心力衰竭患者因 ACEI 引起干咳而不能耐受时，可改用 ARB。常用药物有氯沙坦、缬沙坦、坎地沙坦、厄贝沙坦等。小剂量起用，逐步增至目标推荐剂量或可耐受最大剂量。

③醛固酮受体拮抗药：螺内酯是应用最广泛的醛固酮受体拮抗药，对抑制心血管重塑、改善慢性心力衰竭的远期预后有很好的作用。

（3）β受体阻滞剂：对抗代偿机制中交感神经激活的效应，抑制心室重塑，长期应用能明显提高运动耐量，降低死亡率，改善心力衰竭预后。原则上待心力衰竭情况稳定后，由小剂量开始，逐渐加量，适量维持。常用药物为美托洛尔、比索洛尔、卡维地洛。不良反应有心动过缓、低血压、心功能恶化等。

“中国心”成功救治心力衰竭患者——国产磁悬浮人工心脏

（4）正性肌力药物。

①洋地黄类药物：a. 主要作用：增强心肌收缩力；抑制心脏传导系统，减慢心率。b. 适应证：心力衰竭；室上性快速型心律失常，如室上性心动过速、心房颤动、心房扑动等。c. 禁忌证：洋地黄过量或中毒；二度或三度房室传导阻滞；梗阻性肥厚型心肌病。d. 临床常用药物：地高辛、毛花苷丙、毒毛花苷 K。

②非洋地黄类正性肌力药物：主要有β受体激动剂，如多巴胺、多巴酚丁胺；磷酸二酯酶抑制剂，常用的有氨力农、米力农等。

知识链接

心脏再同步化治疗

依据最新的临床试验结果，各国指南扩大了心脏再同步化治疗（cardiac resynchronization therapy，CRT）的适应证。窦性心律、QRS 时限＞150 ms、左束支传导阻滞（left bundle-branch block，LBBB）、左室射血分数（LVEF）≤35％的症状性心力衰竭患者均为Ⅰ类适应证，符合 NYHA 心功能分级Ⅰ～Ⅳ级（即有症状）、LVEF≤35％的心力衰竭患者可考虑植入。美国指南中 QRS 时限的下限为 120 ms，欧洲指南和中国指南中 QRS 时限的下限为 130 ms，QRS 时限＜130 ms 的患者不推荐行 CRT。美国指南中 NYHA 心功能分级Ⅰ级和Ⅰ/Ⅳ级的推荐级别不同，而欧洲指南和中国指南中认为 CRT 适用于有症状的心力衰竭患者，未对心功能进行进一步分级。此外，中国指南提出了希氏束起搏这一更符合生理的起搏方式，可以作为 CRT 的另一种手术方法并可谨慎地推荐给适合希氏束起搏的患者。各指南均强调植入型器械治疗需建立在规范药物治疗的基础上并经心血管医生仔细评估以筛选出真正能从这些治疗中获益的心力衰竭患者。

【常见护理诊断/问题】

1. 气体交换障碍　与左心衰竭致肺循环淤血有关。

2. 体液过多　与右心衰竭致体循环淤血、水钠潴留、低蛋白血症有关。

3. 活动无耐力　与心排血量下降有关。

4. 潜在并发症　洋地黄中毒。

【护理措施】

（一）一般护理

1. 休息与活动 保证身心充分休息，以降低基础代谢率，减少骨骼肌耗氧量，增加肾血流量，利于排钠排水，减轻心脏容量负荷。长期卧床者易致静脉血栓形成和肺栓塞、直立性低血压等，同时降低消化功能、肌肉萎缩，因此，应根据心功能分级情况确定活动量，并制订切实可行的活动计划。心功能Ⅳ级：Ⅳb级患者卧床休息，日常生活由他人照顾，但长期卧床易致静脉血栓形成甚至肺栓塞，因此患者卧床期间应进行被动或主动运动，如四肢的屈伸运动、翻身、踝泵运动，每天温水泡脚，以促进血液循环；Ⅳa级患者可下床站立或室内缓步行走，在协助下生活自理，以不引起症状加重为度。心功能Ⅲ级：严格限制一般的体力活动，鼓励患者日常生活自理，每天下床行走。心功能Ⅱ级：适当限制体力活动，增加午睡时间，不影响轻体力活动或家务劳动，鼓励适当运动。心功能Ⅰ级：不限制一般体力活动，建议参加体育锻炼，但应避免剧烈运动。6 min步行试验结果也可以作为制订个体运动量的重要依据。

2. 饮食护理 原则为少量多餐，限制总热量，进易消化、低钠、富含维生素、高纤维素、高蛋白质、不产气的食物。钠盐摄入量＜2 g/d。告诉患者及其家属低盐饮食的重要性并督促执行。限制含钠量高的食品如腌或熏制品、罐头食品、苏打饼干等。注意烹饪技巧，可用糖、代糖、醋等调味品以增进食欲。心力衰竭伴营养不良风险者应给予营养支持。

（二）病情观察

密切观察病情变化，监测血氧饱和度、血气；观察水肿的消长情况，每日测量体重，准确记录液体出入量，适当控制液体摄入量；观察心率、心律、血压、尿量等变化。

（三）治疗配合

1. 对症护理 心源性呼吸困难和心源性水肿的护理详见本章第一节。

2. 用药护理

1）利尿剂 长期使用利尿剂容易出现电解质紊乱等不良反应。

（1）排钾利尿剂（袢利尿剂和噻嗪类利尿剂）：主要不良反应是低钾血症，从而诱发心律失常或洋地黄中毒。低钾血症者临床表现为乏力、腹胀、肠鸣音减弱等，应多补充富含钾盐的食物，如鲜橙汁、香蕉、枣、无花果、西红柿汁、菠菜等；必要时遵医嘱补钾盐，口服补钾宜在饭后或将水剂与果汁同饮，以减轻胃肠道反应；静脉补钾时应注意钾盐浓度及输液速度。

（2）保钾利尿剂（氨苯蝶啶和螺内酯）：主要不良反应是高钾血症，故应监测血钾及有无高钾血症的表现。出现高钾血症时，遵医嘱停用保钾利尿剂，嘱患者禁食富含钾的食物，严密观察心电图变化。螺内酯的不良反应有嗜睡、面部多毛、男性乳房发育等，肾功能不全及高钾血症者禁用。

2）洋地黄类药物

（1）洋地黄中毒的表现：①消化道症状：洋地黄中毒最早的表现，如食欲不振、恶心、呕吐等，须与心力衰竭本身或其他药物引起的胃肠道反应鉴别。②心律失常：洋地黄中毒最严重、最主要的反应，最常见的心律失常是室性期前收缩，多呈二联律或三联律，其他如房室传导阻滞、心房颤动、房性期前收缩伴三度房室传导阻滞等，快速型房性心律失常伴有传导阻滞是洋地黄中毒的特征性表现。③神经系统症状：如头痛、头昏、嗜睡、精神改变、视物模糊、黄视、绿视。

（2）预防洋地黄中毒：①洋地黄用量个体差异很大，年老、心肌缺血缺氧、重度心力衰竭、低钾低镁血症、肾功能减退等情况对洋地黄较敏感，使用时须严密观察患者用药后反应。②与奎尼丁、胺碘酮、维拉帕米、阿司匹林等药物合用时可增加中毒机会，在给药前应询问患者有无上述药物及洋地黄用药史。③必要时监测血清地高辛浓度。④严格遵医嘱给药，给药前测量脉搏，脉率＜60次/分或节律不规则者应暂停服药，并告诉医生。⑤使用毛花苷丙或毒毛花苷K时，务必稀释，在10～15 min缓慢静脉输入完，同时监测心率、心律及心电图变化。

(3) 洋地黄中毒的处理：遵医嘱立即停用洋地黄类药物；低血钾者补充钾盐，停用排钾利尿剂；纠正心律失常，快速型心律失常者用利多卡因或苯妥英钠，传导阻滞及缓慢型心律失常者用阿托品。

(四) 心理护理

对有焦虑的心力衰竭患者应鼓励其说出内心感受及原因。加强与患者的沟通，建立良好的护患关系。指导患者进行自我心理调整，减轻焦虑，保持积极乐观，增强战胜疾病的信心。

(五) 健康指导

(1) 疾病知识指导：给患者讲解心力衰竭的诱发因素，如感染、心律失常、劳累过度、情绪激动、饮食不当等。注意保暖，防止受凉感冒。保持乐观情绪，避免激动、紧张。

(2) 活动与饮食指导：详见上文"一般护理"。

(3) 用药指导：告诉患者及其家属强心剂、利尿剂等药物的名称、服用方法、服用剂量、不良反应及注意事项。

(4) 照护者指导：告知患者家属应给予患者积极的支持，帮助其树立战胜疾病的信心，保持情绪稳定，积极配合治疗。必要时教会主要照护者 CPR 技术。

二、急性心力衰竭

急性心力衰竭(acute heart failure)是由急性心脏病变引起心排血量显著、急剧地减少，导致组织器官灌注不足和急性淤血的综合征。临床以急性左心衰竭最常见，表现为急性肺水肿，重者伴有心源性休克。

【病因及发病机制】

(一) 病因

心脏解剖或功能的突发异常，使心排血量急剧减少和肺静脉压突然升高均可发生急性左心衰竭。

(1) 急性弥漫性心肌损害，如广泛的急性心肌梗死、急性心肌炎。

(2) 严重而突发的心脏排血受阻，如严重二尖瓣狭窄。

(3) 严重心律失常，尤其是快速型心律失常。

(4) 输液、输血速度过快，使心脏负荷突然增加。

以上病因主要导致左心室排血量急剧减少或左心室充盈受损，引起肺循环压力骤然升高从而出现急性肺水肿。

(二) 发病机制

由于心脏收缩力突然严重减弱，或左心室瓣膜急性反流，心排血量急剧减少，左心室舒张末压迅速升高，肺静脉回流不畅，导致肺静脉压快速升高，肺毛细血管压随之升高使血管内液体渗入肺间质和肺泡内，形成急性肺水肿。

【护理评估】

(一) 健康史

明确是否存在引发急性心力衰竭的各种因素，如感染、疲劳、情绪激动；有无洋地黄中毒或电解质紊乱。

(二) 身体状况

1. 症状 典型的发作为显著气急，端坐呼吸，面色青灰、大汗淋漓、烦躁不安、剧烈咳嗽、咳出粉红色泡沫样痰，严重者可出现心源性休克或猝死。

2. 体征 呼吸频率可达 30～50 次/分，吸气时锁骨上窝和肋间隙内陷，听诊两肺满布湿啰音和哮鸣音，心率增快，心尖部可闻及舒张期奔马律，动脉压早期可升高，随后下降，严重者可出现心源性休克。

（三）辅助检查

参见本节慢性心力衰竭的辅助检查内容。

（四）心理-社会状况

突发的极度呼吸困难使患者担忧自己的生命受到威胁而紧张和恐惧，导致交感神经系统兴奋性增高，呼吸困难进一步加重。

（五）治疗及救护要点

急救原则：减轻心脏负荷、增强心肌收缩力、解除支气管痉挛、消除病因及诱因。

1. 一般治疗

(1) 体位：立即协助患者取坐位，双腿下垂，减少静脉回流，减轻心脏负荷，同时注意防止患者坠床。保持室内安静，限制探视，保证患者充分休息和足够睡眠，并对其家属进行解释以取得配合。

(2) 氧疗：在保证呼吸道通畅的状态下，给予高流量(6～8 L/min)鼻导管间歇吸氧；重症者采用面罩加压给氧，湿化瓶中加入30%～50%酒精湿化，酒精使肺泡内泡沫的表面张力降低而破裂，可改善肺泡通气。

2. 病情观察 严密监测血压、呼吸、血氧饱和度、心率、心电图，检查血电解质、血气等。观察患者意识、精神状态，皮肤颜色、温度，及出汗情况，肺部啰音或哮鸣音的变化，记录液体出入量。对安置漂浮导管者，严密监测血流动力学指标的变化，严格交接班。

3. 用药治疗

(1) 吗啡：吗啡可通过中枢性抑制使呼吸频率减慢，不仅具有镇静、解除焦虑等作用，而且能扩张动脉和静脉，减轻心脏前后负荷。但肺水肿伴颅内出血、意识障碍、慢性肺部疾病时禁用，年老体弱者使用时应减量。一般剂量为3～5 mg，静脉注射，必要时可间隔15 min重复使用1次，共2～3次。

(2) 快速利尿剂：如呋塞米静脉注射，可减少血容量和扩张静脉，以利于缓解肺水肿。

(3) 血管扩张药：可选用硝普钠或硝酸甘油静脉滴注，如有血压降低或休克，可与多巴胺合用。

(4) 洋地黄制剂：适用于快速型心房颤动或已知有心脏增大伴左心室收缩功能不全者，可用毒毛旋花子苷元或毒毛花苷K等制剂快速静脉注射。先用利尿剂，后用强心剂，避免因左、右心室排血量不平衡而加重肺淤血和肺水肿。

(5) 氨茶碱：氨茶碱0.25 g加入5%葡萄糖溶液20 mL内缓慢静脉注射，具有强心、利尿、解除支气管痉挛及降低肺动脉压的作用。

4. 非药物治疗 主动脉内球囊反搏(IABP)可用于冠心病急性左心衰竭患者，可有效改善心肌灌注，降低心肌耗氧量和增加心排血量。其他包括血液净化治疗、心室机械辅助装置治疗等。

5. 对因治疗 在进行紧急对症处理的同时可针对原发病因和诱因进行治疗。

6. 液体出入量管理 每天摄入液体量一般宜在1500 mL以内，不超过2000 mL。保持每天水负平衡约500 mL，严重肺水肿者水负平衡为1000～2000 mL/d，甚至可达3000～5000 mL/d，以减少水钠潴留，缓解症状。如肺淤血、水肿明显消退，应减少水负平衡量，逐步过渡到液体出入量大体平衡。在水负平衡下应注意防止低血容量、低血钾和低血钠等。

【常见护理诊断/问题】

1. 气体交换受损 与急性肺淤血导致肺水肿有关。

2. 心排血量减少 与心脏前后负荷增加、心肌收缩力下降有关。

3. 恐惧 与突然病情加重、产生窒息感和担心预后有关。

4. 潜在并发症 心源性休克、猝死。

【护理措施】

参见本节慢性心力衰竭的护理措施内容。

在线答题

练习与思考答案

练习与思考

一、单项选择题（在线答题）

二、填空题

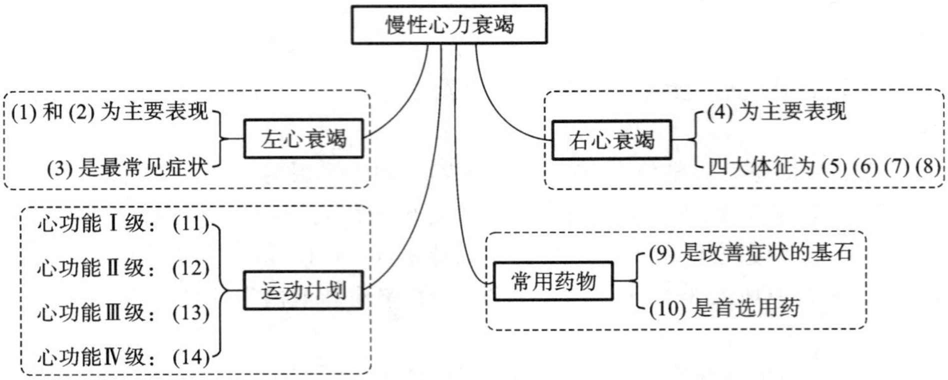

填空题答题处：

(1)________；(2)________；(3)________；(4)________；

(5)________；(6)________；(7)________；(8)________；

(9)________；(10)________；(11)________；(12)________；

(13)________；(14)________。

三、案例分析题

张某，男性，47 岁。10 年来反复于劳累或受凉后出现胸闷、心悸、气急，休息后缓解。曾多次在当地医院诊治，诊断为扩张型心肌病，长期服用氢氯噻嗪、美托洛尔、卡托普利等药物。3 天前受凉后呼吸困难加重，夜间不能平卧，双下肢水肿。

请思考：

1. 该患者心功能为几级？护理评估应注意哪些要点？
2. 该患者目前存在的主要护理诊断是什么？
3. 应采取的主要护理措施有哪些？

（宁波卫生职业技术学院　陈璐）

第三节　心律失常

学习目标

1. 掌握心律失常患者的评估要点、护理诊断/问题和护理措施。
2. 熟悉心律失常的概念、病因、临床特征和诊治要点。
3. 了解心律失常的发病机制。

4. 能评估心律失常患者病情，能与患者进行有效沟通，按护理程序实施整体护理。
5. 关爱患者，具备敬佑生命、救死扶伤的职业精神和甘于奉献、大爱无疆的社会责任感。

案例思考

患者，男性，65 岁。4 h 前无明显诱因出现胸闷，后背部束缚感，呈持续性，含服硝酸甘油不能缓解，伴大汗，无恶心、呕吐，无明显胸痛，无意识丧失，无咳嗽咳痰。急诊入院，做心电图示Ⅱ、Ⅲ、aVF、V7、V8、V9 导联弓背上抬，V1、V2、V3、V4 导联 ST 段压低，T 波倒置。以“急性冠脉综合征”收入院。发病以来，大小便正常。既往脑梗死病史 1 年。

查体：T 36.5 ℃，P 60 次/分，R 18 次/分，BP 140/80 mmHg，意识清楚，精神不振，发育正常，营养中等，自主体位，查体合作。心电图：aVF、V7、V8、V9 导联弓背上抬，V1、V2、V3、V4 导联 ST 段压低，T 波倒置。

请思考：

1. 患者目前的护理诊断/问题及相关因素有哪些？
2. 如需确诊，还应做哪些辅助检查？
3. 该患者应如何护理？

心律失常(cardiac arrhythmia)是指心脏冲动的起源、频率、节律、传导速度与激动次序的异常。正常情况下，心脏的搏动起源于窦房结，并沿一定的路径传导至心房与心室，一旦心肌细胞的自律性、兴奋性及传导性发生改变，就会导致心脏冲动形成和(或)冲动传导异常。

常规心电图是诊断心律失常最主要的无创性检查。动态心电图是诊断心律失常的重要手段，可获得患者日常生活状态下连续 24 h，甚至更长时间的心电图资料，可检测到常规心电图检查不易发现的心律失常。

【分类】

临床上根据心律失常发作时心率的快慢将心律失常分为快速型心律失常和缓慢型心律失常；按其发生原理将心律失常分为冲动形成异常和冲动传导异常两大类。

1. 冲动形成异常

1) 窦性心律失常　①窦性心动过速；②窦性心动过缓；③窦性心律不齐；④窦性停搏。

2) 异位心律

(1) 被动性异位心律：①逸搏(房性、房室交界性、室性)；②逸搏心律(房性、房室交界性、室性)。

(2) 主动性异位心律：①期前收缩(房性、房室交界性、室性)；②阵发性心动过速(房性、房室交界性、室性、房室折返性)；③心房扑动、心房颤动；④心室扑动、心室颤动。

2. 冲动传导异常

(1) 生理性冲动传导异常：干扰和干扰性房室分离。

(2) 病理性冲动传导异常：①心脏传导阻滞：窦房传导阻滞；房内传导阻滞；房室传导阻滞；束支或分支传导阻滞(左、右束支及左束支分支传导阻滞)或室内传导阻滞。②折返性心律：阵发性心动过速，常见房室结折返、房室折返、心室内折返。

(3) 房室间传导途径异常：预激综合征。

【致病因素】

1. 病理性因素　各种器质性心脏病是心律失常的最常见原因，如急性心肌梗死、心力衰竭、心源性休克等；严重疾病，如慢性阻塞性肺疾病、甲状腺功能亢进、自主神经功能紊乱、电解质及酸碱平衡失调、重度贫血、休克等。

2. 生理性因素 情绪紧张、激动、疲劳、吸烟、饮酒和饱食等。

3. 其他 药物作用，如洋地黄制剂、肾上腺素、抗心律失常药物、麻醉药等；理化因素，如中毒；心脏手术和心导管检查等。

【护理评估】

（一）窦性心律失常

正常窦性心律的冲动起源于窦房结，成人正常的窦性心律的频率为60～100次/分。心电图显示窦性心律的P波在Ⅰ、Ⅱ、aVF导联直立，aVR导联倒置，PR间期为0.12～0.20 s。窦性心律失常是窦房结冲动发放频率异常或者窦性冲动向心房传导异常所导致的心律失常。

1. 窦性心动过速 成人窦性心律的频率超过100次/分，称为窦性心动过速（sinus tachycardia）（图2-3-1）。窦性心动过速通常逐渐开始与终止，其频率大多为100～150次/分，偶有高达200次/分。刺激迷走神经可使其频率逐渐减慢。窦性心动过速是人体生理性或者病理性应激反应的表现。健康人可在吸烟、饮茶或咖啡、饮酒、体力活动或情绪激动等情况下发生窦性心动过速；某些病理状态，如发热、甲状腺功能亢进、贫血、心肌缺血、心力衰竭、休克、应用肾上腺素或阿托品等药物亦可引起窦性心动过速。

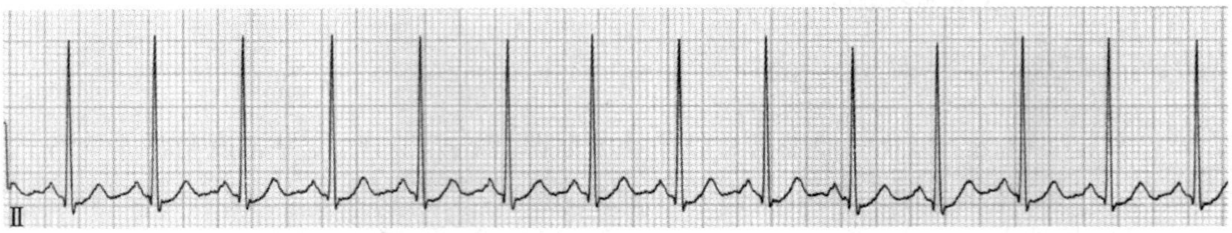

图2-3-1 窦性心动过速心电图

2. 窦性心动过缓 成人窦性心律的频率低于60次/分，称为窦性心动过缓（sinus bradycardia）（图2-3-2）。窦性心动过缓常同时伴发窦性心律不齐（不同PP间期的差异大于0.12 s）。常见于健康的年轻人、运动员、睡眠状态，窦房结病变、急性下壁心肌梗死亦常发生窦性心动过缓。其他原因包括颅内疾病、严重缺氧、甲状腺功能减退、阻塞性黄疸，以及应用β受体阻滞剂、非二氢吡啶类钙通道阻滞剂、洋地黄类药物、胺碘酮或拟胆碱药等。无症状的窦性心动过缓通常无须治疗。若出现心排血量减少的症状，可应用阿托品、麻黄碱或异丙肾上腺素等药物，但长期应用往往效果不确切，易发生严重不良反应，故应考虑心脏起搏治疗。

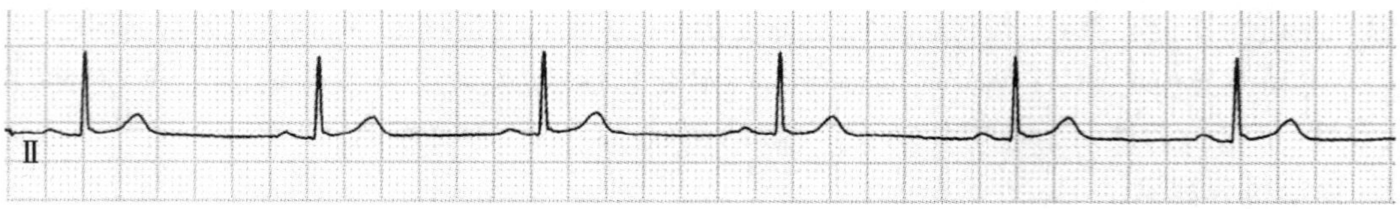

图2-3-2 窦性心动过缓心电图

3. 窦性心律不齐 窦性心律不齐时心脏搏动仍以窦房结为起搏点，但节律发生改变，跳动过快、过慢或不规则，在同一导联上PP间期差异大于0.12 s（图2-3-3）。窦性心律不齐常与窦性心动过缓同时存在。较常见的一类心律不齐与呼吸周期有关，称呼吸性窦性心律不齐，呼气时减慢，吸气时加快，屏气时心律转为规律心律；同一导联上，PP间期相差0.12 s以上；多见于青少年，一般无临床意义。另有一些比较少见的窦性心律不齐与呼吸周期无关，如与心室收缩排血有关的（室相性）窦性心律不齐以及窦房结内游走性心律不齐等。部分患者常在心率慢或睡眠中出现，而当心率增快时或运动、清醒时心律可变整齐。药物如洋地黄、吗啡、β受体阻滞剂可致心律不齐，也可见于有器质性心脏病的患儿。

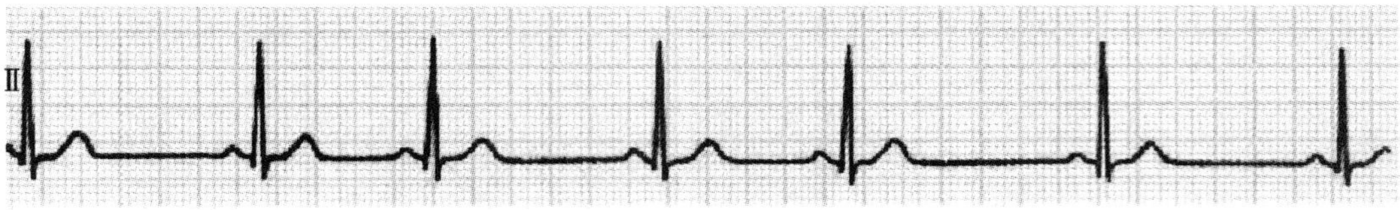

图 2-3-3 窦性心律不齐心电图

4. 窦性停搏 窦性停搏或窦性静止(sinus arrest or sinus standstill)是指窦房结在一段较长时间内不能产生冲动。心电图表现为比正常PP间期显著长的时间内无P波发生或P波与QRS波群均不出现，长的PP间期与基本的窦性PP间期无倍数关系(图 2-3-4)。迷走神经张力增高、颈动脉窦过敏、急性下壁心肌梗死、窦房结变性与纤维化、脑血管病变、应用洋地黄或乙酰胆碱等药物均可引起窦性停搏。长时间的窦性停搏后，低位的潜在起搏点如房室交界区或心室可发出单个逸搏或出现逸搏性心律控制心室。一旦窦性停搏时间过长而无逸搏，患者可发生头晕、黑矇、晕厥。严重者可发生阿-斯综合征甚至死亡。治疗可参照病态窦房结综合征。

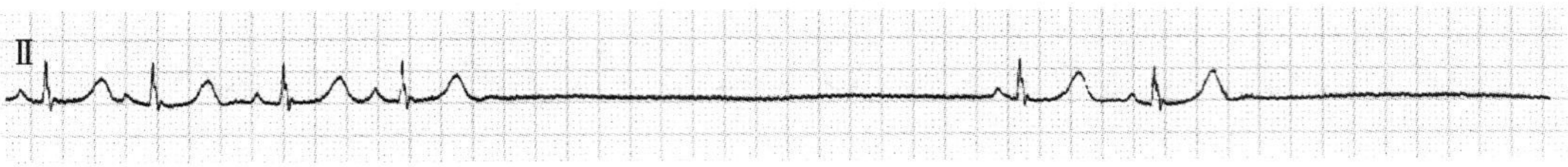

图 2-3-4 窦性停搏心电图

（二）期前收缩

期前收缩是窦房结以外的异位起搏点提前发出的激动，是临床上最常见的心律失常。期前收缩起源于一个异位起搏点，称为单源性，起源于多个异位起搏点者为多源性。每一个窦性搏动后出现一个期前收缩，称为二联律；每两个窦性搏动后出现一个期前收缩为三联律；每一个窦性搏动后出现两个期前收缩为成对期前收缩；期前收缩大于5个/分称频发性期前收缩。

生理上，健康人在过度劳累、情绪激动、大量吸烟和饮酒、浓茶、咖啡等时可出现期前收缩；病理上，见于各种器质性心脏病，如冠心病、心肌炎等。患者可无症状，也可有心悸或心搏暂停感。频发室性期前收缩可诱发或加重原有的心绞痛、心力衰竭。

根据异位起搏点的部位不同，期前收缩可分为房性、房室交界性和室性期前收缩，以室性期前收缩最为常见。

1. 房性期前收缩 房性期前收缩是指激动起源于窦房结以外心房任何部位的一种主动性异位心律。正常成人进行24 h心电监测，约60%有房性期前收缩发生。

(1) 病因：各种器质性心脏病患者均可发生，并可能是快速型房性心律失常的先兆。

(2) 临床表现：患者一般无明显症状，频发房性期前收缩者可感心悸、胸闷，自觉心脏有停跳感。

(3) 心电图特征：①房性期前收缩的P波提前发生，与窦性P波形态不同；②包括期前收缩在内前后两个窦性P波的间期短于窦性PP间期的2倍，称为不完全性代偿间歇；③下传的QRS波群形态通常正常，少数无QRS波群发生(称阻滞的或未下传的房性期前收缩)，或出现宽大畸形的QRS波群(称室内差异性传导)(图 2-3-5)。

(4) 治疗要点：房性期前收缩通常无须治疗。吸烟、饮酒与咖啡均可诱发房性期前收缩，应劝导患者戒除或减量。当有明显症状或因房性期前收缩触发室上性心动过速时，应给予药物如β受体阻滞剂、普罗帕酮(心律平)等治疗。

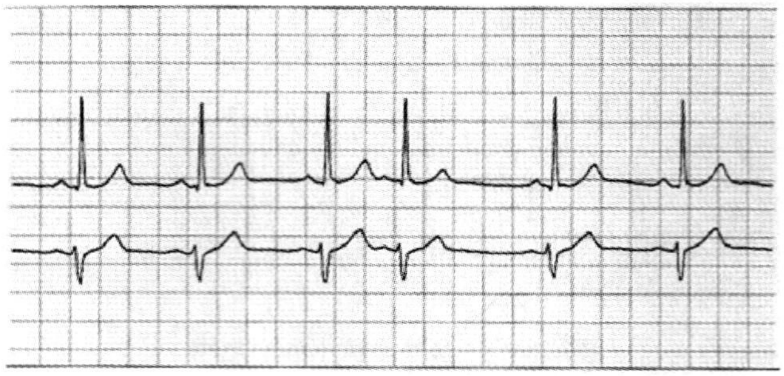

图 2-3-5　房性期前收缩心电图

2. 房室交界性期前收缩　房室交界性期前收缩简称交界区性期前收缩。冲动起源于房室交界区，可前向和逆向传导，分别产生提前发生的 QRS 波群与逆行 P 波。逆行 P 波可位于 QRS 波群之前(PR 间期＜0.12 s)、之中或之后(PR 间期＜0.20 s)。QRS 波群形态正常，当发生室内差异性传导时，QRS 波群形态可有变化(图 2-3-6)。房室交界性期前收缩通常无须治疗。

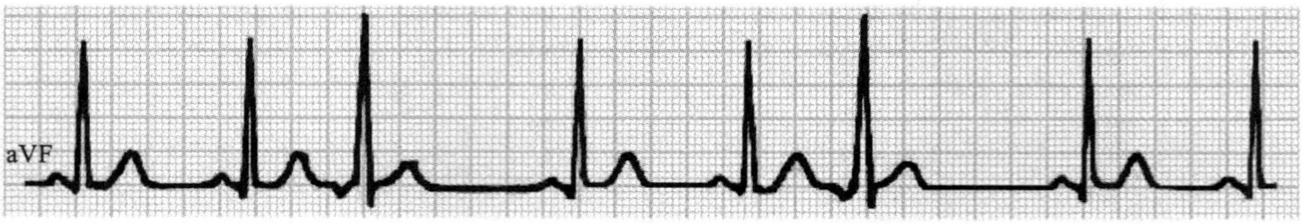

图 2-3-6　房室交界性期前收缩心电图

(1) 病因：与房性期前收缩类似。

(2) 临床表现：可完全无症状或主诉心悸、漏搏。查体可闻及提前心搏，后随一个略长的间歇。

(3) 心电图特征：①QRS-T 波群提早出现，其形态与窦性 QRS-T 波群基本相同。②P 波为逆行型(在Ⅱ、Ⅲ与 aVF 导联中倒置)，可出现在 QRS 波群之前(PR 间期＜0.12 s)，或出现在 QRS 波群之后(PR 间期＜0.20 s)，也可埋没于 QRS 波群之中，即 QRS 波群前后均看不见 P 波。③期前收缩后多为完全代偿间歇(图 2-3-6)。

(4) 治疗要点：通常无须治疗。

3. 室性期前收缩　室性期前收缩是一种最常见的心律失常，指房室束分叉以下部位过早发生使心室肌除极的心搏。

1) 病因　正常人与各种心脏病患者均可发生室性期前收缩，正常人发生室性期前收缩的可能随年龄的增长而增加。心肌炎、缺血、缺氧、麻醉和手术等均可使心肌受到机械、电、化学性刺激而发生室性期前收缩，常见于冠心病、心肌病、心肌炎、风湿性心脏病与二尖瓣脱垂者。此外，药物中毒、电解质紊乱、精神不安、过量烟酒等亦能诱发室性期前收缩。

2) 临床表现　患者常无与室性期前收缩直接相关的症状，患者是否有症状或症状的轻重程度与期前收缩的频发程度不一定直接相关。患者可感到心悸，有类似电梯快速升降的失重感或代偿间歇后出现有力的心脏搏动。听诊时，室性期前收缩的第二心音强度减弱，仅能听到第一心音，其后出现较长的停歇。桡动脉搏动减弱或消失。

3) 心电图特征　①提前发生的 QRS 波群，宽大畸形，时限通常大于 0.12 s，其前无相关 p 波。②ST 段与 T 波的方向与 QRS 主波方向相反。③大多数室性期前收缩与其前面窦性搏动的间期(称为配对间期)恒定。④室性期前收缩后可见一完全性代偿间歇，若室性期前收缩恰巧插入两个窦性搏动之间，不产生室性期前收缩后停顿，称为间位性室性期前收缩。⑤室性期前收缩的类型：室性期前收缩可孤立或规律出现。二联律指每个窦性搏动后跟随一个室性期前收缩；三联律指每两个窦性搏动后出现一个室性期前收缩，如此类推；连续发生两个室性期前收缩称为成对室性期前收缩：室性期前收缩的 R 波落在前一个 QRS-T 波群的 T 波上称 RonT 现象；同一导联内室性期前收缩形态相同者为单形性室性期前收缩，形态不同者称为多形性或多源性室性期前收缩(图 2-3-7)。

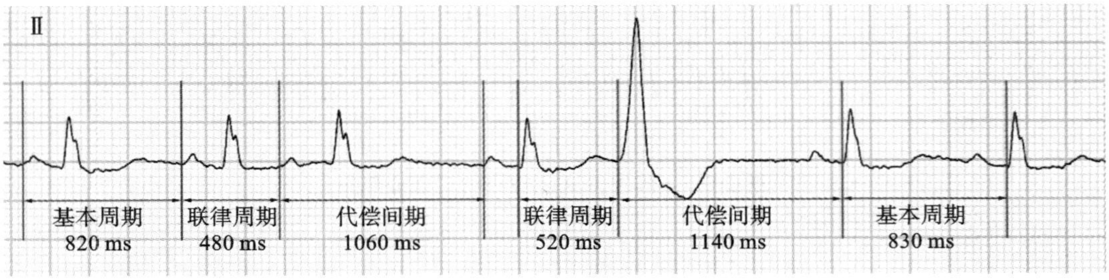

图 2-3-7　室性期前收缩心电图

4）治疗要点

（1）无器质性心脏病：不建议常规应用抗心律失常药物治疗。如有明显症状，应向患者说明其良性预后，减轻焦虑；避免诱发因素，如饮咖啡、浓茶，避免应激状态；药物宜选用β受体阻滞剂、美西律、普罗帕酮等，不应使用胺碘酮。部分无器质性心脏病的频发室性期前收缩患者可选择射频消融术治疗。

（2）急性心肌缺血：急性心肌梗死并发室性期前收缩者，目前不主张预防性应用利多卡因等抗心律失常药物，若患者发生窦性心动过速与室性期前收缩，在处理基础疾病和诱因的前提下应早期应用β受体阻滞剂以降低发生心室颤动的危险。对急性肺水肿或严重心力衰竭并发室性期前收缩者，治疗应改善血流动力学障碍，注意有无洋地黄中毒或电解质紊乱(低钾、低镁)。

（3）慢性心脏病变：心肌梗死后或心肌病患者伴室性期前收缩，应避免使用Ⅰ类抗心律失常药物，因其本身有致心律失常作用，虽能有效减少室性期前收缩，但会增加总死亡率和猝死的风险。β受体阻滞剂疗效不明显，但能降低心肌梗死后猝死发生率、再梗死率和总死亡率。

（三）阵发性心动过速

阵发性心动过速是一种阵发性的快速而规律的异位心律，由 3 个或 3 个以上连续发生的期前收缩形成。根据异位起搏点的部位不同，阵发性心动过速可分为阵发性室上性心动过速和阵发性室性心动过速。①阵发性室上性心动过速心率为 150～250 次/分，心律规则，第一心音强弱一致。在无器质性心脏病基础上多表现为心悸、乏力及胸闷；在器质性心脏病基础上可出现头晕、黑矇、晕厥、心绞痛及心力衰竭。②阵发性室性心动过速心率为 140～220 次/分，心律不规则，第一心音强弱不一致。多表现为呼吸困难、低血压、晕厥、抽搐及心绞痛，甚至猝死，是发生危险的信号。

1. 阵发性室上性心动过速　阵发性室上性心动过速(paroxysmal supraventricular tachycardia，PSVT)简称室上速，是指起源于心房或房室交界区的心动过速，大多数是由折返机制所致。心电图连续 3 次以上室上性期前收缩称为阵发性室上性心动过速，包括房性和房室交界性阵发性心动过速，有时两者在心电图上难以鉴别，故统称为阵发性室上性心动过速。

1）病因　常见于冠心病、心肌梗死、低氧血症、低钾血症、预激综合征、心力衰竭、慢性阻塞性肺疾病、其他各种器质性心脏病或伴有心房扩大者、洋地黄中毒或其他药物毒性反应、甲状腺功能亢进等，亦可由于情绪激动、过度疲劳、吸烟、饮酒诱发。

2）临床表现　心动过速通常突然发生与终止，持续时间长短不一。发作时患者常感心悸、胸闷、头晕，严重者可有晕厥、抽搐发作(阿-斯综合征)以及心绞痛、心力衰竭、休克。症状轻重取决于发作时心室率快慢及持续时间。听诊心律规则，心尖部第一心音强度恒定。

3）心电图特征　①心率多为 150～250 次/分，节律规则。②连续 3 次或 3 次以上快而规则的

QRS 波群，形态与窦性 QRS 波群基本相同。③P 波常不易辨认。④常伴有继发性 ST-T 改变(图 2-3-8)。

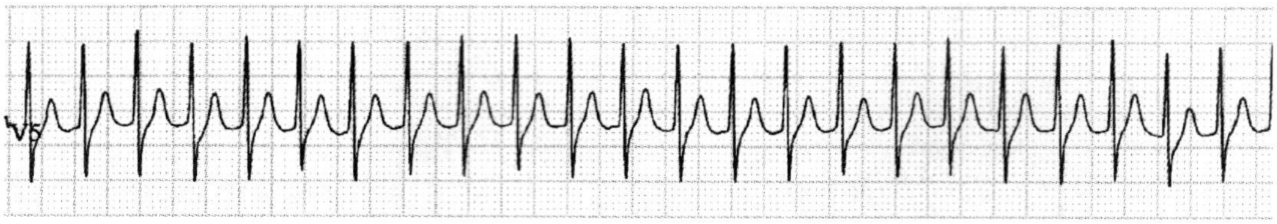

图 2-3-8　阵发性室上性心动过速心电图

4）治疗要点

(1) 刺激迷走神经：适用于心功能及血压正常者。①嘱患者屏气后用力呼气。②刺激咽部引起恶心。③指压或按摩颈动脉窦，先试右侧 10 s，如无效再试左侧 10 s，切勿两侧同时加压，以免引起大脑缺血。④做 Valsalva 动作：嘱深吸气后屏气，再用力呼气。⑤指压眼球，也是先右后左，每次不超过 10 s，不能用力过猛，否则有视网膜剥离的危险。

(2) 药物治疗：首选药物为腺苷，快速静脉滴注。2 周内未用 β 受体阻滞剂者可首选维拉帕米(异搏定)静脉注射。阵发性室上性心动过速伴心力衰竭者应首选毛花苷丙(西地兰)，但预激综合征有 QRS 波宽者禁用。

(3) 紧急情况，如急性心力衰竭、休克等时，有条件者可用同步直流电复律。

2. 阵发性室性心动过速　阵发性室性心动过速(简称室速)是由心室异位激动引起的心动过速，突然起始和终止，规则，也称为非持续性室性心动过速(NSVT)。NSVT 的定义：频率大于 100 次/分、持续时间小于 30 s 的连续 3 个或 3 个以上心室搏动。若持续 30 s 以上，则称为持续性室性心动过速。非阵发性室性心动过速(也称为加速性室性自主心律)：心率一般为 55～110 次/分，发作短暂，预后较好，极少发展为心室颤动，是一种良性心律失常。

1）病因　多见于器质性心脏病，最常见于冠心病，尤其是急性心肌梗死者。其次见于心肌病、急性心肌炎、QT 间期延长综合征、电解质紊乱、低钾血症、洋地黄及奎尼丁等药物中毒、低温麻醉、心脏手术及心脏导管检查过程中，偶见于无器质性心脏病者。

2）临床表现　常为突然发作。发作时无心率过快，无器质性心脏病者症状轻微，可仅有心悸。有器质性心脏病且心室率较快时，由于心排血量减少，常有心悸、气短、胸闷、头晕，严重时可出现晕厥、心力衰竭、心绞痛、休克，少数可发展为心室扑动或心室颤动。听诊发现心率快，150～250 次/分，心律规则或有轻度不齐。如发生完全性房室分离，则第一心音强度经常变化。

3）心电图特征　①连续 3 次或 3 次以上宽大畸形的 QRS 波群，时限>0.12 s。②继发性 ST-T 改变，T 波方向常与 QRS 波群主波方向相反。③P 波与 QRS 波群无关，形成房室分离。④常见心室夺获(CB)(表现为 P 波之后提前发生 1 次正常的 QRS 波群)或室性融合波(CFB)(当窦性冲动与异位起搏点的冲动同时抵达心室时产生)，是确诊室速最重要的依据(图 2-3-9)。

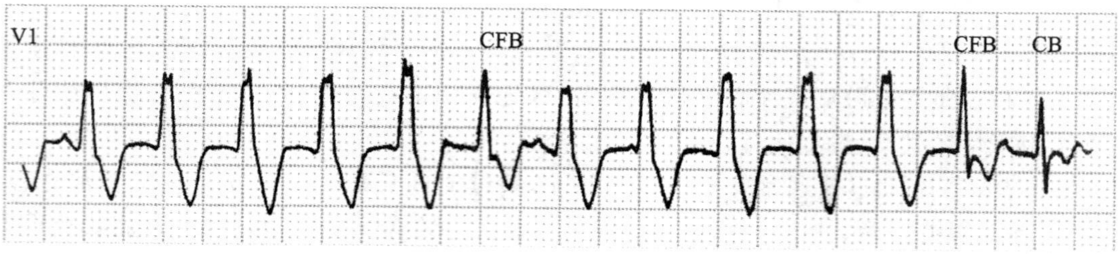

图 2-3-9　阵发性室性心动过速心电图

4）治疗要点

（1）终止室速发作：无血流动力学障碍者，首选胺碘酮、利多卡因或普鲁卡因静脉滴注。普罗帕酮也十分有效，但心肌梗死或心力衰竭者不宜使用。当药物治疗无效时同步直流电复律。若患者已发生低血压、休克、心绞痛、脑血流灌注不足等症状，应迅速施行同步直流电复律。反复发生的顽固性室速可在电生理监测下行射频消融治疗。成功率低，容易复发。

（2）预防复发：努力寻找及治疗引起室速的可逆性病变，如缺血、低血压、低血钾等。选用毒副作用小的抗心律失常药，可联合用药，也可与心脏起搏装置合用。导管射频消融对于根除无器质性心脏病的特发性单源性室速疗效甚佳。

（四）扑动与颤动

扑动与颤动是一种比阵发性心动过速搏动频率更快的自发性异位心律，可发生在心房或心室。①心房扑动与颤动，患者心室率不快时可无任何症状，心室率快时可表现为心悸、胸闷、头晕等，严重者可引起晕厥、心绞痛或心力衰竭。②心室扑动与颤动，是最危重的心律失常。一旦发生，患者迅速出现意识丧失、抽搐、呼吸停止甚至死亡。

1. 心房扑动 当心房异位起搏点频率达到 250～350 次/分且规则时，引起心房快而协调的收缩称为心房扑动。患者可出现低血压、头晕、心悸、心绞痛，甚至心源性休克。

（1）病因：多为器质性心脏病，常见于风湿性心脏病、冠心病、高血压、肺心病、肺栓塞、病态窦房结综合征等。心房扑动也可见于无器质性心脏病者。

（2）临床表现：频率快达 250 次/分左右，可出现低血压、头晕、心悸、心绞痛，甚至心源性休克。颈静脉搏动快于心室率。心脏听诊，最常见的是快而规则的心率(150 次/分左右)，房室比例为 2∶1 下传。当房室比例呈 3∶1 或 4∶1 下传时，则心率减慢，此时仔细听诊可听到快而低的心房收缩音。

（3）心电图特征：①P 波消失，变为规律的锯齿状扑动波(F 波)，频率为 250～350 次/分。②QRS波群形态一般正常。③F 波与 QRS 波群成某种固定的比例，最常见的比例为 2∶1 房室传导，有时比例关系不固定，则引起心室律不规则(图 2-3-10)。

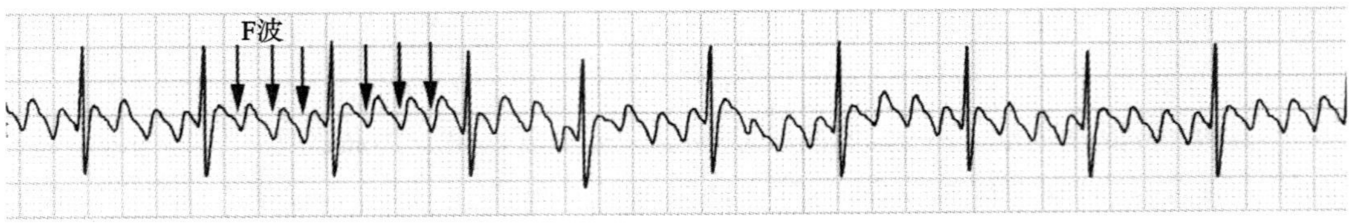

图 2-3-10 心房扑动心电图

（4）治疗要点：治疗原发病。最有效的终止心房扑动的方法是同步直流电复律。血流动力学稳定者，可选用维拉帕米等药物治疗，亦可取得良好疗效。心房扑动合并冠心病、心力衰竭等时，应选择胺碘酮。还可经导管射频消融术治疗，效果较好，多数患者可根治。

2. 心室扑动 心室扑动(ventricular flutter)简称室扑，是一种严重的室性异位心律，心电图表现：QRS 波群和 T 波难以辨认，代之以较为规则、振幅大的正弦波群，150～300 次/分。心室扑动与心率较快的室性心动过速难以区别，心室扑动通常为心室颤动的前奏。

（1）病因：常见于缺血性心脏病，如不稳定型心绞痛、急性心肌梗死、心力衰竭；扩张型和肥厚型心肌病；心房颤动伴预激综合征患者。可继发于持续低温、电击或雷击。

（2）临床表现：心室扑动和心室停搏没有明显差别，均可因心脏泵血功能中止而导致意识丧失、抽搐、呼吸暂停甚至死亡。查体时，检测不到血压、听不到心音。最终心脏电活动停止。

（3）心电图特征：所有窦性波形消失，变为连续、规律的大幅度正弦波形(心室扑动波)，频率为 150～300 次/分(图 2-3-11)。

（4）治疗要点：处理原则为遵循基础生命支持及高级生命支持指南，首先体外除颤，继而实施体

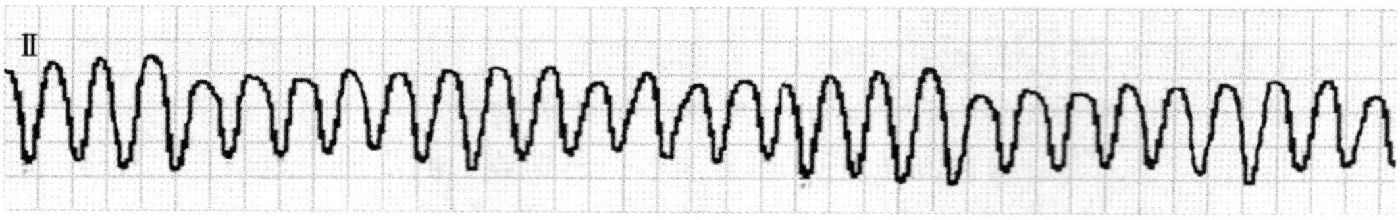

图 2-3-11　心室扑动心电图

外心脏按压及使用人工呼吸机以维持基本循环及通气功能，然后给予持续高级生命支持。

3. 心房颤动　心房颤动(atrial fibrillation，AF)简称房颤，是临床常见的心律失常之一，是指规则有序的心房电活动丧失，代之以快速无序的颤动波，是严重的心房电活动紊乱。房颤不仅影响患者生活质量，严重者还可发生血栓栓塞等并发症。

(1) 病因：多见于有原发性心血管病的患者，常发生于器质性心脏病患者，如冠心病、风湿性心脏病等。当其他慢性疾病患者发生代谢性紊乱时也可发生心房颤动，还有部分心房颤动的发生病因不明。正常人在激动、运动、大量饮酒时亦可发生。

(2) 临床表现：心房颤动症状的轻重受心室率快慢的影响。心室率不快时可无症状，多数可有心悸、胸闷、心慌、气短；心室率高于 150 次/分时可诱发心绞痛或心力衰竭。部分可出现体循环动脉栓塞，栓子来自左心房，多在左心耳部；以脑栓塞最常见。心脏听诊节律绝对不规则，第一心音强弱不等，心室率快时可有脉搏短绌(脉率低于心率)。

(3) 心电图特征：①P 波消失，变为大小不等、形态不一及间隔不匀的颤动波(f 波)，频率为 350～600 次/分。②QRS 波群形态一般正常。③RR 间期绝对不整，心室律极不规则，频率通常为 100～160 次/分(图 2-3-12)。

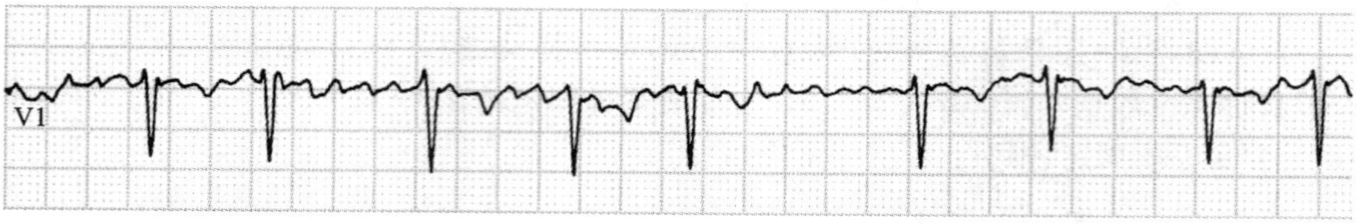

图 2-3-12　心房颤动心电图

(4) 治疗要点：治疗基础心脏病，控制诱发因素。药物复律可选用胺碘酮、普罗帕酮等抗心律失常药物、抗凝药物；转复和维持窦性心律，选用钙通道阻滞剂、洋地黄控制心室率；华法林抗凝，预防栓塞并发症。伴血流动力学障碍如血压下降、急性心力衰竭时，首选同步直流电复律；其他可选择导管射频消融术(根治疗法)或人工心脏起搏器植入、手术治疗等。

知识链接

心房颤动的分类

2012 欧洲心脏病学会(ESC)心房颤动诊疗指南关于心房颤动的分类如下。

(1) 阵发性心房颤动：持续时间一般少于 48 h，可以自行终止，最长持续时间不超过 7 天。

(2) 持续性心房颤动：持续时间超过 7 天，或不足 7 天但需紧急药物或同步直流电复律的心房颤动。

(3) 长期持续性心房颤动：心房颤动时间持续超过 1 年并拟采取节律转复治疗者。

(4) 永久性心房颤动：心房颤动时间持续超过 1 年，患者已习惯心房颤动状态，不准备转复者。

4. 心室颤动 心室颤动(ventricular fibrillation, VF)简称室颤，是指心室发生无序的激动，导致心室规律有序的激动和舒缩功能消失。其为功能性的心脏停搏，是致死性心律失常中的一种。

(1) 病因：心室颤动是心脏性猝死的常见原因(约占80%)，常见于缺血性心脏病。此外，抗心律失常药物，特别是引起QT间期延长与尖端扭转的药物，严重缺氧、缺血、预激综合征合并心房颤动与极快的心室率、电击伤等亦可引起。

一颗血栓的"乔迁"

(2) 临床表现：发病突然、意识丧失、抽搐、呼吸停顿甚至死亡。听诊心音消失、无大动脉搏动、血压测不出、发绀和瞳孔散大等。

(3) 心电图特征：所有窦性波形消失，变为形状、频率、振幅高低各异、完全无规则的波浪状曲线(室颤波)，频率为150～500次/分(图2-3-13)。

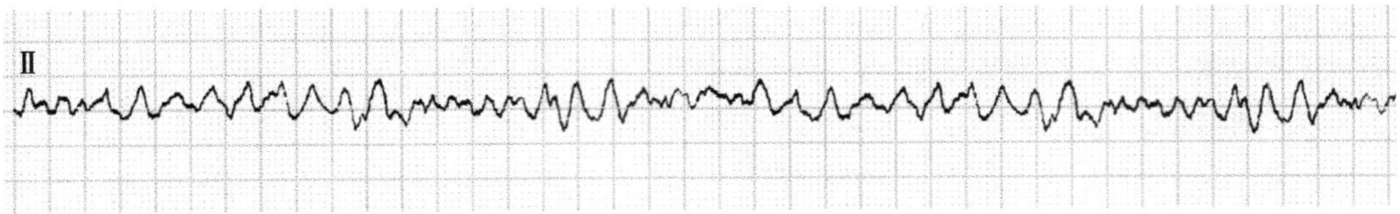

图2-3-13 心室颤动心电图

(4) 治疗要点：心室颤动发生后应立即进行抢救，力争在数分钟内建立有效的呼吸和循环，否则脑细胞将发生不可逆性损伤，最终导致死亡。有条件时应立即行电复律。抢救成功后，应积极治疗原发病和改善心功能，并可考虑使用植入型心律转复除颤器(ICD)以预防心源性猝死的发生。

(五) 房室传导阻滞

突发心室颤动，时间就是生命！

房室传导阻滞是指冲动从心房传到心室的过程中受到不同程度的延迟或中断。按阻滞的程度可分为三度，一度房室传导阻滞指传导时间延长；二度房室传导阻滞指心房冲动部分不能传入心室，即心搏脱漏；三度房室传导阻滞指心房冲动完全不能传入心室。因此，一、二度房室传导阻滞又称为不完全性房室传导阻滞，三度房室传导阻滞称为完全性房室传导阻滞。

【病因】

多见于急性心肌梗死、冠状动脉痉挛、病毒性心肌炎、心肌病、电解质紊乱、药物中毒等病理情况下。正常人或运动员可出现二度Ⅰ型(文氏型)房室传导阻滞，与迷走神经张力增高有关，常发生在夜间。

【临床表现】

不同程度房室传导阻滞的主要表现：①一度房室传导阻滞除原发病症状外，可无其他表现。②二度Ⅰ型房室传导阻滞可有心悸、心搏脱漏感；二度Ⅱ型可有头晕、乏力、心悸、胸闷等症状。③三度房室传导阻滞可出现疲乏、晕厥、心绞痛、心力衰竭和阿-斯综合征。三度房室传导阻滞最容易发生阿-斯综合征，如不及时抢救常导致猝死。

1. 一度房室传导阻滞 一度房室传导阻滞是指房室传导时间延长，超过正常范围，但每个心房激动仍能传入心室，亦称房室传导延迟。

(1) 心电图特征：①PR间期延长，成人PR间期>0.20 s；儿童(14岁以下)PR间期≥0.18 s。②无QRS波群脱落，即每个P波后均有QRS波群。③心率无显著改变时，PR间期较先前延长0.04 s以上，即使PR间期在正常范围仍可诊断(图2-3-14)。

(2) 治疗要点：一度房室传导阻滞通常不产生血流动力学改变，对无症状、无低血压或窦性心动过缓者无须特殊处理，主要针对原发病进行治疗；对心率较慢又有明显症状者可口服阿托品或氨茶碱。

2. 二度房室传导阻滞 二度房室传导阻滞是电激动自心房传至心室过程中有部分传导中断，即有心室脱漏现象，可同时伴有房室传导延迟。二度房室传导阻滞可分两型：①二度Ⅰ型(文氏型)

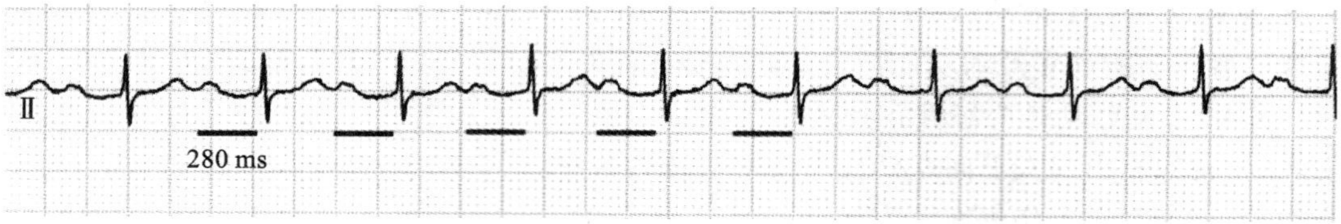

图 2-3-14　一度房室传导阻滞心电图

房室传导阻滞：心电图表现为 PR 间期逐渐延长直至 QRS 波群脱落（P 波不能下传），RR 间期逐渐缩短直至一个 P 波不能下传，包含受阻 P 波在内的 RR 间期小于正常窦性 PP 间期的两倍，通常以 P 波数与 P 波下传数的比例来表示房室传导阻滞的程度。②二度Ⅱ型（莫氏型）房室传导阻滞：心电图表现为 PR 间期固定，每隔一个或数个心动周期出现一个或数个心室漏搏，下传心动周期的 PR 间期可正常或延长。心室漏搏次数越多，心室率越慢，预后越差。

（1）心电图特征。

二度Ⅰ型房室传导阻滞：①PR 间期逐渐延长，直至 P 波后 QRS 波群脱落，PR 间期又恢复以前时限。②QRS 脱落造成的长 RR 间期小于两个 PP 间期之和。③最常见的房室传导比例为 3∶2 或 5∶4（图 2-3-15）。

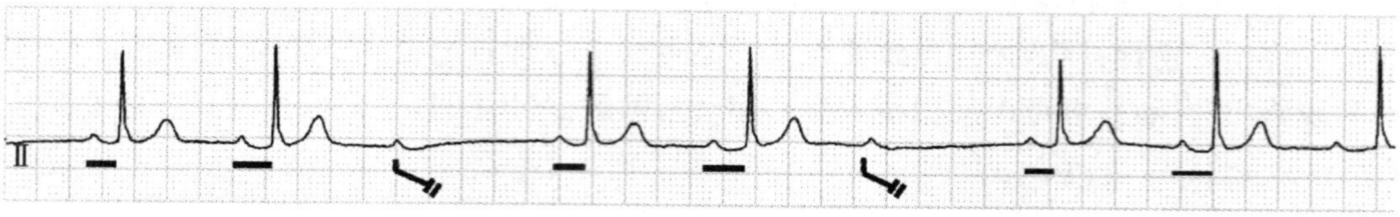

图 2-3-15　二度Ⅰ型房室传导阻滞心电图

二度Ⅱ型房室传导阻滞：①PR 间期固定（正常或延长）。②每隔 1 个、2 个或 3 个 P 波后有 QRS 波群脱落，形成2∶1、3∶1或3∶2等不同比例的房室传导。③QRS 波群形态一般正常（图 2-3-16）。

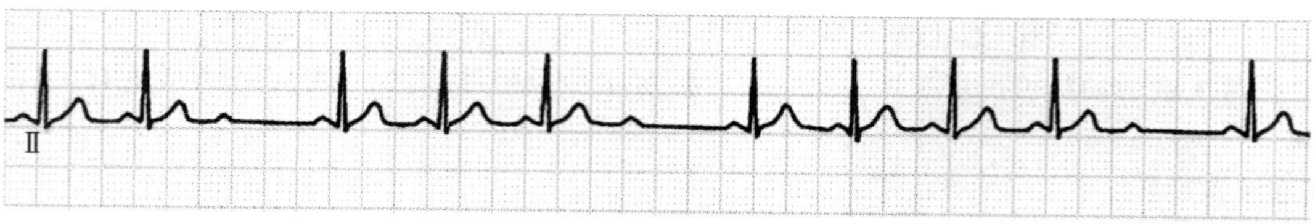

图 2-3-16　二度Ⅱ型房室传导阻滞心电图

（2）治疗要点：因阻滞的位置不同治疗也不同。当阻滞区位于房室结者（如绝大多数的二度Ⅰ型房室传导阻滞），通常无须治疗，但需定期随访。阻滞区位于希氏-浦肯野系统内的二度Ⅰ型房室传导阻滞，须积极治疗原发病，去除诱因，以及对症处理，并应考虑心脏起搏治疗。

3. 三度房室传导阻滞　三度房室传导阻滞是指当来自房室交界区以上的激动完全不能通过阻滞部位时，房室间的传导完全被阻断，全部心房冲动不能传入心室，在阻滞部位以下的潜在起搏点就会发生激动，造成心房和心室独立活动，房室之间完全脱节，出现房室交界性逸搏心律（QRS 波群形态正常，频率一般为 40～60 次/分）或室性逸搏心律（QRS 波群形态宽大、畸形，频率一般为 20～40 次/分），以房室交界性逸搏心律多见。三度房室传导阻滞患者在 50 岁以上较多，年轻患者中三度房室传导阻滞以暂时性者较多。男性患者较女性多。

（1）心电图特征：①PP、RR 间期各自相等，P 波与 QRS 波群完全脱离。②心房率大于心室率。③QRS 波群形态和时限取决于阻滞部位，位于希氏束及其附近，心室率 40～60 次/分，QRS 波群形态正常；位于希氏束分叉以下，心室率＜40 次/分，QRS 波群宽大、畸形（图 2-3-17）。

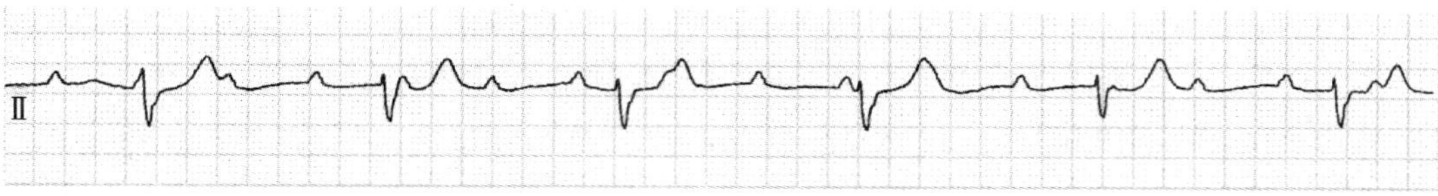

图 2-3-17　三度房室传导阻滞心电图

(2) 治疗要点:三度房室传导阻滞是一种严重而又危险的心律失常,必须及时积极处理。一方面应积极寻找病因,并针对病因进行治疗,如及时控制各种感染性疾病,纠正电解质紊乱,解救洋地黄药物中毒,治疗心肌炎、心肌病等原发病;另一方面针对房室传导阻滞进行治疗。

(六) 心律失常患者的护理

【常见护理诊断/问题】

1. 活动无耐力　与心律失常导致心排血量减少有关。

2. 焦虑　与病情反复发作,治疗效果不佳等有关。

3. 有受伤的危险　与心律失常引起的头晕或晕厥有关。

4. 潜在并发症　心源性休克、猝死。

5. 知识缺乏　缺乏有关心律失常方面的知识。

【护理措施】

1. 一般护理

1) 休息与活动　①无器质性心脏病的良性心律失常者,鼓励其正常生活,从事轻体力工作,注意劳逸结合,避免诱发因素。②当心律失常导致胸闷、头晕、心悸等不适时,采取舒适体位,避免左侧卧位。③严重心律失常者,应绝对卧床休息。

2) 氧疗护理　心律失常伴有气促、发绀等呼吸困难症状时,遵医嘱给予吸氧,氧流量 2～4 L/min。

3) 饮食护理　给予低脂、易消化、清淡、富有营养的饮食,少量多餐,避免过饱,避免饮用浓茶、咖啡、可乐或进易产气、辛辣刺激性食物,戒烟、酒。

4) 生活护理　患者卧床期间做好皮肤、口腔等护理。防止便秘,心动过缓者避免用力屏气排便。

2. 病情观察

1) 常规监测　①观察心律失常的表现。②监测心电图变化。③心房颤动患者同时测量心率及脉率,观察有无脉搏短绌及血栓栓塞表现。④注意患者意识、血压等情况,及时预防和发现心源性休克。⑤出现晕厥时,详细询问诱因、时间及过程。

2) 严重心律失常患者的监护　安置于冠心病监护病房(CCU),持续 24 h 心电监护,密切观察并记录有无猝死的危险征兆。①潜在猝死危险的心律失常:频发、成对的、多源性及 RonT 现象的室性期前收缩,二度Ⅱ型房室传导阻滞。②随时有猝死危险的心律失常:阵发性室性心动过速、心室扑动、心室颤动、三度房室传导阻滞。一旦发生,立即报告医生。

3. 治疗配合

1) 抢救配合　①患者突然出现心悸、气促、心绞痛等症状时提示可能会发生猝死,应立即嘱患者停止活动,通知医生,采取半坐卧位,给氧,持续心电监护,密切观察病情并做好抢救准备。②患者突然出现意识丧失、呼吸停止、大动脉搏动消失等猝死表现时,应立即报告医生,建立静脉通路,遵医嘱及时给予抗心律失常药物、抢救药物及除颤器或临时起搏器等。

2）用药护理　严格遵医嘱给予抗心律失常药物，静脉给药时输液速度宜缓慢（腺苷除外），注意用药前、中、后的心率、心律和心电图的变化，以判断疗效及不良反应。用药时应注意：①奎尼丁有较强的心脏毒性作用。②利多卡因静脉注射时不可过快、过量，以免导致传导阻滞、呼吸抑制和心脏停搏。③普萘洛尔、美托洛尔可引起心动过缓、房室传导阻滞等。④严重心力衰竭、低血压或三度房室传导阻滞患者禁用维拉帕米。

3）心脏电复律的护理

（1）适应证：①非同步电复律适用于心室颤动和心室扑动。②同步电复律适用于心房颤动和心房扑动、室上性及室性心动过速。

（2）禁忌证：①病史长。②心脏（尤其左心房）明显扩大。③心房有血栓形成或近 3 个月内有栓塞史。④伴二度Ⅱ型或三度房室传导阻滞的心房颤动或心房扑动。⑤洋地黄中毒或低血钾患者。⑥伴病态窦房结综合征的异位性快速型心律失常。

（3）复律注意事项：①遵医嘱停用洋地黄类药物 1～3 天，复律前 1～2 天口服奎尼丁。②嘱患者复律当日早晨禁食，排空膀胱。③复律过程中医护人员注意身体的任何部位均不要直接接触铁床及患者。

（4）电复律后护理：①卧床休息 1 天，清醒后 2 h 禁食。②持续心电监护 24 h，密切观察生命体征，每隔半小时测量直至平稳。③电击局部皮肤如有烧伤，应给予处理。

4）心脏起搏器安置术后护理

（1）持续心电监护 24 h。绝对卧床 1～3 天，取平卧位或半坐卧位，避免压迫植入侧。

（2）6 周内限制体力活动，植入侧手臂、肩部应避免过度活动，避免剧烈咳嗽等以防电极移位或脱落，避开强磁场和高电压场所。

（3）遵医嘱给予抗生素治疗同时注意伤口有无渗出和感染。

（4）做好患者的术后宣教。

4. 心理护理

（1）向患者说明心律失常的可控性，减轻其紧张不安感。

（2）告知焦虑、精神紧张或情绪激动可诱发和加重心律失常，帮助患者学会自我调节情绪，通过散步、读书或交谈等方式转移注意力。

（3）指导患者采用放松技术，如深呼吸、静坐、肢体放松等。必要时遵医嘱给予镇静剂。

（4）病情允许时，鼓励探视，告知患者家庭和社会支持对患者情绪稳定、疾病恢复的重要性，应及时了解患者的需要，尽可能帮助其解决问题。

5. 健康指导

1）生活指导　①避免重体力劳动和过度疲劳，保证充足的休息与睡眠。②饮食宜清淡，少量多餐，避免摄入刺激性食物，忌喝咖啡、浓茶等。③保持大便通畅，避免用力排便而加重心律失常。④有晕厥病史者避免从事驾驶、高空作业等有危险的工作。

2）用药指导　①告知继续遵医嘱服药的重要性。②教会患者观察药物疗效和不良反应。

3）自我监测指导　①教会患者家属测脉搏的方法，如心率＜60 次/分，或心率＞100 次/分，或脉率快慢不一、强弱不等时，需及时就诊。②对反复发生严重心律失常，危及生命者，还应教会其家属心肺复苏术以备急用。

练习与思考

一、单项选择题（在线答题）

二、填空题

在线答题

练习与思考答案

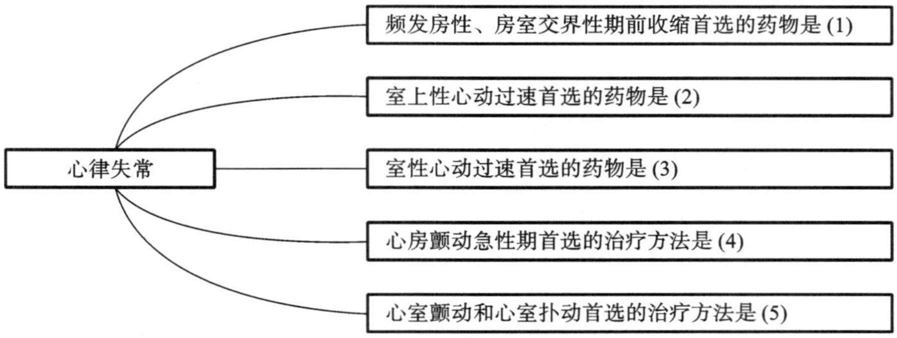

填空题答题处：

(1)______________；(2)______________；(3)______________；(4)______________；

(5)______________。

三、简答题

1. 临床上最常见的心律失常是什么？最危重的心律失常是什么？
2. 室性期前收缩 QRS 波群的特点是什么？其前有无 P 波？
3. 心房颤动心电图中代替 P 波的是什么波？其频率是多少？
4. 心室颤动心电图的特点是什么？

（广东省食品药品职业技术学校　曾丽智）

第四节　心脏瓣膜病

学习目标

1. 掌握心脏瓣膜病患者的身体状况、护理诊断/问题和护理措施。
2. 熟悉心脏瓣膜病的病因及治疗要点。
3. 了解心脏瓣膜病的发病机制。
4. 能正确评估心脏瓣膜病患者的病情，提供患者疾病预防及饮食运动的健康指导。
5. 尊重、关爱患者，具备敬佑生命的职业精神；具备综合分析心脏瓣膜病患者病情的能力及团队协作能力。

案例思考

患者，女性，32 岁，发热，肘、膝关节红肿疼痛，每年间断发作 5～8 次，持续 4 年。因气候变冷受凉，加重 1 周，上楼梯时感到气急、胸闷、心前区隐痛，休息后消失。

查体：T 38 ℃，R 20 次/分，BP 112/80 mmHg，HR 92 次/分，律齐，心尖部轻度舒张期闻及隆隆样杂音，两肺呼吸音清，腹软，肝脾未触及，下肢无凹陷。

请思考：

1. 该患者可能患有何病？依据是什么？

2. 列出患者目前主要的护理诊断/问题。

3. 该患者目前的心功能属于几级？该如何指导其休息与活动？

【中国梦·践行者】研发出"中国心"瓣膜，罗征祥："治病救人"是我一生的追求

心脏瓣膜病(valvular heart disease)是由炎症、黏液样变性、退行性改变、先天畸形、缺血性坏死、创伤等原因引起的单个或多个瓣膜结构(包括瓣叶、瓣环、腱索或乳头肌)的功能或结构异常，导致瓣膜口狭窄和(或)关闭不全的一类心脏病。其中以二尖瓣受累最为常见，其次是主动脉瓣。

心脏瓣膜病是临床上常见的心脏病之一。近年来，随着生活及医疗条件的改善，风湿性心脏病的人群患病率正在降低，尽管黏液样变性及老年瓣膜钙化退行性改变所致的心脏瓣膜病日益增多，但我国目前仍以风湿性心脏瓣膜病(又称风湿性心脏病)最为常见。风湿性心脏瓣膜病患者中二尖瓣受累者约占70%，二尖瓣合并主动脉瓣病变者占20%～30%，单纯主动脉瓣病变者占2%～5%，三尖瓣和肺动脉瓣病变者少见。

【病理生理改变】

慢性、反复发作的风湿性心脏瓣膜炎症和结缔组织增生，使瓣叶增厚、变形，瓣叶间粘连，导致瓣膜口狭窄，早期呈隔膜型；晚期瓣叶明显增厚、纤维化、钙化，腱索及乳头肌粘连、缩短，整个瓣膜口呈漏斗形，常伴有关闭不全。瓣膜口的狭窄和(或)关闭不全引起血流动力学和心脏负荷的变化。

1. 二尖瓣狭窄 正常人二尖瓣口面积为4～6 cm^2。当瓣口面积减小至2 cm^2 以下时，左心房压力升高，左心房代偿性扩大、肥厚。此时患者多无症状，心脏为代偿期表现；当瓣口面积<1.5 cm^2 时，左心房压力升高，导致肺循环淤血、肺循环压力增高，临床上出现劳力性呼吸困难等左心房失代偿期表现；长期肺循环压力增高，右心室压力负荷过重，引起右心肥厚、扩大，最终导致右心衰竭。

2. 二尖瓣关闭不全 由于二尖瓣关闭不全，左心室收缩时血液从左心室返回左心房，左心房容量负荷增加，左心房内增多的血液在心室舒张期又流入左心室，使左心室容量负荷过重，引起左心室扩大、肥厚，最终发生左心衰竭。此时，左心房压和左心室舒张末压明显上升，导致肺淤血、肺动脉高压和右心衰竭。

3. 主动脉瓣狭窄 主动脉瓣狭窄使左心室射血阻力增加，左心室代偿性肥厚；失代偿时，左心室射血减少，而心肌耗氧量增加，引起心肌缺血、纤维化，导致左心衰竭。

4. 主动脉瓣关闭不全 主动脉瓣关闭不全时，左心室容量负荷增加，使左心室扩大、肥厚，由于舒张期主动脉内压降低，冠状动脉灌注减少，导致心肌缺血，最终引起左心衰竭。

【护理评估】

(一) 健康史

询问患者有无风湿热、慢性咽炎、扁桃体炎等链球菌感染史；有无风湿活动、呼吸道感染、心律失常、过度劳累、情绪激动等诱发因素。

(二) 身体状况

1. 二尖瓣狭窄

1) 症状

(1) 呼吸困难：最常见的早期症状，劳累、精神紧张、性活动、感染、妊娠或心房颤动为其诱因。多先有劳力性呼吸困难，随狭窄加重，出现夜间阵发性呼吸困难和端坐呼吸。

(2) 咯血：有以下几种情况。①突然咯大量鲜血，常见于严重二尖瓣狭窄，也可为首发症状。支气管静脉同时回流入体循环静脉和肺静脉，当肺静脉压突然升高时，黏膜下曲张的支气管静脉破裂

引起大量咯血，而后肺静脉压减低，咯血可自动停止。②咳嗽时有血性痰或痰中带血。③急性肺水肿时咳大量粉红色泡沫样痰。④肺梗死伴咯血为本病晚期并发慢性心力衰竭时少见的情况。

(3) 咳嗽：常见，尤其在冬季明显。部分患者在平卧时干咳，可能与支气管黏膜淤血水肿易患支气管炎或左心房增大压迫左主支气管有关。

(4) 声音嘶哑：较少见，由扩大的左心房和肺动脉压迫左喉返神经所致。

2) 体征

(1) "二尖瓣面容"，口唇轻度发绀，双颧绀红，见于重度二尖瓣狭窄者。

(2) 心尖区局限性舒张期隆隆样杂音是二尖瓣狭窄的特征性体征，常伴舒张期震颤。

(3) 心尖区闻及第一心音亢进和开瓣音，提示瓣膜弹性尚好。

(4) 肺动脉瓣区第二心音亢进或伴分裂，提示肺动脉高压、右心受累。

(5) 右心室扩大伴三尖瓣关闭不全时，在三尖瓣听诊区可闻及全收缩期吹风样杂音。

3) 并发症

(1) 心房颤动：最常见，为相对早期的并发症，起始为阵发性，可发展为慢性心房颤动。心房颤动的发生率随左心房增大和年龄增长而增高。心房颤动可导致心排血量减少，更易诱发或加重心力衰竭。

(2) 心力衰竭：晚期常见并发症，也是主要的死亡原因。

(3) 急性肺水肿：重度二尖瓣狭窄的严重并发症，如不及时救治，可能致死。

(4) 血栓栓塞：20%的患者发生体循环栓塞，其中 2/3 为脑动脉栓塞，其余依次为外周动脉和内脏动脉（脾、肾和肠系膜动脉）栓塞。栓子大多来自左心耳或左心房，80%的体循环栓塞患者有心房颤动。心房颤动和右心衰竭时，可在右心房形成附壁血栓，引起肺栓塞。

(5) 其他：肺部感染常见，晚期常有右心衰竭，感染性心内膜炎较少见。

4) 辅助检查

(1) X 线检查：轻度二尖瓣狭窄时，X 线表现可正常。中、重度狭窄，左心房显著增大时，心影呈梨形（二尖瓣型心脏）。

(2) 心电图：左心房增大，可出现"二尖瓣型 P 波"，P 波宽度>0.12 s，伴切迹。QRS 波群示电轴右偏和右心室肥厚。

(3) 超声心动图：明确和量化诊断二尖瓣狭窄的可靠方法。M 型超声心动图示二尖瓣前叶活动曲线 EF 斜率降低，双峰消失，前后叶同向运动，呈"城墙样"改变。二维超声心动图可显示狭窄瓣膜的形态和活动度，测量瓣口面积。彩色多普勒血流成像可实时观察二尖瓣狭窄的射流。经食管超声心动图有利于左心房附壁血栓的检出。

2. 二尖瓣关闭不全

1) 症状　轻度二尖瓣关闭不全者可终身无症状，严重反流时有心排血量减少，首先出现的突出症状是疲乏无力，肺淤血的症状如呼吸困难出现较晚。随着病情的发展，可表现为腹胀、纳差、肝脏淤血肿大、水肿和胸腔积液、腹水等右心衰竭的症状，与此同时，左心衰竭的症状有所减轻。

2) 体征　心尖搏动向左下移位，第一心音减弱，心尖区可闻及全收缩期高调吹风样杂音向左腋下和左肩胛下区传导，伴震颤。

3) 并发症　与二尖瓣狭窄相似，但感染性心内膜炎较二尖瓣狭窄时多见，而体循环栓塞比二尖瓣狭窄时少见。

4) 辅助检查

(1) X 线检查：慢性重度反流常见左心房、左心室增大，增大的左心房可推移和压迫食管，左心衰竭时可见肺淤血和间质性肺水肿征。

(2) 心电图：慢性重度二尖瓣关闭不全心电图主要表现为左心房肥厚，部分有左心室肥厚和非特异性 ST-T 改变，少数有右心室肥厚征，心房颤动常见。

(3) 超声心动图:M型和二维超声心动图不能确定二尖瓣关闭不全。脉冲多普勒超声和彩色多普勒血流成像可在二尖瓣左心房侧探及明显收缩期反流束,诊断二尖瓣关闭不全的敏感性几乎达100%,且可半定量反流程度。二维超声心动图还可显示二尖瓣结构的形态特征,有助于明确病因。

(4) 其他:放射性核素心室造影,可测定左心室收缩、舒张末期容量和休息、运动时射血分数以判断左心室收缩功能,通过左心室与右心室心搏出量之比值评估反流程度。左心室造影,通过观察收缩期造影剂反流入左心房的量,亦可半定量反流程度。

3. 主动脉瓣狭窄

1) 症状

(1) 呼吸困难:劳力性呼吸困难见于95%的有症状患者,常为首发症状;进而可发生夜间阵发性呼吸困难、端坐呼吸和急性肺水肿。

(2) 心绞痛:见于60%的有症状患者,是重度主动脉瓣狭窄患者最早出现也是最常见的症状。常由运动诱发,休息后缓解,主要由心肌缺血引起。

(3) 晕厥:见于1/3的有症状患者,由脑缺血引起,多发生于直立、运动中或运动后即刻,少数在休息时发生。

2) 体征　心尖搏动相对局限、持续有力,主动脉瓣第一听诊区可闻及粗糙而响亮的吹风样收缩期杂音,听诊在胸骨右缘第1、2肋间最为清楚,并向颈动脉传导,常伴震颤。严重主动脉瓣狭窄者,同时触诊心尖部和颈动脉,可发现颈动脉搏动明显延迟。在晚期,收缩压和脉压均下降。

3) 并发症

(1) 心律失常:10%的患者可发生心房颤动,可致严重低血压、晕厥或肺水肿;左心室肥厚、心肌缺血可致室性心律失常;严重者可致晕厥,甚至猝死。

(2) 心脏性猝死:仅见于1%～3%的患者。

(3) 心力衰竭:发生于左心衰竭后,自然病程明显缩短,因此终末期的右心衰竭少见。

(4) 其他:感染性心内膜炎、体循环栓塞、胃肠道出血,较少见。

4) 辅助检查

(1) X线检查:心影正常或左心室轻度增大,左心房可能轻度增大,升主动脉根部常见狭窄后扩张。

(2) 心电图:重度狭窄者有左心室肥厚伴继发性ST-T改变,可出现心律失常。

(3) 超声心动图:明确诊断和判定狭窄程度的重要方法。二维超声心动图对探测主动脉瓣异常敏感,有助于显示瓣膜结构。多普勒超声可测出主动脉瓣瓣口面积及跨瓣压差,从而评估其狭窄程度。

(4) 其他:放射性核素检查有助于判断心腔大小,心脏各腔室的舒张功能,评估反流程度;心导管检查可同步测定左心室与主动脉内压力,并计算压差。

4. 主动脉瓣关闭不全

1) 症状

(1) 急性:轻者无症状,重者出现左心衰竭和低血压。

(2) 慢性:可多年无症状,最先出现的症状为心悸、心前区不适、头部动脉搏动感等。晚期出现左心衰竭的表现。常有体位性头晕,心绞痛较主动脉瓣狭窄少见。

2) 体征

(1) 急性:无明显周围血管征,心尖搏动正常,心动过速常见,第一心音减低,肺动脉瓣区第二心音增强,第三心音常见,主动脉瓣舒张期杂音较慢性者短且音调低。

(2) 慢性:心尖搏动呈抬举样并向左下移位,胸骨左缘第3、4肋间可闻及高叹气样递减型舒张期杂音,并向心尖部传导,前倾坐位和深呼气时易听到。严重主动脉瓣关闭不全时,收缩压升高,舒张压降低,脉压增大,可出现周围血管征,如颈动脉搏动明显、随心脏搏动的点头征、毛细血管搏动征、水冲脉、枪击音等。

3）并发症　感染性心内膜炎、室性心律失常、心力衰竭常见，心脏性猝死少见。

4）辅助检查

（1）X 线检查：左心室、左心房增大，心影呈靴形（主动脉型），伴升主动脉扩张、迂曲，主动脉弓突出，搏动明显。

（2）心电图：常见窦性心动过速和非特异性 ST-T 改变，左心室肥厚。

（3）超声心动图：二维超声心动图可显示瓣膜和主动脉根部的形态改变，有助于病因确定。彩色多普勒血流成像为确定主动脉瓣反流最敏感的方法。

（4）其他：放射性核素心室造影用于判断左心室功能和评估反流程度。磁共振成像对诊断主动脉夹层分离极准确。考虑外科治疗时，可行选择性主动脉造影。

（三）心理-社会状况

风湿性心脏病患者因病程长、反复发作、并发症困扰、社会支持差等而出现焦虑、压抑、敏感、多疑等心理问题。

（四）治疗要点

早期主要为内科治疗，治疗原则是预防风湿活动，控制病情进展，改善心功能，减轻症状，防治并发症。必要时行介入或外科手术治疗，如经皮球囊瓣膜成形术或分离术、瓣膜修补术和人工瓣膜置换术等。

1. 一般治疗　无症状者应避免剧烈体力活动，每 6～12 个月门诊随访一次；避免诱发心力衰竭的各种因素，如急性感染、贫血等；如有呼吸困难、心慌等，应减少体力活动，注意休息，限制钠盐摄入，必要时遵医嘱口服利尿剂；有风湿活动者；给予抗风湿治疗，如肌内注射苄星青霉素、口服阿司匹林等。

2. 防治并发症

（1）心力衰竭：见本章第二节“心力衰竭”相关内容。

（2）心律失常：心房颤动者控制心室率，争取恢复和维持窦性心律，预防血栓栓塞；慢性心房颤动者，行电复律或药物转复律，恢复窦性心律后需长期口服抗心律失常药物，以避免或减少复发。

（3）预防栓塞：慢性心房颤动者，如无禁忌证，应长期服用华法林。房颤复律前 3 周和复律成功后 4 周，需口服抗凝药物以预防栓塞。

3. 外科治疗　解决心脏瓣膜病的根本措施主要有人工瓣膜置换术。

4. 介入治疗　主要针对单纯二尖瓣狭窄、主动脉瓣狭窄，可行经皮球囊瓣膜成形术。

知识链接

人工瓣膜如何选择

人工瓣膜选择最新指南建议：年龄＜60 岁首选机械瓣膜，年龄＞65 岁首选生物瓣膜。多项研究数据表明，在相同年龄组，生物瓣膜和机械瓣膜置换术后远期生存率相当，而随着年龄的增加，机械瓣膜出血风险增加，生物瓣膜再手术风险降低。术后 10 年内机械瓣膜和生物瓣膜的再手术率相似，而 10 年后生物瓣膜衰败，再手术率增高。对于需要瓣膜置换的任何年龄段的患者，若有抗凝治疗的禁忌证或依从性差，应建议使用生物瓣膜。生物瓣膜结构退化的发生率在年轻患者（年龄＜50 岁）中更高。而对于年龄超过 65 岁或有多种合并症的患者，生物瓣膜可能更合适。一般而言，接受机械瓣膜置换的患者因抗凝而有更高的出血风险，而接受生物瓣膜置换的患者由于瓣膜结构退化而再手术率更高，并且存活率可能降低。

【常见护理诊断/问题】

1. 体温过高　与风湿活动或并发感染有关。

2. 气体交换受损　与肺淤血有关。

3. 活动无耐力　与肺淤血及体循环缺血、缺氧有关。

4. 知识缺乏　缺乏疾病的预防及治疗等相关知识。

5. 潜在并发症　心力衰竭、心律失常、栓塞、猝死等。

【护理措施】

（一）一般护理

1. 休息与活动　心功能代偿期一般体力活动不限制，但要注意多休息，以降低心脏耗氧量，减轻心脏负担。心功能失代偿期应卧床休息，限制活动量，协助生活护理，待病情好转后逐渐增加活动量。左心房内有巨大附壁血栓者应绝对卧床休息，以防血栓脱落造成其他部位的栓塞。病情允许时应鼓励并协助患者翻身、活动下肢或下床活动，防止下肢深静脉血栓形成。

2. 饮食　给予高热量、高蛋白质、富含维生素、易消化的食物。有心力衰竭时应限制钠盐和水的摄入，少量多餐，多吃蔬菜、水果，保持大便通畅。

3. 预防感染　保持病房清洁、空气清新，限制探视。卧床患者应每 2 h 翻身拍背一次，防止肺部感染。做好皮肤、口腔护理，预防压疮形成。

（二）病情观察

1. 监测生命体征　每 4 h 测量体温 1 次，观察热型，以协助诊断；观察有无风湿活动的表现，如皮肤环形红斑、皮下结节、关节红肿及疼痛不适等。

2. 观察并发症　观察有无呼吸困难、乏力，食欲减退、少尿等症状，检查有无肺部湿啰音，肝大、下肢水肿等心力衰竭体征，积极预防和控制感染，纠正心律失常、避免劳累和情绪激动，以免诱发或加重心力衰竭；观察心房颤动患者的栓塞征象，防止和及时发现血栓栓塞。

（三）对症护理

根据病情给予间断或持续吸氧及合适的氧流量。指导患者有效咳嗽、咳痰的方法，定时协助患者改变体位、拍背，促进痰液排出以保持呼吸道通畅。每 4 h 测量一次体温，超过 38.5 ℃时给予物理降温，半小时后测量体温并记录降温效果。大量出汗者应勤换衣裤、被褥防止受凉。

（四）用药护理

遵医嘱应用抗心律失常药物、抗血小板聚集药等，密切观察药物疗效及不良反应。风湿活动患者长期甚至终身应用苄星青霉素。阿司匹林的主要不良反应有胃肠道反应，应饭后服药；在使用阿司匹林和华法林过程中，密切观察有无出血倾向，如皮肤黏膜出血、牙龈出血、血尿、排柏油样便等，定期检查凝血酶原时间，必要时遵医嘱给予维生素 K。

（五）心理护理

加强与患者的沟通，耐心向患者解释病情，消除患者的焦虑、紧张情绪，使其积极配合治疗。向患者及其家属详细介绍治疗的方法和目的，缓解患者或家属因不了解介入或手术治疗的效果和顾虑费用而产生的压力。

（六）健康指导

1. 疾病知识指导　告知患者及其家属本病的病因和病程进展特点，并定期门诊复查。有手术适应证者告知患者尽早择期手术，以免失去最佳手术时机。为避免病情加重，一旦发生感染，应尽快就诊；在拔牙、内镜检查、导尿术、分娩、人工流产等前应告诉医生自己有风湿性心脏病史，便于预防性使用抗生素。

2. 用药指导　告诉患者遵医嘱坚持用药的重要性，指导患者正确用药。

3. 生活指导　尽可能改善居住环境中潮湿、阴暗等不良条件，保持室内空气流通、温暖、干燥，阳光充足。日常生活中适当锻炼，加强营养，提高机体抵抗力，预防风湿活动。注意防寒保暖，避免与上呼吸道感染、咽炎患者接触，预防感染。避免重体力劳动、剧烈运动或情绪激动而加重病情。

4. 心理指导 鼓励患者树立信心，做好长期与疾病做斗争以控制病情进展的思想准备。育龄妇女、病情较重不能妊娠者，应做好患者及其配偶的思想工作。

在线答题

练习与思考答案

练习与思考

一、单项选择题（在线答题）

二、填空题

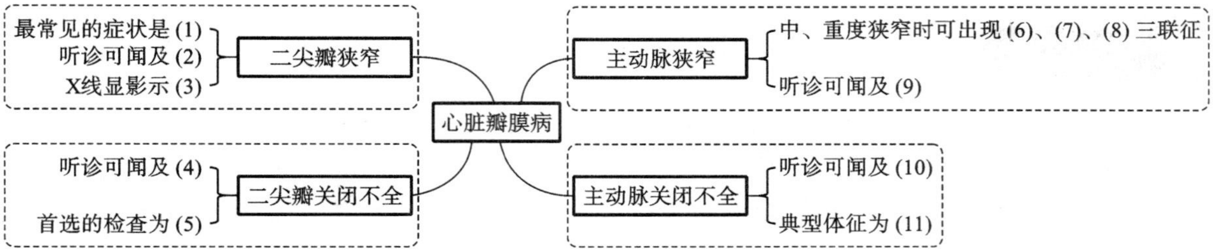

填空题答题处：

(1)__________；(2)__________；(3)__________；(4)__________；

(5)__________；(6)__________；(7)__________；(8)__________；

(9)__________；(10)__________；(11)__________。

三、案例分析题

林某，女，38岁。劳力性呼吸困难2年，伴心悸、气短、下肢水肿加重1周。该患者既往有风湿热病史，2年前开始劳累时出现呼吸困难，休息后可缓解。1周前因劳累致气短加重，夜间不能平卧入睡，伴下肢水肿，尿量减少。查体：T 36.5 ℃，P 90次/分，R 24次/分，BP 105/70 mmHg；端坐呼吸；唇绀；颈静脉怒张；双肺底可闻及湿啰音；心率120次/分，第一心音强弱不等，律不齐，于心尖部可闻及收缩期吹风样杂音及舒张期隆隆样杂音；肝大，肋下2 cm，肝-颈静脉反流征（＋），移动性浊音（＋）；双下肢凹陷性水肿（＋＋）。

请思考：

1. 该患者可能的诊断是什么？
2. 目前该患者可能发生了哪些并发症？
3. 目前该患者主要的护理诊断/问题及护理要点是什么？

（宁波卫生职业技术学院 陈璐）

第五节 冠状动脉粥样硬化性心脏病

学习目标

1. 掌握冠状动脉粥样硬化性心脏病患者的身心状况和主要护理措施。
2. 熟悉冠状动脉粥样硬化性心脏病患者的心电图特点、治疗要点及患者的常见护理诊断/问题。

3. 了解冠状动脉粥样硬化性心脏病的病因及发病机制、临床类型及患者的护理目标和护理评价。

4. 学会对冠状动脉粥样硬化性心脏病患者实施正确的心电监护，协助医生完成各项抢救措施。

5. 具有高度的责任感、团队合作意识和沉着冷静的心理素质，具备敬佑生命、救死扶伤的职业精神和甘于奉献、大爱无疆的社会责任感。

案例思考

患者，男性，53 岁。心前区疼痛 6 年，加重伴呼吸困难 10 h。6 年前常感心前区疼痛，疼痛表现为膨胀性或压迫感，多于劳累、饭后发作，每次持续 3～5 min，休息后减轻。2 个月前疼痛渐频繁，且休息时也发作。10 h 前，患者于睡眠中突感心前区剧痛，并向左肩部、臂部放射，且伴大汗、呼吸困难，咳少量粉红色泡沫样痰，急诊入院。

查体：T 37.8 ℃，P 110 次/分，R 12 次/分，BP 80/40 mmHg。呼吸急促，口唇及指甲发绀，不断咳嗽，咳粉红色泡沫样痰，皮肤湿冷，颈静脉稍充盈，双肺底可闻及湿啰音，心界向左扩大，心音弱。

辅助检查：外周血白细胞 20×10^9/L，中性粒细胞比例 89%，尿蛋白（+），血中尿素氮 30.0 mmol/L，二氧化碳结合力 16.0 mmol/L。临床初步诊断：急性心肌梗死。

请思考：

1. 患者目前存在的主要护理问题是什么？
2. 如何尽快帮助患者缓解心前区不适？

冠状动脉粥样硬化性心脏病（coronary atherosclerotic heart disease）指冠状动脉粥样硬化使血管腔狭窄、阻塞和（或）因冠状动脉功能性改变（痉挛）导致心肌缺血缺氧或坏死而引起的心脏病，也称冠状动脉性心脏病（coronary heart disease，CHD），简称冠心病，亦称缺血性心脏病（ischemic heart disease）。

动脉粥样硬化（atherosclerosis）是由于在动脉内膜集聚的脂质外观呈黄色粥样而得名，是以动脉管壁增厚变硬、失去弹性和血管腔缩小为共同特点的一种最常见、最重要的血管病变。动脉粥样硬化的特点是受累动脉的病变从内膜开始，先后有多种病变合并存在，包括局部脂质和复合糖类积聚、纤维组织增生和钙质沉着形成斑块，并有动脉中层的逐渐退变，继发性病变尚有斑块内出血、斑块破裂和局部血栓形成。冠心病是动脉粥样硬化导致器官病变的最常见类型，也是严重危害人类健康的常见病。随着我国社会经济的发展，冠心病患者的数量逐年增多，发病年龄有明显的年轻化趋势。我国冠心病死亡率总体呈上升趋势，虽然直接经皮冠状动脉介入术（PCI）的使用不断增加，但由于接受溶栓治疗的患者比例下降，因而总的接受再灌注治疗患者比例并未提高，院内死亡率亦无明显降低。

【致病因素】

冠状动脉粥样硬化的发生目前认为主要与以下危险因素有关：①高血压：冠心病主要的危险因素。②高脂血症：动脉粥样硬化重要的危险因素。③高血糖。④高龄：40 岁以上男性，女性更年期后发病也明显增多。⑤肥胖：体重超过标准体重 20%的肥胖者易患本病。⑥其他：吸烟，遗传因素，少体力活动，高脂肪、高胆固醇、高碳水化合物和高钠的饮食习惯，A 型性格等也与本病的发生有关。

WHO 将本病分为 5 种临床类型：①无症状型冠心病，亦称隐匿型冠心病。②心绞痛型冠心病。③心肌梗死型冠心病。④缺血性心肌病型冠心病。⑤猝死型冠心病。

近年来趋于根据发病特点和治疗原则，将冠心病分为急性冠状动脉综合征（acute coronary syndrome，ACS）和慢性冠状动脉病（chronic coronary artery disease，CAD）或称慢性缺血综合征两大类。

对于本病发病机制，近年多数学者支持“内皮损伤反应学说”，认为本病各种主要危险因素最终都会损伤动脉内膜，而粥样硬化病变的形成就是动脉对内皮、内膜损伤做出的炎症-纤维增生性反应的结果。

一、稳定型心绞痛

冠心病年轻化

稳定型心绞痛也称劳力性心绞痛，是在冠状动脉狭窄的基础上，由于心肌负荷的增加而引起的心肌急剧的、暂时的缺血与缺氧，以发作性胸骨后压榨样疼痛或心前区不适为主要表现的临床综合征。

【病因及发病机制】

主要病因是冠状动脉粥样硬化引起痉挛或管腔狭窄。在劳累、激动、心力衰竭、饱餐、寒冷等情况下，心脏负荷增加，心肌耗氧量增加，对血液的需求增加，而冠状动脉供血不能相应增加，即可引起心绞痛。

【护理评估】

（一）健康史

了解是否存在引起本病的病因、诱发因素及其他相关因素。

（二）身体状况

1. 症状 心绞痛以发作性胸痛为主要表现，特点如下。①诱因：体力劳动或情绪激动、饱食、寒冷、吸烟及心动过速、休克等。②部位：主要在胸骨体上段或中段之后，或心前区，常放射至左肩、左臂内侧达无名指和小指。③性质：多为压榨样，压迫、憋闷或有紧缩感。可伴有烧灼感，偶伴濒死感。④持续时间：多持续 3～5 min，一般不超过 15 min。⑤缓解方式：一般休息或舌下含服硝酸甘油后可缓解。

2. 体征 发作时常有心率增快、血压升高、面色苍白、出冷汗，部分患者有暂时性心尖部收缩期杂音、舒张期奔马律及交替脉。

（三）心理-社会状况

心绞痛发作时，患者多有紧张或恐惧等心理；反复发作或病情加重影响体力活动，患者易产生焦虑、烦躁、担忧等心理。

（四）辅助检查

1. 实验室检查 血糖、血脂检查可了解冠心病危险因素；胸痛明显者查血清心肌损伤标志物，如肌钙蛋白、肌酸激酶（CK）和肌酸激酶同工酶（CK-MB）。

2. 心电图检查 心电图检查是发现心肌缺血、诊断心绞痛最常用的检查方法。多数患者发作时，ST 段压低（≥0.1 mV）、T 波低平或倒置。

3. 放射性核素检查 放射性核素检查可显示冠状动脉供血不足部位的心肌，明确缺血区的部位和范围。

4. 冠状动脉造影 冠状动脉造影目前是临床诊断冠心病的金标准。可了解冠状动脉及其分支狭窄的部位、程度，为手术治疗提供依据。

（五）治疗要点

稳定型心绞痛的治疗原则是改善冠状动脉血供和降低心肌耗氧量，减轻症状和（或）缺血发作；

积极治疗动脉粥样硬化，避免各种诱发因素和纠正各种危险因素；预防心肌梗死和猝死，提高生活质量。

1. 发作期治疗 心绞痛发作时应停止一切活动、立即休息或去除一切诱发因素；舌下含服硝酸甘油（嚼碎后含服效果更好）3～5 min 可缓解。

2. 缓解期治疗 ①避免各种诱发因素。②控制危险因素。③药物治疗：包括硝酸酯制剂、β受体阻滞剂、钙通道阻滞剂（地尔硫䓬）；抗凝和抗血小板药物（如低分子肝素腹壁皮下注射、阿司匹林、波立维）。④冠状动脉介入治疗。⑤其他治疗：如冠状动脉搭桥术、运动疗法。

【常见护理诊断/问题】

1. 急性疼痛：胸痛 与冠状动脉供血不足导致心肌缺血、缺氧有关。

2. 活动无耐力 与心肌氧的供需失调有关。

3. 知识缺乏 缺乏控制诱发因素及预防心绞痛发作的知识。

4. 潜在并发症 心肌梗死。

【护理措施】

（一）急性发作时护理

1. 一般护理 疼痛发作时应立即停止正在进行的活动，必要时吸氧。缓解期一般不需卧床休息，可适当调整活动量，以不发生胸痛为度。给予适量蛋白质、低热量、低脂肪、低胆固醇、低盐、富含维生素、富含粗纤维、易消化的食物；避免饱餐和刺激性食物，每次进食不宜过饱，少量多餐，戒烟限酒，保持排便通畅。

2. 对症护理 立即舌下含服作用较快的硝酸酯制剂，常用硝酸甘油 0.3～0.6 mg，1～2 min 见效；硝酸异山梨酯（消心痛）5～10 mg，2～5 min 见效。

3. 用药护理 硝酸甘油是最有效、作用最快的治疗药物，告知患者应舌下含服或轻轻嚼碎。用药后可能出现头痛、血压下降、头部跳动感、面红、心悸等不良反应，注意含药后宜平卧。

4. 病情观察 监测生命体征及心电图变化，注意观察患者胸痛的部位、性质、持续时间及缓解方式。

（二）疼痛缓解期护理

做好患者心理护理，教会患者及其家属心绞痛发作时的缓解方法；指导患者正确用药，学会观察药物疗效和不良反应；嘱患者规律生活，保证睡眠和休息；指导患者限制高脂饮食，少量多餐，避免暴饮暴食，勿过量饮用咖啡、浓茶、可乐、白酒等，戒烟；适当运动，控制体重，多食粗纤维食物，保持大便通畅，减轻精神压力；控制危险因素；避免诱发因素；缓解期长期服用抗心绞痛药物；平时随身携带硝酸甘油，以备急用。若心绞痛发作频繁、程度加重、持续时间延长、硝酸甘油疗效差，应警惕急性心肌梗死，立刻拨打急救电话或请他人护送到就近的医院就诊。

【健康指导】

由"气大伤身"，"陪读"妈妈查出冠心病引起的思考

1. 疾病知识指导 向患者及其家属讲解本病的病因、危险因素、治疗等相关知识，指导合理饮食，宣讲有氧运动及适当的运动量的重要性，并嘱患者调整心态、保持心理平衡。

2. 避免诱发因素指导 告知患者及其家属过劳、情绪激动、饱餐、用力排便、寒冷刺激等都可诱导心绞痛发作，应注意避免。

3. 病情监测指导 教会患者及其家属心绞痛发作时的缓解方法。如服用硝酸甘油不缓解，或心绞痛发作比以往频繁、程度加重、疼痛时间延长，应警惕发生心肌梗死，需立即到医院就诊。部分不典型心绞痛发作可表现为牙痛、上腹痛等，应及时就诊。指导定期复查心电图、血压、血脂、血糖等。

4. 用药指导 指导患者遵医嘱用药，不擅自增减剂量，自我监测药物的不良反应。外出时随身携带硝酸甘油以备急需。硝酸甘油见光易分解，应放于棕色瓶内，存放于干燥处，以免潮解失效。药物开封后每 6 个月更换 1 次，以确保疗效。

二、急性心肌梗死

急性心肌梗死(acute myocardial infarction，AMI)是在冠状动脉病变的基础上，发生冠状动脉血供急剧减少或中断，使相应的心肌严重而持久地急性缺血而导致心肌坏死。临床表现为持久的胸骨后剧烈疼痛、发热、白细胞计数和血清心肌损伤标志物增高及心电图进行性改变；可发生心律失常、休克或心力衰竭。

【病因及发病机制】

AMI基本病因是冠状动脉粥样硬化，其发病原因多数是不稳定冠状动脉粥样硬化斑块溃破，继而出血或管腔内血栓形成，造成一支或多支血管管腔狭窄(或闭塞)和心肌供血不足，而侧支循环尚未充分建立。一旦心肌严重的急性缺血时间达20～30 min，即可发生AMI。

促使粥样斑块破溃出血及血栓形成的诱因包括：①晨起6时至12时交感神经活性增高，心率、血压增高，冠状动脉张力增高；②饱餐特别是进大量高脂食物，血液黏度增高；③重体力活动、情绪激动、寒冷、用力排便时，心肌需氧量增加；④休克、脱水、出血、严重心律失常等使心排血量骤减，冠状动脉灌注量锐减。

【护理评估】

(一) 健康史

了解是否存在引起本病的病因、诱发因素及其他相关因素。

(二) 身体状况

1. 先兆表现 多数患者发病前数日出现乏力、胸部不适、活动时心悸、气急、烦躁等；以新发心绞痛或原有心绞痛加重(心绞痛发作较以往频繁、程度加重、持续时间长、硝酸甘油疗效差，诱发因素不明显等，即不稳定型心绞痛情况)最为突出。

2. 症状

(1) 胸痛：最早出现和最突出的症状，疼痛部位和性质与心绞痛相似，但疼痛更剧烈，持续时间可长达数小时甚至数天，休息和舌下含服硝酸甘油后一般不能缓解。患者常烦躁不安、出汗、恐惧或有濒死感。

(2) 全身症状：疼痛发生1～2日出现发热，心动过速、白细胞增高及红细胞沉降率增快等。体温一般在38 ℃左右，很少超过39 ℃，持续约1周。

(3) 胃肠道反应：疼痛剧烈时常伴恶心、呕吐、上腹部胀痛，与迷走神经受坏死心肌刺激和心排血量减少使组织灌注不足等有关。

(4) 心律失常：急性心肌梗死患者最严重的临床表现，常在起病后1周内发生，但以2天内多见，特别是24 h内最多见。以室性心律失常最多见，心室颤动是AMI早期，特别是患者入院前的主要死亡原因。下壁AMI易发生房室传导阻滞及窦性心动过缓；前壁AMI易发生室性心律失常。

(5) 低血压和休克：起病后数小时至1周发生，表现为收缩压低于80 mmHg，烦躁不安、面色苍白、皮肤湿冷、脉搏细速、大汗淋漓、尿量减少(尿量少于20 mL/h)、意识模糊甚至昏迷。主要为心源性休克，与心肌广泛性坏死、心排血量急剧减少有关。

(6) 心力衰竭：主要为急性左心衰竭。可在起病最初几日内发生，或在疼痛、休克好转阶段发生，表现为呼吸困难、咳嗽、发绀及烦躁等，重者出现肺水肿。

巧记口诀

心肌梗死的症状巧记：疼痛发热过速心，恶心呕吐失常心，低压休克衰竭心。

3. 体征 大多数患者心率增快，少数减慢；心尖区第一心音减弱、可闻及粗糙收缩期杂音、舒张期奔马律等。除早期血压增高外，几乎所有患者有血压降低。

4. 并发症 乳头肌功能失调或断裂、心脏破裂、心室壁瘤、心肌梗死后综合征等。

巧记口诀

心肌梗死的并发症巧记：心梗五种并发症，动脉栓塞心室膨，乳头断裂心脏破，梗死后期综合征。

（三）心理-社会状况

心肌梗死时，心前区疼痛、濒死感让患者多有紧张或恐惧等心理；反复发作，或病情加重影响日常活动，患者易产生焦虑、烦躁、担忧等心理。

（四）辅助检查

1. 实验室检查

（1）血液检查：起病后 24～48 h，白细胞可增至（10～20）$\times 10^9$/L，中性粒细胞增多，红细胞沉降率增快，C 反应蛋白增高，均可持续 1～3 周。

（2）血清心肌损伤标志物：①心肌肌钙蛋白 I(cTnI)或 T(cTnT)：诊断心肌梗死的敏感指标，在起病 3～4 h 升高，cTnI 于 11～24 h 达高峰，7～10 天降至正常，cTnT 于 24～48 h 达高峰，10～14 天降至正常。二者对诊断急性心肌梗死的敏感性无显著差异，被认为是诊断急性心肌梗死最具敏感性和特异性的生化指标。②肌红蛋白：在急性心肌梗死后最早出现，敏感性高，有助于早期诊断，但特异性较差。于起病后 2 h 内升高，12 h 达到高峰，24～48 h 恢复正常。③肌酸激酶（CK）、肌酸激酶同工酶（CK-MB）：对判断心肌坏死的特异性高。④其他：天冬氨酸转氨酶（AST）以及乳酸脱氢酶（LDH）。

2. 心电图 有定性和定位诊断价值。①特征性改变：面向透壁心肌坏死区的导联可出现宽而深的 Q 波（病理性 Q 波）；面向坏死周围心肌损伤区的导联可出现 ST 段抬高呈弓背向上型；面向损伤周围心肌缺血区的导联可出现 T 波倒置。②心电图演变过程为超急性期→急性期→近期、陈旧期。③定位诊断：ST 段抬高型心肌梗死的定位和范围可根据出现特征性改变的导联数来判断（表 2-5-1）。

表 2-5-1 ST 段抬高型心肌梗死的心电图定位诊断

部　位	特征性改变的导联
前间壁	V1、V2、V3
局限前壁	V3、V4、V5
前侧壁	V5、V6、V7、Ⅰ、aVL
广泛前壁	V1、V2、V3、V4、V5
下壁	Ⅱ、Ⅲ、aVF
高侧壁	Ⅰ、aVL

3. 其他检查 放射性核素检查、超声心动图有助于确定梗死的部位和范围。

（五）治疗要点

治疗原则是尽早使心肌血液再灌注（到达医院后 30 min 开始溶栓或 90 min 完成球囊扩张），防止梗死面积扩大，缩小心肌缺血范围，保护和维持心功能，及时处理严重心律失常和各种并发症，防止猝死，注重二级预防。

1. 一般治疗 ①绝对卧床休息，环境安静，防止不良刺激，解除患者恐惧心理。②给氧。③入监护病房，进行心电、血压、呼吸等监测。④无禁忌证者在溶栓前口服阿司匹林以抗血小板聚集。

2. 解除疼痛 应用盐酸哌替啶或吗啡，舌下含服或静脉滴注硝酸甘油。

3. 心肌再灌注 若病情允许，条件许可，应争取在起病后3～6 h(最晚12 h)进行心肌再灌注。

(1) 急诊经皮冠状动脉介入术(PCI)治疗：有条件者应尽快实施。

(2) 溶栓治疗：①适应证：起病时间<12 h，患者年龄<75岁；相邻2个或以上导联ST段抬高等。②禁忌证：有出血性脑卒中病史且6个月内发生过脑血管事件，近期(2～4周)有活动性内脏出血(月经除外)、外科手术、创伤史，未控制的严重高血压(180/110 mmHg以上)，有出血倾向或出血性疾病，有严重肝肾功能障碍、恶性肿瘤或疑有主动脉夹层等。③常用药物有尿激酶(UK)、链激酶(SK)、重组组织型纤溶酶原激活物(rt-PA)阿替普酶。

4. 消除心律失常 纠正心律失常，如室性早搏，首选利多卡因静脉注射后予静脉滴注维持，心室颤动首选非同步直流电复律，缓慢型心律失常可选用阿托品。

5. 控制休克 使用升压药，行补充血容量和纠正酸中毒等抗休克处理。

6. 治疗心力衰竭 应用吗啡和利尿剂为主，AMI发生后24 h内禁用洋地黄制剂。

7. 其他 包括使用硝酸酯制剂、β受体阻滞剂、小分子肝素等抗凝药物，极化液疗法(氯化钾1.5 g、普通胰岛素10 U加入10%葡萄糖溶液500 mL内，可恢复心肌细胞膜极化状态，减轻心律失常)。

【常见护理诊断/问题】

1. 疼痛：胸痛 与心肌血供急剧减少或中断，发生缺血性坏死有关。

2. 活动无耐力 与心肌氧的供需失调有关。

3. 知识缺乏 缺乏控制诱发因素及预防心绞痛发作的知识。

4. 潜在并发症 猝死。

【护理措施】

(一) 一般护理

1. 休息与体位 急性心肌梗死后12 h内，应绝对卧床休息，保持环境安静，限制探视。如无并发症，24 h内可在床上活动肢体，若无低血压，第3天可在床边活动。第4～5天起可适当增加活动量，直至每天步行3次，每次100～150 m。

2. 饮食护理 在最初4～12 h应以流质饮食为主，以后随着症状的减轻而逐渐过渡到低钠、低脂、低胆固醇清淡饮食，戒烟、酒，提倡少量多餐，避免进食过快、过饱而加重心脏负荷。

3. 给氧护理 鼻导管吸氧，氧流量为2～5 L/min，增加心肌供氧，减轻疼痛。

4. 排便护理 指导患者养成每日定时排便的习惯，病情缓解后多食蔬菜和水果等粗纤维食物，无糖尿病者可服用蜂蜜水；每天行腹部环形按摩(按顺时针方向)以促进肠蠕动；遵医嘱给予缓泻剂，如麻仁丸、果导片等，必要时给予甘油灌肠；嘱患者排便时避免屏气用力，以防诱发心力衰竭、肺梗死甚至心搏骤停，必要时在排便前预防性应用硝酸异山梨酯舌下含化。

(二) 病情观察

将患者安置于监护病房，密切观察心电图、生命体征、意识、尿量、心率、心律、皮肤黏膜颜色和温度，组织灌流等有无改善，对于严重心力衰竭者，还需监测肺毛细血管压和静脉压。

(三) 治疗配合

心肌再灌注是在起病后3～6 h(最晚12 h)实施的一种积极的治疗措施。目的是尽早恢复梗死相关冠状动脉的血流量，挽救受损心肌，减小梗死面积和保护心功能。

1. 溶栓治疗配合 建立静脉通路，遵医嘱用药并注意观察不良反应。溶栓成功的直接判断标准为冠状动脉造影显示血管再通，或根据下列指标间接判断：①心电图抬高的ST段于2 h内回降超过 50%。②胸痛在 2 h 内基本消失。③2 h 内出现再灌注性心律失常。④血清 CK-MB 峰值提前出现(14 h 内)等。

2. 急诊 PCI 治疗配合　对需施行直接 PCI 治疗者，遵医嘱给予常规治疗和做术前准备，做好术后护理。

（四）用药护理

1. 溶栓药物　使用溶栓药物前应询问患者有无活动性出血、脑血管病等溶栓禁忌证，用药前，遵医嘱做好有关准备，如查血常规、血小板、出凝血时间、血型、交叉配血等；溶栓过程中应观察有无过敏反应，如寒战、发热、皮疹、低血压和出血等，过敏反应严重时应立即停药，并积极对症处理。

2. 镇痛药　遵医嘱给予镇痛药，常用的有麻醉性镇痛药(哌替啶、吗啡)，严重者联合应用哌替啶和异丙嗪(非那根)行亚冬眠疗法。注意观察有无呼吸抑制、脉搏增快、肠蠕动抑制、尿潴留等不良反应。

3. 血管扩张药　使用血管扩张药时，随时监测血压变化，严格控制静脉输液量和滴速。

4. 其他　遵医嘱使用抗心律失常、抗休克、抗心力衰竭药。

（五）心理护理

专人守护患者，当患者胸痛剧烈时，应陪伴在其身旁，以握手、抚摸等方式增加其安全感，避免忽略患者的感受。医护人员进行各项抢救操作时，应沉着冷静、操作正确熟练，给患者以安全感。耐心向患者解释，不良情绪会增加心脏负荷和心肌耗氧量，不利于病情的控制，嘱其以平静的心态对待疾病，积极配合治疗，争取早日康复。

（六）健康指导

调整和改变生活方式；合理饮食、合理安排休息与活动，保证足够的睡眠；坚持用药与复查，嘱咐患者遵医嘱服用β受体阻滞剂、血管扩张药、钙通道阻滞剂、降血脂药及抗血小板药等，并随身携带“保健盒”，定期复查。教会患者家属心肺复苏的基本技术以备急用。

巧记口诀

冠心病患者的身体状况巧记：体征平时无，表现发作有，焦虑出汗皮肤冷，心率增快血压升，交替脉，也可见，奔马律，杂音清，逆分裂，第二音。

练习与思考

在线答题

练习与思考答案

一、单项选择题(在线答题)

二、填空题

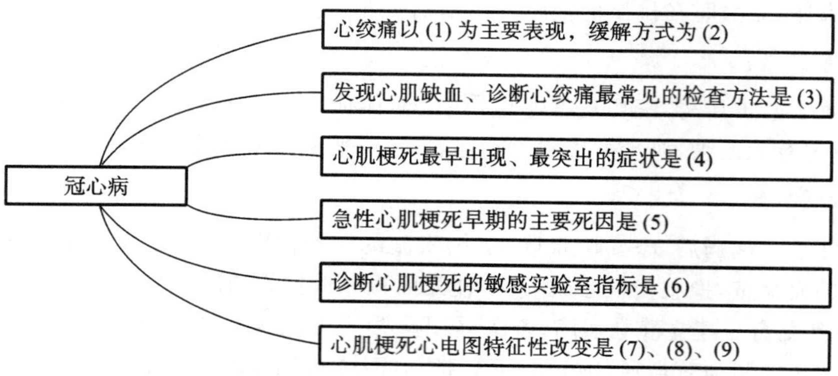

填空题答题处：

(1)______________；(2)______________；(3)______________；(4)______________；

(5)______________；(6)______________；(7)______________；(8)______________；

(9)______________。

三、简答题

1. 心绞痛

(1) 心绞痛的主要病因是什么？

(2) 心绞痛的发病诱因有哪些？心绞痛胸痛发生时主要的疼痛部位在哪里？性质特点是什么？持续时间多长？缓解方式是什么？

(3) 冠状动脉造影检查的临床意义是什么？

(4) 心绞痛发作时首要的措施是什么？首选哪种药物？

2. 心肌梗死

(1) 心肌梗死的主要病因是什么？

(2) 心肌梗死患者最早出现和最突出的症状是什么？

(3) 急性心肌梗死患者最严重的临床表现是什么？以哪种心律失常最多见？最常好发时间是起病后多久？

(4) 急性心肌梗死患者的主要死亡原因是什么？

(5) 确诊患者发生心肌梗死应做哪项检查？急性心肌梗死患者心电图最特征性改变是什么？

(6) 如何根据患者病情安排日常休息与活动？

(7) 心肌再灌注的有效时间是多久？常用的方法有哪些？

（广东省食品药品职业技术学校　曾丽智）

第六节　原发性高血压

学习目标

1. 掌握原发性高血压的定义和分类、典型临床表现、常用护理措施。
2. 熟悉原发性高血压的治疗原则，高血压急症的处理，常见护理诊断。
3. 了解原发性高血压的病因及发病机制。
4. 能正确评估高血压患者的病情，为患者进行用药指导和健康宣教。
5. 培养学生具有“仁爱”的精神，培养批判性思维能力、应变能力。

案例思考

患者，女性，52岁。患高血压7年，自诉血压波动在(140～170)/(90～105)mmHg，未予重视，只是在头晕、头痛时服用降压药，缓解后即减量或停药。平常喜食大鱼大肉，不爱运动。昨日自觉感冒后头痛、头晕。今日突然出现剧烈头痛、头晕、恶心、呕吐，来院时测得血压为220/120 mmHg。其父亲有高血压。

请思考：

1. 该患者的高血压如何分级分层？
2. 该患者出现进行性血压升高的原因是什么？
3. 如何对该患者进行健康指导？

原发性高血压(primary hypertension)是以血压升高为主要临床表现、伴或不伴多种心血管危险因素的综合征，通常简称高血压。高血压是多种心、脑血管疾病的重要病因和危险因素，影响心、脑、肾等重要脏器的结构和功能，最终导致这些器官功能衰竭，是心血管病致死的主要原因之一，并且病率呈逐年上升趋势。我国居民高血压流行有两个比较显著的特点：从南方地区到北方地区，高血压患病率呈递增趋势；不同民族之间高血压患病率也有差异。然而，我国居民对高血压的知晓率、治疗率、控制率依然较低，分别为51.6%、45.8%、16.8%，特别是经济文化发展水平较低的农村或边远地区情况尤为严重。

【定义及分类】

高血压定义为收缩压≥140 mmHg和(或)舒张压≥90 mmHg。根据血压升高水平，将高血压进一步分为1、2、3级。根据临床及流行病学资料界定，目前，我国采用的血压水平分类和标准见表2-6-1。

表 2-6-1　血压水平分类和定义　单位：mmHg

类　别	收缩压		舒张压
正常血压	<120	和	<80
正常高值血压	120～139	和(或)	80～89
高血压	≥140	和(或)	≥90
1级高血压(轻度)	140～159	和(或)	90～99
2级高血压(中度)	160～179	和(或)	100～109
3级高血压(重度)	≥180	和(或)	≥110
单纯收缩期高血压	≥140	和	<90

注：当收缩压和舒张压属于不同分级时，以较高的级别作为标准。

【病因及发病机制】

(一) 病因

高血压是一定遗传背景和环境因素共同作用，导致正常血压调节机制失代偿所致的疾病。

1. 遗传因素　高血压有遗传学基础或伴有遗传生化异常，而且在血压值、并发症发生及其他相关因素方面，也有遗传性。

2. 饮食　人群中，钠盐摄入量与血压水平和高血压患病率呈正相关，而钾盐摄入量与血压水平呈负相关。膳食钠钾比值与血压的相关性甚至更高。高钠、低钾膳食是我国大多数高血压患者发病主要的危险因素之一。

3. 超重与肥胖　身体脂肪含量与血压水平呈正相关。人群中体重指数(BMI)与血压水平呈正相关，BMI每增加3,4年内发生高血压的风险，男性增加50%，女性增加57%。身体脂肪的分布与高血压发生也有关，腹部脂肪聚集越多，血压水平就越高。腰围男性≥90 cm或女性≥85 cm，发生高血压的风险是腰围正常者的4倍以上。

4. 饮酒 过量饮酒也是高血压的危险因素，人群高血压患病率随饮酒量增加而增高。虽然少量饮酒后短时间内血压会有所下降，但长期少量饮酒可使血压轻度升高，过量饮酒则使血压明显升高。

5. 精神紧张 长期精神过度紧张也是高血压的危险因素，长期从事需要精神高度紧张工作的人群高血压患病率增高。

6. 其他因素 高血压的其他危险因素包括高龄、高血压家族史、缺乏体力活动等。

（二）发病机制

高血压年轻化

1. 交感神经系统亢进 长期过度紧张和反复的精神刺激，使大脑皮质兴奋与抑制过程失调，导致各种神经递质浓度与活性异常，交感神经系统亢进，血浆儿茶酚胺浓度升高，阻力小动脉收缩增强。

2. 肾素-血管紧张素-醛固酮系统(RAAS)激活 肾球囊细胞分泌的肾素可将肝脏合成的血管紧张素原转变为血管紧张素Ⅰ(ATⅠ)，ATⅠ经肺、肾等组织时在血管紧张素转化酶(ACE)的活化作用下转变成血管紧张素Ⅱ(ATⅡ)。ATⅡ也可经非ACE的途径将ATⅠ转化成ATⅡ，而组织蛋白酶等可直接将血管紧张素转变成ATⅡ、醛固酮。ATⅡ是最重要的活性成分，通过与血管紧张素Ⅰ型受体结合，促使血管收缩，醛固酮分泌增加，水钠潴留，增加交感神经活性，最终导致血压上升。部分作用通过血管紧张素Ⅱ型受体调节。RAAS的过度活化导致高血压的产生。ATⅡ、醛固酮等还是组织生长的刺激因素，ATⅡ在高血压的发生发展、靶器官组织重构、出现并发症等环节中都有重要作用。

3. 肾性水钠潴留 各种原因引起肾性水钠潴留，机体为避免心排血量增加使组织过度灌注，全身阻力小动脉收缩增强，使外周血管阻力增高。

4. 胰岛素抵抗 胰岛素抵抗(IR)是指胰岛素促进葡萄糖摄取和利用的效率下降，使机体代偿性分泌过多胰岛素产生高胰岛素血症，以维持血糖稳定。胰岛素抵抗造成继发性高胰岛素血症，使肾水钠重吸收增加，交感神经系统亢进，动脉管壁增生肥厚、弹性减退，从而使血压升高。近年来认为，胰岛素抵抗是2型糖尿病和高血压发生的共同病理生理基础。

5.细胞膜离子转运异常 血管平滑肌细胞有较多特异性离子通道，以维持细胞内外离子的动态平衡。某些因素影响导致离子转运异常，如钠泵活性降低时，细胞内钠、钙离子浓度升高，膜电位降低，激活平滑肌细胞兴奋收缩偶联，血管收缩反应增强和平滑肌细胞增生与肥大，血管阻力增高等。

【护理评估】

（一）健康史

1. 患病与诊治经过 了解患者确诊高血压的时间，既往血压情况及血压最高水平，伴随症状及程度，是否接受过降压治疗及其疗效与不良反应，是否遵从医嘱治疗；有无提示继发性高血压的线索。

2. 目前状况 评估患者目前血压水平、有无伴随症状及程度；有无跌倒等受伤的危险；有无心血管危险因素，靶器官损害程度及伴随的临床疾病；评估患者的心血管风险程度。

3. 相关病史 评估患者有无冠心病、心力衰竭、脑血管病、周围血管病、糖尿病、痛风、血脂异常、支气管痉挛、睡眠呼吸暂停综合征、肾脏疾病等病史；评估患者直系亲属中有无高血压、糖尿病、冠心病、脑卒中家族史及发病年龄。

4. 个人史 评估患者与疾病相关的生活方式，如膳食脂肪、盐，饮酒，吸烟，体力活动以及体重变化等情况；是否服用使血压升高的药物等。

（二）身体状况

1. 症状

(1) 一般表现：大多数患者出现头痛，除降低血压外，头痛常难以缓解。

(2) 心力衰竭：患者发生左心室扩大和早期左心衰竭时可出现呼吸困难。

(3) 肾功能障碍：严重高血压患者可出现蛋白尿、夜尿增多，甚至出现血尿。

(4) 中枢神经系统症状：高血压患者可出现向头部供血的动脉和小动脉粥样硬化的临床表现，如剧烈头痛、昏迷、视物模糊、共济失调等。

(5) 胸痛：出现主动脉夹层分离时，可发生严重的胸痛。

2. 体征

(1) 视网膜：视网膜的病变程度能够反映高血压的严重程度，目前采用 Keith-Wagener 眼底分级法判断病情：Ⅰ级，视网膜动脉变细；Ⅱ级，视网膜动脉狭窄；Ⅲ级，眼底出血或渗出；Ⅳ级，眼底出血或渗出，并伴有视乳头水肿。

(2) 心：听诊可闻及主动脉瓣区第二心音亢进、收缩期杂音或收缩早期喀喇音，长期持续高血压可导致左心室肥厚并可闻及第四心音。

(3) 肾：长期高血压患者的肾脏变小。

(4) 脑：长期高血压患者的脑动脉可形成微动脉瘤，破裂可引起脑出血。

3. 高血压急症和亚急症

(1) 高血压急症：高血压患者在某些诱因作用下，血压突然和显著升高（一般超过 180/120 mmHg），同时伴有进行性心、脑、肾等重要靶器官功能不全的表现。包括高血压脑病、颅内出血（脑出血和蛛网膜下腔出血）、脑梗死、急性心力衰竭、肺水肿、急性冠状动脉综合征、主动脉夹层动脉瘤、子痫等。

(2) 高血压亚急症：血压显著升高但不伴靶器官损害。患者可有血压明显升高造成的症状，如头痛、胸闷、鼻出血和烦躁不安等。高血压亚急症与高血压急症的唯一区别是有无新近发生的急性进行性的严重靶器官损害。

（三）辅助检查

1. 常规检查 包括尿常规、血生化（血糖、血脂、肾功能等）、心电图。部分患者根据需要和条件可以进一步检查眼底、超声心动图等。

2. 特殊检查 24 h 动态血压监测（ABPM）、颈动脉内膜中层厚度（IMT）测定、动脉弹性功能测定、血浆肾素活性测定等。

（四）心理-社会状况

评估患者的性格特点、文化程度、工作环境、心理状况及有无精神创伤史等；患者对高血压相关知识的了解程度；患者的社会支持情况。

（五）治疗要点

1. 诊断要点

(1) 高血压的诊断：高血压的诊断必须以未服用降压药情况下 2 次或 2 次以上非同日血压测定所得的平均值为依据，同时必须排除由于其他疾病导致的继发性高血压。定期而正确的血压测量是诊断高血压的关键。

(2) 高血压危险度分层：根据血压升高水平、其他心血管危险因素、糖尿病、靶器官损害及并发症情况将高血压患者分为低危、中危、高危和很高危（表 2-6-2）。其他危险因素：①男性＞55 岁、女性＞65 岁；②吸烟；③总胆固醇≥5.7 mmol/L；④早发心血管病家族史（发病年龄女性＜65 岁，男性＜55 岁）；⑤血压水平（1～3 级）。靶器官损害：①左心室肥厚；②蛋白尿和（或）血肌酐水平轻度升高(106～177 μmol/L);③动脉粥样斑块;④视网膜动脉狭窄。并发症:①心脏疾病;②脑血管疾病;③肾脏疾病;④血管疾病和视网膜病变。

表 2-6-2 高血压危险度分层

其他危险因素和病史	血压/mmHg		
	1 级高血压	2 级高血压	3 级高血压
无	低危	中危	高危
1～2 个其他危险因素	中危	中危	很高危
3 个及以上其他危险因素,或靶器官损害	高危	高危	很高危
有并发症或合并糖尿病	很高危	很高危	很高危

2. 治疗要点 治疗高血压的主要目的是最大限度地降低心脑血管并发症的发生率与死亡率。因此,在治疗高血压的同时,应干预所有其他可逆性心血管危险因素、靶器官损害以及各种并存的临床情况。在患者能耐受的情况下,逐步降压达标,一般高血压患者,应将血压降至 140/90 mmHg 以下;老年(≥65 岁)高血压患者,血压应降至 150/90 mmHg 以下,如果能耐受,可进一步降至 140/90 mmHg以下;一般糖尿病或慢性肾脏病患者的血压目标可以再适当降低。

(1) 非药物治疗:主要指生活方式干预,即去除不利于身体和心理健康的不良行为。适用于各级高血压患者(包括使用降压药物治疗的患者)。主要措施:①减少食物中钠盐摄入量,并增加钾的摄入量;②控制体重指数;③戒烟、限酒;④适当运动;⑤减少精神压力,保持心理平衡。

(2) 药物治疗:降压药物治疗对象如下。①高血压合并糖尿病,或者有心、脑、肾靶器官损害或并发症患者;②高血压 2 级或以上患者;③1 级高血压患者,在非药物治疗数周后,血压仍不低于 140/90 mmHg时,应开始使用降压药物治疗;④从高血压危险度分层的角度,高危和很高危患者必须使用降压药物强化治疗。

降压药物种类与作用特点:目前常用降压药物可归纳为 5 类,如有必要,还可以选择 α 受体阻滞剂和其他降压药。

(1) 利尿剂:主要通过排钠,降低细胞外容量,减轻外周血管阻力而发挥降压作用,适用于轻、中度高血压患者。降压起效较平稳、缓慢,持续时间相对较长,作用持久。

(2) β 受体阻滞剂:主要通过抑制过度激活的交感神经活性、抑制心肌收缩、减慢心率而发挥降压作用;降压起效较迅速、强力。适用于各种不同程度的高血压患者,尤其是心率较快的中青年患者或合并心绞痛、慢性心力衰竭的患者,对老年高血压患者疗效相对较差。

(3) 钙通道阻滞剂(CCB):主要通过阻断血管平滑肌细胞上的钙离子通道,发挥扩张血管、降低血压的作用。对老年高血压患者有较好的降压疗效;高钠摄入和使用非甾体抗炎药不影响降压疗效;可用于合并糖尿病、冠心病或外周血管病的患者。降压起效迅速,降压疗效和降压幅度相对较强,剂量与疗效呈正相关关系。

(4) 血管紧张素转化酶抑制剂(ACEI):通过抑制血管紧张素转化酶阻断肾素血管紧张素系统发挥降压作用。降压起效缓慢,逐渐增强,在 3～4 周时达最大作用。适用于伴有心力衰竭、心肌梗死、心房颤动、蛋白尿、糖耐量减退或糖尿病肾病的高血压患者。

(5) 血管紧张素Ⅱ受体阻滞剂(ARB):通过阻滞血管紧张素Ⅱ受体发挥降压作用。降压起效缓慢,但作用持久而平稳,在 6～8 周时达最大作用。低盐饮食或与利尿剂联合使用可增强疗效。

降压药物应用原则:①从小剂量开始,逐步递增至适宜剂量。②提倡联合用药。两种及以上的联合用药,可降低药物不良反应,增强药物疗效。③建议使用长效制剂。降压药物需长期服用,使用长效制剂更能提高依从性。④降压方案选择应个体化。

各类降压药物名称及代表药物见表 2-6-3。

表 2-6-3　常用降压药物

降压药物分类		代 表 药 物
利尿剂	噻嗪类利尿剂	氢氯噻嗪
		氯噻酮
		吲达帕胺
		吲达帕胺缓释片
	袢利尿剂	呋塞米
	保钾利尿剂	氨苯蝶啶
	醛固酮拮抗剂	螺内酯
	β受体阻滞剂	比索洛尔
		美托洛尔
		美托洛尔缓释片
		阿替洛尔
		普萘洛尔
钙通道阻滞剂	二氢吡啶类	氨氯地平
		硝苯地平
		尼卡地平
		硝苯地平缓释片
		硝苯地平控释片
	非二氢吡啶类	维拉帕米
		维拉帕米缓释片
		地尔硫䓬缓释片
	血管紧张素转化酶抑制剂	卡托普利
		依那普利
		贝那普利
	血管紧张素Ⅱ受体阻滞剂	氯沙坦
		厄贝沙坦
		替米沙坦

3. 高血压急症的治疗

(1) 处理原则：持续监测血压；尽快应用降压药物进行控制性降压，初始阶段（一般数分钟至 1 h）降压的目标为平均动脉压的降低幅度不超过治疗前血压水平的 25%；在其后 2～6 h 应将血压降至安全水平（一般为 160/100 mmHg 以下）。临床情况稳定后，在之后的 24～48 h 逐步将血压降至正常水平。同时针对不同的靶器官损害进行相应处理。

(2) 常用的药物：①硝普钠：首选药物，能同时扩张动脉和静脉，降低心脏前、后负荷，降压效果迅速。②硝酸甘油：扩张静脉和选择性扩张冠状动脉与大动脉，降低动脉压作用不及硝普钠。③尼卡地平：二氢吡啶类钙通道阻滞剂，降压的同时还能改善脑血流量。

4. 高血压亚急症的治疗　应在出现症状后的 24～48 h 将血压缓慢降至 160/100 mmHg 以下。

大多数高血压亚急症患者可通过口服降压药物控制血压，在用药过程中应注意，静脉输入或大剂量口服降压药物可产生副作用，如低血压、靶器官损害等。

知识链接

高血压治疗的目标

（1）高血压治疗的基本目标：使血压达标，以期最大限度地降低心脑血管病发病率及死亡风险。我国是脑卒中高发区，治疗高血压的主要目标是预防脑卒中。

（2）目标血压：一般高血压患者血压降至 140/90 mmHg 以下；老年（≥65 岁）高血压患者的血压降至 150/90 mmHg 以下，如果能耐受，可进一步降至 140/90 mmHg 以下。一般糖尿病或慢性肾脏病患者的血压目标可以再适当降低。

（3）高血压是一种以血压持续升高为特征的"心血管综合征"。在降压治疗的同时，应综合干预患者所有并存的危险因素和临床疾病。

（4）血压达标的时间：在患者能耐受的情况下，应使血压尽早达标，并坚持长期达标。治疗 2～4 周评估血压是否达标，如达标，则维持治疗；如未达标，及时调整用药方案。对 1～2级高血压，一般治疗后 4～12 周达标；若患者治疗耐受性差或为高龄老年人，达标时间可适当延长。

【常见护理诊断/问题】

1. 头痛 与血压升高有关。

2. 有受伤的危险 与血压增高致头晕和视物模糊、降压药物致低血压有关。

3. 潜在并发症 高血压急症。

4. 焦虑 与血压控制不满意、发生并发症有关。

5. 知识缺乏 缺乏疾病预防、治疗、保健等相关知识。

【护理措施】

（一）一般护理

1. 环境 保持病室整洁、安静、舒适，光线柔和。高血压急症者尽量减少探视。

2. 休息与活动 ①合理运动：适当活动，可提高机体活动耐力。提倡有氧运动，可根据年龄及身体状况选择慢跑或步行，一般每周 3～5 次，每次 30～60 min，也可散步、打太极拳等。常用运动强度标准为活动时最大心率值不超过 170 减去年龄。活动中注意监测病情变化，若出现明显症状，立即停止活动，原地休息，必要时及时就诊。伴有明显症状或并发症者需卧床休息。②合理工作与休息：高血压初期患者日常生活能完全自理，可从事适当工作，放慢生活节奏，避免大脑过度兴奋，学会自我心理平衡调整，保持乐观情绪。对住院患者，可组织其听音乐、看画报、下棋、做体操等调节情绪，保证足够睡眠。鼓励家属对患者给予情感支持。

3. 饮食护理 ①控制体重指数(BMI)在 25 以下。②限制钠盐摄入(每天低于 6 g)。③补充钙和钾盐：每人每天吃新鲜蔬菜 400～500 g，喝牛奶 500 mL。④膳食中脂肪量控制在总热量的 25%以下。⑤饮酒量每天不超过相当于 50 g 酒精的量。⑥增加粗纤维的摄入，预防便秘，因用力排便可使收缩压上升，甚至造成血管破裂。

（二）病情观察

定期监测血压，严密观察病情变化，如发现血压急剧升高、剧烈头痛、呕吐、大汗、视物模糊、面色及意识改变、肢体运动障碍等症状，应立即通知医生，给予及时处理。

（三）治疗配合

1. 低血压的处理

（1）向患者讲解直立性低血压的表现，服药后如有晕厥、恶心、乏力，应立即平卧，取头低足高位，以促进静脉回流，增加脑血流量。

（2）服药时间可选择在平静休息时，服药后继续休息一段时间再下床活动；如临睡前服药，夜间起床排尿时尤须注意。

（3）指导患者改变体位时动作要缓慢，服药后不要站立太久，防止体位突然改变引起直立性低血压，或长时间站立导致晕厥。

（4）避免用过热的水洗澡或蒸汽浴，更不宜大量饮酒。

（5）外出活动时应有人陪伴，防止晕倒致外伤。

2. 高血压急症的护理

（1）避免情绪激动、过度劳累和寒冷刺激，不可擅自增减药量，更不可突然停药。

（2）定期监测血压，一旦发现血压急剧升高、剧烈头痛、呕吐、大汗、视物模糊、面色及意识改变、肢体运动障碍等症状，立即通知医生。

（3）一旦患者发生高血压急症，立即卧床休息，将床头抬高 20°～30°；保持呼吸道通畅，吸氧；持续心电监护；建立静脉通路，遵医嘱迅速准确给予降压、脱水治疗；避免一切不良刺激，协助生活护理；安抚患者情绪，必要时遵医嘱使用镇静剂。

3. 用药护理 严格遵医嘱用药，观察药物疗效和不良反应。①硝普钠降压迅猛但药物性质不稳定，放置后或遇光时易分解，需现用现配、避光输注，5～10 min 监测血压一次；②脱水剂必须快速滴入；③噻嗪类和袢利尿剂可致低钾血症；④β 受体阻滞剂可致心率减慢、支气管痉挛；⑤钙通道阻滞剂常有头痛、面部潮红、下肢水肿、心动过缓等；⑥血管紧张素转化酶抑制剂可致刺激性干咳和血管性水肿等。一旦发现问题，及时反馈给医生，以及时调整用药并处理相关不良反应。

（四）心理护理

安慰患者，减少或排除引起不适的因素，给患者提供心理疏导，消除其顾虑。向患者解释饮食行为习惯及性格、情绪对血压的影响，保持积极、乐观的心态可增强药物疗效。指导患者使用放松技术，如心理训练、音乐疗法和缓慢呼吸等。

（五）健康指导

1. 生活方式指导 劳逸结合。血压控制后可从事日常生活工作，提倡有氧锻炼，避免劳累、情绪激动、精神紧张等。

2. 饮食指导 饮食均衡，限制钠盐，保证钾、钙摄入，多食蔬菜水果，保持大便通畅，戒烟限酒。

3. 疾病知识指导 向患者及其家属解释引起原发性高血压的生理、心理、社会因素及高血压对机体的危害，了解控制血压的重要性和终身治疗的必要性。教会患者及其家属正确测量血压的方法，每次就诊时携带记录，作为医生调整药量或选择用药的依据。

4. 用药指导 强调长期药物治疗的重要性；告知有关降压药物的名称、剂量、用法、作用及不良反应；嘱患者必须遵医嘱服药，不可随意增减药量或擅自停药。服药期间注意药物的不良反应，学会自我观察及护理；同时指导患者及其家属正确保管药物的方法。

5. 病情监测 教会患者及其家属自测血压的方法，并定期门诊复查。低危或中危者每 1～3 个月随诊 1 次；高危者至少每个月随诊 1 次。

在线答题

练习与思考答案

练习与思考

一、单项选择题（在线答题）

二、填空题

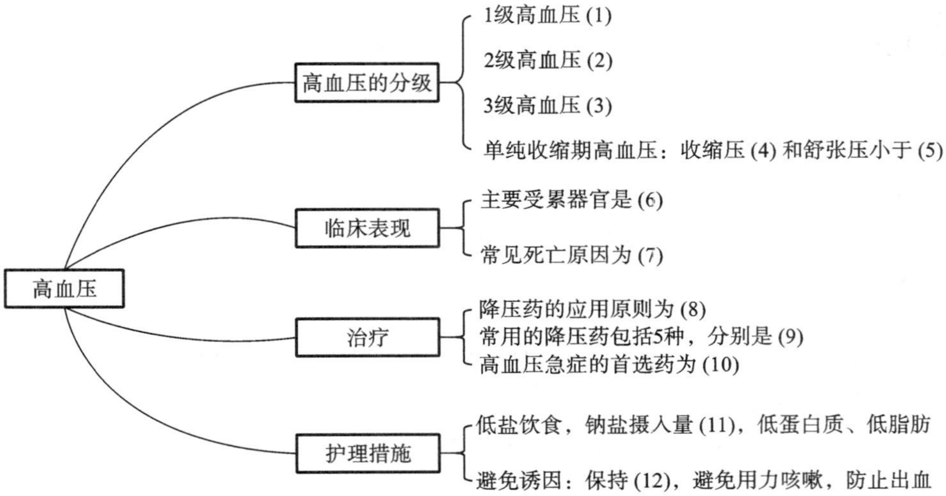

填空题答题处：

(1)________________；(2)________________；(3)________________；(4)________________；

(5)________________；(6)________________；(7)________________；(8)________________；

(9)________________；(10)________________；(11)________________；(12)________________。

三、案例分析题

患者，男性，57岁，2年前诊断为原发性高血压。血压的控制一直不理想，患者自诉疾病并未给他带来很多不适，当头痛、心悸等症状出现时，他会服用医生开的降压药。随着症状好转，他常常熬夜加班工作，没有运动锻炼的习惯，嗜烟，偶尔饮酒。因头晕加重而入院，血压175/110 mmHg，各瓣膜听诊区未闻及杂音，心率76次/分，肝、脾未触及，双肾区无叩击痛，双下肢无水肿。血生化：LDL-C 3.26 mmol/L，TG 1.62 mmol/L，血糖5.0 mmol/L。

请思考：

1. 该患者的高血压为几级？

2. 该患者主要的护理诊断/问题有哪些？该如何进行健康指导？

（宁波卫生职业技术学院 李虹毓）

第七节 病毒性心肌炎

学习目标

1. 掌握病毒性心肌炎患者的一般护理、用药护理及健康教育。
2. 熟悉病毒性心肌炎患者的身体状况及常见护理诊断/问题、疼痛护理、晕厥护理。
3. 了解病毒性心肌炎患者的病因、辅助检查及治疗要点。
4. 学会对病毒性心肌炎患者进行正确的活动指导。
5. 具有认真、严谨的工作作风，关心体贴患者。

案例思考

患者，男性，19岁。3周前受凉后出现发热、咳嗽、流涕等症状，自服"感冒药"后缓解。现咳嗽加重，并出现胸闷、心悸、疲乏无力。

查体：T 38.1 ℃，R 26次/分，BP 108/70 mmHg，P 122次/分，第一心音减弱。辅助检查：心电图示窦性心动过速。血清柯萨奇病毒IgM抗体滴度增高。临床初步诊断：病毒性心肌炎。

请思考：如何为该患者实施正确的活动指导？

病毒性心肌炎(viral myocarditis，VMC)是由病毒感染引起的心肌局限性或弥漫性的急性或慢性炎症病变，属于感染性心肌病。在病毒流行感染期，约5%患者发生心肌炎，也可散在发病。临床表现轻重不同。根据典型的前驱感染病史、相应的临床表现、心电图、心肌损伤标志物、超声心动图显示的心肌损伤证据考虑该诊断，确诊有赖于心内膜心肌活检。目前无特异性治疗方法，治疗主要针对病毒感染和心肌炎症。大多数患者经适当治疗后痊愈，极少数患者可在急性期因严重心律失常、急性心力衰竭和心源性休克死亡。部分患者可演变为扩张型心肌病。

【病因及发病机制】

本病患者常因心肌受到病毒损害导致心肌收缩力下降、心脏的传导系统受损导致心力衰竭和各种类型心律失常。多见于儿童、青少年。很多病毒都能引起心肌炎性病变，其中以呼吸道和肠道病毒感染较常见，尤其是柯萨奇B组病毒最多见。

目前认为病毒性心肌炎早期以病毒直接侵犯心肌为主，同时存在病毒介导的免疫损伤，免疫损伤可能是慢性发病的主要机制。其典型病理改变是心肌间质增生、水肿及充血，内有大量炎症细胞浸润。

【护理评估】

科学锻炼，不逞强

（一）健康史

了解是否存在引起本病的病因、诱因及其他相关因素。重点询问患者发病前有无病毒感染史，如柯萨奇病毒、脊髓灰质炎病毒等。此外，流行性感冒、风疹、单纯疱疹等也可引起病毒性心肌炎。

（二）身体状况

1. 症状 ①病毒感染症状：约半数患者发病前1～3周有病毒感染的前驱症状，如发热、乏力、全身酸痛等全身症状或腹泻、恶心呕吐等消化道症状。②心脏受累症状：轻者出现心悸、气促、心前区不适等表现，重者表现为高热、心力衰竭、心律失常、心源性休克、阿-斯综合征、猝死等。其中心律失常最常见(常为患者首发症状和就诊原因)，各种类型的心律失常均可出现，房性期前收缩、室性期前收缩、房室传导阻滞较多见，其次为房室传导阻滞。心律失常是造成病毒性心肌炎猝死的原因之一。

2. 体征 心率增快与体温升高不成比例，第一心音低钝，部分患者可闻及舒张期奔马律、心包摩擦音，或出现颈静脉怒张、水肿、肝大及心脏扩大等心力衰竭的体征。

（三）心理-社会状况

病毒性心肌炎患者以年轻患者多见，由于病情反复发作，严重影响日常生活、学习与工作，患者易出现烦躁、焦虑心理，严重者甚至出现绝望情绪。

（四）辅助检查

1. X线检查 X线检查可见心影正常或扩大。

2. 心电图 心电图对心肌炎诊断敏感性高但特异性差。多有 ST-T 改变，T 波倒置和各种心律失常。严重心肌损害时可出现病理性 Q 波。

3. 超声心动图 超声心动图可正常，也可显示左心室增大、室壁运动减弱、左心室收缩功能减弱、附壁血栓等。

4. 其他 血液检查：红细胞沉降率增快、C 反应蛋白阳性。心肌损伤标志物检查：可有心肌肌酸激酶、肌钙蛋白增高。病毒血清学检测仅对病因有提示作用，不能作为诊断依据。心内膜心肌活检：有助于诊断、病情及预后的判断，因其有创，一般不作用常规检查。

（五）治疗要点

病毒性心肌炎尚无特异性治疗，治疗原则以处理心律失常和心力衰竭、抗病毒治疗为主。

1. 避免运动 急性期应限制体力活动直至完全恢复，一般起病后至少 6 个月才能进行运动。

2. 对症治疗 控制心力衰竭和心律失常、对症治疗。

3. 免疫调节治疗 阿昔洛韦等抗病毒治疗及干扰素治疗。

【常见护理诊断/问题】

1. 活动无耐力 与心肌病变使心脏收缩力减弱，心排血量减少有关。

2. 疼痛：胸痛 与劳力负荷下肥厚的心肌需氧量增加和供氧能力下降有关。

3. 潜在并发症 心力衰竭、栓塞、心律失常、猝死。

【护理措施】

（一）休息与活动

保持环境安静，限制探视，保证患者有充足的休息和睡眠时间。指导患者急性期应以卧床休息为主，以减轻心脏负荷，减少心肌耗氧量，利于心功能恢复。待患者症状消失、血液学指标等恢复正常后方可逐渐增加活动量。

（二）饮食护理

给予高蛋白质、富含维生素、清淡易消化的饮食，尤其是多吃富含维生素 C 的新鲜蔬菜、水果以促进心肌代谢和修复。心力衰竭者应低盐饮食，限制水分摄入，少量多餐，避免摄入刺激性食物。

（三）用药护理

遵医嘱应用抗病毒药物。抗心力衰竭和抗心律失常药物详见本章第二节“心力衰竭”和第三节“心律失常”相关内容。

（四）心理护理

向患者介绍病毒性心肌炎的演变过程及预后，告知患者限制体力活动对康复的重要性，鼓励、安慰患者，帮助其树立战胜疾病的信心。疾病恢复期若患者不愿活动或害怕活动，应及时给予心理疏导，督促其完成耐力范围内的活动量。

（五）健康指导

患者出院后需继续休息 3～6 个月，无并发症者可考虑恢复学习或轻体力工作。根据心功能状况，适当锻炼，增强机体抵抗力，6～12 个月避免剧烈运动或重体力劳动，女性患者避免妊娠。保持室内空气流通、温湿度适宜，注意防寒保暖，预防上呼吸道感染。指导患者合理饮食、遵医嘱坚持服药，教会患者及其家属正确测量心率、心律，发现胸闷、心悸等不适立即就诊。定期复查心电图及超声心动图等。

在线答题

练习与思考答案

练习与思考

一、单项选择题（在线答题）

二、填空题

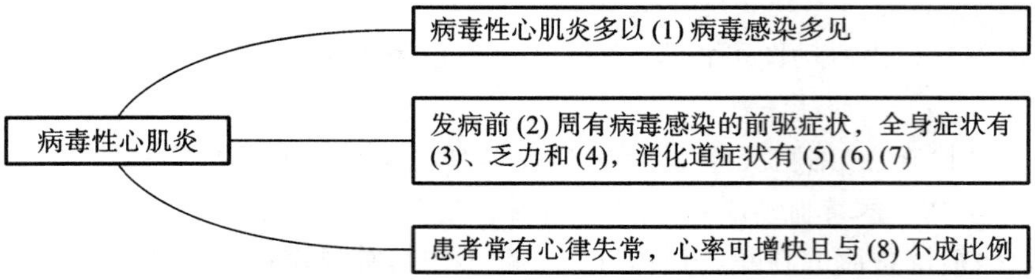

填空题答题处：

(1)____________；(2)____________；(3)____________；(4)____________；

(5)____________；(6)____________；(7)____________；(8)____________。

三、简答题

1. 病毒性心肌炎的发病与哪种病毒感染关系最密切？

2. 什么是造成病毒性心肌炎猝死的原因？

3. 什么检查可为诊断病毒性心肌炎的可靠证据？

4. 无并发症的病毒性心肌炎患者，急性期应卧床休息多长时间？重症患者应卧床休息多长时间？

（广东省食品药品职业技术学校　曾丽智）

第八节　心　肌　病

学习目标

1. 掌握心肌病的典型临床表现、常用护理措施。
2. 熟悉心肌病的治疗原则、常见护理诊断。
3. 了解心肌病的病因及发病机制。
4. 学会应用护理程序对心肌病患者实施整体护理。
5. 具有敬佑生命、积极进取、勇于创新的精神。

案例思考

患者，男性，50岁，以“活动后气促5年，加重1周”为主诉入院。患者5年前体力劳动后出现气促，休息后可自行缓解，夜间偶有憋醒发生，未予重视，1周前，受凉感冒后气促明显加重。查体：T 37.0℃，P 90次/分，R 22次/分，BP 130/80 mmHg，双肺可闻及干、湿啰音，心界扩大，肝肋下2 cm可触及，双下肢水肿。辅助检查：胸部X线检查示心影明显增大，肺淤血征；心电图示左心室肥大；超声心动图示左心室扩大，EF值30%。初步诊断：扩张型心肌病。

请思考：

1. 该患者出现气促和下肢水肿的原因是什么？

2. 辅助检查结果提示哪些问题？

3. 该患者目前主要的护理诊断/问题是什么？

心肌病是指除心脏瓣膜病、冠状动脉粥样硬化性心脏病、高血压性心脏病、肺源性心脏病和先天性心脏病以外的以心肌病变为主要表现的一组疾病，是由不同病因引起的心肌机械和(或)心电功能障碍，常表现为心室肥厚或扩张。据统计，在住院患者中，心肌病可占心血管病的 0.6%～4.3%，但近年心肌病的患病率有增高趋势。目前心肌病的具体分类如下。

遗传性心肌病：肥厚型心肌病、右心室发育不良、左心室致密化不全、离子通道病（长 QT 综合征、Brugada 综合征、短 QT 综合征、儿茶酚胺敏感性室速等）。

混合型心肌病：扩张型心肌病、限制型心肌病。

获得性心肌病：感染性心肌病、心动过速性心肌病、心脏气球样变、围生期心肌病。

由其他心血管病继发的心肌病理性改变不属于心肌病的范畴，如心脏瓣膜病、高血压性心脏病、先天性心脏病、冠状动脉粥样硬化性心脏病等所致的心肌病变。

本节重点阐述扩张型心肌病和肥厚型心肌病。

一、扩张型心肌病

扩张型心肌病（dilated cardiomyopathy，DCM）是一类以左心室或双心室扩大伴收缩功能障碍为特征的心肌病。病因多样，常有心脏扩大、心力衰竭、心律失常等临床表现，是最常见的心肌病。预后差，5 年存活率低于 50%，发病率为(13～84)/10 万，近年来有上升的趋势。各年龄段均可发病，但以中青年最多，男性多于女性(2.5∶1)。

【病因及发病机制】

发病原因不明，可能与遗传因素、病毒感染和其他细胞毒物质等有关。

1. 遗传因素 包括单基因遗传和基因多态性，有报道称 25%～30%患者有家族聚集性。

2. 病毒感染 一些扩张型心肌病患者心内膜活检有病毒感染的证据，最主要的是柯萨奇病毒 B 组，此外还有巨细胞病毒、腺病毒、埃可病毒等。病毒除直接引起心肌细胞损伤外，还可通过免疫反应损伤心肌细胞。

【护理评估】

（一）健康史

询问患者有无造成心肌损害的因素，如是否患过病毒性心肌炎；是否使用过对心肌有损害的药物，如化疗药物、抗精神病类药物、不明成分的中成药等；询问家族中有无类似的疾病患者。

（二）身体状况

1. 症状 起病缓慢，早期患者无明显症状，或仅运动后出现气促、疲乏、无力。临床主要表现为活动时呼吸困难和运动耐量下降，随着病情加重可出现夜间阵发性呼吸困难和端坐呼吸等左心衰竭症状，并逐渐出现食欲下降、腹胀及下肢水肿等右心衰竭症状。合并心律失常时可表现为心悸、头晕、黑矇甚至猝死。持续顽固性低血压往往是扩张型心肌病终末期的表现。发生栓塞时可表现为相应脏器受累的表现。

2. 体征 早期无明显异常体征，晚期可出现心脏明显扩大，心率增快，心尖部第一心音减弱，常有病理性第三心音和(或)第四心音奔马律，可有相对性二、三尖瓣关闭不全的反流性杂音及左、右心衰竭和(或)全心衰竭的体征。颈静脉怒张及肝-颈静脉回流征阳性；肝脏因淤血而肿大，有压痛，伴肝功能损害；水肿，严重者出现胸腔积液和腹水。常伴有多种心律失常。

（三）辅助检查

1. X 线检查 心影明显增大，心胸比值增大超过 50%，可见肺淤血征。

2. 心电图 心电图缺乏特异性诊断。可出现各种心律失常和传导阻滞，非特异性 ST 段压低，T 波倒置，低电压，部分患者可有病理性 Q 波。

3. 超声心动图 超声心动图是最常用的检查方法。可见心脏各腔内径增大，瓣膜正常，室壁搏动减弱，呈“大腔小口”样改变。早期仅左心室和左心房内径增大，晚期各心腔均增大，以左心室增大最明显；可伴二、三尖瓣功能性反流；可见附壁血栓。

4. 心血管造影及心导管检查 可见左心室舒张末期压降低，左心房压和肺毛细血管压上升，心搏出量低下、心脏指数较小。左心室造影可见左心室腔扩大，左心室壁运动减弱。

5. 放射性核素检查 心腔扩大，心脏整体收缩力减弱，射血分数(EF)降低。

（四）心理-社会状况

患者反复出现心力衰竭症状，活动受到限制，影响正常生活，或由于家庭经济条件限制，不能得到及时有效的治疗，而产生抑郁、焦虑等不良情绪。

（五）治疗要点

本病的治疗旨在阻止基础病因介导的心肌损害，阻断造成心力衰竭加重的神经体液机制，控制心律失常和预防猝死，预防栓塞，提高生活质量和延长生存期。

1. 对因治疗 积极寻找病因，控制感染、戒烟、戒酒、改变不良生活方式等。

2. 控制心力衰竭 常用β受体阻滞剂、血管紧张素转化酶抑制剂及洋地黄制剂等。从小剂量开始，根据病情调整用量，长期口服可延缓病情进程。洋地黄制剂使用时易发生洋地黄中毒，应慎用。

3. 预防栓塞和猝死 有发生栓塞风险又无禁忌证者，须口服阿司匹林；已有血栓和(或)栓塞者，须长期口服华法林行抗凝治疗；预防和及时控制心律失常是防治猝死的重要措施。

4. 外科治疗 长期严重心力衰竭、内科治疗无效者，可考虑行心脏移植。

二、肥厚型心肌病

肥厚型心肌病(hypertrophic cardiomyopathy，HCM)是一种遗传性心肌病，以心室肌非对称性肥厚、心室腔变小为特征，常并发各种心律失常，以左心室血液充盈受阻、舒张期顺应性下降为基本病态的心肌病。分为两种类型：①以室间隔肥厚为主，造成左心室流出道梗阻，称梗阻性肥厚型心肌病；②心肌肥厚而无流出道梗阻，称非梗阻性肥厚型心肌病。其肥厚部位亦可在室间隔中部、左心室游离壁、右心室。我国肥厚型心肌病的患病率为180/10万，好发于男性，特别是年轻人，包括运动员，是青少年运动性猝死的主要原因之一。

【病因及发病机制】

肥厚型心肌病是常染色体显性遗传病，60%～70%为家族性，30%～40%为散发性，家族性病例和散发病例、儿童病例和成年病例具有同样的致病基因突变。目前认为有18种突变基因与本病有关，较常见的是β肌球蛋白重链和肌球蛋白结合蛋白C的基因突变。肥厚型心肌病的表现型不仅与基因突变有关，还与修饰基因和环境因素有关。研究认为，儿茶酚胺代谢异常，高血压和高强度体力活动可能是本病的促发因素。

【护理评估】

（一）健康史

询问患者家庭中是否有人被确诊为肥厚型心肌病，是否有猝死的先例；评估患者本身的疾病情况，是否有猝死的危险及有无并发症出现。

（二）身体状况

1. 症状

(1) 劳力性呼吸困难：较常见的症状是劳力性呼吸困难和乏力，1/3患者有劳力性胸痛，夜间阵发性呼吸困难较少见。

(2) 心前区闷痛：约2/3患者出现非典型心绞痛，常因劳累诱发，持续时间长，对硝酸甘油反应不佳。

(3) 一过性晕厥：1/3 患者可发生突然站立和运动后晕厥，片刻后可自行缓解，此症状可以是患者唯一的主诉。

(4) 猝死：尤其多见于青壮年患者。既往认为主要是由流出道梗阻所致，现认为心律失常是猝死主要原因。

(5) 心力衰竭：晚期可出现左、右心衰竭的症状。

2. 体征 心界轻度扩大，晚期由于心房扩大，发生心房颤动，少数患者演变为扩张型心肌病，并出现相应的体征。梗阻性肥厚型心肌病可在胸骨左缘第 3、4 肋间和心尖区听到粗糙混合性杂音，杂音既具有喷射性杂音的性质，亦有反流性杂音的特点。凡增加心肌收缩力，减少左心室容量和外周阻力的因素均能使杂音增强，反之则减弱。如含服硝酸甘油片、体力活动、做 Valsalva 动作（深吸气后屏气，再用力做呼气动作）、静脉滴注异丙肾上腺素使左心室容量减少或心肌收缩力增加，可使杂音增强；使用 β 受体阻滞剂、下蹲使心肌收缩力减弱或左心室容量增加，则可使杂音减弱。

（三）辅助检查

1. X 线检查 以左心室肥厚为主，心影增大多不明显，如有心力衰竭，则心影明显增大。

2. 心电图 心电图的表现形式多样。最常见的表现为左心室肥大，ST 段改变，常有以 V3、V4 为中心的巨大倒置 T 波。在Ⅱ、Ⅲ、aVF、aVL 或 V4、V5 导联可出现病理性 Q 波。可有房室传导阻滞、室内传导阻滞和各种心律失常。

3. 超声心动图 超声心动图对本病有非常重要的诊断意义。心室不对称肥厚而无心室增大是其主要特征，可显示室间隔的非对称性肥厚，舒张期室间隔厚度达 15 mm 或与左心室后壁厚度之比≥1.3，间隔运动减弱。

4. 心导管、心血管造影、冠状动脉造影 心导管显示左心室舒张末压上升，左心室腔与流出道狭窄之后存在压力阶差（>20 mmHg）。心血管造影显示舒张期左心室腔变形成香蕉状、舌状或纺锤状（心尖部肥厚时）及乳头肌肥大。冠状动脉造影正常。

（四）心理-社会状况

患者起病多缓慢，有明确家族史，且有猝死的危险，一旦确诊，医生会建议患者的其他直系亲属进行筛检，由此给患者及其家属带来很大的心理压力。

（五）治疗要点

基本治疗原则为改善心室舒张功能，防止心律失常的发生。

(1) 较常用的药物是 β 受体阻滞剂及非二氢吡啶类钙通道阻滞剂，用以减慢心率，降低心肌收缩力，减少流出道梗阻。应避免使用增强心肌收缩力的药物（如洋地黄）及减轻心脏负荷的药物（如硝酸甘油），以免加重左心室流出道梗阻。

(2) 重症梗阻性肥厚型心肌病者，安装 DDD 型起搏器，或行室间隔化学消融及手术切除肥厚的室间隔心肌等方法治疗；猝死高危者，可考虑安装植入型心律转复除颤器(ICD)。

(3) 小剂量使用胺碘酮可提高生存率；心房颤动者，易发生栓子脱落，应使用华法林抗凝，以避免栓塞。

【常见护理诊断/问题】

1. 气体交换受损 与肺水肿、心力衰竭有关。

2. 潜在并发症 栓塞、心律失常、猝死、心力衰竭。

3. 疼痛：胸痛 与肥厚的心肌需氧量增加和心肌供血供氧能力下降有关。

4. 焦虑 与病情反复、疗程长或并发症有关。

【护理措施】

（一）一般护理

1. 休息与活动 依据患者心功能评估其活动的耐受水平，并制订活动计划；无明显症状的早期患者，可从事轻体力工作，避免紧张劳累；心力衰竭患者经药物治疗症状缓解后可轻微活动；合并严重心力衰竭、心律失常及阵发性晕厥的患者应绝对卧床休息；长期卧床及水肿患者应注意皮肤护理，防止压疮形成；适当限制体力活动，制订适合病情的活动计划，必要时须卧床休息。注意安全防护，必要时加床挡。

2. 饮食护理 采取低脂、高蛋白质、富含维生素的易消化饮食，忌刺激性食物；心力衰竭者应予低盐饮食，限制水分摄入；每餐不宜过饱；戒烟、酒；耐心向患者讲解饮食治疗的重要性，以取得患者配合。

（二）病情观察

（1）监测生命体征，听取患者主诉。

（2）观察有无并发症发生：有无呼吸困难、心悸、颈静脉怒张、腹水、下肢水肿等心力衰竭症状；有无突发的胸痛、腰痛、肢端皮肤发绀发凉等栓塞症状。

（3）有心律失常者随时监测心电图变化；心力衰竭利尿者，准确记录液体出入量，注意观察有无水、电解质平衡紊乱。

（三）治疗配合

1. 用药护理 ①应用强心剂，如应用洋地黄制剂时，注意患者有无恶心、呕吐、黄疸、心律失常等中毒表现。②使用利尿剂时，注意患者有无低血钾的表现，如疲乏无力，恶心、呕吐，腹胀、心律失常等。③使用血管扩张药，如硝酸甘油、硝普钠时，注意输液速度不宜过快，嘱患者不能自行调节输液速度，观察患者有无头痛、头晕、面红及血压变化等。④使用血管紧张素转化酶抑制剂时，观察患者有无低血压、高血钾、肾功能损害、咳嗽等不良反应。⑤应用抗凝制剂，如阿司匹林、华法林等药物时，观察患者有无牙龈、皮下等出血表现。

2. 疼痛的护理 胸痛发作时立即停止活动，卧床休息；持续吸氧，氧流量为 3～4 L/min；安慰患者，解除其紧张情绪；遵医嘱使用β受体阻滞剂或钙通道阻滞剂，注意有无心动过缓等不良反应。

（四）健康指导

1. 疾病知识指导 症状轻者可参加轻体力工作，但要避免劳累。防寒保暖，预防上呼吸道感染。肥厚型心肌病者应避免情绪激动、持重物、屏气及剧烈运动等，降低晕厥和猝死的危险。有晕厥病史或猝死家族史者应避免独自外出活动，以免发作时无人在场而发生意外。

2. 用药与随访 告知患者坚持服药的必要性，说明药物的名称、剂量、用法，教会患者及其家属观察药物疗效及不良反应。定期门诊随访，症状加重时立即就诊，防止病情加重。

3. 定期复诊 嘱患者定期门诊随访，一般出院后每个月复诊1次，之后根据病情复诊；症状加重时应立即就诊，以防止延误病情。

新闻思考：深圳一男子跑步时心搏骤停！全城急寻3位施救“好人”

练习与思考

一、单项选择题（在线答题）

二、填空题

在线答题

练习与思考答案

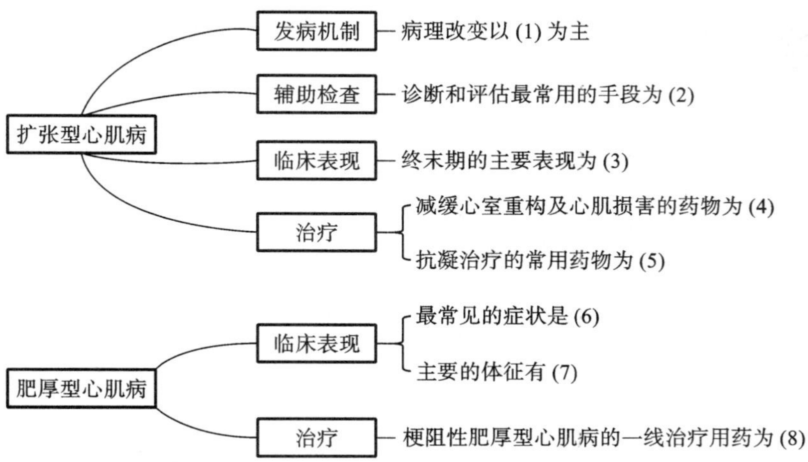

填空题答题处：

(1)_______________；(2)_______________；(3)_______________；(4)_______________；
(5)_______________；(6)_______________；(7)_______________；(8)_______________。

三、案例分析题

患者，男性，45 岁，因“活动后气急 5 年，加重 5 天”入院。患者 5 年前开始出现活动后气急，提示扩张型心肌病后一直服用“美托洛尔、贝那普利、螺内酯、呋塞米”等，症状不明显，5 天前感冒后又出现轻微活动后气急、胸闷，休息时无明显症状。心电图示：窦性心律，完全性左束支传导阻滞。心脏超声示：左心房、左心室扩大，左室射血分数(LVEF)23%，脑钠肽(BNP)1817 pg/mL。诊断为扩张型心肌病。查体：患者精神萎靡，主动体位，T 36.0 ℃，P 86 次/分，R 18 次/分，BP 101/70 mmHg。

请思考：

1. 该患者目前存在的主要护理诊断/问题有哪些？
2. 请为该患者制订合理的护理措施。

（宁波卫生职业技术学院　李虹毓）

第九节　感染性心内膜炎

学习目标

1. 掌握感染性心内膜炎患者的身体状况、护理诊断/问题和护理措施。
2. 熟悉感染性心内膜炎的病因及发病机制。
3. 了解感染性心内膜炎的治疗要点。
4. 能正确评估感染性心内膜炎患者的病情，能具备对患者实施整体护理的综合能力。
5. 尊重、关爱患者，具备敬佑生命的职业精神。

案例思考

患者，女性，45 岁，持续高热就诊。患者自诉一个半月前受凉后出现高热、乏力伴咳嗽，无痰，全身酸痛，社区医院给予青霉素治疗后以上症状无明显好转。

查体：上臂出现皮疹，T 39.8 ℃。

心脏超声示：二尖瓣关闭不全伴赘生物。

请思考：

1. 该患者可能患有何病？为了确诊，应该进行哪些检查？

2. 列出患者目前主要的护理问题及护理措施。

感染性心内膜炎(infective endocarditis，IE)为心脏内膜表面的微生物感染，一般由细菌、真菌或其他微生物(如病毒、立克次体等)直接感染心脏瓣膜、心室壁内膜或邻近大动脉内膜引起，伴赘生物形成。赘生物为大小不等、形状不一的血小板和纤维素团块，内含大量微生物和少量炎症细胞。瓣膜为最常受累部位，也可发生在间隔缺损部位、腱索或心壁内膜。

根据病程，感染性心内膜炎可分为急性和亚急性两类。急性感染性心内膜炎特征：①中毒症状明显；②病程进展迅速，数天至数周引起瓣膜破坏；③感染迁移多见；④病原体主要为金黄色葡萄球菌。亚急性感染性心内膜炎特征：①中毒症状轻；②病程数周至数月；③感染迁移少见；④病原体以草绿色链球菌多见，其次为肠球菌。根据获得途径，感染性心内膜炎可分为卫生保健相关性感染性心内膜炎、社区获得性感染性心内膜炎、静脉药物滥用性感染性心内膜炎等。

【病因及发病机制】

1. 亚急性感染性心内膜炎 主要发生于器质性心脏病基础之上，最常见于心脏瓣膜病，尤以二尖瓣狭窄和主动脉瓣关闭不全者多见；其次见于先天性心血管病，如室间隔缺损、动脉导管未闭、法洛四联症等。最常见的致病菌是草绿色链球菌，其次为肠球菌和表皮葡萄球菌。细菌在上呼吸道感染、扁桃体切除术、泌尿系统器械检查或心脏手术时侵入血流，黏附于心脏或血管损害部位，继之血小板聚集，形成血小板微血栓和纤维蛋白沉着，成为结节样无菌性赘生物，这也是细菌定居瓣膜表面的重要因素。

2. 急性感染性心内膜炎 发病机制尚不清楚，主要累及正常心脏瓣膜。致病菌来自皮肤、肌肉、骨骼或肺等部位的活动性感染灶，血液循环中细菌量大，细菌毒力强，具有高侵袭性和黏附于内膜的能力。主动脉瓣常受累。

【护理评估】

（一）健康史

评估患者有无心脏瓣膜病、先天性心脏病等病史；有无上呼吸道及其他部位的感染，如咽峡炎、喉炎、扁桃体炎等；有无静脉药瘾史；近期是否经历过拔牙或扁桃体切除术、心脏手术、器械检查等。

（二）身体状况

1. 发热 发热为感染性心内膜炎最常见的症状。亚急性者起病隐匿，可有全身不适、乏力、厌食和体重减轻等非特异性症状。可出现弛张热，一般不超过 39 ℃，午后和晚上高热，常伴有头痛、背痛和肌肉关节痛。急性者呈暴发性败血症过程，可有高热、寒战。

2. 心脏杂音 80%～85%患者有病理性杂音，可由基础心脏病和赘生物的形成、脱落以及组织坏死引起心脏瓣膜穿孔或腱索断裂所致。

3. 周围体征 多为非特异性，近年已不多见，包括：①瘀点：可出现在任何部位，以锁骨以上皮肤、口腔黏膜和睑结膜多见。②指(趾)甲下线状出血。③奥斯勒(Osler)结节：在指(趾)垫出现的豌豆大的红色或紫色痛性结节。④罗特(Roth)斑:视网膜的卵圆形出血斑,中心呈白色。⑤詹韦(Janeway)损害:手掌和足底处直径 1～4 mm 的无痛性出血红斑。

4. 动脉栓塞 赘生物碎片脱落可导致栓塞,占 20%～40%。可发生于机体的任何部位,常见于脑、心、脾、肺、肾、肠系膜和四肢。

5. 感染的非特异性症状 ①贫血:较为常见。②脾大:占 15%～50%。

6. 并发症

(1) 心脏并发症:心力衰竭为最常见并发症,其次可见心肌脓肿、急性心肌梗死、心肌炎、化脓性心包炎等。

(2) 细菌性动脉瘤:占 3%～5%,受累动脉依次为近端主动脉,脑、内脏和四肢动脉,一般见于病程晚期,多无症状。

(3) 迁移性脓肿:常发生于肝、脾、骨髓和神经系统。

(4) 神经系统并发症:约 1/3 患者有神经系统受累的表现,如出现脑栓塞、脑细菌性动脉瘤、脑出血、中毒性脑病、脑脓肿和化脓性脑膜炎等。

(5) 肾脏并发症:大多数患者有肾损害,包括肾动脉栓塞、肾小球肾炎、肾脓肿等。

(三) 辅助检查

1. 血培养 血培养是最重要的检查方法,药敏试验可为治疗提供依据。近期未接受过抗生素治疗的患者阳性率可达 95%以上。

2. 尿液检查 可见镜下血尿和轻度蛋白尿,肉眼血尿提示肾梗死。红细胞管型和大量蛋白尿提示弥漫性肾小球肾炎。

3. 血液检查 血常规检查中以进行性贫血较常见,白细胞计数正常或轻度升高,中性粒细胞核轻度左移,红细胞沉降率升高。

4. 超声心动图 可发现赘生物、瓣周并发症等支持本病的证据,可帮助诊断感染性心内膜炎。经胸壁超声可检出 50%～75%的赘生物,经食管超声可检出直径<5 mm 的赘生物,敏感性达 95%以上。

5. 其他 X 线检查可了解心脏外形、肺部表现等;心电图检查可发现心律失常。

(四) 心理-社会状况

本病病情严重,由于发热感染不易控制,病程长且易复发,患者往往情绪低落,易产生焦虑、烦躁、恐惧等心理问题。

攻克"心"难题——心内膜炎感染检测新方法

(五) 治疗要点

1. 抗微生物药物治疗 抗微生物药物治疗为本病最重要的治疗措施,用药原则:①早期应用,在 3～5 次血培养后即可开始治疗;②足量用药,大剂量和长疗程,旨在完全消灭藏于赘生物内的致病菌,抗生素联合应用能起到快速的杀菌作用;③静脉用药为主;④致病菌不明时,急性者选用对金黄色葡萄球菌、链球菌和革兰阴性杆菌均有效的广谱抗生素,亚急性者选用针对大多数链球菌(包括肠球菌)的抗生素;⑤已培养出致病菌时,应根据药敏试验结果选择用药。

2. 药物选择 本病大多数致病菌对青霉素敏感,青霉素可作为首选药物。联合用药可以增强杀菌能力,如氨苄西林、万古霉素、庆大霉素等,真菌感染者选用两性霉素 B。

3. 手术治疗 有严重心脏并发症或抗生素治疗无效的患者应及时考虑行外科手术治疗,活动性自体瓣膜心内膜炎手术适应证如下。

(1) 主要适应证:①由瓣膜功能衰竭所致的心力衰竭;②尽管积极行抗生素治疗,仍有持续败血症;③再发栓塞。

(2) 次要适应证:①脓肿、假性动脉瘤以及 1 个(多个)瓣叶破裂或瘘引起异常交通的征象,表明局部感染扩散;②不容易治愈或对心脏结构破坏力大的病原微生物感染时;③抗生素治疗后病原体仍不明;④伴有心力衰竭的左侧急性金黄色葡萄球菌性感染性心内膜炎;⑤血培养阴性,足量抗生素治疗后持续发热10天以上。

【常见护理诊断/问题】

1. 体温过高 与感染有关。

2. 营养失调:低于机体需要量 与感染致机体代谢率增高、食欲下降有关。

3. 焦虑 与病情反复、病程长及发热等有关。

4. 潜在并发症 栓塞、心力衰竭等。

【护理措施】

(一)一般护理

1. 休息与活动 急性患者应卧床休息,病室保持空气新鲜,温湿度适宜,保持安静,心脏瓣膜有巨大赘生物者,应绝对卧床休息,防止赘生物脱落。

2. 饮食护理 给予高热量、高蛋白质、富含维生素、低胆固醇、清淡、易消化的半流质食物或软食,做好口腔护理,增进患者食欲。发热者,补充水和电解质;心力衰竭者,少量多餐,避免过饱,低盐饮食;贫血者,多食含铁丰富的食物,必要时遵医嘱口服铁剂。

(二)病情观察

1. 观察体温及皮肤黏膜变化 及时测量体温并准确绘制体温曲线,以判断病情进展及治疗效果;高热者卧床休息,每4 h测体温一次,若体温超过38.5 ℃,给予物理降温或温水擦浴,准确记录体温变化;观察患者有无皮肤瘀点、指(趾)甲下线状出血、奥斯勒结节和詹韦损害等。

2. 观察栓塞征象 患者出现意识和精神改变、失语、吞咽困难、肢体活动受限、瞳孔大小不对称、抽搐或昏迷时,应警惕脑动脉栓塞;肢体突发剧烈疼痛,局部皮肤温度下降,动脉搏动减弱或消失,应考虑外周动脉栓塞;突发胸痛、气急、发绀和咯血等,应警惕肺栓塞;出现腰痛、血尿等,应考虑肾栓塞。

(三)治疗配合

1. 正确采集血培养标本 告知患者正确采集血培养标本对本病的诊断与治疗至关重要,采血需反复多次,以取得患者的理解与合作。

(1)未使用抗生素者,入院后即可采血,每间隔1 h采血1次,共3次,次日血培养结果阳性者即可使用抗生素,阴性者则需重复采血3次后再开始抗生素治疗。

(2)已使用抗生素者,遵医嘱需停药3~7天采血。

(3)采血最佳时间为体温上升时,每次采血10~20 mL。

(4)采血前严格消毒皮肤,采血后严格消毒培养基瓶塞,并用酒精灯火焰消毒局部空气。

(5)必要时在血培养的同时加做药敏试验,以指导临床用药。

2. 用药护理 遵医嘱准确、按时使用抗生素,确保维持有效的血药浓度,并观察药物疗效及不良反应;告知患者应用抗生素是治疗本病的关键,需坚持大剂量、长疗程的抗生素治疗才能杀灭病原体;保护静脉,使用静脉留置针或经外周静脉穿刺的中心静脉置管(PICC),避免多次穿刺增加患者痛苦。

(四)心理护理

由于发热、感染不易控制、疗程长,甚至出现并发症,患者常出现情绪低落、恐惧心理,应加强与患者的沟通,耐心解释治疗的目的与意义,安慰、鼓励患者,给予心理支持,使其积极配合治疗。

（五）健康指导

1. 疾病预防 嘱患者平时注意防寒保暖，避免感冒，少去公共场所，加强营养，增强机体抵抗力，合理安排休息。指导患者养成良好的口腔卫生习惯和定期牙科检查的习惯。在施行口腔手术如拔牙、扁桃体切除术、上呼吸道手术或操作，泌尿、生殖、消化道侵入性诊治或其他外科手术治疗前，应说明自己有心脏瓣膜病、感染性心内膜炎等病史，以预防性使用抗生素。

2. 用药指导 告知患者早期、足量应用抗生素是治疗感染性心内膜炎的关键，应遵医嘱用药，切勿擅自停药，一旦出现不良反应，如恶心呕吐、食欲不振及真菌感染，应及时告知医生。

3. 病情监测 指导教会患者自我监测体温变化，有无栓塞表现，定期门诊随访。

练习与思考

在线答题

练习与思考答案

一、单项选择题（在线答题）

二、填空题

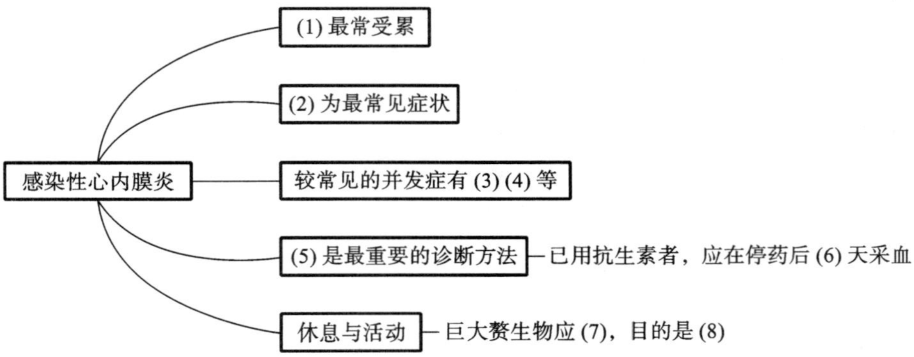

填空题答题处：

(1)________；(2)________；(3)________；(4)________；

(5)________；(6)________；(7)________；(8)________。

三、案例分析题

李先生，49岁，体检曾发现有二尖瓣轻度脱垂，但无自觉症状。2周前因感冒后出现持续低热1周入院。入院查体：T 39.4 ℃，心率90次/分，律齐。心脏超声示：二尖瓣关闭不全伴赘生物。左指甲下线状出血，两侧上臂出现皮疹。

请思考：

1. 该患者目前患何病？依据是什么？

2. 如何进一步诊治？还需要做什么检查？有哪些注意事项？

3. 列出针对该患者的3个护理诊断/问题及护理措施。

（宁波卫生职业技术学院 陈璐）

第十节 心包疾病

学习目标

1. 掌握心包炎典型的临床表现、护理措施。
2. 熟悉心包炎的常见护理诊断、治疗原则。
3. 了解心包炎的病因及发病机制。
4. 能熟练地对心包疾病患者进行健康宣教。
5. 关爱患者，具备敬佑生命的职业精神和社会责任感。

案例思考

患者，男性，58岁，以“胸痛4 h”为主诉入院。4 h前无明显诱因下出现胸痛，为心前区持续性剧痛，无放射性疼痛，于深呼吸及咳嗽时加重，伴气促。1周前有上呼吸道感染史。查体：T 37.6 ℃，P 115次/分，BP 100/65 mmHg，R 24次/分。意识清楚，表情痛苦。心脏叩诊心界向两侧扩大，心律齐，心前区可闻及心包摩擦音。辅助检查：心电图示窦性心动过速，肢体导联QRS波群低电压，未见病理性Q波；血清心肌损伤标志物、心肌酶均无升高；超声心动图示心包积液。初步诊断：急性心包炎。

请思考：

1. 该患者属于哪种类型的急性心包炎？
2. 该患者目前最大的危险是什么？
3. 该如何对该患者进行病情观察？

心包疾病是由感染、肿瘤、代谢性疾病、尿毒症、自身免疫性疾病、外伤等所致的心包病理性改变，表现为心包的急性炎症反应、渗液以及心包缩窄、粘连、增厚、钙化等慢性病变。临床上以急性心包炎和缩窄性心包炎较为常见。在所有类型的心包炎中，男性多于女性，成人多于儿童，据国内临床资料统计，心包疾病占心脏疾病住院患者的1.5%～5.9%。

一、急性心包炎

急性心包炎(acute pericarditis)指心包的急性炎症导致心包表面纤维素沉积和心包腔内液体积聚，渗出液可以是浆液纤维蛋白性、血性或脓性。该病是以胸痛、心包摩擦音和心包积液为主要表现的临床综合征。

【病因及发病机制】

(一) 病因

最常见的病因为病毒感染。其他包括细菌感染、肿瘤、代谢性疾病、尿毒症、自身免疫性疾病、外伤等。近年来，肿瘤、尿毒症、心肌梗死引起的心包炎明显增多。无法明确病因的急性心包炎称为特发性急性心包炎或非特异性急性心包炎。约1/4患者可复发。

(二) 发病机制

正常心包腔有30～50 mL浆液，急性炎症反应时，心包壁层和脏层纤维蛋白、白细胞及少许内皮细胞渗出，心包腔浆液可达100 mL，甚至达2000～3000 mL。大量渗出液致心包腔内压力迅速上升，使心室舒张期充盈受限，心排血量减少，最终出现急性心脏压塞的临床表现。积液一般在数周至数月内吸收，随之可发生壁层与脏层的粘连、增厚及缩窄。

【护理评估】

（一）健康史

评估患者近期有无各种原因引起的全身感染，以前是否患过结核；有无风湿性疾病、系统性红斑狼疮、类风湿关节炎等免疫系统疾病；有无心肌梗死、尿毒症、肿瘤以及创伤、过敏等病史。

（二）身体状况

1. 症状

(1) 全身表现：主要为炎症反应的发热，热型可有弛张型、稽留型两种，部分患者可为低热。亦可引起心悸、出汗、食欲缺乏、倦怠乏力等症状，与原发病的症状常难以区分。

(2) 胸痛：与心包炎的发病有关，心包炎起病于纤维蛋白性心包炎，纤维蛋白性心包炎主要是由于在心包腔中的脏层和壁层渗出了大量的纤维蛋白，这时患者会出现明显胸痛。

(3) 心脏压塞：可出现呼吸困难、面色苍白、烦躁不安、发绀、乏力、上腹部疼痛、水肿，甚至休克。另外还可以引起肺血管和气管的压迫症状，出现肺不张等临床表现。

(4) 心前区疼痛：常于体位改变、深呼吸、咳嗽、吞咽、卧位尤其当抬腿或左侧卧位时加剧，坐位或前倾坐位时减轻。疼痛通常局限于胸骨下或心前区，常放射到左肩、背部、颈部或上腹部，偶向下颌、左前臂和手放射，类似心肌缺血的放射痛。

(5) 心包积液对邻近器官压迫的症状：肺、气管、支气管和大血管受压迫可引起肺淤血，肺活量减少，通气受限制，从而加重呼吸困难，呼吸浅而快。患者常自动采取前倾坐位，使心包渗液向下及向前移位，以减轻压迫症状。气管受压可产生咳嗽和声音嘶哑。食管受压可出现吞咽困难症状。

2. 体征

(1) 心包摩擦音：急性纤维蛋白性心包炎的典型体征，是因炎症而变得粗糙的壁层与脏层心包在心脏活动时相互摩擦产生的声音，呈抓刮样粗糙的高频声音，往往盖过心音且有较心音更贴近耳朵的感觉。典型的心包摩擦音可听到与心房收缩、心室收缩和心室舒张相一致的三个成分。常仅出现数小时，或持续数天、数周不等。

(2) 心包积液：积液量在200 mL以上或渗液迅速积聚时产生以下体征。①心尖搏动减弱、消失或出现于心浊音界左缘内侧处。②左肩胛下常有浊音区，语颤增强，并可听到支气管呼吸音。③快速心包积液，可引起急性心脏压塞，出现明显的心动过速，如心排血量显著下降，可产生休克。当渗液积聚较慢时，除心率加速外，静脉压显著升高，可产生颈静脉怒张，搏动和吸气时扩张，肝大伴触痛，腹水。

(3) 心脏压塞征象：静脉压升高，血压下降；急性心脏压塞时心脏大小正常，慢性者心界扩大。

（三）辅助检查

1. 实验室检查 取决于原发病。如感染性心包炎常有外周血白细胞计数增加、红细胞沉降率增快等炎症反应。

2. X线检查 对渗出性心包炎有一定诊断价值。心影向两侧增大而肺部无明显充血现象是心包积液的有力证据。

3. 心电图 具有典型的动态变化过程。胸痛时可见aVR导联ST段压低，其他常规导联ST段弓背向下型抬高；数日后，ST段回到基线，并伴T波低平及倒置；持续数周至数月后，T波由倒置恢复至正常，可与急性心肌梗死鉴别。另外，心包积液时，QRS波群低电压，大量积液时可见QRS波群电压交替，无病理性Q波，无QT间期延长。

4. 超声心动图 超声心动图诊断心包积液迅速可靠，简单易行。超声引导下行心包穿刺引流可增高成功率和增加安全性。

5. 心包穿刺 有心包积液时，可做心包穿刺，将渗液做涂片、培养和找病理细胞，有助于确定病原体。

6. 磁共振成像 能清晰地显示心包积液的容量和分布情况，并可分辨积液的性质，如非出血性渗液大都是低强度信号；尿毒症、创伤、结核性液体内含蛋白质和细胞较多，可见中或高强度信号。

（四）心理-社会状况

患者因心前区疼痛、呼吸困难而出现精神紧张、烦躁不安，因急性心脏压塞出现晕厥而感到恐慌；尤其是诊断不明、病情重、病程长时，患者担心急性心包炎转为慢性，而产生焦虑、消极悲观等心理反应。

（五）治疗要点

可针对病因，应用抗生素、抗结核药物、化疗药物等治疗。呼吸困难者给予半坐卧位、吸氧，疼痛者应用镇痛药。大量渗液引起的压迫症状或心脏压塞者予以心包穿刺引流。必要时可行心包切开引流并送检引流液。

二、缩窄性心包炎

缩窄性心包炎(constrictive pericarditis)由各种原因引起心包脏层和壁层炎症、纤维素性渗出物沉积，并逐渐机化增厚、挛缩甚至钙化，压迫心脏和大血管根部，使心脏舒张期充盈受限，从而导致右心房、腔静脉压增高及心排血量减少等一系列循环功能障碍。

【病因及发病机制】

（一）病因

缩窄性心包炎继发于急性心包炎，但我国仍以结核性心包炎最为常见，其次也见于心包外伤后或类风湿关节炎的患者。霉菌或病毒感染未及时得到治疗，也可导致本病的发生，心包肿瘤和放射治疗也偶可引起本病，但相当一部分的缩窄性心包炎患者病因不明。

（二）发病机制

急性心包炎后，渗出液被逐渐吸收使纤维组织增生，心包增厚、粘连、钙化，最终形成坚厚的瘢痕，使心室舒张期扩张受限，引起血液循环障碍。长期可致心肌萎缩。

【护理评估】

（一）健康史

询问患者既往是否有心包炎病史。

（二）身体状况

1. 症状 起病常隐匿。心包缩窄的表现出现于急性心包炎后数月至数十年，一般为2～4年。在缩窄发展的早期，体征常比症状显著，即使在后期，已有明显的循环功能不全的患者亦可能仅有轻微的症状。常见症状为劳力性呼吸困难，主要与心排血量降低有关，可伴有疲乏、食欲缺乏、上腹胀痛或疼痛。

2. 体征 可见心尖搏动不明显，心浊音界不增大，心音减低，部分患者在胸骨左缘第3、4肋间可听到一个在第二心音后0.1 s左右的舒张早期额外心音(心包叩击音)，系舒张期充盈血流因心包的缩窄而突然受阻并引起心室壁的振动所致；心律一般为窦性，有时可有心房颤动；脉搏细弱无力，动脉收缩压降低，脉压变小。心脏受压表现：颈静脉怒张、肝大、腹水、下肢水肿、心率增快，可见Kussmaul征；患者腹水常较皮下水肿出现得早且明显增多，这与一般心力衰竭中所见相反。

（三）辅助检查

1. X线检查 心脏阴影偏小、正常或轻度增大，心脏增大可能是由于心包增厚或伴有心包积液，左右心缘正常弧弓消失，呈平直僵硬状，心脏搏动减弱，上腔静脉明显增宽，部分患者心包有钙化，呈蛋壳状，此外，可见心房增大。

2. 心电图 多数有低电压，窦性心动过速，少数可有心房颤动，多个导联 T 波平坦或倒置。有时 P 波增宽或增高呈“二尖瓣型 P 波”或“肺型 P 波”，表现为左、右心房扩大，也可有右心室肥厚。

3. 超声心动图 可见右心室前壁或左心室后壁振幅变小，如同时有心包积液，则可发现心包壁层增厚程度。

4. 心导管检查 右心房平均压升高，压力曲线呈“M”形或“W”形，右心室压力升高，压力曲线呈舒张早期低垂及舒张晚期高原样图形，肺毛细血管压也升高。

（四）心理-社会状况

患者因患病影响工作和生活，且病程长，病情重，导致生活不能完全自理或需要做心包切开等治疗，从而产生焦虑不安甚至恐惧等心理反应。

（五）治疗要点

1. 治疗原则

(1) 一旦确诊，应尽早争取外科心包切除。

(2) 内科治疗主要是支持疗法和利尿治疗。

2. 用药原则

(1) 已知或疑为结核性缩窄性心包炎者，术前应抗结核治疗 1～4 周，如诊断明确，在心包切除术后应继续服药 12 个月。

(2) 有人认为术前应用洋地黄可减少心律失常和心力衰竭的发生，降低死亡率。

(3) 对不能手术治疗者，主要是行利尿和支持治疗，必要时抽除心包积液。

【常见护理诊断/问题】

1. 疼痛：胸痛 与心包炎有关。

2. 气体交换受损 与肺淤血、肺或支气管受压有关。

3. 体液过多 与渗出性、缩窄性心包炎有关。

4. 体温过高 与心包炎有关。

5. 活动无耐力 与心排血量减少有关。

6. 营养失调：低于机体需要量 与结核、肿瘤等病因有关。

【护理措施】

（一）一般护理

为患者提供安静、舒适便于休养的病室环境，急性期以静养为宜，适当限制探视；恢复期可适当运动，以无劳累不适感为宜；加强营养，增强抵抗力。

（二）病情观察

观察患者有无疼痛及疼痛的部位、性质、伴随症状；有无呼吸困难及其程度，血气分析结果；有无烦躁不安、面色苍白或发绀、脉压减小、颈静脉曲张、奇脉、血压下降等心脏压塞症状。必要时协助医生进行心包穿刺。

（三）用药护理

应熟知各类药物的作用及不良反应，如糖皮质激素、解热镇痛药可能引起应激性溃疡；抗结核类药物肝脏毒性大；抗肿瘤类药会导致机体免疫功能下降等。在用药过程中注意观察患者的反应，及时发现问题并解决。

（四）治疗配合

1. 胸痛 发作时指导患者卧床休息，勿用力咳嗽、深呼吸或突然改变体位，以免引起疼痛加重。遵医嘱给予镇痛药，必要时应用吗啡。

2. 呼吸困难 轻者适当休息，间断给氧；重者卧床休息，持续吸氧。做好氧疗相关护理。

3. 心脏压塞 半坐卧位可适当减轻患者症状，严重时卧床休息。行心包穿刺者，术前做好解释沟通工作，以取得患者及其家属的配合，术后做好病情观察及心包引流管的护理。

（五）心包穿刺术的护理

（1）术前护理：备齐物品，向患者说明手术的意义和必要性，进行心理护理；询问患者是否有咳嗽，必要时给予镇咳治疗；保护患者隐私，并注意保暖；操作前开放静脉通路，准备好急救药品；进行心电、血压监测；术前需行超声检查，以确定积液量和穿刺部位，并对最佳穿刺点做好标记。

（2）术中配合：嘱患者勿剧烈咳嗽或深呼吸；严格无菌操作，抽液过程中随时夹闭胶管，防止空气进入心包腔；抽液要缓慢，每次抽液量不超过 1000 mL，以防急性右心室扩张，一般第 1 次抽液量不宜超过 300 mL，若抽出新鲜血液，应立即停止抽吸，密切观察有无心脏压塞症状；术中密切观察患者的反应，如患者感到心率加快、出冷汗、头晕等异常情况，应立即停止操作，及时协助医生处理。

（3）术后护理：穿刺部位覆盖无菌纱布并固定；穿刺后 2 h 内继续行心电、血压监测，嘱患者休息，并密切观察生命体征变化；心包引流者需做好引流管的护理，待每天心包抽液量＜25 mL 时拔除导管；记录抽出液的量、颜色、性质，按要求及时送检。

知识链接

心包穿刺术

当心包腔内有积液、积血或积脓时，心包穿刺术既可作为确诊的措施，又是解除心脏压塞的紧急治疗措施。有 2 种途径：①胸骨旁途径：只适用于大量心包积液的病例，否则可能污染胸膜腔。患者取坐位或半坐卧位。前胸皮肤消毒后，用 1%普鲁卡因浸润麻醉，用心包穿刺针经胸骨左旁第 4 肋间，距胸骨边缘 1 cm 处垂直刺入心包腔，抽吸积液。②剑突旁途径：较常采用。患者取平卧位或半坐卧位。前胸皮肤消毒，用 1%普鲁卡因浸润麻醉，以心包穿刺针经剑突左旁与肋软骨弓之间刺入皮肤，然后针尖与皮肤成 45°角斜行向上、向后稍向内徐徐进入。当通过膈面心包膜进入心包腔时，有落空感，即可试行抽吸积液。

（六）心理护理

多与患者沟通，了解患者的心理状态，向其介绍疾病相关知识，如血培养、心包穿刺的目的，以及抗结核治疗用药的特点和注意事项；告诉患者急性心包炎经积极治疗，大多数可以痊愈，仅少数会演变成慢性缩窄性心包炎，解除患者的思想顾虑，使其积极配合治疗。

（七）健康教育

1. 疾病知识指导 嘱患者注意休息，防寒保暖，防止呼吸道感染。加强营养，进高热量、高蛋白质、富含维生素、易消化的清淡饮食，限制钠盐摄入。对缩窄性心包炎的患者讲明心包剥离术的重要性，解除思想顾虑，尽早接受手术。术后患者仍应坚持休息半年，以利于心功能的恢复。

2. 用药指导 告诉患者坚持足够疗程的药物治疗（如抗结核治疗）的重要性，不可自行减药或停药，防止复发；注意药物不良反应；定期随访复查肝肾功能。

练习与思考

在线答题

练习与思考答案

一、单项选择题(在线答题)

二、填空题

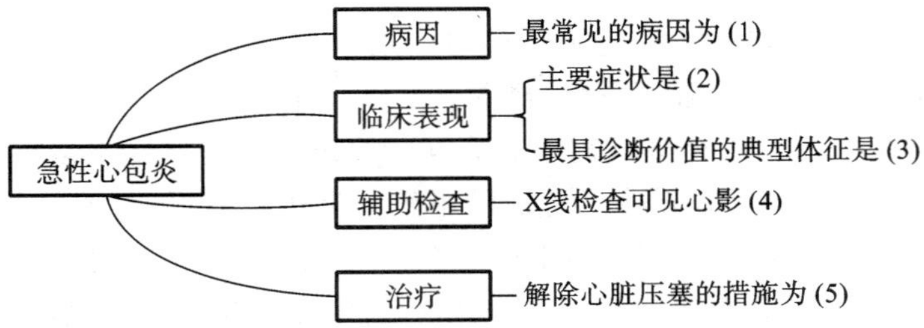

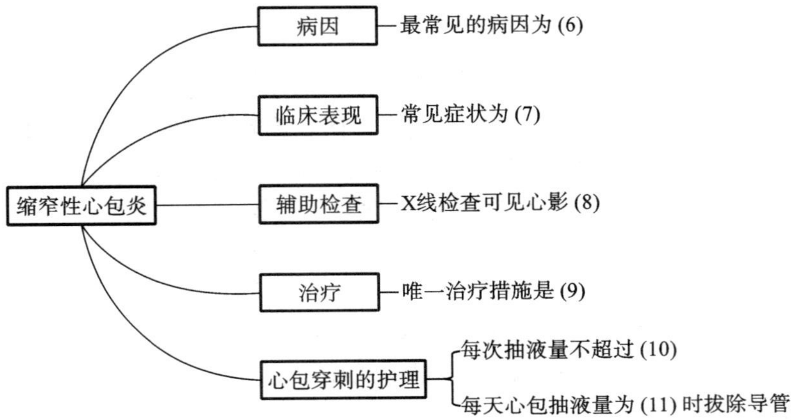

填空题答题处：

(1)____________；(2)____________；(3)____________；(4)____________；

(5)____________；(6)____________；(7)____________；(8)____________；

(9)____________；(10)____________；(11)____________。

三、案例分析题

患者,男性,63 岁。因“呼吸困难、腹胀、间歇下肢水肿 3 年”来心内科门诊就诊。患者近 3 年来反复出现呼吸困难,尤以活动后明显,体力活动明显受限,轻度体力活动即感明显疲乏、头晕。同时伴有上腹部胀、食欲缺乏、双下肢水肿表现。既往史:中年时曾患肺结核,曾口服异烟肼、利福平,未经正规治疗。查体:BP 86/64 mmHg,P 123 次/分。慢性病容,口唇发绀,颈静脉怒张,双肺呼吸音清,未闻及干、湿啰音。叩诊心界不大,心音低钝,律齐,剑突下可闻及收缩期吹风样杂音。右肋下二指可触及肝脏,质韧,有轻度压痛,肝-颈静脉回流征(+),腹部叩诊移动性浊音(+)。双下肢膝下中度水肿,末梢循环差,神经体征(一)。

请思考：

1. 该患者有哪些阳性体征?
2. 该患者主要的护理诊断/问题有哪些?该如何进行健康指导?

(宁波卫生职业技术学院　李虹毓)

第十一节　心血管内科常用诊疗技术及护理

一、心脏电复律

课程思政实践活动设计——循环系统篇

心脏电复律(也称心脏电除颤)是将一定强度的电流通过心脏,使全部或大部分心肌瞬间同时除极,让心脏自律性最高的起搏点(通常是窦房结)重新主导心脏节律。

根据电复律时是否识别R波,将心脏电复律分为同步电复律与非同步电复律。同步电复律放电时电流正好与R波同步,即电流刺激落在心室肌的绝对不应期,从而避免在心室易损期放电导致的心室颤动。电复律前一定要核查以确保仪器上的"同步"功能处于开启状态。非同步电复律在临床上主要用于心室颤动。此时已无心动周期,也无QRS波群,更无从避开心室易损期,应即刻于任何时间放电。

【适应证】

1. 非同步直流电复律　心室颤动和扑动、无脉性室性心动过速。

2. 同步直流电复律　①心房颤动:同步直流电复律是转复心房颤动的有效手段,有严重血流动力学障碍及预激综合征旁路前传伴快速心室率的心房颤动首选电复律。②药物及其他方法治疗无效或有严重血流动力学障碍的室上性心动过速、室性心动过速。

【禁忌证】

有以下情况者禁忌行同步直流电复律。

(1) 病史多年,心脏(尤其左心房)明显增大及心房内形成新鲜血栓或近3个月有栓塞史。

(2) 伴高度或完全性房室传导阻滞的心房颤动或扑动。

(3) 伴病态窦房结综合征的异位性快速型心律失常。

(4) 有洋地黄中毒、低钾血症时。

【方法】

1. 同步直流电复律　患者静脉镇静或静脉麻醉,操作过程中持续监测心电、血压和血氧。采用与QRS波群同步的方式复律,选择R波高耸的导联进行示波观察,开启"同步"键,以免诱发心室颤动。选择能量,按充电钮充电到所需功率,将两个涂有导电糊的电极板置于除颤部位,嘱所有人避免接触患者及病床,两电极板同时放电,此时患者身体和四肢会抽动一下完成放电。通常经胸壁体外电复律能量选择如下:心房颤动和室上性心动过速选择100～150 J,室性心动过速选择100～200 J,心房扑动选择50～100 J。

2. 非同步直流电复律　此时已无心动周期,也无QRS波群,患者意识已丧失,应立即实施电复律。选择能量,完成充电、放电。除颤开始时间越早,除颤成功率越高。通常成人使用单相波时除颤能量为360 J,选择双相波时除颤能量为200 J。

【护理】

1. 复律前护理

(1) 向患者及其家属做好解释工作,取得配合。

(2) 完善检查:血电解质、血常规、凝血功能、心电图、超声心动图等。心房颤动患者行经食管超声心动图检查确定有无心房血栓。

(3) 评估患者:心律失常类型;病情及意识状态;情绪状态及合作程度;局部皮肤状况,有无潮湿、多毛(胸毛多者给予备皮)、破溃;电极片是否在除颤区,是否有起搏器植入。

(4) 复律前禁食6 h,排空膀胱。紧急复律除外。

(5) 有心房颤动的患者复律前应进行抗凝治疗。对于血流动力学不稳定需紧急复律的心房颤动患者，不应因启动抗凝而延误复律时间，如无禁忌证，应在应用肝素或低分子肝素的同时进行复律治疗。

(6) 物品准备：准备除颤器，除颤器处于充电备用状态，同步功能完好。还需准备导电糊、镇静剂、心电监护仪等心肺复苏所需的抢救设备和药品。

2. 复律中配合

(1) 协助患者平卧于绝缘的硬板床上，松开衣领，取下义齿，建立静脉通路，吸氧。

(2) 打开除颤器开关，连接好心电导联线，贴放心电监测电极片时注意避开除颤部位。

(3) 选择R波高耸的导联进行示波观察，开启“同步”键，启动同步电复律功能。

(4) 遵医嘱缓慢静脉注射镇静剂，关注患者的反应，如患者睫毛反射何时开始消失等，严密观察患者呼吸。

(5) 充分暴露患者前胸，在两电极板上涂抹导电糊，选择所需能量，按充电按钮，分别置于胸骨右缘第2肋间和心尖部(或一前一后放置)，两电极板之间距离不小于10 cm，若患者戴有植入性起搏器，应避开起搏器部位放置电极板。电极板应与皮肤紧密接触，并有一定压力。充电到所需功率，嘱所有人避免接触患者及病床，两电极板同时放电，此时患者身体和四肢会抽动一下，通过心电示波器观察患者的心律是否转为窦性。

(6) 根据情况决定是否需要再次电复律。

(7) 配合医生处理各种并发症及紧急情况并做好相关记录，如心搏骤停的救护。

3. 复律后护理

(1) 患者卧床休息24 h，清醒后2 h内避免进食，以免恶心、呕吐。

(2) 持续心电监护24 h，注意心律、心率变化。

(3) 密切观察意识、瞳孔、呼吸、血压、皮肤及肢体活动等情况，及时发现患者有无栓塞征象，有无因电击而致的各种心律失常及局部皮肤灼伤、肺水肿等并发症，并协助处理。

(4) 遵医嘱服用抗心律失常药物及抗凝药物。

二、心脏起搏治疗

心脏起搏器是一种医用电子仪器，通过发放一定形式的电脉冲刺激心脏，使之激动和收缩，即模拟正常心脏的冲动和传导，以治疗由某些心律失常所致的心功能障碍。心脏起搏器技术是心律失常介入治疗的重要方法之一。心脏起搏已从单纯治疗缓慢型心律失常，扩展到治疗快速型心律失常、心力衰竭等领域，对降低病死率，改善患者的生存质量起到了积极的作用。心脏起搏器的应用方式分为临时心脏起搏(采用体外携带式心脏起搏器)和植入式心脏起搏(心脏起搏器一般埋植在患者胸部皮下组织内)。

【适应证】

1. 植入式心脏起搏

(1) 症状性心脏病变时的功能不全。

(2) 病态窦房结综合征或房室传导阻滞，心室率常低于50次/分，有明确症状，或清醒时间歇发生心室率低于40次/分；或有长达3 s的RR间期，虽无症状，也应考虑植入心脏起搏器。

(3) 慢性双分支或三分支阻滞伴二度Ⅱ型、高度或间歇性三度房室传导阻滞。

(4) 清醒状态下无症状性心房颤动患者，有长达5 s的RR间期。

(5) 有窦房结功能障碍和(或)房室传导阻滞的患者，因其他情况必须采用具有减慢心率的药物治疗时，应植入心脏起搏器保证适当的心室率。

目前在临床中已开始使用体内植入型心律转复除颤器(ICD)和心脏再同步化治疗起搏器(CRT-P)，以及可提供除颤治疗及心脏再同步化治疗的起搏器(即心脏再同步化治疗除颤器，CRT-D)。ICD具备除颤、复律、抗心动过速起搏及抗心动过缓起搏等功能。心脏再同步化治疗(CRT)目前主要用于纠正由双室收缩不同步引发的心力衰竭。

2. 临时心脏起搏

(1) 阿-斯综合征发作、一过性三度或完全房室传导阻滞。

(2) 操作过程中或急性心肌梗死、药物中毒、严重感染等危急情况下出现危及生命的缓慢型心律失常。

(3) 预防性用于某些特殊治疗与检查过程中可能出现明显心动过缓的患者。

(4) 心脏起搏器依赖者更换新心脏起搏器时的过渡。

【方法】

1. 植入式心脏起搏 适用于所有需长期起搏的患者。①单腔起搏:将电极导线从头静脉、锁骨下静脉、腋静脉或颈内静脉跨越三尖瓣送入右心室内嵌入肌小梁中,脉冲发生器多埋藏在胸壁胸大肌表面,而非皮下组织中。②双腔起搏:一般将心房起搏电极导线顶端置于右心房,心室起搏电极置于右心室。③三腔起搏:如行双房起搏,则左心房电极放置在冠状窦内;如行双心室起搏心脏再同步化治疗,则左心室电极经过冠状窦放置在左心室侧壁冠状静脉处。

2. 临时心脏起搏 临床常用的是经静脉心内膜起搏。经皮穿刺股静脉、锁骨下静脉或颈内静脉,留置鞘管,将电极一端通过鞘管送至右心室,使电极接触到心内膜,电极的另一端与外部脉冲发生器相连,置于体外。该方法适用于急需起搏时,放置时间不能太久,一般为1～2周,最长不超过1个月,以免发生感染。

【护理】

1. 术前护理

(1) 心理护理:根据患者个性化需求介绍有关注意事项,解除患者的思想顾虑和缓解患者的紧张情绪。

(2) 协助检查:协助患者完成必要的实验室及影像学检查,如血常规、尿常规、血生化、凝血功能、血型、胸部X线、心电图、心脏超声等。

(3) 术前饮食:术前禁食2～4 h,禁食不禁药(除降糖药)。

(4) 皮肤准备:通常经股静脉临时起搏,备皮范围是会阴部及双侧腹股沟;植入式心脏起搏备皮范围是左上胸部,包括颈部和腋下,备皮后注意保持局部皮肤清洁。

(5) 药物准备:术前停用抗凝药物,如肝素、阿司匹林等,以防术中出血及皮下囊袋内形成血肿。术前建立静脉通路,术前30 min预防性应用抗生素1次。

(6) 术前训练床上排尿,以免术后由于卧床而出现排尿困难。

2. 术中配合

(1) 准确递送所需各种器械,完成术中记录。

(2) 备齐抢救药品、物品和器械,维持静脉通路通畅,准确、及时给药。

(3) 严密监测心率、心律、呼吸及血压的变化,发现异常立即通知医生。

(4) 关注患者的感受,了解术中不适主诉,做好安慰、解释工作,帮助患者配合手术。

3. 术后护理

(1) 病情监测:术后描记心电图,进行心电、血压监护,监测心率、心律、心电变化及患者自觉症状,及时发现有无电极导线移位或心脏起搏器起搏、感知障碍。术后监测体温。

(2) 伤口护理与观察:植入式心脏起搏者伤口局部以沙袋加压6 h;或局部加压包扎。保持切口处皮肤清洁、干燥,严格无菌换药,术后24 h换药1次,伤口无异常者可2～3天换药1次。观察心脏起搏器囊袋有无肿胀,观察伤口有无渗血、红、肿,患者有无局部疼痛,皮肤变暗发绀、波动感等,及时发现出血、感染等并发症。临时心脏起搏者防止感染。

(3) 休息与活动:植入式心脏起搏者需保持平卧位或略向左侧卧位8～12 h,如患者平卧极度不适,可抬高床头30°～60°。术侧肢体不宜过度活动,勿用力咳嗽,以防电极脱位。经股静脉安置临时心脏起搏器的患者需绝对卧床，保持平卧位或左侧卧位，术侧肢体避免屈曲或活动过度。卧床期间做好生活护理。术后第 1 次下床活动应动作缓慢，防止跌倒。

(4) 出院前行胸部 X 线检查和心脏起搏器功能测试，查看心脏起搏器功能及电极线位置。做好心脏起搏器植入术后日常生活注意事项宣教，包括肢体活动要求、电器使用、伤口保护、复诊要求、避免强电环境等。

【健康指导】

1. 心脏起搏器知识指导 告知患者心脏起搏器的设置频率及使用年限。指导其妥善保管好心脏起搏器卡，外出时随身携带心脏起搏器卡，便于出现意外时为诊治提供信息。告知患者避免进入强磁场和高电压的场所（如核磁、激光、变电站等），一般的生活用电不影响心脏起搏器工作，一旦接触某种环境或电器后出现胸闷、头晕等不适，应立即离开现场或不再使用该种电器。

2. 病情监测指导 教会患者及其家属每天自测脉搏 2 次，及时发现心律失常，教会患者在心律失常发作时的应对措施，出现脉率比设置频率低 10% 或再次出现安装心脏起搏器前的症状时应及时就医。自行检查安装心脏起搏器的部位有无红、肿、热、痛等炎症反应或出血现象，出现不适时立即就医。

3. 活动指导 靠近心脏起搏器的手臂早期只能进行轻微活动，避免剧烈运动，装有心脏起搏器的一侧上肢应避免做用力过度或幅度过大的动作（如打网球、举重物等），以免影响心脏起搏器功能或使电极脱落。

4. 定期随访 植入心脏起搏器后的随访时间与患者临床情况变化、植入的心脏起搏器类型有关，一般要求植入后 1 个月、3 个月、6 个月各随访 1 次，以后每 3 个月至半年随访 1 次。接近心脏起搏器使用年限时，应缩短随访间隔时间，改为每个月 1 次或更短一些，在电池电力耗尽前及时更换心脏起搏器。

三、射频消融术

射频消融通过导管头端电极释放射频电流，射频电流在导管头端与局部心肌心内膜间转化为热能，使特定的局部心肌组织变性、坏死，以改变该部位心肌自律性和传导性，从而达到治疗心律失常的目的。

【适应证】

(1) 症状性局灶性房性心动过速；发作频繁、心室率不易控制的心房扑动；发作频繁、症状明显的心房颤动；预激综合征合并心房颤动和快速心室率。

(2) 房室结折返及房室折返性心动过速；症状明显、药物治疗效果不佳或不明原因左心室功能障碍导致的频发室性期前收缩。

(3) 无器质性心脏病证据的室性心动过速（特发性室性心动过速）呈反复发作或合并有心动过速心肌病或血流动力学不稳定；发作频繁和（或）症状重、药物预防发作效果差的合并器质性心脏病的室性心动过速，多作为 ICD 的补充治疗。

【方法】

首先行电生理检查以明确诊断并确定消融靶点，选用射频消融导管引入射频电流。消融左侧房室旁路时，消融导管经股动脉逆行或股静脉经房间隔置入；消融右侧房室旁路或改良房室结时，消融导管经股静脉置入。确定电极到位后，选择能量，放电 10～60 s。重复电生理检查，确认异常传导途径或异位兴奋灶消失。由于目前尚未完全认识心房颤动的发生机制，故心房颤动射频消融方法多样，常用术式包括环肺静脉电隔离（CPVI）、CPVI 基础上联合线性消融、非肺静脉触发灶消融、基质标测消融、碎裂电位消融、转子标测消融、神经节消融以及新近出现的 Marshall 静脉无水酒精消融。

【护理】

1. 术前护理

(1) 向患者及其家属介绍手术方法及有关注意事项，以解除他们的思想顾虑，缓解他们的紧张情绪。

(2) 完善相关检验检查，如血常规、尿常规、血生化、凝血功能、血型、心电图、胸部X线、超声心动图等。心房颤动者行射频消融术前需行经食管超声心动图检查排除心房血栓。

(3) 皮肤准备，确保穿刺部位皮肤清洁、干燥。

(4) 穿刺股动脉者检查两侧足背动脉搏动情况并标记，以便术中、术后对照观察。

(5) 术前训练床上排尿，以免术后由于卧床而出现排尿困难。

(6) 术前饮食及药物：根据麻醉方式，术前禁食4～6 h，禁食不禁药(除降糖药)。

(7) 术前更换手术衣裤，取下活动义齿及饰品，排空膀胱。

2. 术中配合

(1) 准确递送所需各种器械，完成术中记录。

(2) 备齐抢救药品、物品和器械，以供急需。维持静脉通路通畅，准确、及时给药。

(3) 严密监护患者血压、呼吸、心率、心律等变化，密切观察有无心脏压塞、心脏穿孔、房室传导阻滞或其他严重心律失常等并发症，并积极协助医生进行处理。

(4) 做好患者解释工作，如药物、发放射频电流引起的不适症状，或由术中靶点选择困难导致手术时间长等，以缓解患者紧张与不适，使之更好地配合手术。

3. 术后护理

(1) 穿刺点及伤口观察：股静脉穿刺者肢体制动4～6 h；股动脉穿刺者进行加压包扎，以1 kg沙袋加压伤口6～8 h，肢体制动12 h，卧床24 h。观察血管穿刺部位有无出血、肿胀、不适当的疼痛，相应肢体远端脉搏、皮温、颜色及感觉有无异常，如有异常，立即报告医生。

(2) 描记心电图，监护心电、血压、血氧饱和度，密切观察意识、生命体征、心电图、尿量等变化并记录。观察患者术后有无胸闷、胸痛、心悸、头晕、气急等症状发生，观察患者伤口疼痛情况，观察术后并发症，如房室传导阻滞、窦性停搏、血栓与栓塞、气胸、心脏压塞等，及时报告医生。

(3) 饮食护理：根据不同的手术选择不同的禁食时间，局部麻醉患者术后回病房后可以正常饮食；心房颤动患者射频消融术后禁食6 h，术后规律服用质子泵抑制剂预防左心房-食管瘘。

(4) 术后遵医嘱予抗凝药物治疗。

四、经皮球囊二尖瓣成形术

经皮球囊二尖瓣成形术(PBMV)是将球囊导管从股静脉送入右心房，经房间隔穿刺跨越二尖瓣，用生理盐水和造影剂各半的混合液体充盈球囊，分离瓣膜交界处的粘连融合而扩大瓣口，术后症状和血流动力学情况立即改善，严重并发症少见。PBMV适合单纯的二尖瓣狭窄患者。

【适应证】

(1) 单纯的二尖瓣狭窄。

(2) 中重度二尖瓣狭窄，二尖瓣无钙化，活动度较好，且左心房内无血栓形成。

【禁忌证】

(1) 二尖瓣狭窄伴有中度至重度二尖瓣反流及主动脉瓣病变。

(2) 左心房血栓或近期(半年内)有体循环栓塞史。

(3) 严重的瓣下结构病变，二尖瓣有明显钙化为相对禁忌证。

(4) 风湿性疾病活动期。

【方法】

穿刺股静脉，将球囊导管从股静脉送入右心房，通过房间隔穿刺入左心房并到达二尖瓣口，使球囊卡在二尖瓣口，稀释造影剂并向球囊内快速注射，充盈膨胀的球囊将粘连狭窄的二尖瓣交界部分离，然后快速回抽球囊内液体。

【护理】

1. 术前护理

(1) 向患者及其家属介绍手术方法及有关注意事项,以解除他们的思想顾虑,缓解他们的紧张情绪,必要时手术前一晚遵医嘱给予镇静剂,保证充足睡眠。

(2) 完善相关检查,如血常规、尿常规、血生化、凝血功能、心电图、超声心动图等。术前行经食管超声探查有无左心房血栓,有血栓者或慢性心房颤动者应在术前充分抗凝。

(3) 皮肤准备,确保穿刺部位皮肤清洁、干燥。

(4) 术前训练床上排尿,以免术后由于卧床而出现排尿困难。

(5) 术前饮食及药物:术前禁食 2～4 h,禁食不禁药(除降糖药)。

(6) 入导管室前指导患者更换手术衣裤,取下活动义齿及饰品,排空膀胱。

2. 术中配合

(1) 准确递送所需各种器械,完成术中记录。

(2) 备齐抢救药品、物品和器械,以供急需。维持静脉通路通畅,准确、及时给药。

(3) 扩张前测量并记录右心房压力,扩张前、后测量并记录左心房压力。监测血压、呼吸、心率、心律等变化,密切观察有无心脏压塞、心脏穿孔或其他严重心律失常等并发症,并积极配合医生进行处理。

3. 术后护理

(1) 股静脉穿刺者肢体制动 4～6 h,观察穿刺点有无出血与血肿,如有异常立即报告医生。

(2) 心电、血压监护,密切观察意识、生命体征、心电图、尿量等变化并记录。观察术后并发症,如二尖瓣反流、心脏压塞、体循环动脉血栓与栓塞等。

(3) 术后遵医嘱用抗凝药物治疗。复查超声心动图以评价手术效果。

五、冠状动脉介入性诊断及治疗技术

冠状动脉介入性诊断及治疗技术包括冠状动脉造影(CAG)和经皮冠状动脉介入术(PCI)。CAG 是临床诊断冠心病的“金标准”,可以提供冠状动脉病变的部位、性质、程度、范围、侧支循环状况等的准确资料。PCI 是用心导管技术疏通狭窄甚至闭塞的冠状动脉管腔,从而改善心肌血流灌注的方法。PCI 是一组经皮介入技术,包括经皮冠状动脉腔内成形术(PTCA)、经皮冠状动脉内支架植入术、冠状动脉内旋切术、斑块旋磨术等。

【适应证】

PCI 的适应证如下。

1. 稳定型冠心病 以冠状动脉病变直径狭窄程度作为决策依据。

2. 非 ST 段抬高型急性冠状动脉综合征 采用全球急性冠状动脉事件注册(GRACE)评分进行缺血危险分层,极高危患者推荐紧急侵入治疗策略(2 h 内),高危患者推荐早期侵入治疗策略(24 h 内),中危患者推荐延迟侵入治疗策略(72 h 内),低危患者寻找缺血证据,再决定是否采用侵入治疗策略。

3. 急性 ST 段抬高型心肌梗死

(1) 直接 PCI:①症状发作 12 h 内或新发左束支传导阻滞的患者。②症状发作后 12～48 h,若患者仍有心肌缺血证据,亦可尽早接受介入治疗。

(2) 补救性 PCI:溶栓治疗后仍有明显胸痛,抬高的 ST 段无明显降低者,应尽快进行 CAG,若相关动脉未再通,宜立即施行补救性 PCI。

(3) 溶栓治疗再通者的 PCI:溶栓成功后有指征者实施急诊血管造影,必要时进行梗死相关动脉血运重建治疗,以缓解重度残余狭窄导致的心肌缺血,降低再梗死的发生率;溶栓成功后稳定的患者,实施 CAG 的最佳时机是溶栓成功后 2～24 h。

【方法】

1. CAG 用心导管经桡动脉、股动脉或肱动脉送到主动脉根部(目前最常选用经桡动脉途径),分别插入左、右冠状动脉口,注入造影剂,使冠状动脉及其主要分支得到清楚的显影。

2. PTCA 在CAG确定狭窄病变部位后,将带球囊的导管送入冠状动脉狭窄节段,扩张球囊使狭窄管腔扩大。PTCA是冠状动脉介入治疗最基本的手段。

3. 经皮冠状动脉内支架植入术 将支架植入病变的冠状动脉内,支撑其管壁,以保持管腔内血流通畅。支架植入术是在PTCA基础上发展而来的,目的是防止和减少PTCA后急性冠状动脉闭塞和后期再狭窄。

【护理】

1. 术前护理

(1) 向患者及其家属介绍手术方法及有关注意事项,以解除他们的思想顾虑,缓解他们的紧张情绪。

(2) 完善相关检验检查,如血常规、尿常规、血生化、凝血功能、血型、心电图、胸部X线、超声心动图等。

(3) 桡动脉穿刺者,术前行血管通畅试验(艾伦试验),即同时按压桡、尺动脉,嘱患者连续伸屈五指至掌面苍白时松开尺侧,如10 s内掌面颜色恢复正常,提示尺动脉功能好,可行桡动脉介入治疗。股动脉穿刺者,标记双侧足背动脉以备穿刺股动脉时进行监测。

(4) 术前进行呼吸、屏气、咳嗽训练以便于术中顺利配合手术。训练床上排尿,以免术后由于卧床而出现排尿困难。

(5) 皮肤准备,确保穿刺部位皮肤清洁、干燥。

(6) 术前饮食及药物:术前禁食2~4 h,禁食不禁药(除降糖药)。根据医嘱给予抗血小板聚集药物及静脉水化治疗。

(7) 进入导管室前指导患者更换手术衣裤,取下活动义齿及饰品,排空膀胱。

2. 术中配合

(1) 准确递送所需各种器械,完成术中记录。

(2) 备齐抢救药品、物品和器械,维持静脉通路通畅,准确及时给药。

(3) 严密监测患者血压、呼吸、心率、心律等变化,密切观察有无心脏压塞、心脏穿孔或其他严重心律失常等并发症,并积极配合医生进行处理。

(4) 告知患者术中如有心悸、胸闷等不适,应立即报告医生。球囊扩张时,患者可有胸闷、心绞痛发作的症状,做好安慰、解释工作,并给予相应处置。

(5) 重点监测导管定位时、造影时、球囊扩张时以及有可能出现再灌注心律失常时心电及血压的变化,若发现异常,及时报告医生并采取有效措施。

3. 术后护理

(1) 妥善安置患者,了解患者术中情况,如病变血管情况、植入支架的个数、病变是否全部得到处理、术中有无异常、抗凝药物用量等。予床边心电、血压监护,密切观察患者意识、生命体征、心律、尿量情况及胸痛症状和体征并记录。

(2) 观察动脉穿刺伤口情况,观察有无出血或血肿,注意肢端皮温、颜色、肿胀及动脉搏动等情况。

(3) 即刻做心电图检查,与术前对比,有症状时再复查。

(4) 拔除股动脉留置鞘管的护理:①备好抢救物品及药品,予以心电、血压监护,保持静脉通路通畅。②备好拔管物品及药品。③拔管过程中,严密观察患者血压、心率、心律的变化,如发现异常,及时配合医生处理。④拔除鞘管后压迫穿刺点30 min左右,观察确定无出血、渗出,加压包扎,并用沙袋压迫,以皮肤温度、颜色正常,不影响足背动脉搏动为宜。

（5）不同穿刺部位的观察与护理。

①经桡动脉穿刺：术后可立即拔除鞘管，对穿刺点局部压迫 4～6 h，可去除加压弹力绷带。目前使用专门的桡动脉压迫装置进行止血，有气囊充气式的，也有螺旋式的，使用此种装置时，保持腕部制动即可，痛苦较小。经桡动脉穿刺者除急诊外，如无特殊病情变化，不强调严格卧床，但仍需注意观察病情。

②经股动脉穿刺：行冠状动脉介入治疗的患者，因在术中追加肝素，不能在术后立即拔除鞘管，需在拔除鞘管之前常规监测活化部分凝血活酶时间（APTT），APTT 降低到正常值的 1.5～2.0 倍时，可拔除鞘管。常规压迫穿刺点 15～20 min，若穿刺点无活动性出血，可进行制动并加压包扎，1 kg沙袋压迫 6～8 h，穿刺侧肢体限制屈曲 12 h，卧床 24 h 后拆除弹力绷带即可下床活动。股动脉留置鞘管期间，妥善固定鞘管，观察穿刺处伤口出血情况及足背动脉搏动情况，指导患者局部肢体制动，定时巡视。做好管道宣教，避免意外拔管致动脉大出血。

（6）术后饮食：指导患者合理饮食，多饮水，以利于造影剂的排出，减少对肾脏的损害。

（7）桡动脉穿刺患者术后术侧上肢 1 周内不可提重物，不可用力挤毛巾等，股动脉穿刺患者 1 周内避免跑跳等剧烈活动，若伤口出现红肿、疼痛，立即就医。

（8）植入支架的患者依据病情需要给予抗凝治疗、抗血小板聚集药物治疗，严密观察有无出血倾向，如伤口渗血、牙龈出血、鼻出血、血尿、血便、呕血等，定期门诊随访。

（9）术后并发症的观察与护理。

①急性冠状动脉闭塞：主支血管或大分支血管闭塞可引起严重后果，出现血压下降、心率减慢，甚至导致心室颤动、心脏停搏而死亡。应立即报告医生，尽快恢复冠状动脉血流。

②穿刺血管并发症。

桡动脉穿刺主要并发症：a. 桡动脉闭塞：术前常规检查桡动脉与尺动脉之间的交通循环情况。术中充分抗凝，术后及时解除包扎，可预防桡动脉血栓性闭塞和术后手部缺血的发生。b. 前臂血肿：前臂血肿的识别至关重要，术后穿刺局部压迫时应注意确定压迫血管穿刺点，观察术侧手臂有无肿胀不适，一旦发生血肿，应标记血肿范围，再次确认有效压迫，防止血肿扩大。处理包括用弹力绷带进行压迫止血、抬高患肢等。c. 局部出血：调整压迫位置，并适当延长压迫时间。d. 骨筋膜室综合征：严重的并发症，较少发生。当前臂血肿快速进展引起骨筋膜室压力增高至一定程度时，可导致桡、尺动脉受压，进而引发手部缺血、坏死。出现此种情况时，应尽快行外科手术治疗。

股动脉穿刺主要并发症：a. 出血和血肿形成：采取正确压迫止血方法后，嘱患者术侧下肢保持伸直位，观察穿刺处有无出血、渗血或血肿，必要时予重新包扎并适当延长肢体制动时间。若术后短时间内发生低血压（伴或不伴腹痛、局部血肿形成），应怀疑腹膜后出血，必要时行超声检查，并及时补充血容量。b. 假性动脉瘤：局部加压包扎，减少下肢活动。c. 动静脉瘘：表现为局部连续性杂音，搏动性包块。局部压迫可自行愈合，如不能愈合可行外科修补术。d. 穿刺动脉血栓形成或栓塞：术后应注意双下肢足背动脉搏动情况，皮肤颜色、温度、感觉改变，下床活动后肢体有无疼痛或跛行等，若发现异常，及时通知医生；静脉血栓形成或栓塞可引起致命性肺栓塞，术后应观察患者有无突然咳嗽、呼吸困难、咯血或胸痛，给予抗凝或溶栓治疗。若术后动脉止血压迫和包扎过紧，可使动、静脉血流严重受阻而形成血栓。

③尿潴留：由术后不习惯床上排尿引起。术前训练床上排尿；做好心理疏导，解除床上排尿时的紧张心理；诱导排尿，如听流水声、用温水冲洗会阴部等；必要时行导尿术。

④低血压：多由拔除鞘管时伤口局部加压后引发血管迷走反射所致。一旦发生应立即报告医生，并积极配合处理。

⑤造影剂不良反应：少数患者注入造影剂后出现皮疹、畏寒、寒战，经处理可缓解；出现药物严

重过敏反应者，应立即处理。亦可发生急性肾损伤，术后经静脉或口服补液，可起到清除造影剂、保护肾功能和补充血容量的作用。

⑥心肌梗死：由病变处急性血栓形成所致。故术后要注意观察患者有无胸闷、胸痛症状，并注意有无心肌缺血的心电图表现和心电图的动态变化情况。

六、心包穿刺术

心包穿刺术是自心包腔内抽取积液的操作，常用于检查心包积液的性质、解除心脏压塞或行心包腔内给药。

【适应证】

(1) 引流心包内积液，降低心包腔内压，解除心脏压塞。

(2) 做诊断性穿刺，抽取心包积液进行检验，以明确病因。

(3) 通过心包穿刺，注射药物。

【禁忌证】

有出血倾向者，穿刺部位有感染者，不能配合操作者。

【方法】

患者取半坐卧位，暴露前胸、上腹部。选择穿刺点，剑突下穿刺，在剑突与左肋弓夹角处进针；心尖部穿刺，在左侧第5肋间或第6肋间浊音界内2 cm左右的部位沿肋骨上缘进针；超声定位穿刺，沿超声确定的部位、方向及深度进针。消毒皮肤，局部麻醉，持穿刺针在选定部位缓慢进针。进入心包腔后，连接注射器，抽取心包积液，或置管引流。

【护理】

1. 术前护理

(1) 向患者及其家属解释，以消除他们的紧张情绪，取得配合。

(2) 完善相关检验、检查，行超声检查，以确定积液量和穿刺部位，做好穿刺点标记。

(3) 评估患者是否有咳嗽，必要时给予镇咳治疗。

(4) 备齐物品，开放静脉通路，准备好急救药品；进行心电、血压监测。

2. 术中配合 协助患者取合适体位，嘱其在穿刺过程中勿剧烈咳嗽或深呼吸，如有不适及时告知医生。严格无菌操作，抽液过程中随时夹闭胶管，防止空气进入心包腔；抽液速度要缓慢，一般第1次抽液量不宜超过300 mL，以后每次抽液量不超过1000 mL，避免抽液过多过快导致心脏急性扩张或回心血量过多引起肺水肿。若抽出新鲜血液，应立即停止抽吸，密切观察有无心脏压塞症状；密切观察患者反应，如感到胸闷、心率加快、出冷汗、头晕等异常情况，应立即停止操作，及时协助医生处理。

3. 术后护理

(1) 拔出穿刺针或导管后，稍用力压迫片刻，穿刺部位覆盖无菌敷料并固定。

(2) 穿刺后2 h内继续心电、血压监测，嘱患者卧床休息，密切观察生命体征变化。

(3) 记录抽液量，抽出液体的颜色、性质，按要求及时送检。

(4) 心包积液引流者需做好引流管护理，待每天心包抽液量少于25 mL时拔除导管。

（宁波大学附属人民医院 韩艳萍）

第三章　消化系统疾病患者的护理

消化系统疾病主要包括食管、胃、肠、肝、胆、胰等脏器的器质性或功能性疾病，病变可局限于消化系统，也可累及其他系统，其他系统或全身性疾病也可引起消化系统疾病或症状。

我国居民患病率排名前十的慢性疾病包括胃肠炎、胆结石和胆囊炎、消化性溃疡等；消化系统疾病是我国城市居民住院治疗的第二位原因；在我国，肝癌和胃癌分别是导致恶性肿瘤患者死亡的第二位和第三位疾病，食管癌、结肠直肠癌和胰腺癌也在导致恶性肿瘤患者死亡的前十位疾病之列。

近年来，随着社会发展和医学科学的发展，我国消化系统疾病谱发生了变化。幽门螺杆菌的发现和研究进展，使消化性溃疡已有可能被彻底治愈，其发病率已趋下降。而由于人们生活方式、饮食习惯的改变，一些以往在我国较少见的疾病的发病率有逐年增高的趋势，如胃食管反流病、急性胰腺炎、慢性胰腺炎、酒精性和非酒精性脂肪性肝病等，恶性肿瘤如结肠直肠癌和胰腺癌的发病率也在增高。

目前的消化内镜几乎可以到达消化系统的所有脏器，不仅可观察到病变部位的外观变化、直接取组织标本进行病理学检查及分子生物学诊断与研究，还可在消化内镜下行局部治疗，实现微创治疗。新一代人工肝支持系统及肝干细胞移植技术有望成为肝衰竭患者除肝移植外的又一治疗选择。

消化系统疾病患者常出现恶心、呕吐、腹痛、腹泻、便秘、呕血与黑便等症状。

第一节　消化系统疾病患者常见症状与体征

学习目标

1. 掌握消化系统疾病常见症状与体征的评估要点、常见护理诊断/问题和护理措施。
2. 熟悉消化系统疾病常见症状与体征的致病因素及概念。
3. 了解消化系统形态和功能知识。
4. 能正确评估恶心、呕吐、腹痛、腹泻、便秘、呕血与黑便患者的病情，能与患者进行有效沟通，按护理程序实施整体护理。
5. 尊重、关爱患者，具备敬佑生命的职业精神；具备对呕血与黑便患者病情进行快速判断的能力及配合抢救的应对能力。

案例思考

黄先生，男性，55岁，出租车司机。自去年冬季以来每日发生空腹痛，进食后疼痛缓解。平时伴有恶心、打嗝、反酸，查体在剑突右侧有局限压痛，无反跳痛。

请思考：

1. 如何评估该患者的病情？

2. 列出该患者目前主要的护理诊断/问题。

一、恶心、呕吐

恶心是指上腹部不适、紧迫欲吐的感觉，伴有迷走神经兴奋的症状。呕吐是指胃的强烈收缩迫使胃或部分小肠内容物经食管、口腔排出体外的现象。两者可单独发生，但多数患者先有恶心，继而呕吐。引起恶心、呕吐的消化系统常见病因如下：①胃炎、消化性溃疡并发幽门梗阻、胃癌；②肝、胆囊、胆管、胰腺、腹膜的急性炎症；③胃肠功能紊乱引起的心理性呕吐。呕吐出现的时间、频率及呕吐物的量与性状因病种而异。上消化道出血时呕吐物呈咖啡色甚至鲜红色；消化性溃疡并发幽门梗阻时呕吐常发生在餐后，呕吐量大，呕吐物含酸性发酵宿食；低位肠梗阻时呕吐物带粪臭味；急性腹膜炎时可出现频繁剧烈的呕吐，吐出胃内容物甚至胆汁。呕吐频繁且量大者可引起水、电解质紊乱和代谢性碱中毒；长期呕吐伴畏食者可致营养不良；昏迷患者呕吐时易发生误吸，引起肺部感染、窒息等。

【护理评估】

（一）健康史

询问患者有无恶心与呕吐及发生的时间、频率、原因或诱因，与进食的关系；呕吐的特点及呕吐物的性质、量；呕吐伴随的症状，如是否伴有腹痛、腹泻、发热、头痛、眩晕等。观察患者的精神状态，有无疲乏无力，有无焦虑、抑郁，呕吐是否与精神因素有关。

（二）身体状况

1. 全身情况　意识、生命体征、营养状况，注意有无迷走神经兴奋的表现，如面色苍白、流涎、出汗、心率减慢、血压降低等。有无口渴、皮肤弹性下降、尿量减少、眼球凹陷等失水表现。

2. 腹部体征　有无胃肠型及蠕动波、腹痛、腹胀、腹肌紧张、压痛、反跳痛及其部位，有无振水音，肠鸣音是否正常。

（三）辅助检查

必要时做呕吐物毒物分析或细菌培养等检查，呕吐量大者注意有无水、电解质紊乱和酸碱平衡失调。

（四）心理-社会状况

由于病情反复发作而影响日常生活、活动耐力及睡眠质量，患者易产生焦虑、烦躁、痛苦、悲观等心理反应；还需评估患者对疾病的认知情况，以及家庭、社会对患者的支持状况。

【常见护理诊断/问题】

1. 有体液不足的危险　与大量呕吐导致失水有关。

2. 活动无耐力　与频繁呕吐导致水、电解质丢失有关。

3. 焦虑　与频繁呕吐、不能进食有关。

【护理措施】

（一）一般护理

1. 环境　应保持病室安静、整洁、舒适、空气新鲜、温湿度适宜。

2. 休息与体位　呕吐时应协助患者取坐位或侧卧位，使其头偏向一侧，并用容器接取呕吐物；对于昏迷患者可取仰卧位，头偏向一侧，尽可能吸除口腔呕吐物，防止发生误吸而导致吸入性肺炎。

3. 饮食护理　呕吐停止后，可进少量清淡、易消化的食物，少量多餐，逐渐恢复至正常饮食。

(二) 病情观察

密切观察患者呕吐的特点,记录呕吐的次数,呕吐物的性质、量、颜色和气味等,必要时留取标本送检;观察有无水、电解质紊乱和酸碱平衡失调的表现,以便合理补液;观察呕吐时有无呛咳及窒息表现。

(三) 对症护理

1. 清洁护理 呕吐后协助患者漱口,保持口腔清洁。清理呕吐物,被污染的床褥、衣被等,用棉签、纱布清洁口腔时,注意避免刺激舌、咽、上腭等,以免再次诱发呕吐。

2. 止吐 当患者出现恶心感、想呕吐时,应鼓励患者做深呼吸动作,减少进入胃内的空气,减轻恶心、呕吐;采用交谈、听音乐等方法转移患者的注意力,减少呕吐的发生。对于频繁呕吐的患者,配合医生针刺内关、足三里、中脘等穴位,或遵医嘱给予甲氧氯普胺、多潘立酮等止吐药物。

3. 维持体液平衡 口服或静脉输液补充水和电解质。口服补液时,应少量多次饮用,以免诱发恶心、呕吐;剧烈呕吐不能进食时,遵医嘱静脉输液。

(四) 用药护理

应用甲氧氯普胺者可出现直立性低血压,嘱患者用药后改变体位时动作应缓慢。多数患者服用止吐药物会引起嗜睡、倦怠等不良反应,应予以解释,加强观察,以免掩盖病情。

(五) 心理护理

耐心解答患者及其家属提出的问题,消除他们的紧张情绪,特别是呕吐与精神因素有关的患者,应告知他们紧张、焦虑还会影响食欲和消化能力,而对治疗有信心及情绪稳定则有利于缓解症状。必要时使用镇静剂。对于紧张、焦虑的患者,可指导应用放松技术,如深呼吸、转移注意力等。

二、腹痛

腹痛是指腹部感觉神经纤维受到某些因素(炎症、缺血、损伤、理化因子等)的刺激后,产生冲动传至痛觉中枢所产生的腹部疼痛和不适感。腹痛可表现为隐痛、钝痛、灼痛、胀痛、刀割样痛、钻痛或绞痛等,可为持续性或阵发性疼痛,其部位、性质和程度常与疾病有关。如胃、十二指肠疾病引起的腹痛多为中上腹部隐痛、灼痛或不适感,伴畏食、恶心、呕吐、嗳气、反酸等。小肠疾病引起的腹痛多为脐周疼痛,并有腹泻、腹胀等表现。大肠病变所致的腹痛为一侧或双侧疼痛。急性胰腺炎常引起上腹部剧烈疼痛,为持续性钝痛、钻痛或绞痛,并向腰背部呈带状放射。急性腹膜炎时疼痛弥漫全腹,腹肌紧张,有压痛、反跳痛。

【护理评估】

(一) 健康史

询问患者有无腹痛,腹痛发生的原因或诱因,起病急骤还是缓慢,腹痛持续时间,腹痛的部位、性质和程度;腹痛与进食、活动、体位等因素的关系;腹痛发生时的伴随症状,如有无恶心、呕吐、腹泻、呕血、便血、血尿、发热等;有无缓解疼痛的方法;有无精神紧张、焦虑不安等心理反应。

(二) 身体状况

1. 全身情况 监测生命体征、意识、体位、营养状况,以及有关疾病的相应体征,如腹痛伴黄疸者提示与胰腺、胆系疾病有关,腹痛伴休克者可能与腹腔脏器破裂、急性胃肠穿孔、急性出血性坏死性胰腺炎、急性心肌梗死等有关。

2. 腹部检查 检查有无全腹压痛或局部压痛、腹肌紧张及反跳痛,有无包块,有无胃型、肠型,肠鸣音是否正常。

(三) 辅助检查

应做血、尿、粪便的常规检查,粪便隐血试验,血尿淀粉酶的测定等;必要时做腹部超声检查、X

线检查、CT检查,消化内镜检查及腹腔穿刺液检查。

（四）心理-社会状况

患者因疼痛反复发作,对疾病感到担心,会出现焦虑、恐惧等心理。应评估患者及其家属对疾病及其后果的认识,以及对疾病相关知识的掌握程度,家庭及社会支持状况等。

【常见护理诊断/问题】

1. 疼痛:腹痛 与腹腔脏器或腹外脏器的炎症、缺血、梗阻、溃疡、肿瘤或功能性疾病等有关。

2. 焦虑 与剧烈腹痛、反复或持续腹痛不易缓解有关。

【护理措施】

（一）一般护理

1. 体位 协助患者取舒适体位以减轻疼痛。疼痛剧烈患者应卧床休息,肝硬化有大量腹水者可取半坐卧位,急性胰腺炎患者取弯腰屈膝侧卧位,肝性脑病躁动患者应加床挡,必要时可用约束带,防止坠床等意外的发生。

2. 饮食 根据不同的病因指导患者合理饮食。如消化性溃疡患者禁食酸性食物,诊断未明的急性腹痛患者宜禁食,必要时行胃肠减压;慢性腹痛患者应摄取营养丰富的易消化饮食。

（二）病情观察

密切观察并记录腹痛的病情变化和患者的全身状况。如腹痛突然加重、性质发生改变,经一般对症处理不能缓解、全身状况恶化等需要警惕并发症的出现,应及时报告医生给予处理。

（三）缓解疼痛

介绍缓解疼痛的方法,指导患者分散注意力的方法,如深呼吸、听音乐、谈话、冥想、心中默数等,以减轻疼痛。除急腹症外,对疼痛局部可用热水袋进行热敷,从而解除肌肉痉挛以减轻疼痛。腹痛剧烈时,遵医嘱给予镇痛药。

（四）用药护理

镇痛药种类甚多,根据病情、疼痛性质和程度选择性给药。观察药物不良反应,如口干、恶心、呕吐、便秘和用药后的镇静状态。急性剧烈腹痛诊断未明时,不可随意使用镇痛药,以免掩盖症状,延误病情。

（五）心理护理

有针对性地给予心理疏导,告知情绪紧张可加剧疼痛,避免刺激性语言,使患者保持精神放松、情绪稳定,增强对疼痛的耐受性,以减轻疼痛。

三、腹泻

正常人的排便习惯多为每天1次,有的人为每天2～3次或每2～3天1次,只要粪便的性状正常,均属正常范围。腹泻是指排便频率高于平日习惯的频率,粪质稀薄。腹泻多由肠道疾病引起,其他原因有药物、全身性疾病、过敏和心理因素等。发生机制为肠蠕动亢进、肠分泌增多或吸收障碍。小肠病变引起腹泻时,粪便呈糊状或水样,可含有未完全消化的食物成分,大量腹泻易导致脱水和电解质丢失,部分慢性腹泻患者可发生营养不良。大肠病变引起腹泻时,粪便可含脓血、黏液,病变累及直肠时可出现里急后重。

【护理评估】

（一）健康史

询问患者腹泻发生的时间、起病原因或诱因、病程长短;排便次数,粪便的性状、气味、颜色和量;有无腹痛及疼痛的部位,有无里急后重、恶心、呕吐、发热等伴随症状;有无口渴、疲乏无力等提示失水的表现;有无精神紧张、焦虑不安等心理因素。

(二)身体状况

(1)急性严重腹泻时,注意观察患者的生命体征、意识、尿量、皮肤弹性等。

(2)慢性腹泻时应注意患者的营养状况,有无消瘦、贫血的体征。

(3)观察患者肛门周围皮肤情况,有无因排便频繁及粪便刺激而引起肛周皮肤糜烂。

(三)辅助检查

采集新鲜粪便标本做显微镜检查,必要时做细菌学检查。急性腹泻患者注意监测血电解质、酸碱平衡状况。

(四)心理-社会状况

了解患者对自身疾病的认识,有无情绪变化。是否因经常腹泻而焦虑、烦躁,甚至丧失对治疗及护理的信心。

【常见护理诊断/问题】

1. 腹泻 与肠道疾病或全身性疾病有关。

2. 有体液不足的危险 与大量腹泻引起失水有关。

【护理措施】

(一)一般护理

1. 休息与体位 急性起病、全身症状明显的患者应卧床休息,注意腹部保暖。可用热水袋热敷腹部,以减弱肠道运动,减少排便次数,利于腹痛等症状的减轻。

2. 饮食护理 饮食以少渣、易消化食物为主,避免生冷、多纤维、味道浓烈的刺激性食物。急性腹泻应根据病情和医嘱,给予禁食、流质饮食、半流质饮食或软食。

(二)病情观察

观察记录排便的次数、粪便的量和性状;记录 24 h 液体出入量,定期测体重;排便频繁时,观察是否因粪便刺激而引起肛周皮肤的糜烂或感染等。

(三)对症护理

遵医嘱留取粪便标本,及时送检。注意腹部保暖,避免受凉。腹泻者可给予腹部热敷,遵医嘱给予抗菌药物、止泻药及补充液体、电解质及营养物质。腹泻频繁者,注意保护肛周皮肤。排便后应用温水清洗肛周,保持皮肤清洁、干燥,涂无菌凡士林或抗生素软膏以保护肛周皮肤,促进损伤处愈合。

(四)用药护理

腹泻的治疗以对因治疗为主。应用止泻药时注意观察患者排便情况,腹泻得到控制后应及时停药。应用镇痛药如阿托品时,注意药物不良反应,如口干、视物模糊、心动过速等。

四、便秘

便秘是指排便频率减低,1 周内排便次数少于 3 次,排便困难,粪便干结。部分正常人习惯于隔几天排便 1 次,但无排便困难与粪便干结,故不能以每天排便 1 次作为正常排便的标准。引起便秘的常见因素如下:①进食量过少或食物缺乏纤维素、水分,不足以刺激肠道的正常蠕动;②结肠平滑肌张力减低和蠕动减弱;③各种原因所致的肠梗阻;④排便反射减弱或消失,腹肌、膈肌及盆底肌张力减低;⑤结肠痉挛,缺乏驱动性蠕动等。便秘常见于全身性疾病、身体虚弱、不良排便习惯、功能性便秘等情况,以及结肠、直肠、肛门等疾病。

五、呕血与黑便

呕血与黑便见于上消化道疾病（如食管、胃、十二指肠、胆和胰腺疾病）或全身性疾病导致的上消化道出血，常见病因为消化性溃疡、急性糜烂出血性胃炎、食管-胃底静脉曲张破裂和胃癌。上消化道出血者均有黑便，但不一定有呕血。出血部位在幽门以上者常有呕血和黑便，在幽门以下者可仅表现为黑便。但出血量少且速度慢的幽门以上病变亦可仅见黑便，而出血量大、速度快的幽门以下病变可因血液反流入胃，引起恶心、呕吐而出现呕血。

呕血与黑便的颜色、性质亦与出血量和速度有关。呕出的血呈鲜红色或有血块提示出血量大且速度快，血液在胃内停留时间短，未经胃酸充分混合即呕出；如呕出的血呈棕褐色咖啡渣样，则表明血液在胃内停留时间长，经胃酸作用形成酸性血红蛋白。柏油样黑便黏稠而发亮，是因血红蛋白中铁与肠内硫化物作用形成硫化铁所致；当出血量大且速度快时，血液在肠内推进快，粪便可呈暗红色甚至鲜红色，需与下消化道出血鉴别；相反，空肠、回肠的出血如出血量不大，在肠内停留时间较长，也可表现为黑便，需与上消化道出血鉴别。

在线答题

练习与思考答案

练习与思考

一、单项选择题（在线答题）

二、填空题

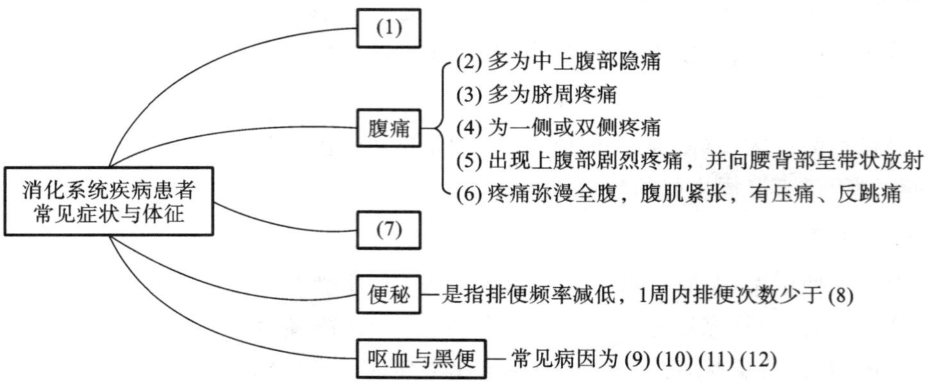

填空题答题处：

(1)__________；(2)__________；(3)__________；(4)__________；

(5)__________；(6)__________；(7)__________；(8)__________；

(9)__________；(10)__________；(11)__________；(12)__________。

三、简答题

1. 缓解腹痛的方法有哪些？
2. 引起便秘的常见因素有哪些？
3. 上消化道出血较常见的病因有哪些？

（宁波卫生职业技术学院　宁香香）

第二节 胃 炎

学习目标

1. 掌握急性胃炎、慢性胃炎患者的身体状况、常见护理诊断/问题和护理措施。
2. 熟悉急性胃炎、慢性胃炎的概念、治疗要点。
3. 了解急性胃炎、慢性胃炎的病因及发病机制。
4. 能正确评估慢性胃炎患者的病情，能对急性糜烂出血性胃炎患者病情进行快速判断及配合抢救。
5. 尊重、关爱患者，敬佑生命，具有创新思维、救死扶伤的职业精神。

胃炎(gastritis)是指任何病因引起的胃黏膜炎症反应，常伴有上皮损伤和细胞再生，可出现消化不良、中上腹疼痛、上消化道出血甚至癌变等，是较常见的消化系统疾病之一。根据病理生理和临床表现，胃炎可分为急性胃炎、慢性胃炎和特殊类型胃炎。急性胃炎与慢性胃炎在临床较常见，本节予以重点讨论。

一、急性胃炎

案例思考

许某，男性，52岁，喝酒后出现上腹部不适，嗳气反酸，恶心、呕吐，食欲不振。

请思考：

1. 该患者有可能患有什么疾病？
2. 列出该患者目前主要的护理诊断/问题。
3. 护士应如何护理该患者？

急性胃炎(acute gastritis)指多种病因引起的胃黏膜急性炎症。内镜检查可见胃黏膜充血、水肿、糜烂和出血等一过性病变，病理学检查可见胃黏膜有大量中性粒细胞浸润。急性糜烂出血性胃炎是临床最常见的急性胃炎，是以胃多发性糜烂为特征的急性胃黏膜病变，常伴有胃黏膜出血，可伴有一过性浅表溃疡形成。

【病因及发病机制】

1. 药物 常引起胃黏膜炎症的药物有非甾体抗炎药(nonsteroidal anti-inflammatory drug，NSAID)(如阿司匹林、吲哚美辛)、某些抗肿瘤药、铁剂或氯化钾口服液等。这些药物可直接损伤胃黏膜上皮层，其中NSAID可通过抑制胃黏膜生理性前列腺素的合成，削弱胃黏膜的屏障功能。

2. 应激 如严重创伤、手术、多器官功能衰竭、败血症、精神紧张等，可致胃黏膜微循环障碍、缺氧，黏液分泌减少，局部前列腺素合成不足，胃黏膜的屏障功能损坏；可增加胃酸分泌，大量 H^+ 反渗，损伤血管和黏膜，引起糜烂和出血。烧伤所致者称柯林溃疡(Curling ulcer)，中枢神经系统病变所致者称库欣溃疡(Cushing ulcer)。

3. 酒精 酒精具有亲脂性和溶脂能力，高浓度酒精可直接破坏胃黏膜的屏障功能。

4. 其他 创伤和物理因素、十二指肠-胃反流及胃黏膜血液循环障碍等均可导致胃黏膜糜烂、出血甚至溃疡。

【护理评估】

（一）健康史

询问患者是否服用阿司匹林、吲哚美辛等 NSAID，是否使用抗肿瘤药物，有无严重的脏器病变、创伤、大面积烧伤、大手术史，有无暴饮暴食、酗酒病史。

（二）身体状况

多数患者症状不明显，或症状被原发病掩盖。有症状者主要表现为上腹部不适或隐痛。上消化道出血是该病突出的临床表现，突发的呕血和（或）黑便为首发症状。据统计，所有上消化道出血的病例中，由急性糜烂出血性胃炎引起者占 10%～30%，仅次于消化性溃疡。大量出血可引起晕厥或休克，查体时上腹可有不同程度的压痛。

（三）辅助检查

1. 粪便检查　粪便隐血试验阳性。

2. 胃镜检查　因病变（特别是 NSAID 或酒精引起者）可在短期内消失，胃镜检查一般应在大出血后 24～48 h 进行，镜下可见胃黏膜多发性糜烂、出血灶和浅表溃疡，表面附有黏液和炎性渗出物。一般应激所致的胃黏膜病损以胃体、胃底病损为主，而 NSAID 或酒精所致者则以胃窦病损为主。

胃镜的发展史，你能想到什么？

（四）心理-社会状况

当急性胃炎并发大出血时，患者自感危及生命，常有焦虑不安和恐惧感。

（五）治疗要点

针对病因和原发病采取防治措施。处于急性应激状态者在积极治疗原发病的同时，应使用抑制胃酸分泌或具有黏膜保护作用的药物，以预防急性胃黏膜损害的发生；药物引起者须立即停用药物。常用 H_2 受体拮抗剂或质子泵抑制剂抑制胃酸分泌，或硫糖铝和米索前列醇等保护胃黏膜。

【常见护理诊断/问题】

1. 知识缺乏　缺乏有关本病的病因及防治知识。

2. 营养失调：低于机体需要量　与消化不良、少量持续出血有关。

3. 焦虑　与消化道出血及病情反复有关。

【护理措施】

（一）一般护理

1. 休息与活动　患者应注意多休息，减少活动，避免劳累、过度紧张，保证充足的睡眠。病重者应卧床休息，以减少胃肠蠕动，缓解腹痛。

2. 饮食护理　宜给予温热、清淡、无渣、半流质饮食。少量出血者可给予牛奶、米汤等流质饮食以中和胃酸，有利于胃黏膜的修复。急性大出血者应暂时禁食，以免加重出血。平时注意保持规律进食，避免摄入辛辣、过冷、过热的刺激性食物，以免加重病情。

（二）病情观察

观察有无食欲减退、上腹部不适、腹胀等消化不良的表现。进行粪便隐血试验，密切注意有无呕血、黑便等上消化道出血的征象。

（三）对症护理

对于上腹部疼痛者，可局部用热水袋进行热敷，以解除肌肉痉挛，减轻疼痛。遵医嘱选择内关、合谷、足三里等穴位进行针灸治疗。对于有腹胀者，进食后鼓励其适当活动，以增加肠蠕动，减轻症状。呕血与黑便的对症护理见本章第八节"上消化道出血"。

（四）用药护理

合理使用阿司匹林、吲哚美辛等对胃黏膜有刺激性的药物，以降低发病的可能性。指导患者应用 H_2 受体拮抗剂或质子泵抑制剂等药，观察疗效和不良反应。如 H_2 受体拮抗剂应在餐中与食物同时服用或餐后立即服用，但不宜与抗酸药同时服用；静脉滴注时注意控制速度，过快可引起高血压和心律失常；质子泵抑制剂类可引起头晕，特别是用药初期，应嘱患者避免开车或做其他需要注意力高度集中的事情。

（五）心理护理

告诉患者及其家属本病的基础知识，解释紧张和焦虑容易诱发和加重病情，强调保持轻松愉快的情绪对疾病康复的重要性。安慰患者，有出血患者应及时清除血迹、污物，减少其对患者的不良刺激，可增强患者对医护人员的信任，增加其安全感，有利于患者情绪的调节。

（六）健康指导

1. 疾病知识指导 向患者及其家属介绍急性胃炎的相关知识、预防方法及自我护理措施，根据病因及病情进行针对性的指导。积极治疗原发病，告知患者及其家属出院后如有病情变化，应及时就诊。

2. 生活指导 教育患者平时要养成良好的生活习惯，注意劳逸结合、生活规律、心情愉快，避免紧张劳累。注意饮食卫生，避免摄入辛辣、过冷、过热的刺激性食物，避免饮用浓茶、咖啡等。酗酒者应戒酒，慎用对胃黏膜有刺激性的药物。注意锻炼身体，增强抵抗力。

二、慢性胃炎

案例思考

许某，男性，55 岁，患慢性浅表性胃炎 20 年，经常感觉上腹部不适，饱胀，食欲不振，胃部自觉烧灼样疼痛，进食后疼痛加重，伴有嗳气、反酸、恶心。经胃镜检查和组织病理学检查为慢性浅表性胃炎，伴有贫血。

请思考：

1. 列出该患者目前主要的护理诊断/问题。
2. 护士应如何护理该患者？

慢性胃炎(chronic gastritis)指各种病因引起的胃黏膜呈非糜烂的炎性改变，如黏膜色泽不均、颗粒状增殖及黏膜皱襞异常等；组织学以显著炎症细胞浸润、上皮增殖异常、胃腺萎缩及瘢痕形成等为特点。幽门螺杆菌(*Helicobacter pylori*，Hp)感染是最常见的病因。

【病因及发病机制】

1. 幽门螺杆菌感染 幽门螺杆菌感染是慢性胃炎最常见的病因，其机制如下：①幽门螺杆菌具有鞭毛结构，可在胃内黏液层中自由活动，并依靠其黏附素与胃黏膜上皮细胞紧密接触，直接侵袭胃黏膜；②幽门螺杆菌所分泌的尿素酶能分解尿素产生 NH_3，中和胃酸，既形成了有利于幽门螺杆菌定居和繁殖的中性环境，又损伤了上皮细胞膜；③幽门螺杆菌能产生细胞毒素，使上皮细胞空泡变性，造成黏膜损害和炎症；④幽门螺杆菌的菌体胞壁还可作为抗原诱导自身免疫反应，后者损伤胃上皮细胞。

2. 饮食和环境因素 流行病学资料显示，饮食中高盐和缺乏新鲜蔬菜、水果与慢性胃炎的发生密切相关。长期幽门螺杆菌感染可使部分患者发展为慢性多灶萎缩性胃炎。

3. 自身免疫因素 自身免疫性胃炎以富含壁细胞的胃体黏膜萎缩为主。壁细胞损伤后作为自身抗原刺激机体的免疫系统而产生相应的壁细胞抗体和内因子抗体，破坏壁细胞，使胃酸分泌减少乃至缺失，还可影响维生素 B_{12} 的吸收，导致恶性贫血。本病在北欧发病率较高。

4. 其他因素 长期饮浓茶、烈酒、咖啡，食用过热、过冷、过于粗糙的食物，可损伤胃黏膜；服用大量 NSAID 可破坏黏膜屏障；各种原因引起的十二指肠液反流，因其中的胆汁和胰液等会削弱胃黏膜的屏障功能，使其易受胃酸-胃蛋白酶的损害。

【护理评估】

(一) 健康史

询问患者是否长期饮用浓茶、咖啡、烈酒，饮食是否过冷、过热或者过于粗糙，有无服用阿司匹林、吲哚美辛等 NSAID。

(二) 身体状况

慢性胃炎病程迁延，进展缓慢，缺乏特异性症状。70%～80%的患者无任何症状，部分有上腹部痛或不适、食欲不振、饱胀、嗳气、反酸、恶心和呕吐等非特异性的消化不良表现，症状常与进食或食物种类有关。少数可有少量上消化道出血。自身免疫性胃炎患者可出现明显畏食、贫血和体重减轻。体征多不明显，有时可有上腹部轻压痛。

(三) 辅助检查

1. 胃镜及胃黏膜活组织检查 胃镜及胃黏膜活组织检查是最可靠的诊断方法。通过胃镜在直视下观察黏膜病损。慢性非萎缩性胃炎可见红斑（点状、片状或条状）、黏膜粗糙不平、出血点/斑；慢性萎缩性胃炎可见黏膜呈颗粒状、黏膜血管显露、色泽灰暗、皱襞细小。两种胃炎皆可见伴有糜烂、胆汁反流。在充分活组织检查基础上以病理组织学诊断明确病变类型，并可检测幽门螺杆菌。

2. 幽门螺杆菌检测 详见本章第三节"消化性溃疡"。

3. 血清学检查 自身免疫性胃炎时，抗壁细胞抗体和抗内因子抗体可呈阳性，血清促胃液素水平明显升高。多灶萎缩性胃炎时，血清促胃液素水平正常或偏低。

4. 胃液分析 自身免疫性胃炎者胃酸缺乏，多灶萎缩性胃炎者胃酸分泌正常或偏高。

(四) 心理-社会状况

慢性胃炎患者因病情呈慢性经过，症状时有时无，持续存在而产生焦虑情绪。少数患者因害怕癌变而恐惧，并四处求医。

(五) 治疗要点

1. 幽门螺杆菌相关胃炎 首要治疗是根除幽门螺杆菌感染，常用三联疗法。详见本章第三节"消化性溃疡"。

2. 对症处理 根据病因给予对症处理。如因 NSAID 引起，应停药并给予抗酸药；如发生胆汁反流，可用氢氧化铝凝胶来吸附，给予硫糖铝及促胃动力药以中和胃酸，防止反流；有胃动力改变者，可服用多潘立酮、西沙必利等。

【常见护理诊断/问题】

1. 疼痛：腹痛 与胃黏膜炎性病变有关。

2. 营养失调：低于机体需要量 与畏食、消化吸收不良等有关。

3. 焦虑 与病情反复、病程迁延有关。

4. 知识缺乏 缺乏有关慢性胃炎病因和预防的知识。

【护理措施】

（一）一般护理

1. 休息与活动 缓解期或轻症患者可适当活动，保证充足的睡眠。注意保持生活规律、劳逸结合，避免过度劳累。急性发作期或伴有上消化道出血的患者应卧床休息。

2. 饮食护理 给予高热量、高蛋白质、富含维生素、易消化的饮食。详见本章第三节“消化性溃疡”。

（二）病情观察

观察患者消化不良的症状有无好转，注意腹痛的部位、性质、发作频率，呕吐物及粪便的颜色、量和性状。观察并记录患者每日进餐次数、量和品种，以了解其摄入的营养情况。定期测量体重，监测血红蛋白浓度、血清白蛋白等营养指标的变化。

（三）对症护理

恶心、呕吐时让患者做深呼吸动作，或针刺内关、足三里等穴位，或遵医嘱给予止吐药。腹胀患者可给予腹部按摩或遵医嘱给予促胃动力药。腹痛时可局部热敷或遵医嘱使用解痉、抗酸、镇痛药等。指导患者避免精神紧张，转移注意力，以缓解疼痛。

（四）用药护理

详见本章第三节“消化性溃疡”。

（五）心理护理

注意观察患者的心理反应，多与患者进行沟通，减少因病房不适造成的烦躁、焦虑等负性情绪。对慢性萎缩性胃炎患者加以解释、安慰，说明正规治疗及定期随访的重要性，以解除患者的心理负担，树立治疗的信心。

（六）健康指导

1. 疾病知识指导 向患者及其家属介绍相关病因，指导患者避免诱发因素。教育患者保持良好的心理状态，平时生活要有规律，合理安排工作和休息时间，注意劳逸结合，积极配合治疗。

2. 饮食指导 食物应多样化，避免偏食，注意补充多种营养物质；不吃霉变食物；少吃熏制、腊制、富含硝酸盐和亚硝酸盐的食物，多吃新鲜食物；避免摄入过于粗糙、浓烈、辛辣食物及长期大量饮酒、吸烟。

3. 用药指导 根据患者的病因、具体情况进行指导，如避免使用对胃黏膜有刺激性的药物，必须使用时应同时服用抑制胃酸分泌的药物或胃黏膜保护剂；介绍药物的不良反应，如有异常及时复诊，定期门诊复查。

练习与思考

在线答题

一、单项选择题（在线答题）

二、填空题

练习与思考答案

- 胃炎
  - 急性胃炎
    - 概述　临床最常见的急性胃炎是(1)
    - 病因及发病机制　NSAID通过抑制(2)的合成，削弱胃黏膜的屏障作用
    - 护理评估
      - 健康史
      - 身体状况
        - 突出的临床表现为(3)
        - 首发症状为(4)
      - 辅助检查
      - 心理-社会状况
    - 治疗要点
    - 常见护理诊断/问题
    - 护理措施　饮食护理原则为(5)
  - 慢性胃炎
    - 概述
    - 病因及发病机制　慢性胃炎最主要的病因是(6)
    - 护理评估
      - 健康史
      - 身体状况
      - 辅助检查——最可靠的诊断方法是(7)
      - 心理-社会状况
    - 治疗要点　幽门螺杆菌相关胃炎首要治疗是(8)，常用(9)
    - 常见护理诊断/问题
    - 护理措施　饮食护理原则为(10)

填空题答题处：

(1)________________；(2)________________；(3)________________；(4)________________；

(5)________________；(6)________________；(7)________________；(8)________________；

(9)________________；(10)________________。

三、简答题

1. 急性胃炎的护理诊断/问题有哪些？
2. 慢性胃炎的健康指导有哪些？

（宁波卫生职业技术学院　宁香香）

第三节　消化性溃疡

学习目标

1. 掌握消化性溃疡患者的身体状况、常见护理诊断/问题和护理措施。
2. 熟悉消化性溃疡的概念及治疗要点。
3. 了解消化性溃疡的病因及发病机制。
4. 能正确评估病情，能对消化性溃疡患者并发症进行快速判断及配合抢救。
5. 尊重、关爱患者，具有敬佑生命、救死扶伤的职业精神。

案例思考

陈先生，原为长途汽车司机，60岁，4个月前开始反复上腹部痛，以夜间明显，进食后可缓解。昨日饭后突发上腹部痛，随后呕出咖啡色液体约500 mL，急诊入院。查体：意识清楚，腹平软，上腹轻度压痛，无反跳痛，肠鸣音正常。

请思考：

1. 该患者可能患有什么病？需要做什么检查？
2. 列出患者目前主要的护理诊断/问题。
3. 护士应如何护理该患者？

消化性溃疡(peptic ulcer)指胃肠道黏膜被自身消化而形成的溃疡，可发生于食管、胃、十二指肠、胃-空肠吻合口附近以及含有胃黏膜的梅克尔(Meckel)憩室。胃溃疡(gastric ulcer，GU)和十二指肠溃疡(duodenal ulcer，DU)较为常见。

本病是全球性常见病，可发生于任何年龄。全世界约有10%的人一生中患过此病。临床上DU较GU多见，两者之比约为3∶1。DU好发于青壮年人，GU多见于中老年人，后者发病高峰较前者约迟10年。男性患病较女性多。秋冬和冬春之交是本病的好发季节。

【病因及发病机制】

胃、十二指肠黏膜具有一系列防御和修复机制，包括黏液/碳酸氢盐、黏膜屏障、丰富的血流、上皮细胞更新、前列腺素和表皮生长因子等。所以在正常情况下，胃、十二指肠黏膜在接触强侵蚀力的高浓度胃酸和能水解蛋白质的胃蛋白酶并受到微生物、胆盐、酒精、药物或其他有害物质侵袭后依然能够维持黏膜的完整性。消化性溃疡的发生是由对胃、十二指肠黏膜有损害作用的侵袭因素与黏膜自身防御/修复因素之间失去平衡，胃酸和胃蛋白酶对黏膜产生自我消化所致。GU主要是防御/修复因素减弱，DU则主要是侵袭因素增强。现将这些病因及导致消化性溃疡发生的机制分述如下。

1. 幽门螺杆菌感染 幽门螺杆菌感染是消化性溃疡的重要病因，主要证据如下：①消化性溃疡患者幽门螺杆菌检出率显著高于普通人群，DU患者的幽门螺杆菌检出率约为90%，GU患者为70%～80%；②对消化性溃疡患者应用根除幽门螺杆菌治疗后，其溃疡复发率明显下降，证明幽门螺杆菌感染与溃疡形成密切相关。一般认为发病是幽门螺杆菌(不同毒力菌株)、宿主(遗传及机体状态)和环境因素三者相互作用所致，故而感染幽门螺杆菌的人群中仅15%发生消化性溃疡。

2. 药物 长期服用非甾体抗炎药(NSAID)、糖皮质激素、化疗药物、双磷酸盐、西罗莫司等药物的患者易发生消化性溃疡。NSAID是导致10%～25%的患者发生消化性溃疡的原因。NSAID可直接作用于胃、十二指肠黏膜，透过细胞膜弥散进入黏膜上皮细胞内，细胞内高浓度NSAID产生细胞毒而损害黏膜屏障。此外，NSAID还可通过抑制胃黏膜生理性前列腺素E的合成，削弱后者对黏膜的保护作用。

喝细菌求真相的科学狂人：巴里·马歇尔——幽门螺杆菌之父！

3. 胃酸和胃蛋白酶 消化性溃疡的最终形成是由胃酸和胃蛋白酶对黏膜自身消化所致，而胃蛋白酶的活性取决于胃液pH，当胃液pH在4以上时，胃蛋白酶失去活性，因此胃酸在其中起决定性作用，胃酸消化是消化性溃疡形成的直接原因。

4. 其他因素 下列因素可能对消化性溃疡的发生有不同程度的影响：①吸烟：吸烟者消化性溃疡的发生率比不吸烟者高，其机制尚不明确，可能与吸烟增加胃酸分泌、减少十二指肠碳酸氢盐分泌、降低幽门括约肌张力和增加黏膜损害性氧自由基等因素有关。②遗传因素：机制尚不能肯定，消化性溃疡有家庭聚集现象，O型血者易患DU等被认为也可能与幽门螺杆菌感染有关。③胃、十二指肠运动异常：部分 GU 患者胃排空延缓，可引起十二指肠液反流入胃而损伤胃黏膜；部分 DU 患者胃排空增快，可使十二指肠酸负荷增加。上述原发病因能加重幽门螺杆菌或 NSAID 对胃黏膜的损伤。④应激：急性应激可引起应激性溃疡，长期精神紧张、焦虑，或情绪容易波动或过度劳累，可能通过神经内分泌途径影响胃和十二指肠分泌、运动及黏膜血流调节，而使溃疡发作或加重。

【病理】

消化性溃疡大多为单发，也可多发，呈圆形或椭圆形。DU 多发生于十二指肠球部，前壁较常见。GU 多发生在胃角和胃窦、胃体的小弯侧。DU 直径多小于 15 mm，GU 直径一般小于 20 mm。溃疡浅者累及黏膜肌层，深者则可贯穿肌层，甚至浆膜层，穿破浆膜层时可致穿孔，血管破溃引起出血。溃疡边缘常有增厚，基底光滑、清洁，表面覆有灰白或灰黄色纤维渗出物。

【护理评估】

（一）健康史

询问疾病的有关诱因及病因，如是否经常服用大量 NSAID 或糖皮质激素，有无暴饮暴食、饮食不规律或吸烟、酗酒等不良饮食行为习惯，有无精神应激因素，有无消化性溃疡家族史等。评估患病后对日常生活的影响，如睡眠、饮食有无改变，活动量、活动耐力有无下降。询问做过何种检查和治疗，结果如何等。

（二）身体状况

1. 症状 临床表现不一，部分患者可无症状，或以出血、穿孔等并发症为首发症状。典型消化性溃疡患者有以下临床特征：①慢性过程，病史可达数年至数十年；②周期性发作，发作与自发缓解相交替，发作期可为数周或数月，缓解期也长短不一，发作常呈季节性，多在秋冬或冬春之交发病，可因精神情绪不良或过劳而诱发；③发作时上腹部痛呈节律性，与进食有关。

(1) 腹痛：上腹部痛是本病的主要症状，可为钝痛、灼痛、胀痛甚至剧痛，或呈饥饿样不适感。疼痛部位多位于上腹中部、偏右或偏左。多数患者疼痛有典型的规律，DU 表现为空腹痛，即餐后 4 h 痛和(或)午夜痛，进食或服用抗酸药后可缓解；GU 的疼痛多在餐后 1 h 内出现，经 12 h 后逐渐缓解，至下一餐进食后再次出现疼痛，午夜痛也可发生，但较 DU 少见。部分患者无上述典型疼痛，而仅表现为无规律的上腹隐痛不适，也可因并发症而发生疼痛性质及规律的改变。

(2) 其他：消化性溃疡除上腹部痛外，尚可有反酸、嗳气、恶心、呕吐、食欲减退等消化不良症状，也可有失眠、多汗、脉缓等自主神经功能失调表现。

2. 体征 溃疡活动期可有上腹部固定而局限的轻压痛，DU 压痛点常偏右。缓解期则无明显体征。

3. 特殊类型的消化性溃疡 ①无症状性溃疡：15%～35%的消化性溃疡患者无任何症状，尤以老年人多见，多因其他疾病做胃镜或 X 线钡餐检查时偶然发现，或当发生出血或穿孔等并发症时，甚至于尸体解剖时被发现。②老年人消化性溃疡：溃疡常较大，临床表现多不典型，常无任何症状或症状不明显，疼痛多无规律，食欲不振、恶心、呕吐、消瘦、贫血等症状较突出，需与胃癌鉴别。③复合性溃疡：胃与十二指肠同时存在溃疡，多数 DU 的发生先于 GU。其临床症状并无特异性，但幽门梗阻的发生率较单独 GU 或 DU 高。④幽门管溃疡：较为少见，常伴胃酸分泌过多。其主要表现为餐后立即出现较为剧烈而无规律性的中上腹疼痛，对抗酸药反应差，易出现幽门梗阻、穿孔、出血等并发症。⑤球后溃疡：发生于十二指肠球部以下的溃疡，多位于十二指肠乳头的近端。其夜间痛和背部放射性疼痛较为多见，并发大量出血者亦多见，药物治疗效果差。

4. 并发症

(1) 出血：消化性溃疡最常见的并发症，大约 50%的上消化道大出血是由消化性溃疡所致。出血引起的临床表现取决于出血的速度和量。轻者仅表现为黑便、呕血，重者可出现周围循环衰竭，甚至低血容量性休克，应积极抢救。

(2) 穿孔:溃疡病灶向深部发展穿透浆膜层则并发穿孔。溃疡穿孔在临床上可分为急性、亚急性和慢性三种类型,以急性最为常见。急性穿孔常位于十二指肠前壁或胃前壁,穿孔后胃肠内容物渗入腹膜腔而引起急性弥漫性腹膜炎;急性穿孔引起突发的剧烈腹痛,多自上腹部开始迅速蔓延至全腹,腹肌强直,有明显压痛和反跳痛,肝浊音界消失,肠鸣音减弱或消失,部分患者出现休克。慢性穿孔是溃疡深达浆膜层时已与邻近器官、组织粘连,穿孔时胃肠内容物不致流入腹腔,又称为穿透性溃疡。亚急性穿孔为邻近后壁的穿孔或穿孔较小,只引起局限性腹膜炎,症状较急性穿孔轻且体征较局限。慢性穿孔表现为腹痛规律发生改变,变得顽固而持久,疼痛常放射至背部。

(3) 幽门梗阻:主要由 DU 或幽门管溃疡引起。急性梗阻多因炎症水肿和幽门部痉挛所致,梗阻为暂时性,随炎症好转而缓解;慢性梗阻主要由于溃疡愈合后瘢痕收缩而呈持久性。幽门梗阻使胃排空延迟,患者可感到上腹部饱胀不适,疼痛于餐后加重,且有反复大量呕吐,呕吐物为酸腐味的宿食,大量呕吐后疼痛可暂缓解。严重频繁呕吐可致失水和低氯低钾性碱中毒,常继发营养不良。上腹部空腹振水音、胃蠕动波以及空腹抽出胃液量超过 200 mL 是幽门梗阻的特征性表现。

(4) 癌变:少数 GU 可发生癌变,DU 则极少见癌变。对于有长期 GU 病史,年龄在 45 岁以上,经严格内科治疗 4～6 周症状无好转,粪便隐血试验持续阳性者,应怀疑癌变,需进一步检查和定期随访。

(三) 辅助检查

1. 胃镜和胃黏膜活组织检查 胃镜和胃黏膜活组织检查是确诊消化性溃疡的首选检查方法,其目的在于:①确定有无病变、部位及分期;②鉴别良性、恶性;③治疗效果的评价;④对合并出血者给予止血治疗。胃镜检查可直接观察溃疡部位、病变大小、病变性质,并可在直视下取活组织做病理学检查和幽门螺杆菌检测。

2. X 线钡餐检查 X 线钡餐检查适用于对胃镜检查有禁忌或不愿接受胃镜检查者。溃疡的 X 线直接征象是龛影,对溃疡诊断有确诊价值。

3. 幽门螺杆菌检测 幽门螺杆菌检测是消化性溃疡的常规检测项目。可通过侵入性(如快速尿素酶测定、组织学检查和幽门螺杆菌培养等)和非侵入性(如^{13}C或^{14}C尿素呼气试验、粪便幽门螺杆菌抗原检测等)方法检测出幽门螺杆菌。其中^{13}C或^{14}C尿素呼气试验是检测幽门螺杆菌感染的敏感性及特异性均较高且不需胃镜的检查方法,常作为根除治疗后复查的首选方法。

4. 粪便隐血试验 试验阳性提示溃疡在活动期。

(四) 心理-社会状况

评估患者的心理应对情况,患者可因本病反复发作产生焦虑,也可因呕血和黑便等产生紧张、恐惧的心理,这些又可使病情加重或者复发。评估患者及其家属对疾病的认知程度和对患者的态度,了解患者家庭经济状况和社会支持情况,了解患者所在的社区卫生服务及保健资源。

(五) 治疗要点

治疗的目的在于消除病因、缓解症状、愈合溃疡、防止复发和防治并发症。

1. 抑制胃酸分泌 目前临床上常用的抑制胃酸分泌的药物有 H_2 受体拮抗剂(H_2RA)和质子泵抑制剂(PPI)两大类。H_2RA 主要通过选择性竞争结合 H_2 受体,使壁细胞分泌胃酸减少。常用药物有西咪替丁、雷尼替丁、法莫替丁,三者的 1 天量可分 2 次口服或睡前顿服,服药后基础胃酸分泌特别是夜间胃酸分泌明显减少。PPI 可使壁细胞分泌胃酸的关键酶即 H^+-K^+-ATP 酶失去活性,从而阻滞壁细胞内的 H^+ 转移至胃腔而抑制胃酸分泌,其抑制胃酸分泌作用比 H_2RA 强,作用更持久。常用药物有奥美拉唑、兰索拉唑和泮托拉唑,每天 1 次口服。PPI 与抗生素的协同作用较 H_2RA 好,因此可作为根除幽门螺杆菌治疗方案中的基础药物。

2. 根除幽门螺杆菌 消化性溃疡不论活动与否,都是根除幽门螺杆菌的主要指征之一。目前推荐以 PPI 或胶体铋剂为基础,加上两种抗生素的三联治疗方案,如奥美拉唑或枸橼酸铋钾加上克拉霉素或阿莫西林和甲硝唑。上述剂量每天分 2 次服,疗程 7～14 天。对有并发症和经常复发的消化性溃疡患者，应追踪抗幽门螺杆菌的疗效，一般应在治疗后至少4周复查幽门螺杆菌。根除幽门螺杆菌可显著降低溃疡的复发率。

3. 保护胃黏膜 药物主要是硫糖铝和枸橼酸铋钾，目前已较少用作治疗消化性溃疡的一线药物。此外，前列腺素类药物米索前列醇具有增加胃、十二指肠黏膜的黏液/碳酸氢盐分泌，增加黏膜血流的作用和一定的抑制胃酸分泌的作用，主要用于NSAID相关溃疡的预防，但其可引起子宫收缩，孕妇忌服。

4. 手术治疗 对于大量出血经内科治疗无效、急性穿孔、瘢痕性幽门梗阻、胃溃疡疑有癌变及正规治疗无效的顽固性溃疡者，可选择手术治疗。

【护理诊断/问题】

1. 疼痛：腹痛 与胃酸刺激溃疡面引起的炎症反应有关。
2. 营养失调：低于机体需要量 与疼痛致摄入量减少、呕吐、梗阻有关。
3. 焦虑 与溃疡反复发作、病程迁延或出现并发症而担心预后有关。
4. 潜在并发症 上消化道出血、穿孔、幽门梗阻、癌变。

【护理措施】

（一）一般护理

1. 休息与活动 溃疡活动期且症状较重者，嘱其卧床休息几天至2周，可使疼痛等症状缓解。病情较轻者则应鼓励其适当活动，以分散注意力。

2. 饮食护理

(1) 进食方式：指导患者有规律地定时进食，以维持正常消化活动的规律。在溃疡活动期，以少量多餐为宜，每天进餐4～5次，不吃餐间零食和避免睡前进食，使胃酸分泌有规律。一旦症状得到控制，应尽快恢复正常的饮食规律。饮食不宜过饱，以免胃窦部过度扩张而增加促胃液素的分泌。进餐时注意细嚼慢咽，避免急食，咀嚼可增加唾液分泌，后者具有稀释和中和胃酸的作用。

(2) 食物选择：选择营养丰富、易消化的食物。除并发出血或症状较重外，一般无须规定特殊食谱。症状较重的患者以面食为主，因面食柔软易消化，且其含碱，能有效中和胃酸，不习惯吃面食者以软米饭或米粥替代。由于蛋白质类食物具有中和胃酸的作用，可适量摄取脱脂牛奶，宜安排在两餐之间饮用，但牛奶中的钙质有刺激胃酸分泌的作用，故不宜多饮。脂肪到达十二指肠时虽能刺激小肠分泌促胃液素，抑制胃酸分泌，但同时可以引起胃排空减慢，胃窦扩张，致胃酸分泌增多，故脂肪摄取应适量。应避免食用机械性和化学性刺激强的食物。机械性刺激强的食物指生、冷、硬、粗纤维多的蔬菜、水果，如洋葱、韭菜、芹菜等。化学性刺激强的食物有浓肉汤、咖啡、浓茶和辣椒、醋等调味品等。

(3) 营养监测：指导患者采取合理的饮食方式和结构，定期测量体重、监测血清蛋白和血红蛋白等营养指标。

（二）病情观察

注意观察腹痛部位、性质、程度及规律性有无改变，若出现突发的剧痛，应考虑穿孔的可能；注意观察有无出现频繁恶心、呕吐，以及呕吐物的量、性状和颜色，若出现频繁呕吐且呕吐物为酸腐味，应考虑幽门梗阻的发生；若呕血或粪便呈柏油样，应考虑出血的可能。

（三）用药护理

1. 质子泵抑制剂 奥美拉唑可引起头晕，特别是用药初期，应嘱患者用药期间避免开车或做其他必须高度集中注意力的工作。此外，奥美拉唑有延缓地西泮及苯妥英钠代谢和排泄的作用，联合应用时需慎重。兰索拉唑的主要不良反应包括皮疹、瘙痒、头痛、口苦、肝功能异常等，轻度不良反应不影响继续用药，较为严重时应及时停药。泮托拉唑的不良反应较少，偶可引起头痛和腹泻。

2. H_2 受体拮抗剂 药物应在餐中或餐后即刻服用，也可把1天的剂量在睡前顿服。若需同时服用抗酸药，则两药应间隔 1 h 以上。若静脉给药，应注意控制速度，速度过快可引起低血压和心律失常。西咪替丁对雄激素受体有亲和力，可导致男性乳腺发育、阳痿以及性功能紊乱，且其主要通过肾脏排泄，用药期间应监测肾功能。因药物可随母乳排出，哺乳期应停止用药。

3. 弱碱性抗酸药 如氢氧化铝凝胶等，应在饭后 1 h 和睡前服用。服用片剂时应嚼服，乳剂给药前应充分摇匀。抗酸药应避免与乳制品同时服用，因为两者相互作用可形成络合物。酸性食物及饮料不宜与抗酸药同服。氢氧化铝凝胶能阻碍磷的吸收，引起磷缺乏症，表现为食欲不振、软弱无力等症状，甚至可导致骨质疏松。长期大量服用还可引起严重便秘、代谢性碱中毒与钠潴留，甚至造成肾损害。

（四）心理护理

护士应经常与患者接触、交谈，鼓励其说出自己的心理感受，以评估患者焦虑的原因和程度。向患者介绍焦虑可引起溃疡加重。向患者介绍本病的规律和治疗效果，增强其对治疗的信心。介绍放松技巧和分散注意力的措施，指导患者保持乐观的情绪。必要时遵医嘱给予镇静剂以减轻患者焦虑。

（五）健康指导

1. 疾病知识指导 向患者及其家属讲解引起和加重溃疡的相关因素。指导患者保持乐观情绪，规律生活，避免过度紧张与劳累，选择合适的锻炼方式，提高机体抵抗力。指导患者建立合理的饮食习惯和结构，戒除烟、酒，避免摄入刺激性食物。

2. 用药指导 教育患者遵医嘱正确用药，学会观察药效及不良反应，不随便停药或减量，防止溃疡复发。指导患者慎用或勿用易致溃疡药物，如阿司匹林、咖啡因、泼尼松等。定期复诊。当上腹疼痛规律发生变化或加剧，或者出现呕血、黑便时，应立即就医。

练习与思考

在线答题

练习与思考答案

一、单项选择题（在线答题）

二、填空题

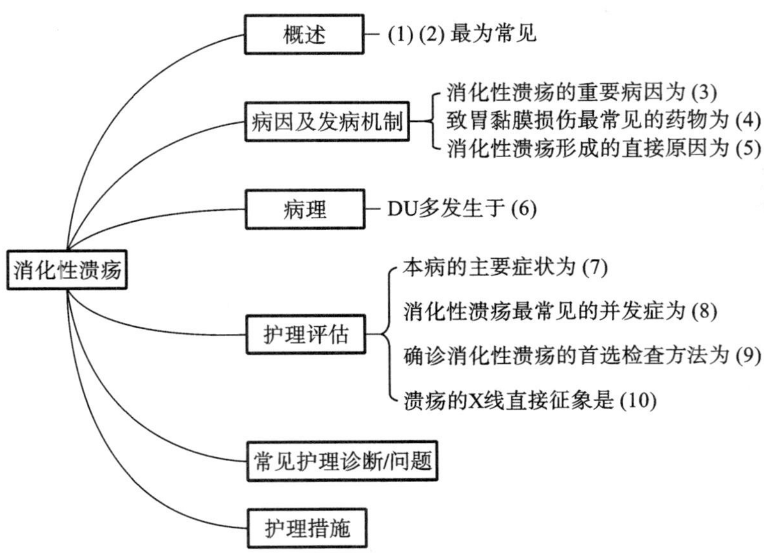

填空题答题处：

(1)________________； (2)________________； (3)________________； (4)________________；

(5)________________； (6)________________； (7)________________； (8)________________；

(9)________________； (10)________________。

三、简答题

1. 典型的消化性溃疡临床特征有哪些?
2. 请简述 GU 和 DU 的异同点。
3. 消化性溃疡的并发症有哪些?
4. 消化性溃疡患者的饮食护理要点有哪些?

四、案例分析题

患者,男性,56 岁。常于餐后 3～4 h 上腹部胀痛,进食后缓解。最近 1 周来中上腹部持续性胀痛,较以往严重,伴恶心、呕吐。2 h 前呕血一次后十分紧张,气促明显,测血压为 13.7/9.6 kPa (103/72 mmHg)。

请思考:

1. 该患者发生了什么?依据是什么?
2. 该患者目前存在的主要护理诊断/问题是什么?
3. 应采取的主要护理措施有哪些?

(宁波卫生职业技术学院　宁香香)

第四节　胃　　癌

学习目标

1. 掌握胃癌患者的身体状况、常见护理诊断/问题和护理措施。
2. 熟悉胃癌的概念及治疗要点。
3. 了解胃癌的病因及发病机制。
4. 能正确评估胃癌患者的病情,能对胃癌患者病情做快速判断。
5. 尊重、关爱患者,具有敬佑生命、救死扶伤的职业精神。

案例思考

徐某,男性,55 岁,平时喜欢吃榨菜、烟熏食物。上腹部痛、饱胀不适,餐后加重 3 余年。查体:粪便隐血试验持续阳性,做胃镜检查,结果显示胃窦部乳头状腺癌。

请思考:

1. 该患者可能患有何病?依据是什么?
2. 列出该患者目前主要的护理诊断/问题。
3. 护士应如何护理该患者?

胃癌(gastric cancer)指源于胃黏膜上皮细胞的恶性肿瘤,主要是胃腺癌。胃癌是常见的恶性肿瘤之一,发病率居第四位,死亡率居第二位。男性胃癌的发病率和死亡率高于女性,男女发病率之比约为 2∶1,发病年龄以中老年居多,55～70 岁为高发年龄段。我国以西北地区发病率最高,中南和西南地区则较低。

【病因及发病机制】

胃癌的发生是一个多因素参与、多步骤进行性发展的过程，一般认为其发生是下列因素共同参与所致。

1. 环境与饮食因素 长期食用霉变食物、咸菜、烟熏和腊制食品以及其他高盐食品，可增高胃癌发生的可能性。烟熏和腊制食品中含高浓度的硝酸盐，硝酸盐可在胃内受细菌硝酸盐还原酶的作用形成亚硝酸盐，再与胺结合成致癌的亚硝胺。高浓度盐可造成胃黏膜损伤，使黏膜易感性增高而协同致癌。

2. 感染因素 1994 年，WHO 宣布幽门螺杆菌是人类胃癌的Ⅰ类致癌原，其诱发胃癌的可能机制如下：①幽门螺杆菌导致的慢性炎症有可能成为一种内源性致突变原；②幽门螺杆菌是一种硝酸盐还原剂，具有催化亚硝化作用而起致癌作用；③幽门螺杆菌的某些代谢产物促进上皮细胞变异。此外，EB 病毒和其他感染因素也可能参与胃癌的发生。

3. 遗传因素 胃癌有明显的家族聚集倾向，尤其是浸润型胃癌有更高的家族聚集倾向，提示该型与遗传因素有关。

4. 癌前变化 癌前变化包括癌前疾病和癌前病变。前者指与胃癌相关的良性疾病，如慢性萎缩性胃炎、胃息肉、残胃炎、胃溃疡等。后者指较易转变为癌组织的病理学变化，主要指异型增生。

【病理】

胃癌的好发部位依次为胃窦(58%)、贲门(20%)、胃体(15%)、全胃或大部分胃(7%)。根据癌肿侵犯胃壁的程度，胃癌可分为早期胃癌和进展期胃癌。早期胃癌的癌组织浸润深度不超过黏膜下层，不论其有无局部淋巴结转移。进展期胃癌的癌组织浸润深度超过黏膜下层，已侵入肌层者为中期胃癌，侵及浆膜或浆膜下者称晚期胃癌。

组织学上，胃癌以腺癌为主，可分为乳头状腺癌、管状腺癌、低分化腺癌、黏液腺癌和印戒细胞癌。胃癌按生长方式分为膨胀型和浸润型，膨胀型癌细胞以团块形式生长，预后较好；浸润型癌细胞以分散形式向纵深扩散，预后较差。根据癌细胞分化程度可分为高分化、中度分化和低分化三大类。

胃癌有 4 种扩散方式：①直接蔓延侵袭至相邻器官。②淋巴结转移：如菲尔绍(Virchow)淋巴结。③血行转移：最常转移到肝，其次是肺、腹膜及肾上腺，晚期患者 60%以上可发生血行转移。④腹腔内种植：癌细胞浸出浆膜层脱落入腹腔，种植于肠壁和盆腔，如种植于卵巢，则称为卵巢克鲁肯贝格(Krukenberg)瘤，也可在直肠周围形成一明显的结节状板样肿块。

【护理评估】

（一）健康史

询问患者是否长期食用霉变食物，如霉变花生、玉米等。有无慢性胃炎、胃溃疡病史，有无家族聚集倾向。

（二）身体状况

1. 症状

(1) 早期胃癌：多无症状，或仅有一些非特异性消化道症状。

(2) 进展期胃癌：上腹部痛为最早出现的症状，可急可缓，开始仅有上腹饱胀不适，餐后加重。继之有隐痛不适，偶呈节律性溃疡样疼痛，但这种疼痛不能被进食或服用抗酸药缓解。常伴有纳差、厌食、体重下降。胃壁受累时可有早饱感，即虽感饥饿，但稍进食即感饱胀不适；贲门癌累及食管下端时可出现吞咽困难；胃窦癌引起幽门梗阻时出现严重恶心、呕吐；黑便或呕血常见于溃疡型胃癌。转移至身体其他脏器时可出现相应的症状，如转移至骨髓时，可有全身骨骼剧痛；转移至肝可引起右上腹部痛、黄疸和(或)发热；转移至肺可引起咳嗽、咯血等；转移至胰腺则会出现持续性上腹部痛并放射至背部等。

2. 体征 早期胃癌无明显体征，进展期胃癌在上腹部可扪及肿块，有压痛。肿块多位于上腹部偏右，呈坚实可移动结节状。肝脏转移者可出现肝大，并扪及坚硬结节，常伴黄疸。腹膜转移时可出现腹水，移动性浊音阳性。远处淋巴结转移时可扪及菲尔绍淋巴结，质硬不活动。

3. 并发症 可并发胃出血、贲门或幽门梗阻、穿孔等。

（三）辅助检查

1. 血常规检查 多数患者有缺铁性贫血，系长期失血所致。

2. 粪便隐血试验 呈持续阳性，有辅助诊断意义。

3. 胃镜检查 胃镜直视下可观察病变部位、性质，并取黏膜做活组织检查，是目前最可靠的诊断手段。目前亦用超声内镜检查，可判断胃内或胃外的肿块，观察肿瘤侵犯胃壁的深度，对肿瘤侵犯深度的判断准确率可达90%，有助于区分早期胃癌和进展期胃癌。

4. X线钡餐检查 胃癌主要表现为充盈缺损（息肉样或隆起性病变）、边缘欠规则或腔内龛影（溃疡）和胃壁僵直失去蠕动（癌浸润）等，其与良性息肉及良性溃疡的鉴别需依赖组织病理学检查。

护士的一句话救了男子一命

（四）心理-社会状况

患者在知晓自己的诊断后，预感疾病的预后不佳，加之躯体的痛苦，会出现愤怒、抑郁、焦虑，甚至绝望等负性心理反应，而患者的负性情绪又会加重其躯体不适。

（五）治疗要点

1. 手术治疗 手术治疗是目前唯一有可能根治胃癌的方法，治疗效果取决于胃癌的病期、癌肿侵袭深度和扩散范围。早期胃癌手术治愈率高。

2. 化疗 应用抗肿瘤药物辅助手术治疗。在术前、术中及术后使用抗肿瘤药物，以抑制癌细胞的扩散和杀伤残存的癌细胞，从而提高手术效果。联合化疗亦可用于晚期胃癌不能施行手术者。常用药物有氟尿嘧啶、丝裂霉素、阿霉素等。

3. 内镜下治疗 对于早期胃癌特别是黏膜内癌，可行内镜黏膜切除术或内镜黏膜下剥离术。

【常见护理诊断/问题】

1. 疼痛：腹痛 与癌细胞浸润有关。

2. 营养失调：低于机体需要量 与胃癌造成吞咽困难、消化吸收障碍等有关。

3. 活动无耐力 与疼痛及患者机体消耗有关。

4. 潜在并发症 出血、梗阻、穿孔。

5. 预感性悲哀 与患者知道疾病的预后有关。

【护理措施】

（一）一般护理

1. 休息与活动 保持安静、整洁、舒适的休息环境。早期胃癌患者应注意劳逸结合，可从事一些轻体力工作和锻炼。中晚期胃癌患者需卧床休息。

2. 饮食护理

（1）让患者了解充足的营养支持对机体恢复有重要作用，对于能进食者，鼓励其尽可能进易消化、营养丰富的流质或半流质饮食。提供清洁的进食环境，并注意增加食物的色、香、味，增进患者的食欲。

（2）静脉营养支持：对于贲门癌有吞咽困难者，中晚期患者应按医嘱静脉输注高营养物质，以维持机体代谢需要。幽门梗阻时，可行胃肠减压，同时遵医嘱静脉补充液体。

（3）营养监测：定期测量体重，监测血清蛋白和血红蛋白等营养指标。

（二）病情观察

观察腹痛特点，是否伴有严重的恶心、呕吐、吞咽困难，有无呕血及黑便等出血表现。

（三）对症护理

腹痛时应遵医嘱给予镇痛药或教会患者缓解腹痛的方法，或采用患者自控镇痛法镇痛。腹胀时可给予热敷或者针灸等。

（四）心理护理

护理人员应与患者建立良好的护患关系，运用倾听、解释、安慰等技巧与患者沟通，表达关心与体贴，并及时取得患者家属的配合，以避免自杀等意外的发生。耐心听取患者自身感受的叙述，并给予支持和鼓励。同时介绍有关胃癌治疗进展信息，提高患者治疗的信心；指导患者保持乐观的生活态度，用积极的心态面对疾病，树立战胜疾病、延长生存期的信心。此外，协助患者取得家庭和社会的支持对稳定患者的情绪也有不可忽视的作用。

（五）健康指导

1. 疾病预防指导 对健康人群开展卫生宣教，提倡多食富含维生素 C 的新鲜水果、蔬菜，避免高盐饮食，少食咸菜、烟熏和腊制食物；不食霉变食物。对胃癌高危人群如中度或重度胃黏膜萎缩、中度或重度肠化、不典型增生或有胃癌家族史者，应遵医嘱给予根除幽门螺杆菌治疗。对于癌前病变者，应定期检查，以便早期诊断及治疗。

2. 生活指导 指导患者规律生活，保证充足的睡眠，根据病情和体力，适当活动，增强机体抵抗力。注意个人卫生，特别是体质衰弱者，应做好口腔、皮肤黏膜的护理，防止继发性感染。指导患者保持乐观态度和良好的心理状态，以积极的心态面对疾病。

3. 用药指导 指导患者合理使用镇痛药，并应发挥自身积极的应对能力，以提高控制疼痛的效果。嘱患者定期复诊，以监测病情变化和及时调整治疗方案。教会患者及其家属早期识别并发症，及时就诊。

4. 预后 胃癌的预后与诊断时的分期直接相关。迄今为止，手术仍然是胃癌的最主要治疗手段，但由于胃癌早期诊断率低（约 10%），大部分胃癌在确诊时已处于中晚期，5 年生存率为 7%～34%。

练习与思考

练习与思考答案

一、填空题

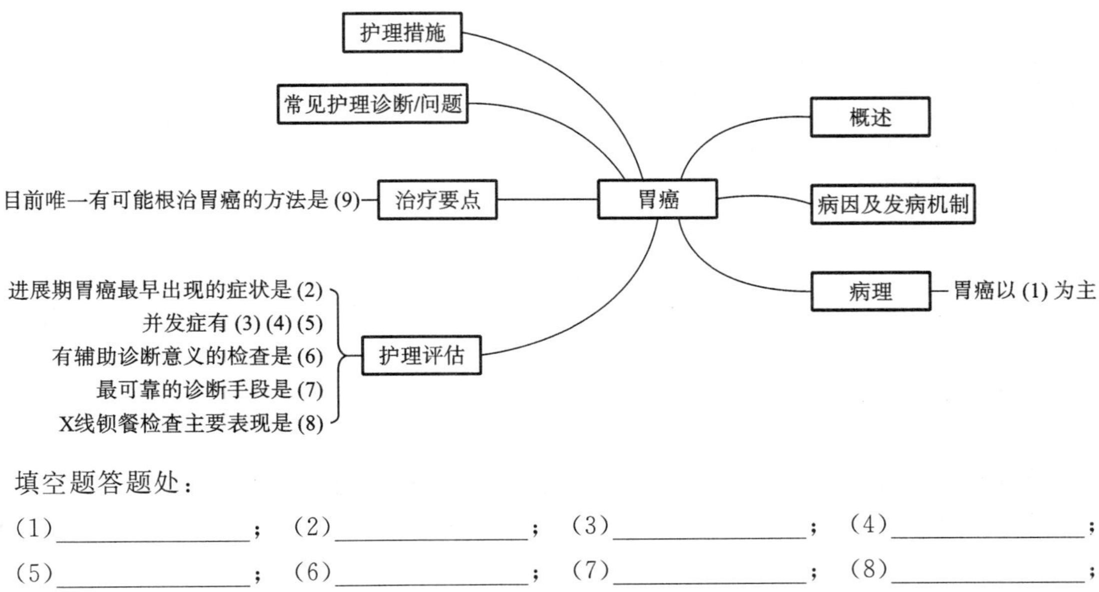

填空题答题处：

（1）__________；（2）__________；（3）__________；（4）__________；

（5）__________；（6）__________；（7）__________；（8）__________；

(9)______________。

二、简答题

1. 胃癌患者的护理诊断问题有哪些?

2. 胃癌患者的健康宣教有哪些?

(宁波卫生职业技术学院　宁香香)

第五节　溃疡性结肠炎

学习目标

1. 掌握溃疡性结肠炎患者的身体状况、常见护理诊断/问题和护理措施。
2. 熟悉溃疡性结肠炎的概念及治疗要点。
3. 了解溃疡性结肠炎的病因及发病机制。
4. 能正确评估溃疡性结肠炎患者的病情,能对溃疡性结肠炎患者病情做出快速判断。
5. 尊重关爱患者,具有敬佑生命、救死扶伤的职业精神。

案例思考

患者,女性,36岁,间断发作下腹部疼痛伴腹泻2年,每天排便3～4次,为脓血便,常有里急后重感,排便后疼痛缓解。

请思考:

1. 该患者可能患有何病?依据是什么?
2. 列出患者目前主要的护理诊断/问题。
3. 护士应如何护理该患者?

溃疡性结肠炎(ulcerative colitis,UC)是一种病因不明的直肠和结肠慢性炎症性疾病。本病起病缓慢,病程长,病情轻重不一,反复发作。病变主要局限于结肠黏膜与黏膜下层,主要临床表现有腹泻、黏液脓血便和腹痛。本病可发生于任何年龄,多见于20～40岁,男女发病率无明显差异。

【病因及发病机制】

由环境、遗传、感染和免疫等多种因素相互作用所致。

1. 环境因素　可能与饮食、吸烟、卫生条件、生活方式或暴露于某些不明因素有关。

2. 遗传因素　本病的发生与遗传因素有关。单卵双胞胎可同时患本病,有5%～15%的患者家属患有此病。

3. 感染因素　感染与本病有一定的关系。然而迄今尚未检出某一特定病原微生物与本病有关系,但人们认为病原微生物是本病的非特异性促发因素。

4. 免疫因素　肠道黏膜免疫系统在本病的发生、发展、转归过程中发挥着重要作用。肠道黏膜T细胞反应趋于低下,非免疫细胞(如上皮细胞、血管内皮细胞等)亦参与炎症反应而发挥免疫作用。最终导致免疫反应和炎症过程。

【病理】

病变位于大肠，呈连续性、弥漫性分布。范围多自肛端直肠开始，逆行向上端发展，甚至累及全结肠及末段回肠。病变一般仅限于黏膜和黏膜下层，少数重症者可累及肌层。活动期黏膜呈弥漫性炎症反应，可见水肿、充血与灶性出血，黏膜脆弱，触之易出血。结肠炎症反复发作的慢性过程中，大量新生肉芽组织增生，常出现炎性息肉。黏膜因不断破坏和修复，丧失其正常结构，并且由于溃疡愈合形成瘢痕，黏膜层与肌层增厚，使结肠变形缩短，结肠袋消失，甚至出现肠腔狭窄。病程超过 20 年的患者发生结肠癌的风险较正常人高 10～15 倍。

【护理评估】

（一）健康史

询问患者饮食习惯、生活方式、是否吸烟、卫生条件如何，家族疾病史。

（二）身体状况

多为亚急性起病，少数急性起病，偶见急性暴发起病。病程长，呈慢性经过，常为发作期与缓解期交替出现，少数症状持续并逐渐加重。病情轻重与病变范围、临床分型及病期等有关。

1. 症状

（1）消化系统表现：主要表现为反复发作的腹泻、黏液脓血便与腹痛。

①腹泻和黏液脓血便：见于绝大多数患者。腹泻主要与炎症导致大肠黏膜对水、钠的吸收发生障碍以及结肠运动功能失常有关。黏液脓血便为炎症渗出和黏膜糜烂及溃疡所致。黏液脓血便是本病活动期的重要表现。排便次数和便血程度可反映病情严重程度，轻者每天排便 2～4 次，粪便呈糊状，可混有黏液、脓血，便血轻或无；重者腹泻者每天腹泻次数可达 10 次以上，粪便中有大量脓血，甚至呈血水样。

②腹痛：轻者或缓解期患者多无腹痛或仅有腹部不适，活动期有轻或中度腹痛，为左下腹或下腹阵痛，亦可涉及全腹部。疼痛呈现出疼痛—有便意—便后缓解的规律，多伴有里急后重，为直肠炎症刺激所致。若并发中毒性巨结肠或腹膜炎，则腹痛持续且剧烈。

③其他症状：可有腹胀、食欲不振、恶心、呕吐等。

（2）全身表现：中型、重型患者活动期有低热或中等程度发热，高热多提示有并发症或为急性暴发型。重型患者可出现衰弱、消瘦、贫血、低蛋白血症、水和电解质平衡紊乱等表现。

（3）肠外表现：本病可伴有一系列肠外表现，包括口腔黏膜溃疡、结节性红斑、外周关节炎、坏疽性脓皮病、虹膜睫状体炎等。

2. 体征 患者呈慢性病容，精神状态差，重者呈消瘦贫血貌。轻者仅有左下腹轻压痛，有时可触及痉挛的降结肠和乙状结肠。重者常有明显腹部压痛和臌胀。若有反跳痛、腹肌紧张、肠鸣音减弱等，应注意中毒性巨结肠和急性肠穿孔等并发症。

3. 并发症 可并发中毒性巨结肠、直肠结肠癌变、大出血、急性肠穿孔、肠梗阻等。

（三）辅助检查

1. 血液检查 可有红细胞和血红蛋白减少。活动期白细胞计数增高。红细胞沉降率增快和 C 反应蛋白增高是活动期的标志。重症患者可有血清白蛋白下降。

2. 粪便检查 肉眼观常有黏液脓血，显微镜检查可见红细胞和脓细胞，急性发作期可见巨噬细胞。粪便病原学检查有助于排除感染性结肠炎，是诊断本病的一个重要步骤。

3. 自身抗体检测 血中外周型抗中性粒细胞胞浆抗体为溃疡性结肠炎相对特异性抗体，有助于溃疡性结肠炎的诊断。

4. 结肠镜检查 结肠镜检查是本病诊断的重要手段之一，内镜下所见黏膜改变如下：①黏膜血管纹理模糊、紊乱或消失，黏膜充血、水肿、较脆、有血及脓性分泌物附着；②病变明显处见弥漫性糜烂和多发性浅溃疡；③慢性病变常见黏膜粗糙、呈细颗粒状，可见炎性息肉及黏膜桥，在反复溃痛愈合、瘢痕形成过程中，结肠变形缩短，结肠袋变浅、变钝或消失。

5. X线钡剂灌肠检查 可见黏膜粗乱或有细颗粒状改变，也可呈多发性小龛影或小的充盈缺损，有时病变肠管缩短，结肠袋消失，肠壁变硬，可呈铅管状。

（四）心理-社会状况

由于病因不明，病情反复发作，迁延不愈，常给患者带来痛苦，尤其是排便次数的增加，给患者的精神和日常生活带来很多困扰，患者易产生自卑、忧虑，甚至恐惧心理。

（五）治疗要点

治疗目的在于控制急性发作，缓解病情，减少复发，防治并发症。

1. 控制炎症反应

(1) 氨基水杨酸制剂：柳氮磺吡啶是治疗本病的常用药物，适用于轻型、中型或重型经糖皮质激素治疗已有缓解者。

(2) 糖皮质激素：对急性发作期患者有较好的疗效。适用于对氨基水杨酸制剂治疗效果不佳的轻型、中型患者，特别是重型活动期患者及急性暴发型患者。

(3) 免疫抑制剂：硫唑嘌呤可用于对糖皮质激素治疗效果不佳或对糖皮质激素依赖的慢性持续型患者。

2. 对症治疗 及时纠正水、电解质代谢紊乱；贫血者可输血；低蛋白血症者应补充白蛋白。病情严重时应禁食，并予完全胃肠外营养治疗。对腹痛、腹泻的对症治疗，要权衡利弊，使用抗胆碱能药物或止泻药宜慎重，因为这些药在重症患者中因有诱发中毒性巨结肠的危险。抗生素治疗对一般病例并无指征。但重症有继发感染者，应积极抗感染治疗，给予广谱抗生素，静脉给药，合用甲硝唑对厌氧菌感染有效。

【常见护理诊断/问题】

1. 腹泻 与炎症导致肠黏膜对水、钠吸收障碍以及结肠运动功能失常有关。

2. 疼痛：腹痛 与肠道炎症、溃疡有关。

3. 营养失调：低于机体需要量 与长期腹泻及吸收障碍有关。

4. 潜在并发症 中毒性巨结肠、直肠结肠癌变、大出血、肠梗阻。

【护理措施】

（一）一般护理

1. 休息 缓解期或轻型患者应减少活动，防止劳累。急性发作期或重型患者应卧床休息，以减轻胃肠蠕动。

2. 饮食 指导患者食用质软、易消化、少纤维素又富含营养、有足够热量的食物。避免食用冷饮、水果、多纤维素的蔬菜及其他刺激性食物，忌食牛乳和乳制品。急性发作期患者应进流质或半流质食物，病情严重者应禁食，按医嘱给予静脉高营养，以改善全身状况。

（二）病情观察

观察患者腹泻的次数、性质，腹泻伴随症状等，监测粪便检查结果。严密观察腹痛的性质、部位以及生命体征的变化，以了解病情的进展情况。如腹痛性质突然改变，应注意是否发生大出血、肠梗阻、中毒性巨结肠、急性肠穿孔等并发症。

（三）对症护理

腹痛、腹泻的对症护理见本章第一节中的相关内容。

（四）心理护理

护士应通过心理疏导加强患者战胜疾病的信心，提高患者治疗的主动性，教会患者自我调节，鼓励患者保持乐观情绪，配合治疗。

（五）健康指导

1. 疾病知识指导 应鼓励患者树立信心，以平和的心态应对疾病，自觉地配合治疗。指导患者合理休息与活动。在急性发作期或病情严重时应卧床休息，缓解期适当休息，注意劳逸结合。急性活动期可给予流质或半流质饮食，病情好转后改为营养丰富、易消化的少渣饮食，食物味道不宜过于辛辣。注重饮食卫生，避免肠道感染性疾病发生。不宜长期饮酒。

2. 用药指导 嘱患者坚持治疗，不要随意更换药物或停药。教会患者识别药物的不良反应，出现异常情况如疲乏、头痛、发热、手脚发麻、排尿不畅等症状要及时就诊，以免耽误病情。病情反复活动者，应有终身服药的心理准备。

练习与思考

在线答题

练习与思考答案

一、单项选择题（在线答题）

二、填空题

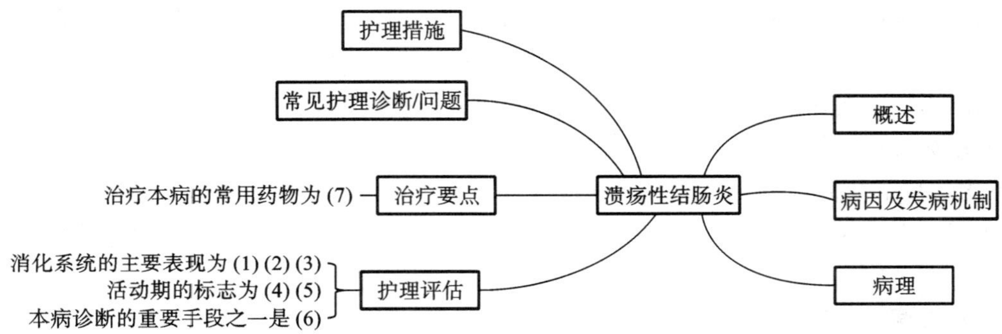

填空题答题处：

（1）________；（2）________；（3）________；（4）________；

（5）________；（6）________；（7）________。

三、简答题

1. 请简述溃疡性结肠炎的临床表现。

2. 请简述溃疡性结肠炎的护理措施。

（宁波卫生职业技术学院 宁香香）

第六节 肝 硬 化

学习目标

1. 掌握肝硬化患者的身体状况、常见护理诊断/问题和护理措施。
2. 熟悉肝硬化的概念及治疗要点。
3. 了解肝硬化的病因及发病机制。
4. 能正确评估肝硬化患者的病情，能对肝硬化患者病情做快速判断。
5. 尊重关爱患者，具有敬佑生命、救死扶伤的职业精神。

案例思考

胡先生，男性，43岁，工人。5个月前无诱因出现腹胀，食欲减退，无腹痛、腹泻、恶心、呕吐，近1周来腹胀加重，伴乏力，尿量减少、色发黄，为进一步诊治而入院。患者既往有乙型肝炎(简称乙肝)病史。查体：面色晦暗，肝掌，巩膜轻度黄染，颈部可见散在蜘蛛痣，腹膨隆、软、无压痛，肝肋下未触及，脾肋下2 cm，质中，无压痛，移动性浊音阳性，双下肢轻度水肿。血常规示：白细胞 3.6×10^9/L，血红蛋白63 g/L，血小板 56×10^9/L。血生化：白蛋白22 g/L。

请思考：

1. 该患者可能患有何病？依据是什么？
2. 列出患者目前主要的护理诊断/问题。
3. 护士应如何护理该患者？

肝硬化(hepatic cirrhosis)是一种由不同病因引起的慢性进行性弥漫性肝病。病理特点为广泛的肝细胞变性坏死、再生结节形成、纤维组织增生、正常肝小叶结构破坏和假小叶形成。临床早期症状不明显，后期主要表现为肝功能损害和门静脉高压，可有多系统受累，晚期常出现消化道出血、感染、肝性脑病等严重并发症。

肝硬化是常见疾病，世界各国的年发病率为(25～400)/110万，患者以青壮年男性多见，35～50岁高发，出现并发症时死亡率高。据报道，慢性肝病和肝硬化在全球总人口死因中位居第十二，在25～44岁年龄组死因中位居第七，在45～64岁年龄组死因中位居第五。

【病因及发病机制】

(一) 病因

1. 病毒性肝炎 病毒性肝炎在我国最常见，占60%～80%，主要为乙型、丙型和丁型肝炎病毒感染，乙型和丙型/丁型肝炎病毒的重叠感染可加速病情进展；甲型和戊型肝炎不发展为肝硬化。

2. 酒精中毒 慢性酒精中毒引起的肝硬化在我国约占15%，女性较男性更易发生酒精性肝病。若长期大量饮酒，酒精及其中间代谢产物(乙醛)直接引起中毒性肝损伤，初期肝细胞脂肪变性，进而可发展为酒精性肝炎、肝纤维化，最终导致酒精性肝硬化。

3. 营养障碍 长期食物中营养摄入不足或不均衡、慢性疾病导致消化吸收不良、肥胖或糖尿病等致非酒精性脂肪性肝炎，都可发展为肝硬化。

4. 药物或化学毒物中毒 长期服用双醋酚丁、甲基多巴、异烟肼等药物，或长期接触四氯化碳、磷、砷等化学毒物，可引起中毒性肝炎，最终演变为肝硬化。

5. 胆汁淤积 持续存在肝外胆管阻塞或肝内胆汁淤积时，高浓度的胆酸和胆红素的毒性作用可损伤肝细胞，导致胆汁淤积性肝硬化。

6. 遗传和代谢性疾病 由于遗传或代谢性疾病，导致某些物质或其代谢产物沉积于肝，造成肝损害，并逐渐发展为肝硬化，如肝豆状核变性、血色病、半乳糖血症等。

7. 循环障碍 慢性充血性心力衰竭、缩窄性心包炎、肝静脉阻塞综合征或肝小静脉闭塞病等致肝脏长期淤血，肝细胞缺氧、坏死和纤维组织增生，最终发展为肝硬化。

8. 免疫性疾病 自身免疫性慢性肝炎及累及肝脏的免疫性疾病可进展为肝硬化。

9. 寄生虫感染 反复或长期感染血吸虫者，虫卵及其毒性代谢产物在肝脏汇管区沉积，刺激纤维组织增生，导致肝纤维化和门静脉高压，称为血吸虫病性肝纤维化。

10. 隐源性肝硬化 发病原因暂时不能确定的肝硬化，占5%～10%。

（二）发病机制

各种病因引起的肝硬化的病理变化和发展演变过程基本一致。特征为广泛的肝细胞变性坏死，正常的肝小叶结构被破坏，残存肝细胞形成再生结节，纤维组织弥漫性增生，汇管区之间以及汇管区和肝小叶中央静脉之间由纤维间隔相互连接，形成假小叶。假小叶因无正常的血液供应系统，可再发生肝细胞缺氧、坏死和纤维组织增生。上述病理变化逐步进展，造成肝内血管扭曲、受压、闭塞而致血管床缩小，肝内门静脉、肝静脉和肝动脉小分支之间发生异常吻合而形成短路，导致肝血液循环紊乱。这些肝内血管网结构异常而致严重的血液循环障碍，是形成门静脉高压的病理基础，且使肝细胞缺氧和营养障碍加重，促使肝硬化进一步发展。

【护理评估】

（一）健康史

询问患者有无病毒性肝炎病史，有无长期酗酒，接触砷、磷、四氯化碳等化学毒物史，有无慢性肠道感染、充血性心力衰竭病史。

（二）身体状况

肝硬化的病程发展通常比较缓慢，可潜伏3～5年或更长时间。临床上根据是否出现腹水、上消化道出血或肝性脑病等并发症，分为代偿期肝硬化和失代偿期肝硬化，分述如下。

1. 代偿期肝硬化 早期无症状或症状轻，以乏力、食欲不振、低热为主要表现，可伴有腹胀、恶心、厌油腻、上腹部隐痛及腹泻等。症状多呈间歇性，常因劳累或伴发病而出现，经休息或治疗可缓解。患者营养状况一般或身体消瘦，轻度肝大，肝质地偏硬，可有轻度压痛，轻至中度脾大。肝功能正常或轻度异常。

2. 失代偿期肝硬化 主要为肝功能减退和门静脉高压所致的全身多系统症状和体征。

（1）肝功能减退的临床表现如下。

①全身症状和体征：一般状况较差，疲倦、乏力、精神不振；营养状况较差，消瘦，面色晦暗黝黑（肝病面容），皮肤、巩膜黄染，皮肤干枯粗糙、水肿，有舌炎、口角炎等。部分患者有不规则发热，常与病情活动或感染有关。

②消化系统症状：食欲减退为最常见的症状，进食后上腹部有饱胀感，有时伴恶心、呕吐，进油腻肉食易引起腹泻。常见腹胀不适，可能与低钾血症、胃肠积气、肝脾大及腹水有关。可有腹痛，肝区隐痛常与肝大累及包膜有关。肝细胞有进行性或广泛性坏死时可出现黄疸，是肝功能严重减退的表现。

③出血和贫血：由于肝合成凝血因子减少、脾功能亢进和毛细血管脆性增加，导致凝血功能障碍，常出现鼻出血、牙龈出血、皮肤紫癜和胃肠出血等，女性常有月经量过多。

④内分泌失调。

a. 雌激素增多、雄激素和糖皮质激素减少：雄激素转化为雌激素增加、肝对雌激素的灭活功能减退，致体内雌激素增多。雌激素增多时，通过负反馈抑制腺垂体分泌促性腺激素及促肾上腺皮质激素的功能，导致雄激素和肾上腺糖皮质激素分泌减少。因雌激素增多及雄激素减少，男性患者常有性功能减退、不育、乳房发育、毛发脱落等症，女性患者可有月经失调、闭经、不孕等症。部分患者出现蜘蛛痣，主要分布在面颈部、上胸、肩背和上肢等上腔静脉引流区域；手掌大小鱼际和指端腹侧部位皮肤发红称为肝掌。肾上腺皮质功能减退，表现为面部和其他暴露部位皮肤色素沉着。

b. 胰岛素增多：因肝脏对胰岛素灭活减少，导致糖尿病患病率增高。肝功能严重减退时因肝糖原储备减少，易发生低血糖。

（2）门静脉高压的临床表现：肝硬化时，门静脉血流量增多且门静脉阻力升高，导致门静脉压力增高。门静脉正常压力为13～24 cmH_2O，门静脉高压时，压力可增至30～50 cmH_2O，临床表现为脾大、侧支循环的建立和开放、腹水。

①脾大：门静脉高压致脾静脉压力增高，脾淤血而肿胀，一般为轻、中度肿大，有时可为巨脾。出现脾功能亢进时，脾对血细胞破坏增加，使外周血中白细胞、红细胞和血小板减少。上消化道大出血时，脾可暂时缩小，待出血停止并补足血容量后，脾再度肿大。

②侧支循环的建立和开放：正常情况下，门静脉系与腔静脉系之间的交通支很细小，血流量很少。门静脉压力增高时，来自消化器官和脾的回心血液流经肝脏受阻，使门腔静脉交通支开放并扩张，血流量增加，建立起侧支循环。临床上重要的侧支循环有食管-胃底静脉曲张、腹壁静脉曲张、痔静脉曲张。

③腹水：肝硬化肝功能失代偿期最为显著的临床表现。腹水出现前，常有腹胀，以饭后明显。大量腹水时腹部隆起，腹壁绷紧发亮，患者行动困难，可发生脐疝，膈抬高，出现呼吸困难、心悸。部分患者伴有胸腔积液，为腹水经膈淋巴管或经瓣性开口进入胸腔所致。

3. 肝脏情况 早期肝脏增大，表面尚平滑，质中等硬；晚期肝脏缩小，表面可呈结节状，质地坚硬；一般无压痛，但在肝细胞进行性坏死或并发肝炎和肝周围炎症时可有压痛和叩击痛。

（三）并发症

1. 上消化道出血 由食管-胃底静脉曲张破裂出血所致，为本病最常见的并发症。在恶心、呕吐、咳嗽、负重等时，腹压常突然升高，或因粗糙食物机械损伤、胃酸反流腐蚀损伤时，引起突然大量的呕血和黑便，可导致出血性休克或诱发肝性脑病。

2. 感染 由于患者抵抗力低下、门腔静脉侧支循环开放等增加了病原体入侵繁殖机会，患者易并发感染。

3. 肝性脑病 肝性脑病是晚期肝硬化的最严重并发症，也是肝硬化患者最常见的死亡原因。详见本章第七节“肝性脑病”。

4. 原发性肝癌 肝硬化患者短期内出现病情迅速恶化、肝脏进行性增大、原因不明的持续性肝区疼痛或发热、腹水增多且为血性等，应考虑并发原发性肝癌。

5. 肝肾综合征 患者肾脏无明显器质性损害，又称功能性肾衰竭。肝肾综合征是肝硬化终末期常见的严重并发症之一。

6. 电解质和酸碱平衡紊乱 常见以下两种：①低钠血症：长期低钠饮食，长期利尿和大量放腹水等致钠丢失所致。②低钾低氯性碱中毒：与进食少、呕吐、利尿、继发性醛固酮增多有关。

7. 肝肺综合征 肝肺综合征为严重肝病伴肺血管扩张和低氧血症组成的三联症，临床表现为顽固性低氧血症和呼吸困难。

（四）辅助检查

1. 血常规 代偿期多正常，失代偿期常有不同程度的贫血。脾功能亢进时白细胞计数和血小板计数亦减少。

2. 尿常规 代偿期正常，失代偿期可有蛋白尿、血尿和管型尿。有黄疸时尿中可出现胆红素，尿胆原增加。

3. 肝功能检查 代偿期正常或轻度异常，失代偿期多有异常。重症患者血清结合胆红素、总胆红素增高，胆固醇酯低于正常。转氨酶轻、中度增高，以 ALT 增高较显著，但肝细胞严重坏死时 AST 常高于 ALT。血清总蛋白正常、降低或增高，但白蛋白降低，球蛋白增高，白蛋白/球蛋白值降低或倒置。

4. 免疫功能检查 血清 IgG 显著增高。IgA、IgM 也可升高；T 细胞数常低于正常；可出现抗核抗体、抗平滑肌抗体等非特异性自身抗体；病毒性肝炎肝硬化者，乙型、丙型和丁型肝炎病毒标志物检查可呈阳性反应。

5. 腹水检查 腹水一般为漏出液。并发自发性细菌性腹膜炎、结核性腹膜炎或癌变时，腹水性质可发生相应变化。

6. 影像学检查 X 线钡餐检查显示虫蚀样或蚯蚓状充盈缺损；CT 和 MRI 检查可显示肝、脾、肝内门静脉、肝静脉、侧支血管形态改变，腹水。

7. 内镜检查

(1) 上消化道内镜检查：可观察食管-胃底静脉有无曲张及其曲张的程度和范围。

(2) 腹腔镜检查：可直接观察肝、脾情况。

8. 肝活组织检查 B 超引导下肝穿刺活组织检查可作为代偿期肝硬化诊断的金标准，有助于明确肝硬化的病因，确定肝硬化的病理类型、炎症和纤维化程度，鉴别肝硬化、慢性肝炎与原发性肝癌，指导治疗和判断预后。

(五) 心理-社会状况

初次住院治疗的患者由于对疾病知识缺乏，常表现出焦虑；病情严重或因患病需长期住院的患者常常出现消极、悲观甚至绝望等心理反应，表现为不配合治疗或过度依赖医护人员。另外担心预后也会使患者焦虑不安，了解患者家庭能否提供足够的生理、心理支持，家庭经济承受能力，医疗费用来源等。

(六) 治疗要点

目前尚无特效治疗手段，应重视早期诊断，加强对因治疗，如乙型肝炎肝硬化者抗病毒治疗、酒精性肝硬化者须戒酒，注意一般治疗，以缓解病情，延长代偿期和保持劳动力。使用保护肝细胞药物(如还原型谷胱甘肽、S-腺苷蛋氨酸、维生素)，不宜滥用护肝药物，避免应用对肝有损害的药物。失代偿期主要是对症治疗、改善肝功能和处理并发症，有手术适应证者慎重选择时机进行手术治疗。

1. 腹水治疗

(1) 限制钠和水的摄入：水的摄入一般不需过于严格限制，如血钠＜125 mmol/L，则需限制水的摄入。

(2) 应用利尿剂：目前临床应用最广泛的治疗腹水的方法。常用的保钾利尿剂有螺内酯，排钾利尿剂有呋塞米。单独应用排钾利尿剂需注意补钾。螺内酯和呋塞米联合应用有协同作用，并可缓解电解质紊乱。

(3) 提高血浆胶体渗透压：定期输注血浆、新鲜血或白蛋白，不仅有助于促进腹水消退，也有利于改善机体一般状况和肝功能。

(4) 难治性腹水的治疗：难治性腹水是经限钠、利尿剂治疗达最大剂量、排除其他因素对利尿剂疗效的影响或已予纠正，仍难以消退或很快复发的腹水。可选择大量放腹水加输注白蛋白、经颈静脉肝内门体静脉分流术等方法进行治疗。

2. 手术治疗 治疗门静脉高压症的方法有各种分流术、断流术和脾切除术等，目的是降低门脉系统压力和消除脾功能亢进，主要用于食管-胃底静脉曲张破裂大出血经各种治疗无效时，或者是曲张的静脉破裂出血后预防再次出血。脾切除术是治疗脾功能亢进的有效方式，但只能短期降低门静脉压力。肝移植是各种原因引起的晚期肝硬化的最佳治疗方法。

【常见护理诊断/问题】

1. 营养失调：低于机体需要量 与肝功能减退、门静脉高压引起食欲减退、消化和吸收障碍有关。

2. 体液过多 与肝功能减退、门静脉高压引起水钠潴留有关。

3. 潜在并发症 上消化道出血、肝性脑病。

4. 有皮肤完整性受损的危险 与营养不良、水肿、皮肤干燥、瘙痒、长期卧床有关。

5. 有感染的危险 与机体抵抗力低下、门腔静脉侧支循环开放等因素有关。

【护理措施】

（一）一般护理

1. 休息与活动

（1）代偿期患者：无明显精神、体力减退时，可参加轻体力工作，避免过度疲劳。

（2）失代偿期患者：以卧床休息为主，但过多的躺卧易引起消化不良、情绪不佳，故应视病情适量活动，活动量以不加重疲劳感和其他症状为度。

2. 饮食护理

（1）饮食治疗原则：高热量、高蛋白质、富含维生素、易消化饮食，严禁饮酒，适当摄入脂肪，动物脂肪不宜过多摄入。

①蛋白质：肝细胞修复和维持血浆白蛋白正常水平的重要物质基础，应保证其有足够的摄入量。蛋白质来源以豆制品、鸡蛋、牛奶、鱼、鸡肉、瘦猪肉为主。血氨升高时应限制或禁食蛋白质，待病情好转后再逐渐增加蛋白质摄入量，并应选择植物蛋白，例如豆制品，因其含蛋氨酸、芳香族氨基酸较少。

②维生素：新鲜蔬菜和水果含有丰富的维生素，应多食西红柿、柑橘等富含维生素C的食物。

③限制钠和水的摄入：有腹水者应限制摄入钠盐，摄入钠500～800 mg/d（氯化钠1.2～2.0 g/d）；进水量在1000 mL/d以内，如有低钠血症，则进水量应限制在500 mL/d左右。应向患者介绍各种食物的成分，如高钠食物有咸肉、酱菜、酱油、罐头食品、含钠味精等，应尽量少食用；含钠较少的食物有粮谷类、瓜茄类、水果等。限制饮食常使患者感到食物淡而无味，可适当添加柠檬汁、食醋等增进食欲。

④避免损伤曲张静脉：食管-胃底曲张静脉管壁薄弱、缺乏弹性收缩，一旦损伤难以止血，死亡率高。有静脉曲张者应食菜泥、肉末、软食，进餐时细嚼慢咽，咽下的食团宜小且外表光滑，切勿混入糠皮、硬屑、鱼刺、甲壳等坚硬、粗糙的食物。

（2）营养支持：必要时遵医嘱给予静脉补充营养，如高渗葡萄糖液、复方氨基酸、白蛋白或新鲜血。

（3）营养状况监测：经常评估患者的饮食和营养状况，包括每天的食物和进食量、体重以及实验室检查有关指标的变化。

（二）病情观察

密切观察腹水和下肢水肿的消长情况，准确记录24 h液体出入量，测量腹围和体重；观察有无呕血、排黑便、发热、腹痛、尿少、性格和行为改变、烦躁不安、嗜睡、扑翼样震颤等表现。

“南丁格尔”奖章获得者，62年坚守一线的“护士奶奶”：青岛市传染病医院护士李桂美

（三）腹水的护理

1. 休息和体位 轻度腹水者取平卧位，并适当抬高下肢以增大肝、肾血流量。大量腹水者取半坐卧位，以利于呼吸运动，减轻呼吸困难和心悸。阴囊水肿者托起阴囊。避免可使腹压突然增高的因素，如咳嗽、剧烈打喷嚏、用力排便等。

2. 限制水、钠摄入 食盐摄入量应低于2 g/d，水摄入量应低于1000 mL/d。

3. 用药护理 利尿速度不宜太快，体重减轻速度不超过0.5 kg/d；应特别注意监测电解质和酸碱。

4. 病情观察 观察生命体征、意识、性格等；记录呕吐、排泄情况；测量腹围、体重，记录24 h液体出入量；动态监测血常规。

5. 腹腔穿刺放腹水护理 术前说明注意事项，测量体重、腰围、生命体征；术中及术后监测生命体征；术毕用无菌敷料覆盖穿刺部位、收紧腹带，以免腹压骤降；记录腹水量、颜色及性状等，腹水及时送检。

（四）心理护理

护士应增加与患者交流的时间，鼓励其说出内心的感受和忧虑。使患者注意情绪的调节和稳定，在安排好治疗、身体调理的同时，勿过多考虑病情，遇事豁达开朗，树立治病信心，保持愉快心情。注重家庭的支持作用，指导家属理解和关心患者，给予患者精神支持和生活照顾。对于严重焦虑和抑郁患者，应加强巡视并及时进行干预，防止意外的发生。

（五）健康指导

1. 疾病知识指导 肝硬化为慢性过程，护士应帮助患者及其家属掌握本病的有关知识和自我护理方法，并发症的预防及早期发现，分析和消除不利于个人和家庭应对的各种因素，把治疗计划落实到日常生活中。

2. 皮肤护理指导 患者因皮肤干燥、水肿、黄疸时出现皮肤瘙痒，以及长期卧床等因素，易发生皮肤破损和继发感染。沐浴时应注意避免水温过高，或使用有刺激性的皂类和沐浴液，沐浴后可使用性质温和的润肤品；皮肤瘙痒者给予止痒处理，嘱患者勿用手搔抓，以免皮肤破损。

3. 用药指导与病情监测 按医师处方用药，加用药物需征得医师同意，以免服药不当而加重肝脏负担和肝功能损害。护士应向患者详细介绍所用药物的名称、剂量、给药时间和方法，教会其观察药物疗效和不良反应。定期门诊随访。

练习与思考

在线答题

练习与思考答案

一、单项选择题（在线答题）

二、填空题

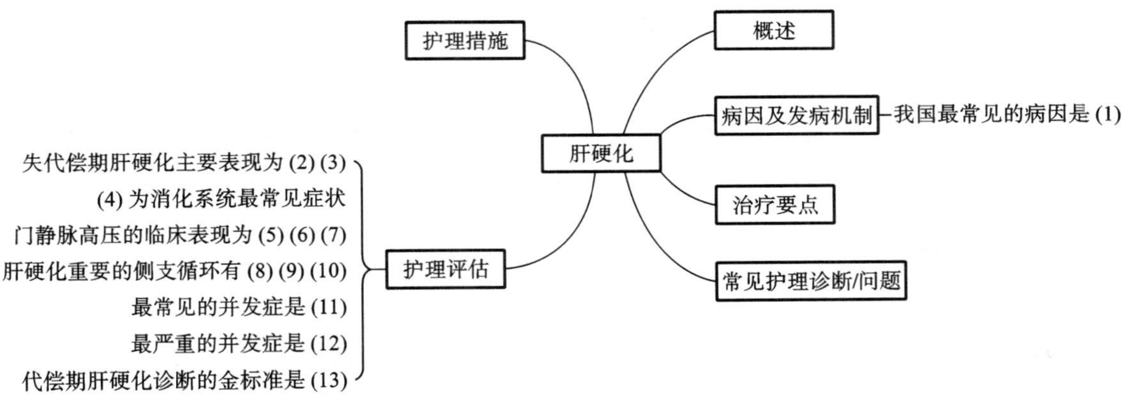

填空题答题处：

(1)__________；(2)__________；(3)__________；(4)__________；

(5)__________；(6)__________；(7)__________；(8)__________；

(9)__________；(10)__________；(11)__________；(12)__________；

(13)__________。

三、简答题

1. 请简述肝硬化的饮食护理。

2. 请简述肝硬化腹水的护理。

（宁波卫生职业技术学院　宁香香）

第七节 肝性脑病

学习目标

1. 掌握肝性脑病患者的身体状况、常见护理诊断/问题和护理措施。
2. 熟悉肝性脑病的概念及治疗要点。
3. 了解肝性脑病的病因及发病机制。
4. 能正确评估肝性脑病患者的病情，能对肝性脑病患者病情做快速判断。
5. 尊重关爱患者，具有敬佑生命、救死扶伤的职业精神。

案例思考

患者，男性，55 岁。有乙肝病史 12 年，双下肢水肿、腹胀、腹水、皮肤黏膜出血 4 年。5 天前出现夜间失眠，白天昏睡。昨天食鸡蛋后出现言语含糊，答非所问。查体：T 36.6 ℃，P 88 次/分，R 20 次/分，BP 110/75 mmHg；嗜睡，构音困难，对答不切题，注意力及计算力减退，定向力差。

请思考：

1. 该患者可能患有何病？依据是什么？
2. 列出患者目前主要的护理诊断/问题。
3. 护士应如何护理该患者？

肝性脑病（hepatic encephalopathy，HE）指严重肝病或门体静脉分流引起的、以代谢紊乱为基础的中枢神经系统功能失调综合征，轻者临床表现仅为轻微智力损害，严重者可表现为意识障碍、行为失常和昏迷。

【病因及发病机制】

（一）病因

各型肝硬化，特别是肝炎后肝硬化是引起肝性脑病最常见的原因，重症肝炎、暴发性肝衰竭、原发性肝癌、严重胆道感染及妊娠期急性脂肪肝等肝病亦可导致肝性脑病。

（二）诱因

肝性脑病特别是门体静脉分流性脑病常有明显的诱因，常见的诱因有上消化道出血、高蛋白质饮食、大量排钾利尿和放腹水、使用镇静剂和麻醉药、低血糖、便秘、尿毒症、感染、外科手术等。

（三）发病机制

肝性脑病的发病机制迄今尚未完全明确。一般认为本病产生的病理生理基础是在肝衰竭和存在门体静脉分流时，来自肠道的、正常情况下能被肝有效代谢的毒性产物未被肝解毒和清除便进入体循环，透过血脑屏障而至脑部，导致大脑功能紊乱。

1. 氨中毒 氨是促发肝性脑病最主要的神经毒素，氨代谢紊乱引起氨中毒是肝性脑病，特别是门体静脉分流性脑病的重要发病机制。

（1）氨的形成和代谢：血氨主要来自肠道、肾和骨骼肌生成的氨，但是胃肠道是氨生成的主要部位。正常人胃肠道每天约产氨 4 g，并主要以非离子型氨（NH_3）形式在结肠部位弥散进入肠黏膜。

游离的 NH_3 有毒，能透过血脑屏障；NH_4^+ 则相对无毒，不能透过血脑屏障，两者受 pH 改变的影响而相互转化。当结肠内 pH>6 时，NH_3 大量弥散入血；当 pH<6 时，则氨以 NH_4^+ 形式从血液转至肠腔，随粪便排出。

机体清除氨的主要途径如下：①合成尿素，绝大部分来自肠道的氨在肝中经鸟氨酸代谢转变为尿素经肾脏排出；②肝、脑、肾等组织消耗氨合成谷氨酸和谷氨酰胺；③血氨过高时，可从肺部呼出少量氨。

(2) 肝性脑病时血氨增高的原因：血氨增高主要是由氨的生成过多和(或)代谢清除减少所致。血氨生成过多可以是外源性的，如摄入过多含氮食物(高蛋白质饮食)或药物，在肠道转化为氨；也可以是内源性的，如上消化道出血后，停留在肠内的血液分解为氨。肾前性与肾性氮质血症时，血中大量尿素弥散至肠腔转变为氨，再进入血液。在肝衰竭时，机体对氨的代谢能力明显减退，门体静脉分流存在时，肠道的氨未经肝解毒而直接进入体循环，使血氨升高。

(3) 氨对中枢神经系统的毒性作用：高含量的血氨能通过血脑屏障进入脑组织，对中枢神经系统产生毒性作用。主要影响如下：①干扰脑细胞三羧酸循环，使大脑能量供应不足。②增加了脑对中性氨基酸如酪氨酸、苯丙氨酸、色氨酸的摄取，这些物质对脑功能具有抑制作用。③脑内氨浓度升高，星形胶质细胞合成谷氨酰胺增加。谷氨酰胺是一种很强的细胞内渗透剂，它的增加可导致星形胶质细胞与神经元细胞肿胀，这是肝性脑病脑水肿发生的重要原因。④氨还可直接干扰神经的电活动。

2. 神经递质的变化

(1) γ-氨基丁酸(GABA)/苯二氮䓬(BZ)神经递质：GABA 是哺乳动物大脑的主要抑制性神经递质，在门体静脉分流和肝衰竭时，在氨的作用下，脑星形胶质细胞 BZ 受体表达上调。大脑神经元表面 GABA 受体与 BZ 受体及巴比妥受体紧密相连，组成 GABA/BZ 复合体，共同调节氯离子通道，复合体中任何一个受体被激活均可促使氯离子内流而使神经传导被抑制。

(2) 假性神经递质：神经冲动的传导是通过递质来完成的。神经递质分兴奋性和抑制性两类，正常时两类神经递质保持生理平衡。肝衰竭时，食物中的芳香族氨基酸如酪氨酸、苯丙氨酸等，在肝内清除发生障碍而进入脑组织形成 β-羟酪胺和苯乙醇胺，后两者的化学结构与兴奋性神经递质去甲肾上腺素相似，但不能传递神经冲动或作用很弱，故称为假性神经递质。当假性神经递质被脑细胞摄取而取代正常递质时，神经传导发生障碍，兴奋冲动不能正常地传至大脑皮质而产生异常抑制，出现意识障碍或昏迷。

(3) 氨基酸代谢不平衡学说：肝衰竭时，患者血浆中芳香族氨基酸浓度增高，支链氨基酸浓度降低。而支链氨基酸减少时，进入脑中的芳香族氨基酸增多，后者进一步形成假性神经递质而干扰脑功能活动。

【护理评估】

(一) 健康史

重点询问患者有无重症病毒性肝炎、肝硬化病史，有无严重胆道感染、上消化道出血、酗酒、感染、严重创伤、便秘病史。

(二) 身体状况

肝性脑病的临床表现因原有肝病的性质、肝细胞损害严重程度及诱因不同而不一致。急性肝衰竭所致的肝性脑病可无明显诱因，患者在起病数日内即进入昏迷状态直至死亡。慢性肝性脑病多是门体静脉分流性脑病，常见于肝硬化患者和门腔分流手术后的患者，以慢性反复发作性木僵与昏迷为突出表现，常有诱因。肝硬化终末期肝性脑病起病缓慢，反复发作，逐渐转入昏迷状态直至死亡。一般根据意识障碍程度、神经系统体征和脑电图改变，可将肝性脑病的临床过程分为五期(表 3-7-1)。

表 3-7-1 肝性脑病的临床分期

分期	意识障碍程度	神经系统体征	脑电图改变
0 期（潜伏期）	无性格、行为异常，仅在进行心理或智力测试时表现出轻微异常	无	正常
1 期（前驱期）	焦虑、欣快、激动、淡漠、睡眠倒错、健忘等轻度精神异常	可有扑翼样震颤	多数正常
2 期（昏迷前期）	嗜睡、行为异常（如衣冠不整或随地大小便）、言语不清、书写障碍及定向力障碍	有扑翼样震颤、腱反射亢进、肌张力增高、踝阵挛及巴宾斯基征阳性	有特异性异常
3 期（昏睡期）	昏睡，但可以唤醒，醒时尚可应答，但常有意识不清和幻觉	肌张力增高，四肢被动运动有抵抗力，锥体束征阳性，扑翼样震颤可引出	明显异常
4 期（昏迷期）	昏迷，不能唤醒	浅昏迷时，对疼痛等强刺激尚有反应，腱反射和肌张力亢进；深昏迷时，各种腱反射消失，肌张力降低。扑翼样震颤无法引出	明显异常

注：扑翼样震颤即患者两臂平伸，肘关节固定，手掌向背侧伸展，手指分开时，可见到手向外侧偏斜，掌指关节、腕关节，甚至肘与肩关节出现急促而不规则地扑翼样抖动。

（三）辅助检查

1. 血氨 正常人空腹静脉血氨为 6～35 μmoI/L，动脉血氨含量为静脉的一半至 2 倍。慢性肝性脑病特别是门体静脉分流性脑病者多有血氨增高，急性肝性脑病患者的血氨可以正常。

2. 电生理检查

(1) 脑电图：正常脑电图呈 α 波，每秒 8～13 次。肝性脑病患者的脑电图表现为节律变慢，2～3 期患者出现普遍性每秒 4～7 次 δ 波或三相波；昏迷时表现为高波幅的 δ 波，每秒少于 4 次。脑电图异常提示较为明显的脑功能改变，对肝性脑病预后判断有一定价值。

(2) 诱发电位：与脑电图记录的大脑自发性电活动不同，诱发电位是大脑皮质或皮质下层接收到由各种感觉器官受刺激的信息后产生的电位，用于诊断轻微肝性脑病。

3. 心理智能测验 主要用于轻微肝性脑病的筛查。一般将木块图试验、数字连接试验及数字符号试验联合应用。缺点是易受年龄、教育程度的影响。

4. 影像学检查 行头部 CT 或 MRI 检查。急性肝性脑病患者可发现脑水肿，慢性肝性脑病患者则可发现不同程度的脑萎缩。可排除脑血管意外和颅内肿瘤等疾病。

（四）心理-社会状况

患者因病情重、病程长、久治不愈、医疗费较高等原因，常出现烦躁、焦虑、悲观等情绪，甚至不配合治疗。当患者出现不同程度的意识障碍时，患者家属因对病情缺乏了解和应对能力不足而出现焦虑、惊恐等心理反应。

（五）治疗要点

目前尚无特效疗法，应采取综合治疗措施。治疗要点包括去除肝性脑病发作的诱因、保护肝功能免受进一步损伤、治疗氨中毒及调节神经递质。

1. 及早识别及去除肝性脑病发作的诱因 及时控制感染和上消化道出血并清除积血，避免快速和大量地排钾利尿及放腹水。注意纠正水、电解质和酸碱平衡失调。缓解便秘，并控制使用麻醉、镇痛、安眠、镇静等药物。

2. 减少肠内氮源性毒物的生成与吸收

(1) 灌肠或导泻:可用生理盐水或弱酸性溶液(如稀醋酸溶液)灌肠,或口服或鼻饲25%硫酸镁30～60 mL导泻。对于急性门体静脉分流性脑病昏迷者,用乳果糖500 mL加水500 mL灌肠作为首选治疗。

(2) 抑制肠道细菌生长:使用抑制产尿素酶的肠道细菌的口服抗生素(如新霉素),减少氨的生成。

(3) 乳果糖或乳梨醇:乳果糖口服后不会在小肠被分解,可以降低肠道pH,抑制肠道细菌生长,使肠道细菌产氨减少,并可以减少氨的吸收,促进血液中的氨从肠道排出。

(4) 益生菌制剂:起到维护肠道正常菌群、抑制有害菌群、减少毒素吸收的作用。

3. 促进体内氨的代谢 临床上常用的有谷氨酸钠、谷氨酸钾、天冬氨酸钾镁及盐酸精氨酸,但均为经验用药,疗效仍有争议。

4. 调节神经递质 ①GABA/BZ复合受体拮抗药:氟马西尼。②减少或拮抗假性神经递质:支链氨基酸制剂是一种以亮氨酸、异亮氨酸、缬氨酸等为主的复合氨基酸,可以竞争性地抑制芳香族氨基酸进入大脑,减少假性神经递质的形成,但疗效尚有争议,对于不能耐受蛋白质的营养不良者,有助于改善其氮平衡。

5. 人工肝 临床上有多种人工肝支持治疗方式,如血浆置换、血液透析、血液灌流、分子吸附再循环系统以及生物人工肝。

6. 肝移植 肝移植是治疗各种终末期肝病的一种有效手段,适用于严重和顽固性的肝性脑病有肝移植指征者。

【常见护理诊断/问题】

1. 意识障碍 与血氨增高、干扰脑细胞能量代谢和神经传导有关。

2. 营养失调:低于机体需要量 与肝功能减退、消化吸收障碍、限制蛋白质摄入有关。

3. 活动无耐力 与肝功能减退、营养摄入不足有关。

4. 有感染的危险 与长期卧床、营养失调、抵抗力低下有关。

同"肝"共苦、人间自有真情在:丈夫突患重症肝炎,妻子"舍命"割肝救夫

【护理措施】

(一) 一般护理

1. 休息与活动 尽量安排专人护理,患者以卧床休息为主,以利于肝细胞再生,减轻肝脏负担。对于曾经发生过肝性脑病而目前意识尚清楚的患者,应加强巡视,及早发现异常情况。对于烦躁患者,应注意保护,可加床挡,必要时使用约束带,防止发生坠床等意外。

2. 饮食

(1) 给予高热量饮食:保证每天热量供应为1200～1600 kcal。因为热量不够时,蛋白质分解代谢增强,氨基酸生成及产氨过多,从而增加肝性脑病发生的危险性。每天液体入量以不超过2500 mL为宜。脂肪可延缓胃的排空,应尽量少用。

(2) 蛋白质的摄入:重点在于保持正氮平衡,负氮平衡会增加骨骼肌的动员,反而可能使血氨增高。蛋白质摄入的原则:①急性期首日禁蛋白质饮食,给予葡萄糖保证能量供应,昏迷者可鼻饲饮食。②慢性肝性脑病患者无须禁食蛋白质。③蛋白质摄入量为1～1.5 g/(kg·d)。④口服或静脉使用支链氨基酸制剂,可调整芳香族氨基酸/支链氨基酸值。⑤植物和乳制品蛋白优于动物蛋白,植物蛋白含芳香族氨基酸较少,支链氨基酸较多,还可提供纤维素,有利于维护结肠的正常菌群及酸化肠道。

(3) 其他:不宜用维生素B_6,因其可使多巴在外周神经处转化为多巴胺,减少中枢神经系统的正常递质。

（二）病情观察

密切观察肝性脑病的早期征象。有无精神行为异常，有无思维及认知改变，监测患者的生命体征，定期监测血氨、肝肾功能、电解质变化。

（三）对症护理

1. 去除和避免诱发因素 应协助医生迅速去除本次发病的诱发因素，并注意避免其他诱发因素。①清除胃肠道内积血，减少氨的吸收。上消化道出血为最常见的诱因，可用生理盐水或弱酸性溶液灌肠，忌用肥皂水。②避免快速利尿和大量放腹水，以防止有效循环血量减少、大量蛋白质丢失及低钾血症，从而加重病情。③避免应用镇静剂、麻醉药等。当患者狂躁不安或有抽搐时，禁用吗啡、水合氯醛、哌替啶及速效巴比妥类，必要时遵医嘱减量使用地西泮、东莨菪碱，并减少给药次数。④防止及控制感染，失代偿期肝硬化患者容易并发感染，特别是有大量腹水或曲张的静脉破裂出血者。发生感染时，应遵医嘱及时、准确地应用抗生素。⑤保持排便通畅，防止便秘。

2. 昏迷患者的护理 ①患者取仰卧位，头略偏向一侧以防舌后坠阻塞呼吸道。②保持呼吸道通畅，深昏迷患者应做气管切开以排痰，保证氧气的供给。③做好基础护理，保持床褥干燥、平整，定时协助患者翻身，按摩受压部位，防止压疮。对于眼睑闭合不全、角膜外露的患者，可用生理盐水纱布覆盖眼部。④尿潴留患者给予留置导尿，并详细记录尿量、颜色、气味。⑤给患者做肢体的被动运动，防止静脉血栓形成及肌肉萎缩。

（四）心理护理

针对患者的不同心理问题，给予耐心的解释和劝导，尊重患者，解除其顾虑及不安情绪，取得信任及合作，鼓励其增强战胜疾病的信心。并向患者家属讲解病情发展经过，使患者家属共同参与患者的护理，提高治愈率。

（五）用药护理

(1) 长期服用新霉素的患者中少数可出现听力或肾损害，故服用新霉素不宜超过 1 个月，用药期间应监测听力和肾功能。

(2) 乳果糖因在肠内产气较多，可引起腹胀、腹绞痛、恶心、呕吐及电解质紊乱等，应从小剂量开始应用。

(3) 应用谷氨酸钠和谷氨酸钾时，谷氨酸钾、谷氨酸钠比例应根据血钾、血钠浓度和病情而定。患者尿少时少用钾剂，明显腹水和水肿时慎用钠剂。

(4) 大量输注葡萄糖溶液的过程中，必须警惕低钾血症、心力衰竭。

（六）健康指导

1. 疾病知识指导 向患者及其家属介绍肝性脑病的有关知识，指导其认识肝性脑病的各种诱发因素，要求患者自觉避免诱发因素。

2. 用药指导 指导患者严格按医嘱规定的剂量、用法服药，了解药物的主要不良反应，避免使用有损肝脏的药物。定期随访。

3. 照顾者指导 指导患者家属给予患者精神支持和生活照顾，帮助患者树立战胜疾病的信心。使患者家属了解肝性脑病的早期征象，指导患者家属学会观察患者的思维、性格、行为及睡眠等方面的改变，以便及时发现病情变化，及早治疗。

在线答题

练习与思考答案

练习与思考

一、单项选择题（在线答题）

二、填空题

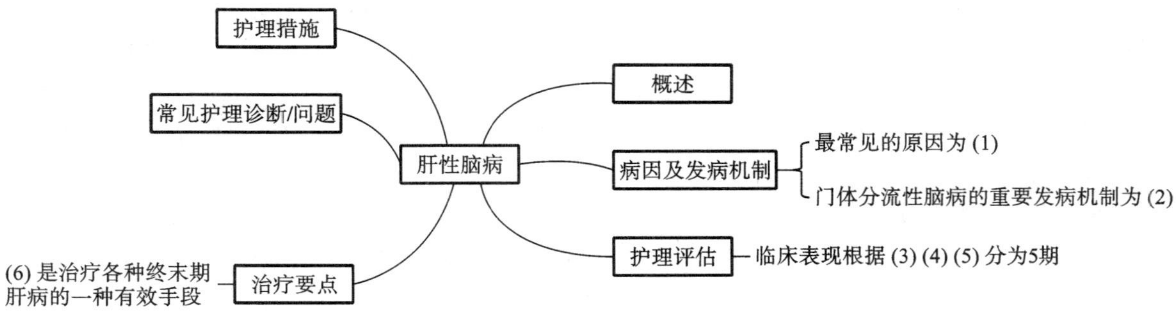

填空题答题处：

(1)________________；(2)________________；(3)________________；(4)________________；

(5)________________；(6)________________。

三、简答题

1. 请简述肝性脑病的临床表现。

2. 肝性脑病患者如何去除和避免诱发因素？

（宁波卫生职业技术学院　宁香香）

第八节　上消化道出血

学习目标

1. 掌握上消化道出血患者的身体状况、出血量的估计、常见护理诊断/问题和护理措施。
2. 熟悉上消化道出血的概念及治疗要点。
3. 了解上消化道出血的病因及发病机制。
4. 能正确评估上消化道出血患者的病情，能对上消化道出血患者病情做快速判断。
5. 尊重、关爱患者，具有敬佑生命、救死扶伤的职业精神。

案例思考

患者，女性，55 岁。既往有肝硬化病史 10 年，胃镜检查示食管静脉重度曲张。今突然出现呕血，呕出暗红色血液 100 mL，烦躁不安，四肢湿冷。

请思考：

1. 该患者可能患有何病？依据是什么？
2. 列出患者目前主要的护理诊断/问题。
3. 护士应如何护理该患者？

上消化道出血(upper gastrointestinal hemorrhage)指屈氏韧带以上的消化道(包括食管、胃、十二指肠和胰、胆等)病变引起的出血，以及胃空肠吻合术后的空肠病变出血。出血的病因可为上消化道疾病或全身性疾病。

上消化道大出血一般指在数小时内失血量超过1000 mL或超过循环血量的20%，主要临床表现为呕血和(或)黑便，常伴有血容量减少而引起急性周围循环衰竭，严重者导致失血性休克而危及生命。本病是常见的临床急症，死亡率约为10%，在老年人、伴有严重疾病的患者中，死亡率可达25%～30%。及早识别出血征象，严密观察周围循环状况的变化，迅速准确的抢救治疗和细致的临床护理，均是抢救患者生命的关键环节。

【病因及发病机制】

上消化道出血的病因很多，其中常见的有消化性溃疡、急性糜烂出血性胃炎、食管-胃底静脉曲张破裂和胃癌，这些病因占上消化道出血的80%～90%。

1. 上胃肠道疾病

(1) 食管疾病和损伤：①食管疾病，如反流性食管炎、食管憩室炎、食管癌；②食管物理性损伤，如食管贲门黏膜撕裂综合征，器械检查或异物引起的食管损伤、放射性损伤；③食管化学性损伤，如强酸、强碱或其他化学品引起的损伤。

(2) 胃、十二指肠疾病和损伤：消化性溃疡，胃泌素瘤，急性糜烂出血性胃炎，慢性胃炎，胃黏膜脱垂，胃癌或其他肿瘤，其他病变如急性胃扩张、胃扭转、重度钩虫病等，以及内镜诊断或治疗操作引起的损伤。

(3) 空肠疾病：胃肠吻合术后空肠溃疡、空肠克罗恩病。

2. 门静脉高压 引起食管-胃底静脉曲张破裂或门静脉高压性胃病。

3. 上胃肠道邻近器官或组织的疾病

(1) 胆道出血：胆囊或胆管结石或癌症、胆道蛔虫症、术后胆总管引流管造成胆道受压坏死，肝癌、肝脓肿或肝动脉瘤破裂出血，由胆道流入十二指肠。

(2) 胰腺疾病：胰腺癌、急性胰腺炎并发脓肿破入十二指肠。

(3) 其他：胸或腹主动脉瘤、肝或脾动脉瘤破裂入食管、胃或十二指肠，纵隔肿瘤或脓肿破入食管等。

4. 全身性疾病

(1) 血液病：白血病、再生障碍性贫血、血小板减少性紫癜、血友病、弥散性血管内凝血及其他凝血功能障碍。

(2) 尿毒症。

(3) 血管性疾病：动脉粥样硬化、过敏性紫癜等。

(4) 风湿性疾病：结节性多动脉炎、系统性红斑狼疮等。

(5) 应激相关胃黏膜损伤：严重感染、休克、创伤、手术、精神刺激、脑血管意外或其他颅内病变、肺源性心脏病、急性呼吸窘迫综合征、重度心力衰竭等应激状态下，发生急性糜烂出血性胃炎以及应激性溃疡等急性胃黏膜损伤，统称为应激相关胃黏膜损伤。应激性溃疡可引起大出血。

(6) 急性感染性疾病：肾综合征出血热、钩端螺旋体病、登革热、急性重型肝炎等。

【护理评估】

(一) 健康史

询问患者有无消化性溃疡、肝硬化及胃、胆道、胰腺疾病病史；是否存在严重感染、休克、创伤、手术、精神刺激等应激状态；是否酗酒、进粗糙食物等。

(二) 身体状况

上消化道出血的临床表现取决于出血病变的性质、部位、失血量与速度，并与患者的年龄、出血前的全身状况(如有无贫血及心、肾、肝功能)有关。

1. 呕血与黑便 呕血与黑便是上消化道出血的特征性表现。见本章第一节相关内容。

2. 失血性周围循环衰竭 上消化道大出血时，由于循环血量急剧减少，静脉回心血量相对不足，导致心排血量降低，常发生急性周围循环衰竭，其程度因出血量大小和失血速度快慢而异。患者可出现头晕、心悸、乏力、出汗、口渴、晕厥等一系列组织缺血的表现。休克早期体征有脉搏细速、脉压变小，血压可因机体代偿作用而正常甚至一时偏高，此时应特别注意血压波动，并予以及时抢救，否则血压将迅速下降。呈现休克状态时，患者表现为面色苍白、口唇发绀、呼吸急促，皮肤湿冷，呈灰白色或紫灰花斑，体表静脉塌陷，精神萎靡、烦躁不安，重者反应迟钝、意识模糊，收缩压降至 80 mmHg，脉压小于 30 mmHg，心率加快至 120 次/分以上，休克时尿量减少，若补足血容量后仍少尿或无尿，应考虑并发急性肾损伤。

3. 贫血及血常规变化

(1) 贫血：出血早期血红蛋白浓度、红细胞计数与血细胞比容的变化可能不明显，经 3～4 h，因组织液渗入血管内使血液稀释，才出现失血性贫血的血常规改变。

(2) 血常规变化：出血 24 h 内网织红细胞计数即见增高，出血停止后逐渐降至正常，如出血不止则可持续增高。白细胞计数在出血后 2～5 h 升高，可达(10～20)×10^9/L，血止后 2～3 天恢复正常。肝硬化脾功能亢进者白细胞计数可不升高。

4. 氮质血症 氮质血症可分为肠源性、肾前性和肾性。

上消化道大出血后，肠道中血液的蛋白质消化产物被吸收，引起血中尿素氮浓度增高，称为肠源性氮质血症。血尿素氮多在一次出血数小时后上升，24～48 h 达到高峰，一般不超过 14.3 mmol/L，3～4 天恢复正常。

5. 发热 大量出血后，多数患者在 24 h 内出现发热，一般不超过 38.5 ℃，可持续 3～5 天。临床上分析发热原因时，要注意寻找有无并发肺炎或其他感染等引起发热的因素。

(三) 辅助检查

1. 实验室检查 测定红细胞、白细胞和血小板计数，血红蛋白浓度、血细胞比容、肝功能、肾功能、粪便隐血等，有助于估计失血量及动态观察有无活动性出血，判断治疗效果及协助病因诊断。

2. 内镜检查 内镜检查是上消化道出血定位、定性诊断的首选检查方法。出血后 24～48 h 行急诊内镜检查，可以直接观察病灶的情况(有无活动性出血)及评估再出血的危险性，明确出血的病因，同时对出血灶进行止血治疗。

3. X 线钡餐造影检查 对明确病因亦有价值。主要适用于不宜或不愿进行内镜检查者；或胃镜检查未能发现出血原因，需排除十二指肠降段以下的小肠段有出血病灶者。一般主张在出血停止且病情基本稳定数日后进行检查。

4. 其他检查 放射性核素扫描或选择性动脉造影如腹腔动脉、肠系膜上动脉造影，可帮助确定出血部位，适用于内镜及 X 线钡餐造影未能确诊而又反复出血者。

(四) 心理-社会状况

患者因为消化道出血会产生紧张、恐惧或悲观、沮丧等心理反应，特别是慢性疾病或全身性疾病致反复出血者，对治疗失去信心，不合作。因为患者消化道大出血，家属容易产生紧张、恐惧心理。

(五) 治疗要点

上消化道大出血为临床急症，应采取积极措施进行抢救：迅速补充血容量，纠正水、电解质失衡，预防和治疗失血性休克，给予止血治疗，同时积极进行病因诊断和治疗。

1. 补充血容量 立即查血型、配血，等待配血时先输入平衡液或葡萄糖盐水、右旋糖酐或其他血浆代用品，尽早输入浓缩红细胞或全血，以尽快恢复和维持血容量及改善周围循环，防止微循环障碍引起脏器功能衰竭。

2. 止血

(1) 非曲张静脉上消化道大出血的止血措施：病因中以消化性溃疡出血最常见。

①抑制胃酸分泌药：对于消化性溃疡和急性胃黏膜损伤引起的出血，临床常用 H_2 受体拮抗剂或质子泵抑制剂，以抑制胃酸分泌，提高和保持胃内较高的 pH。

②内镜直视下止血：适用于有活动性出血或暴露血管的溃疡。治疗方法包括激光光凝、高频电凝，微波、热探头止血，血管夹钳夹，局部药物喷洒和局部药物注射。临床应用注射疗法较多，使用的药物有 0.01%肾上腺素或硬化剂等。

③介入治疗：少数不能进行内镜止血或手术治疗的严重大出血患者，可经选择性肠系膜动脉造影寻找出血病灶，给予血管栓塞治疗。

(2) 食管-胃底静脉曲张破裂出血的止血措施：本病往往出血量大、出血速度快、再出血率和死亡率高，治疗措施上亦有其特殊性。

①药物止血：血管升压素为常用药物，其作用机制是使内脏减少门静脉血流量，降低门静脉及其侧支循环的压力，以控制食管胃底曲张静脉的出血。同时用硝酸甘油静脉滴注或舌下含服，以减轻大剂量血管升压素的不良反应，并且硝酸甘油有协同降低门静脉压力的作用。生长抑素及其拟似物的止血效果肯定，为近年治疗食管-胃底静脉曲张破裂出血的最常用药物。

②三(四)腔两囊管压迫止血：该管的两个气囊分别为胃囊和食管囊，三腔管内的三个腔分别通往两个气囊和患者的胃腔，四腔管较三腔管多了一条在食管囊上方开口的管腔，用于抽吸食管内积蓄的分泌物或血液。用气囊压迫食管胃底曲张静脉，其止血效果肯定，但患者痛苦、并发症多、早期再出血率高，故不推荐作为首选止血措施，目前只在药物治疗不能控制出血时暂时使用，以争取时间准备内镜止血等治疗措施。

③内镜直视下止血：在用药物治疗和气囊压迫基本控制出血，病情基本稳定后，进行急诊内镜检查和止血治疗。常用无水酒精、鱼肝油酸钠、乙氧硬化醇等硬化剂，也可选用静脉曲张套扎等方法。

④手术治疗：内科治疗食管-胃底静脉曲张破裂大出血无效时，应考虑外科手术或经颈静脉肝内门体静脉分流术。

“人民至上、生命至上”：男子上消化道大出血，新桥医院微创手术成功抢救生命

【常见护理诊断/问题】

1. 潜在并发症：血容量不足　与上消化道大出血有关。

2. 活动无耐力　与失血性周围循环衰竭有关。

3. 有受伤的危险：创伤、窒息、误吸　与气囊压迫使食管胃底黏膜长时间受压、气囊阻塞气道、血液或分泌物反流入气管有关。

4. 恐惧　与生命或健康受到威胁有关。

5. 知识缺乏　缺乏有关引起上消化道出血的疾病及其防治的知识。

【护理措施】

（一）一般护理

1. 休息与活动　精神上的安静和减少身体活动有利于出血停止。少量出血者应卧床休息。大出血者应绝对卧床休息，协助患者取舒适体位并定时变换体位，注意保暖，治疗和护理工作应有计划地集中进行，以保证患者的休息和睡眠。病情稳定后，逐渐增加活动量。

2. 饮食　急性大出血伴恶心、呕吐者应禁食。少量出血无呕吐者可进温凉、清淡的流质饮食；出血停止后给予营养丰富、易消化、无刺激性的流质或半流质饮食，少量多餐，逐步过渡到软食、普食。

（二）病情观察

1. 周围循环状况的观察　周围循环衰竭的临床表现对估计出血量有重要价值，关键是动态观察患者的心率、血压。可采用改变体位测量心率、血压并观察症状和体征来估计出血量：先测平卧位时的心率与血压，然后测由平卧位改为半坐卧位时的心率与血压，如改为半坐卧位即出现心率增快超过 10 次/分、血压下降超过 15 mmHg、头晕、出汗甚至晕厥，则表示出血量大，血容量已明显不

足。如患者烦躁不安、面色苍白、四肢湿冷，则提示微循环血流灌注不足，而皮肤逐渐转暖、出汗停止则提示血流灌注好转。

2. 出血量的估计 详细询问呕血和(或)黑便的发生时间、次数、量及性状，以便估计出血量和速度：①粪便隐血试验阳性提示每天出血量>5 mL；②出现黑便表明每天出血量在 50 mL 以上，一次出血后黑便持续时间取决于患者排便次数，如每天排便 1 次，则粪便色泽在 3 天后恢复正常；③胃内积血量达 250～300 mL 时可引起呕血；④一次出血量在 400 mL 以下时，可因组织液与脾储血补充血容量而不出现全身症状；⑤出血量超过 400 mL 时，可出现头晕、心悸、乏力等症状；⑥出血量超过 1000 mL 时，临床即出现急性周围循环衰竭的表现，严重者引起失血性休克。

3. 继续或再次出血的判断 观察中出现下列迹象，提示有活动性出血或再次出血：①反复呕血，甚至呕吐物由咖啡色转为鲜红色；②黑便次数增多且粪质稀薄，色泽转为暗红色，伴肠鸣音亢进；③周围循环衰竭的表现经充分补液、输血而改善不明显，或好转后又恶化，血压波动，中心静脉压不稳定；④血红蛋白浓度、红细胞计数、血细胞比容持续下降，网织红细胞计数持续增高；⑤在补液足够、尿量正常的情况下，血尿素氮持续增高或再次增高；⑥门静脉高压的患者原有脾大，在出血后常暂时缩小，如不见脾恢复肿大，亦提示出血未止。

（三）对症护理

1. 生活护理 限制活动期间，协助患者完成个人日常生活活动，如进食、口腔清洁、皮肤清洁、排泄。卧床者特别是老年人和重症患者注意预防压疮。呕吐后及时漱口。排便次数多者注意肛周皮肤清洁和保护。

2. 安全的护理 轻症患者可起身稍事活动，可上厕所大小便。但应注意有活动性出血时，患者常出现在排便时或便后起立时晕厥。指导患者坐起、站起时动作缓慢；出现头晕、心慌、出汗时立即卧床休息并告知护士；必要时由护士陪同如厕或暂时改为在床上排泄。重症患者应多巡视，用床挡加以保护。

3. 上消化道大出血的护理措施

(1) 体位与保持呼吸道通畅：大出血时患者取平卧位并将下肢略抬高，以保证脑部供血。呕吐时头偏向一侧，防止窒息或误吸；必要时用负压吸引器清除气道内的分泌物、血液或呕吐物，保持气道通畅，给予吸氧。

(2) 准备好急救用品、药物：准备三腔两囊管、吸引器等。

(3) 治疗护理：立即建立两条静脉通路。配合医生迅速、准确地实施输血、输液、各种止血治疗及用药等抢救措施，并观察治疗效果及不良反应。输液开始宜快，必要时测定中心静脉压作为调整输液量和速度的依据。避免因输液、输血过多、过快而引起急性肺水肿，对老年患者和心肺功能不全患者尤其应注意。肝病患者忌用吗啡、巴比妥类药物；宜输新鲜血，因库存血含氨量高，易诱发肝性脑病。

(4) 病情监测：监测生命体征、精神和意识状态；观察皮肤和甲床色泽，肢体温暖还是湿冷，周围静脉特别是颈静脉充盈情况；准确记录液体出入量，观察呕吐物和粪便的性质、颜色及量；定期复查血红蛋白浓度、红细胞计数、血细胞比容、网织红细胞计数、血尿素氮、粪便隐血；监测血清电解质和血气的变化等。

(5) 饮食护理：食管-胃底静脉曲张破裂大出血活动期应禁食。止血后 1～2 天渐进高热量、富含维生素的流质饮食，限制钠和蛋白质的摄入，避免粗糙、坚硬、刺激性食物，且应细嚼慢咽，防止损伤曲张静脉而再次出血。

（四）心理护理

解释安静休息有利于止血，关心、安慰患者。抢救工作应迅速而不慌乱，以减轻患者的紧张情绪。经常巡视，呕血或解黑便后及时清除血迹、污物，以减少对患者的不良刺激。解释各项检查、治疗措施，听取并解答患者及其家属的疑问，以减轻他们的疑虑。

（五）健康指导

1. 疾病预防指导 ①注意饮食卫生和饮食的规律；进营养丰富、易消化的食物；避免过饥或暴饮暴食；避免粗糙、刺激性食物或过冷、过热、产气多的食物、饮料；应戒烟、戒酒。②生活起居有规律，劳逸结合，保持乐观情绪，保证身心休息。避免长期精神紧张，过度劳累。③在医生指导下用药，以免用药不当。

2. 疾病知识指导 引起上消化道出血的病因很多，各原发病的健康指导参见有关章节。应帮助患者及其家属掌握自我护理的有关知识，降低再出血的危险。

3. 病情监测指导 患者及其家属应学会早期识别出血征象及应急措施：出现头晕、心悸等不适，或呕血、黑便时，立即卧床休息，保持安静，减少身体活动；呕吐时取侧卧位以免误吸；立即送医院治疗。慢性疾病者定期门诊随访。

在线答题

练习与思考答案

练习与思考

一、单项选择题（在线答题）

二、填空题

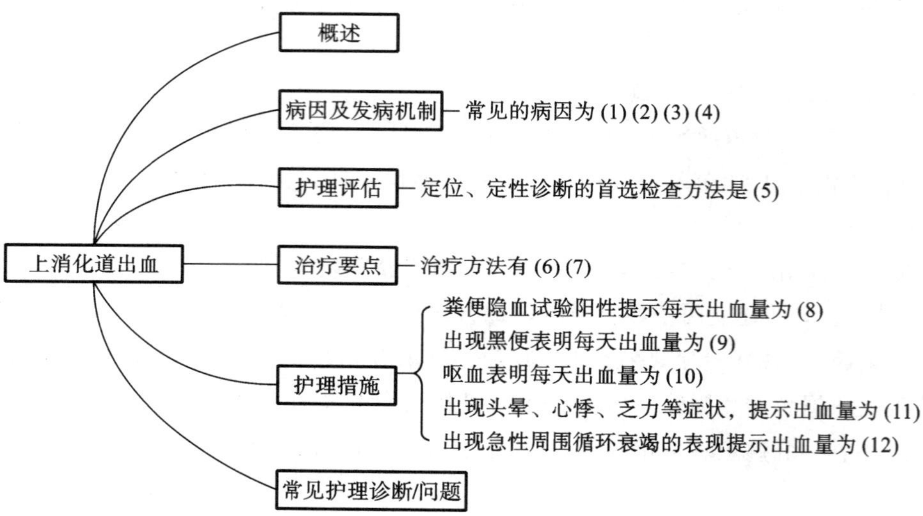

填空题答题处：

(1)________；(2)________；(3)________；(4)________；

(5)________；(6)________；(7)________；(8)________；

(9)________；(10)________；(11)________；(12)________。

三、案例分析题

患者，男性，50岁，5年前曾患急性肝炎，经住院1个月保肝治疗，至肝功能检查正常3次后出院，近半年来常感全身乏力、食欲减退、右上腹不适。3周前因干农活劳累后食欲减退更明显，有腹胀、失眠。5天前无明显诱因出现腹泻、稀便，每日9～10次，自服小檗碱，无好转。2天后畏寒、发热，体温 38 ℃左右。昨晚呕出咖啡样血水约 1000 mL，今凌晨 3 时来院急诊。

查体：体温 38.7 ℃，脉率 110 次/分，呼吸 22 次/分，血压 12.9/6.5 kPa；意识清楚，面色略苍白，巩膜黄染，右侧颈部可见一个蜘蛛痣，两手肝掌明显；心肺无特殊；肝肋下未及，脾肋下阳性；下肢有凹陷性水肿。实验室检查：血常规中红细胞 2.5×10^{12}/L，血红蛋白 90 g/L，白细胞 2.8×10^{9}/L，血小板 60×10^{9}/L。尿常规阴性。粪便隐血试验（++）。

请思考：

1. 该患者发生了什么？依据是什么？
2. 该患者目前存在的主要护理诊断是什么？
3. 应采取的主要护理措施有哪些？

（宁波卫生职业技术学院　宁香香）

第九节　急性胰腺炎

学习目标

1. 掌握急性胰腺炎患者的身体状况、常见护理诊断/问题和护理措施。
2. 熟悉急性胰腺炎的概念及治疗要点。
3. 了解急性胰腺炎的病因及发病机制。
4. 能正确评估急性胰腺炎患者的病情，能对急性胰腺炎患者病情做出快速判断。
5. 尊重、关爱患者，具有敬佑生命、救死扶伤的职业精神。

案例思考

患者，女性，52 岁。饱餐后上腹部剧痛 6 h，伴恶心、呕吐，呕吐物为胃内容物，吐后腹痛加剧，如刀割样。查体：T 38.0 ℃，P 126 次/分，BP 80/60 mmHg，痛苦面容，腹胀，全腹肌紧张，压痛及反跳痛，以上腹部为重，肠鸣音消失，右下腹部穿刺得淡红色血性液体，血白细胞 12×10^{9}/L，血清淀粉酶 310 U/dL，血钙 2.5 mmol/L。

请思考：

1. 该患者可能患有何病？依据是什么？
2. 列出该患者目前主要的护理诊断/问题。
3. 护士应如何护理该患者？

急性胰腺炎（acute pancreatitis，AP）指多种病因使胰酶在胰腺内被激活引起胰腺组织自身消化，从而导致水肿、出血甚至坏死的炎症反应。临床主要表现为急性上腹部疼痛、恶心、呕吐、发热、血和尿淀粉酶或脂肪酶增高，重症者常继发感染、腹膜炎和休克等多种并发症。

【病因及发病机制】

引起急性胰腺炎的病因较多，我国以胆道疾病为常见病因，西方国家则以大量饮酒引起者多见。

1. 胆石症与胆道疾病 国内胆石症、胆道感染、胆道蛔虫病是急性胰腺炎发病的主要原因，占50%以上，又称胆源性胰腺炎。

2. 酗酒和暴饮暴食 大量饮酒和暴饮暴食均可致胰液分泌增加，并刺激奥迪(Oddi)括约肌引起痉挛，十二指肠乳头水肿，胰液排出受阻，使胰管内压增高，引起急性胰腺炎。慢性嗜酒者常有胰液蛋白沉淀，形成蛋白栓堵塞胰管，致胰液排泄障碍。

3. 胰管阻塞 常见病因是胰管结石，其他如胰管狭窄、肿瘤或蛔虫钻入胰管等均可引起胰管阻塞，当胰液分泌旺盛时胰管内压增高，使胰管小分支和胰腺泡破裂，胰液与消化酶渗入间质引起急性胰腺炎。

4. 手术与创伤 腹腔手术特别是胰胆或胃手术、腹部钝挫伤等可直接或间接损伤胰腺组织与胰腺的血液供应引起胰腺炎。经内镜逆行胆胰管成像(ERCP)检查后，少数患者因重复注射造影剂或注射压力过高，发生胰腺炎。

5. 内分泌与代谢障碍 任何原因引起的高钙血症或高脂血症，可通过胰管钙化或胰液内脂质沉着等引发胰腺炎。

6. 感染 某些急性传染病如流行性腮腺炎、传染性单核细胞增多症等，可增加胰液分泌引起急性胰腺炎，但症状多数较轻，随感染痊愈而自行消退。

7. 药物 某些药物如噻嗪类利尿剂、糖皮质激素、四环素、磺胺类药等可直接损伤胰腺组织，使胰液分泌或黏度增加，引起急性胰腺炎。

8. 其他 十二指肠球后穿透性溃疡、邻近乳头的十二指肠憩室炎、胃部手术后输入袢综合征、肾或心脏移植等。

【发病机制】

急性胰腺炎的发病机制尚未完全阐明。上述各种病因虽然致病途径不同，但有共同的病理生理过程，即胰腺的自身消化。正常胰腺分泌的消化酶有两种形式，一种是有生物活性的酶，另一种是以酶原形式存在的无活性的酶。正常分泌以酶原占绝大多数，这是胰腺避免自身消化的生理性防御屏障。急性胰腺炎的发生，是在各种病因作用下，一方面胰腺腺泡内酶原激活，发生胰腺自身消化的连锁反应；另一方面胰腺导管内通透性增加，活性胰酶渗入胰腺组织，加重胰腺炎症。两者在急性胰腺炎发病中可能为序贯作用。

【病理】

急性胰腺炎从病理上可分为急性水肿型和急性出血坏死型两型。急性水肿型约占急性胰腺炎的90%，可表现为胰腺肿大、水肿、分叶模糊、质脆，病变累及部分或整个胰腺，胰腺周围有少量脂肪坏死。急性出血坏死型大体上表现为胰腺呈红褐色或灰褐色，并有新鲜出血区，分叶结构消失。有较大范围的脂肪坏死灶，散落在胰腺及胰腺周围组织，如大网膜，称为钙皂斑。坏死灶周围有炎症细胞浸润，病程稍长者可并发脓肿、假性囊肿或瘘管形成。

【护理评估】

（一）健康史

重点询问患者有无胆石症和胆道疾病病史，有无暴饮暴食和酗酒史，有无胰管结石、胰管狭窄病史等。

（二）身体状况

1. 症状

(1) 腹痛：本病的主要表现和首发症状，常在暴饮暴食或酗酒后突然发生。疼痛剧烈而持续，呈钝痛、钻痛、绞痛或刀割样痛，可阵发性加剧。腹痛常位于中左上腹，向腰背部呈带状放射，取弯腰抱膝位可减轻疼痛，一般胃肠解痉药对其无效。急性水肿型患者的腹痛一般3～5天可缓解。急性出血坏死型患者的腹痛剧烈，持续时间较长，由于渗液扩散可引起全腹痛。

(2) 恶心、呕吐及腹胀:起病后多出现恶心、呕吐,有时较频繁,呕吐物为胃内容物,重者可混有胆汁,甚至血液,呕吐后无舒适感。常同时伴有腹胀,甚至出现麻痹性肠梗阻。

(3) 发热:多数患者有中度以上发热,一般持续 3~5 天。若持续发热 1 周以上并伴有白细胞升高,应考虑有胰腺脓肿或胆道炎症等继发感染。

(4) 低血压或休克:重症胰腺炎常发生。患者烦躁不安,皮肤苍白、湿冷等;极少数患者可突然出现休克,甚至发生猝死。其主要原因为有效循环血量不足、胰腺坏死释放心肌抑制因子致心肌收缩不良、并发感染和消化道出血等。

(5) 水、电解质紊乱及酸碱平衡失调:多有轻重不等的脱水,呕吐频繁者可有代谢性碱中毒。重症者可有显著脱水和代谢性酸中毒,伴血钾、血镁、血钙降低,部分可有血糖增高,偶可发生糖尿病酮症酸中毒或高渗性昏迷。

2. 体征

(1) 轻症急性胰腺炎:腹部体征较轻,往往与主诉腹痛程度不十分相符,可有腹胀和肠鸣音减弱,多数中上腹部有压痛,无腹肌紧张和反跳痛。

(2) 重症急性胰腺炎:患者常呈急性重病面容,痛苦表情,脉搏增快,呼吸急促,血压下降。患者腹肌紧张,全腹显著压痛和反跳痛,伴麻痹性肠梗阻时有明显腹胀,肠鸣音减弱或消失。可出现移动性浊音,腹水多呈血性。少数患者由于胰酶或坏死组织液沿腹膜后间隙渗到腹壁下,致两侧腰部皮肤呈暗灰蓝色,称格雷·特纳(Grey Tuner)征,或出现脐周围皮肤青紫,称卡伦(Cullen)征。如有胰腺脓肿或假性囊肿形成,上腹部可扪及肿块。胰头炎性水肿压迫胆总管时,可出现黄疸。低血钙时有手足抽搐,提示预后不良。

3. 并发症

(1) 局部并发症:主要表现为假性囊肿和胰腺脓肿。假性囊肿常在起病 3 周后,因胰液和液化的坏死组织在胰腺内或其周围包裹所致。胰腺脓肿在重症胰腺炎起病 2 周后,因胰腺内、胰腺周围积液或胰腺假性囊肿感染发展而来。

(2) 全身并发症:重症急性胰腺炎常并发不同程度的多器官功能衰竭,常在病后数天出现,如急性肾损伤、急性呼吸窘迫综合征、心力衰竭、消化道出血、胰性脑病、败血症及真菌感染、高血糖等,病死率极高。

(三) 辅助检查

1. 白细胞计数 多有白细胞增多及中性粒细胞核左移。

2. 淀粉酶测定 血清淀粉酶一般在起病后 2~12 h 开始升高,48 h 后开始下降,持续 3~5 天。血清淀粉酶超过正常值 3 倍即可诊断本病。但淀粉酶水平的高低不一定反映病情轻重,急性出血坏死型胰腺炎血清淀粉酶可正常或低于正常值。尿淀粉酶升高较晚,在发病后 12~14 h 开始升高,下降缓慢,持续 1~2 周,但尿淀粉酶受患者尿量的影响。

3. 血清脂肪酶测定 血清脂肪酶常在起病后 24~72 h 开始升高,持续 7~10 天,对起病后就诊较晚的患者有诊断价值,且特异性也较高。

4. C 反应蛋白(CRP) CRP 是组织损伤和炎症的非特异性标志物,有助于评估与监测急性胰腺炎的严重性,在胰腺坏死时,CRP 水平明显升高。

5. 其他生化检查 暂时性血糖升高常见,持久的空腹血糖高于 11.2 mmol/L 反映胰腺坏死,提示预后不良。可有暂时性低钙血症,低血钙程度与临床严重程度平行,若低于 2 mmol/L,则预后不良。

6. 影像学检查 腹部 X 线可见"哨兵袢"和"结肠切割征",为胰腺炎的间接指征,并可发现肠麻痹或麻痹性肠梗阻征象;腹部 B 超与 CT、MRI 可见胰腺弥漫增大,其轮廓与周围边界模糊不清,坏死区呈低回声或低密度,对并发胰腺脓肿或假性囊肿的诊断有帮助。

(四) 心理-社会状况

由于本病起病急,患者有剧烈腹痛,应用一般镇痛药无效,急性出血坏死型胰腺炎症状重,预后差，患者及其家属常出现烦躁不安、恐惧、焦虑等不良心理反应。

（五）治疗要点

治疗原则为减轻腹痛、减少胰腺分泌、防治并发症。多数患者属于轻症急性胰腺炎，经 3～5 天积极治疗多可治愈。重症急性胰腺炎必须采取综合性措施，积极抢救治疗。

1. 轻症急性胰腺炎的治疗 ①禁食及胃肠减压：目的在于减少胰液分泌，减轻腹痛和腹胀。②静脉输液：补充血容量，维持水、电解质和酸碱平衡。③吸氧：保证患者动脉血氧饱和度大于 95%。④镇痛：腹痛剧烈者可予哌替啶。⑤预防和抗感染：可口服硫酸镁或芒硝导泻，口服抗生素可进一步清除肠腔内的致病菌。⑥抗酸治疗：静脉给予 H_2 受体拮抗剂或质子泵抑制剂。

2. 重症急性胰腺炎的治疗 除上述治疗措施外，对重症急性胰腺炎患者还应采取的措施如下：①监护：转入重症监护病房（ICU）进行病情监测。②维持水、电解质平衡：积极补充液体和电解质，维持有效循环血量。③营养支持：早期一般采用全胃肠外营养，若无肠梗阻，应尽早过渡到肠内营养，以增强肠道黏膜屏障。④抗感染治疗：重症患者常规使用抗生素，以预防胰腺坏死并发感染，常用药物有氧氟沙星、环丙沙星、克林霉素、甲硝唑及头孢菌素类等。⑤减少胰液分泌：生长抑素具有抑制胰液和胰酶分泌、抑制胰酶合成的作用，尤以生长抑素和其拟似物奥曲肽疗效较好。⑥抑制胰酶活性：仅用于重症急性胰腺炎的早期，常用药物有抑肽酶。

坚守"生命至上，患者第一"的黎介寿院士利用空中转运，治疗重症胰腺炎小伙

【常见护理诊断/问题】

1. 疼痛：腹痛 与胰腺及其周围组织炎症、水肿或出血坏死有关。

2. 潜在并发症 低血容量性休克、肾衰竭、心力衰竭、弥散性血管内凝血。

3. 体温过高 与胰腺炎症有关。

【护理措施】

（一）一般护理

1. 休息与体位 患者应绝对卧床休息，减轻胰腺的负担，促进组织修复。保证睡眠，促进体力的恢复。腹痛时协助患者取弯腰、前倾坐位或屈膝侧卧位，以缓解疼痛。因剧痛辗转不安者，应防止坠床，周围不要有危险物品，以保证安全。

2. 饮食护理 ①禁食和胃肠减压：轻症急性胰腺炎经过 3～5 天禁食和胃肠减压，当疼痛减轻、发热消退，白细胞计数和血清淀粉酶、尿淀粉酶降至正常后，可先给予少量无脂流质饮食。②加强营养支持：及时补充水及电解质，保证有效循环血量。早期一般给予全肠外营养（TPN），如无梗阻，宜早期行空肠插管，过渡到肠内营养（EN）。营养支持可增强肠道黏膜屏障，降低肠内细菌移位引发感染的可能。③鼻空肠管肠内营养：若患者禁食、禁饮在 1 周以上，可以考虑在 X 线引导下经鼻腔置空肠营养管，实施肠内营养。

（二）病情观察

严密监测生命体征，定时记录患者的生命体征、心率、血氧饱和度等。注意有无脉搏细速、呼吸急促、尿量减少等低血容量的表现。注意观察呕吐物的量及性质，行胃肠减压者，观察和记录引流液的量及性质。观察患者皮肤黏膜的色泽与弹性有无变化，判断失水程度。准确记录 24 h 液体出入量，作为补液的依据。定时留取标本，监测血、尿淀粉酶，血糖、电解质的变化，做好动脉血气分析。

（三）防治低血容量性休克

如患者出现意识改变、脉搏细弱、血压下降、尿量减少、皮肤黏膜苍白、出冷汗等低血容量性休克的表现，应积极配合医生进行抢救：①迅速准备好抢救用物如静脉切开包、人工呼吸器、气管切开包等。②患者取平卧位，注意保暖，给予氧气吸入。③尽快建立静脉通路，必要时静脉切开，遵医嘱输注液体、血浆或全血，补充血容量。根据血压调整给药速度，必要时测定中心静脉压，以决定输液量和速度。④如循环衰竭持续存在，遵医嘱给予升压药。注意患者血压、意识及尿量的变化。

（四）用药护理

腹痛剧烈者，可遵医嘱给予哌替啶等镇痛药，但哌替啶反复使用可致成瘾。禁用吗啡，以防引起奥迪括约肌痉挛，加重病情。注意监测用药前、后患者疼痛有无减轻，疼痛的性质和特点有无改变。若疼痛持续存在伴高热，则应考虑可能并发胰腺脓肿；如疼痛剧烈，腹肌紧张，压痛和反跳痛明显，提示并发腹膜炎，应报告医生及时处理。

（五）心理护理

护士应经常巡视患者，对患者的需求及时做出反应，向患者及其家属解释疼痛的原因、治疗方法和预后，以排除患者的疑虑。

（六）健康指导

1. 疾病知识指导 向患者讲解本病的主要诱发因素、预后及并发症知识。教育患者积极治疗胆道疾病，避免此病的复发。当出现腹痛、腹胀、恶心等表现时，及时就诊。

2. 饮食指导 指导患者掌握饮食卫生知识，平时养成规律进食习惯，避免暴饮暴食。腹痛缓解后，应从少量低脂、低碳水化合物饮食开始逐渐恢复正常饮食，应避免刺激性强、产气多、高脂和高蛋白质食物，戒除烟酒，防止复发。

练习与思考

在线答题

练习与思考答案

一、单项选择题（在线答题）

二、填空题

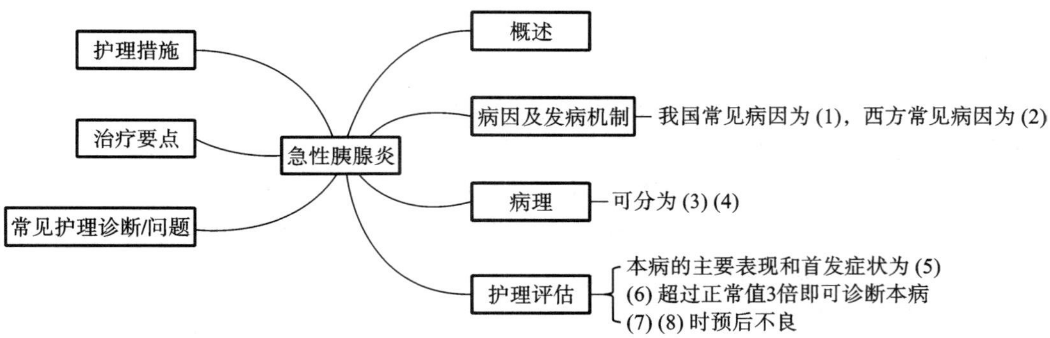

填空题答题处：

(1)________________；(2)________________；(3)________________；(4)________________；

(5)________________；(6)________________；(7)________________；(8)________________。

三、简答题

请简述急性胰腺炎低血容量性休克的护理。

（宁波卫生职业技术学院　宁香香）

第十节　消化内科常用诊疗技术及护理

一、^{13}C、^{14}C 尿素呼气试验

^{13}C、^{14}C 尿素呼气试验是目前检查幽门螺杆菌（简称 Hp）的常用方法。两种尿素呼气试验原理

基本相同，胃内的 Hp 可以将口服尿素分解为有同位素标记的二氧化碳，通过相关仪器检测患者呼气中碳元素的放射性活度，进而判定是否存在 Hp 感染；二者的区别在于^{13}C稳定性好，无辐射作用，适用于任何人群，但其检测仪器价格昂贵；相比而言，^{14}C尿素呼气试验价格便宜，而且操作简单，虽有一定的辐射作用，但其辐射作用很小。

【适应证】

(1) 消化不良初诊者(病史不长，年龄小于 45 岁，并无胃癌报警症状)和复诊者。

(2) 胃、十二指肠溃疡，胃窦炎，胃黏膜相关的淋巴样组织、恶性淋巴瘤等需根除 Hp 患者。

(3) 预防胃癌或有胃癌家族史者。

(4) 拒绝胃镜检查者(若疑诊胃癌者需行胃镜活检)。

(5) 长期使用非甾体抗炎药者。

(6) Hp 根除治疗后的疗效跟踪。

【禁忌证】

无法配合者。

【方法】

(一) 检查前

(1) 核对受检者信息(包括姓名、性别、年龄、项目名称等)。

(2) 应询问受检者：①是否空腹或禁食 6 h 以上？②是否处于妊娠、哺乳期？(针对^{14}C尿素呼气试验)③是否停用质子泵抑制剂、H_2受体拮抗剂 2 周？④是否停用抗生素、铋剂或有抑菌作用的中药 4 周？⑤近 1 周内是否有上消化道急性出血？⑥是否有胃切除手术史？

(二) 检查中

1. ^{13}C尿素呼气试验

(1) 收集第 0 min 气体：使用集气袋收集气体时，受检者需正常呼吸后屏住呼吸 10 s 以上，然后呼出前半段气体，弃去，再呼出末段气体吹进集气袋内，至气袋充满后，立即盖紧集气袋；使用收集管收集气体时，受检者正常呼吸，勿深呼吸，呼气时吸管应插入收集管底部，平缓呼气吹入收集管，持续 4～5 s(呼气不可中断)，呼气的同时缓缓拔出吸管，吸管离开管口后，迅速拧紧收集管盖子。收集好后做好标记，此时收集的为样本气体(底气)。注明受检者信息。

(2) 吞服尿素试剂进行呼气试验：冲服试剂时水温在 50 ℃以下，用量为 80～100 mL。若服用的尿素^{13}C试剂为颗粒剂或散剂，建议受检者第 1 次呼气操作前后清洁口腔(清水漱口)；服用胶囊者不必清洁口腔。

(3) 等待 30 min，禁止吸烟、进食、饮水以及剧烈运动。

(4) 收集第 30 min 气体：30 min 后，操作步骤同第 1 次气体收集，将气体吹进集气袋/收集管内。

2. ^{14}C尿素呼气试验

(1) 吞服尿素试剂：用适量饮用水吞服试剂。服药后应保持静坐、禁食，避免剧烈活动，等待 15～25 min。

(2) 收集气体：使用液体闪烁法检测时，取出集气瓶和吹气管，通过吹气管向集气瓶中的液体缓慢吹气，吹气时间为 1～3 min，当集气剂颜色由紫红色变为无色时停止吹气，严禁倒吸。使用卡式法检测时，取出呼气卡(或集气卡)和吹气嘴，通过吹气嘴向集气卡内徐徐吹气，避免猛力吹气，保证吹出的气体来自肺部，可取出换气，但严禁倒吸。使用固体闪烁法检测时，取出闪烁采样瓶和吹气管，通过吹气管向瓶内缓慢吹气。卡式法和固体闪烁法吹气时间为 3～5 min，当卡上指示片颜色大部分由蓝色变为白色或由橙红色变为黄色时，即可停止吹气。

（三）检查后

1. ^{13}C 样本检测 核对两次集气袋/收集管上受检者信息后，将收集的第 0 min、第 30 min 集气袋/收集管放置在^{13}C 尿素呼气检测仪上检测。

2. ^{14}C 样本检测 去除吹气管或吹气嘴并放入医疗垃圾桶，集气瓶、呼气卡（或集气卡）或闪烁采样瓶交予操作人员，再次受检者信息后，按仪器操作规程进行检测。

【护理】

(1) 整个检查过程中保持安静坐位状态。

(2) 检查等候 30 min 期间不能喝水或饮料，不能吃任何食物。

二、上消化道内镜检查

上消化道内镜检查包括食管、胃、十二指肠的检查，又称为胃镜检查(gastroscopy)。此项检查不仅能直接观察食管、胃、十二指肠炎症、溃疡或肿瘤等的性质、大小、部位及范围，并可取活组织行组织学或细胞学的病理学检查，是上消化道疾病最常用和最准确的检查方法。

【适应证】

一般所有诊断不明的食管、胃、十二指肠疾病，上消化道术后有无法解释的症状者，均可行此项检查。主要适应证如下。

(1) 有明显消化道症状，但原因不明者。

(2) 上消化道出血需查明原因者。

(3) X 线钡餐检查发现上消化道有病变，而未能确定其性质者。

(4) 反复或持续出现上消化道症状和(或)粪便隐血试验阳性，尤其是老年人。

(5) 需随访观察的病变，如溃疡、萎缩性胃炎伴肠上皮不典型化生、胃手术后及药物治疗前后对比观察等。

(6) 需做内镜治疗者，如摘取异物、胃内息肉摘除、急性上消化道出血的止血、食管静脉曲张的硬化剂注射与结扎、食管狭窄的扩张治疗等。

【禁忌证】

(1) 严重的心、肺、肝、肾功能不全者，如严重心律失常、心力衰竭、严重呼吸衰竭及支气管哮喘发作等。

(2) 严重的上消化道大出血且生命体征不稳定者，如休克、昏迷等危重状态。

(3) 急性食管、胃、十二指肠穿孔，腐蚀性食管炎的急性期。

(4) 意识不清、精神失常不能配合检查者。

(5) 严重咽喉部疾病、主动脉瘤及严重的颈胸段脊柱畸形等。

(6) 严重的凝血功能障碍及活动性肝炎患者。

【方法】

(1) 检查前 30 min 服二甲硅油乳剂 6 mL，检查前 5～10 min 用 2%利多卡因向咽部喷雾 2～3 次。

(2) 若行无痛胃镜检查，则患者由麻醉医师经静脉行麻醉治疗。

(3) 协助患者取左侧卧位，双腿屈曲，头垫低枕，头略前倾，下颏内收，减小脊柱前凸度，松开领口及腰带。患者口边置弯盘，嘱患者咬紧牙垫。

(4) 胃镜插入的方法有单人法和双人法：①单人法：术者面对患者，左手持操作部，右手执镜端约 20 cm 处，直视下经咬口插入口腔，缓缓沿舌背、咽后壁向下推进至环状软骨水平时，可见食管上口，并将胃镜轻轻插入。②双人法：助手站立于术者右后方，右手持操作部，左手托住镜身。术者右手执镜端约 20 cm 处，左手食指、中指夹住镜端，右手顺前方插入，当进镜前端达环状软骨水平时，嘱患者做吞咽动作，即可通过环咽肌进入食管。当胃镜进入胃腔内时，要适量注气，使胃腔张开至视野清晰为止。

(5) 插镜过程中，观察患者的呼吸、面色等情况，同时不断向患者做简单解释，指导其深呼吸，不能吞下口水，让口水自然流入弯盘内。

(6) 插镜过程中若有阻力，不能强行插管，让患者休息片刻，再借吞咽动作将镜端部送入。

(7) 检查完毕退镜时尽量抽气，以防止患者腹胀，用纱布将镜身外黏附的黏液、血迹擦干净。

【护理】

(一) 检查前

(1) 向患者仔细介绍检查的目的、方法，如何配合及可能出现的不适，使患者消除紧张情绪，检查时放松并主动配合。

(2) 仔细询问病史，查体、实验室检查等各项辅助检查情况，以排除上消化道内镜检查禁忌证。检测血常规，乙肝、丙肝病毒标志物检查阳性者用专门胃镜检查；检查心电图；无痛检查者需要通过麻醉评估方可检查。

(3) 高血压患者须血压平稳方能进行，可提前 2 h 口服降压药，糖尿病患者检查当日暂停服用降糖药。口服抗凝药物(如阿司匹林、华法林、氯吡格雷、肝素等)者需医生评估后方可停药。

(4) 检查前禁食 8 h，胃排空延缓者，需更长时间禁食；幽门梗阻者，在检查前 2～3 天进流质食物，检查前 1 晚应洗胃；X 线胃肠钡餐造影后 3 天内不宜做胃镜检查。

(5) 如患者过分紧张，可遵医嘱给予地西泮 5～10 mg 肌内注射或静脉注射；为减少胃蠕动和胃液分泌，术前半小时可遵医嘱给予山莨菪碱 10 mg 或阿托品 0.5 mg 静脉注射。

(6) 准备用物：①胃镜检查仪器一套；②喉头麻醉喷雾器、无菌注射器及针头；③2%利多卡因、地西泮、肾上腺素等药物；④其他用物如无菌手套、弯盘、牙垫、润滑剂、酒精棉球、纱布、甲醛固定液标本瓶等。

(二) 检查后

(1) 术后因患者咽喉部麻醉作用尚未消退，嘱其不要吞咽唾液，以免呛咳。麻醉作用消失后，可先饮少量水，如无呛咳，可进食。普通胃镜检查者，检查结束 2 h 后方可进食，当天饮食以流质、半流质为宜，行活检的患者应进温凉食物，特殊情况遵医嘱。

(2) 检查后 1～2 天，少数患者出现咽痛、咽喉部异物感，嘱患者不要用力咳嗽，以免损伤咽喉部黏膜。若患者出现腹痛、腹胀，可按摩腹部，促进排气。检查后数天内应密切观察患者有无消化道穿孔、出血、感染等并发症，一旦发现，及时告知医生协助对症处理。

(3) 无痛胃镜检查后，须待麻醉彻底清醒，在家属的陪同下方可离开，当天不能驾驶机动车、非机动车，也不能进行高空作业。

(4) 彻底清洁、消毒内镜及有关器械，妥善保管，避免交叉感染。

三、结肠镜检查

结肠镜(colonoscope)检查是由肛门插入内镜，进行肠道的直视检查，不但可以发现肠道病变，还可对部分肠道病变进行治疗，是诊断和治疗大肠疾病安全、有效的方法之一。

【适应证】

(1) 原因不明的慢性腹泻、便血及下腹部痛，疑有结肠、直肠、末端回肠病变者。

(2) X 线钡剂灌肠有可疑病变需进一步明确诊断者，炎症性肠病的诊断与随访。

(3) 需做止血及结肠息肉摘除等治疗者。

(4) 结肠癌术前诊断、术后随访，结肠息肉摘除术后随访，大肠肿瘤的普查。

【禁忌证】

(1) 严重心肺功能不全，不能承受检查前清洁肠道准备的检查者。

(2) 急性弥漫性腹膜炎、腹腔脏器穿孔、多次腹腔手术、腹内广泛粘连及大量腹水者。

(3) 肛门或直肠严重狭窄者、肠道大出血而血压不稳定者。

(4) 急性重度结肠炎，如急性细菌性痢疾、急性重度溃疡性结肠炎及憩室炎等。

(5) 妊娠妇女及精神或心理原因不能配合者。

【方法】

(1) 协助患者取左侧卧位，双腿屈曲，腹部放松，嘱患者尽量在检查中保持身体不要摆动。

(2) 术者先直肠指检，了解患者有无肿瘤、狭窄、痔疮等。助手将镜前端涂上润滑剂(一般用硅油，不用液状石蜡)后，嘱患者张口呼吸，放松肛门括约肌，使镜头滑入肛门，遵照循腔进镜配合滑进、少量注气、适当钩拉、去弯取直、防袢、解袢等插镜原则逐渐缓慢插入肠镜。

(3) 检查过程中，护士密切观察患者反应，如患者出现腹胀不适，可嘱其做缓慢深呼吸；如出现面色、呼吸、脉搏改变，应停止插镜，积极配合医生采取相应救治措施。

(4) 根据患者具体情况可摄像或取活组织行细胞学等检查或行相应治疗。

(5) 检查结束退镜时，应尽量抽气以减轻腹胀。

【护理】

(一) 检查前

(1) 向患者讲解检查目的、方法、注意事项，解除其顾虑，取得配合，同时做好心理护理，缓解紧张情绪，并确认签署知情同意书，完成心电图、血常规、凝血功能等相关检查。详细了解患者病史、用药史、过敏史的情况。

(2) 进行无痛结肠镜检查者，应完成麻醉访视，做好相关评估。

(3) 嘱患者检查前 3 天进食无渣或少渣半流质食物(如稀饭、面条，避免吃粗纤维蔬菜及西瓜、猕猴桃、火龙果等带籽水果)，检查前 1 天进流质食物，若疑为肠息肉，准备做电切术者禁食牛奶及乳制品。便秘患者需服用通便药，在检查前 3 天须每天最少排便 1 次。

(4) 肠道准备：方法有多种，现多用聚乙二醇(poly(ethylene glycol)，PEG)法。将 20～30 g PEG 溶于 2000～3000 mL 水中，于术前 4 h 口服，嘱多走动，直至排出水样清便，粪便呈无色或黄色透明水样即可。也可将 PEG 加入电解质液中以提高渗透压，如复方聚乙二醇电解质散由 PEG 和电解质组成，将其溶于温水中，可减少饮水量至 2000 mL，患者易于接受。该法清洁肠道需时短，饮水量少，对肠道刺激小，一般不引起水、电解质紊乱。肠道准备不佳者，需增加洗肠药物或进行灌肠。

(5) 为了更清楚地观察，最后一次 PEG 喝完后，服用西甲硅油 1 瓶，之后再口服温开水 50～100 mL，以消除消化道内气泡，便于观察。

(6) 复查者检查前需随带病历及胃肠检查报告单，以便医生了解病情。

(7) 肠镜检查须由家属陪同，凡有高血压，心、肺、脑疾病，出血性疾病，药物过敏，有长期服药(如服用阿司匹林、华法林、氯吡格雷、肝素等)史者，务必告知医生，高血压患者检查当天照常服药。糖尿病患者当天检查前暂停服用降糖药。女性经期、妊娠期不宜做肠镜检查。检查当天，着宽松的裤子，避免感冒。

(二) 检查后

(1) 检查结束后，患者稍事休息，观察 15～30 min 再离去。嘱患者注意卧床休息，做好肛门清洁。术后 3 天内进少渣食物。行息肉摘除、止血治疗者，应给予抗生素治疗、半流质饮食，应适当休息 3～4 天，避免剧烈运动。

(2) 注意观察患者腹胀、腹痛及排便情况。腹胀明显者，可行内镜下排气；观察粪便颜色，必要时行粪便隐血试验，腹痛明显或排血便者应留院继续观察。如发现剧烈腹痛、腹胀、面色苍白、心率增快、血压下降、排便次数增多且呈黑色，提示并发肠出血、肠穿孔，应及时报告医生，协助处理。

(3) 做好内镜的消毒工作，妥善保管，避免交叉感染。

四、经内镜逆行胆胰管成像

经内镜逆行胆胰管成像(endoscopicretrograde cholangiopancreatography，ERCP)是指通过将十二指肠镜插至十二指肠降部，使相关器械到达胆管、胰管注入造影剂并使其先后或者同时显影，从而达到检查目的的操作。ERCP 可结合各种器械进行多种干预治疗，包括经内镜乳头括约肌切开术(endoscopic sphincterotomy，EST)和取石术、内镜下胆管引流术等，此种治疗称为治疗性 ERCP。

【适应证】

ERCP 适用于胆胰疾病或须行内镜下相关治疗的疾病，包括胆总管结石、梗阻性黄疸、胆管狭窄、肿瘤、复发性急性胰腺炎、慢性胰腺炎、复发性胰腺炎乳头狭窄、无手术适应证的壶腹部肿瘤、手术和外伤后胰漏或胆漏等。随着内镜技术及器械的进步，ERCP 的适应证仍在不断扩大，但 ERCP 具有一定创伤性，原则上不建议进行单纯诊断性 ERCP。

【禁忌证】

严重高血压、心脑血管疾病、严重肺部疾病或者对造影剂、麻醉药过敏者。

【方法】

(一) 术前准备

1. 常用设备及制剂准备 常用设备及制剂包括十二指肠镜、高频电发生器、切开刀、导丝、取石网篮、气囊导管、抬钳器、造影剂、生理盐水及消毒纱布等。对内镜及各种配件必须严格消毒，以免出现医源性感染，甚至败血症。还需准备 X 线机、摄影设备装置、心电监护仪、吸氧装置及各种抢救设备和药物。

胆管、胰管开口于十二指肠降段侧方，故而十二指肠镜应设为侧视以便操作。

2. 患者准备 ①向患者及其家属做好解释，认真介绍 ERCP 检查治疗的必要性、简要过程和注意事项，使患者以良好的心理状态接受并签署知情同意书。②需完善相关辅助检查：心电图、肺功能、血常规、肝肾功能和血清淀粉酶检查及碘过敏试验等，重点关注患者出凝血功能和术前影像学检查结果；非急诊情况者，术前需禁饮食 6～8 h。

(二) 术中配合

(1) 协助患者取俯卧位，头转向右侧，双手放于腰两侧。固定口垫，以免恶心、呕吐时口垫脱出。

(2) 配合医生完成检查治疗，主要的异常发现需协助医生保留图片记录。关注患者情绪和监测血氧饱和度、心率、血压，若有异常，及时报告医生。

(三) 术后护理

1. 固定鼻胆管 向患者解释留置并保护固定鼻胆管的必要性和重要性。指导翻身或活动时需妥善固定以防管道脱出，护士应观察鼻胆管外露部分的长度，若发现管道变长，应检查管道是否脱出。

2. 咽喉部不适 主要由管道刺激咽喉部所致，向患者做好解释工作，消除其顾虑。

3. 保持咽喉部清洁 指导餐后予生理盐水或漱口液漱口。

4. 仔细观察 ①观察并记录引流液的颜色、量和性状。若引流液有絮状物，应报告医生留取引流液做细菌培养；若颜色有异，必要时做隐血试验，并对症处理；若引流胆汁量突然减少，应查找原因。先排除管道移位脱出、扭曲弯折，再检查有无阻塞。②长期引流者应注意观察有无水、电解质紊乱及酸碱平衡失调，及时合理补充。

5. EST 后护理 ①嘱患者静卧 1～2 天，1 周内避免频繁、较剧烈活动；②禁食 2～3 天，后根据病情先流质饮食、半流质饮食、软食1周后再恢复正常饮食;③观察生命体征及有无恶心、腹痛、黑便等症状,复查血清淀粉酶和血常规;④观察有无出血、胰腺炎、胆管炎、肠穿孔等术后并发症。若患者有黑便、腹痛、发热、恶心、呕吐等表现,应及时报告医生协助处理。

五、肝活组织检查

肝活组织检查(liver biopsy)简称肝活检,通过穿刺采集肝组织标本进行组织学检查或制成涂片做细胞学检查,以明确肝脏疾病诊断,或了解肝脏疾病演变过程、观察治疗效果以及判断预后。

【适应证】

(1) 原因不明的肝大、肝功能异常、黄疸及门静脉高压者。

(2) 明确肝脏疾病的演变过程,协助各型肝炎诊断、观察疗效及判断预后。

【禁忌证】

(1) 全身情况衰竭者,精神障碍、烦躁等不能配合者。

(2) 肝外阻塞性黄疸、肝功能严重障碍、大量腹水者。

(3) 肝棘球蚴病、肝血管瘤、肝周围化脓性感染者。

(4) 出凝血时间严重异常,严重贫血,有出血倾向者。

【方法】

(1) 根据病灶所在部位,嘱患者取仰卧位,身体右侧靠近床沿,并将右手置于枕后,保持固定的体位。

(2) 根据B超定位确定穿刺点,一般在右侧腋中线第8肋间肝实音处穿刺,避免穿过肺组织、胸膜腔或胆囊,如病变位置较深,避开大血管。

(3) 消毒穿刺处皮肤,铺无菌孔巾,以2%利多卡因由皮肤至肝被膜行局部麻醉。

(4) 备好快速穿刺套针,根据穿刺目的不同,一般选择12号或16号穿刺针,肝活检时选较粗的穿刺针。取10～20 mL注射器与穿刺针连接,吸取3～5 mL无菌生理盐水。

(5) 先用穿刺锥在穿刺点皮肤上刺孔,由此孔将穿刺针沿肋骨上缘与胸壁垂直刺入0.5～1.0 cm,然后推液0.5～1.0 mL,冲出存留在穿刺针内的组织,以免针头堵塞。

(6) 将注射器抽吸成负压并保持,同时嘱患者先深吸气,然后于深呼气后屏气,操作者将穿刺针迅速刺入肝内,穿刺深度不超过8 cm,立即进行抽吸,吸得标本后,立即拔出。整个穿刺、抽吸、拔针的过程要求快且准。

(7) 用无菌纱布按压穿刺部位5～10 min,再以胶布固定,多头腹带紧束12 h,小沙袋压迫4 h。

(8) 将取得的肝组织标本放在载玻片上,盖上盖玻片,或注入95%酒精或10%甲醛固定液中送检。

【护理】

(一) 检查前

(1) 术前检查:检测肝功能,出凝血时间,凝血酶原时间及血小板计数。若有异常,可给予肌内注射维生素K_1 10 mg,连用3天后复查,正常者方可穿刺。验血型,以备必要时输血。

(2) 术前行胸部X线检查,观察有无肺气肿、胸膜增厚。有大量腹水又必须做肝活检者,可在术前先腹腔穿刺放腹水。

(3) 向患者解释穿刺的目的、意义、方法,消除其顾虑和紧张情绪,并训练其屏息呼吸方法(深吸气,呼气,憋住气片刻),以利于术中配合。情绪紧张者可于术前1 h口服地西泮5 mg。穿刺前测量血压、脉搏。

(4) 术前禁食8～12 h,术前停用抗凝药物。

（二）检查后

（1）术后患者卧床 24 h，避免剧烈活动，协助床上翻身及排大小便。

（2）测量血压、脉搏，术后 4 h 内每 15～30 min 测 1 次。如有脉搏细速、血压下降、烦躁不安、面色苍白、出冷汗等内出血征象，应立即通知医生紧急处理。

（3）注意观察穿刺部位，注意有无伤口渗血、红肿、疼痛。若穿刺部位疼痛明显，应仔细检查原因，若为一般组织创伤性疼痛，可遵医嘱给予镇痛药，若为气胸、胸膜休克或胆汁性腹膜炎，应及时告知医生协助处理。

（宁波大学医学院附属医院　陈明君）

第四章　泌尿系统疾病患者的护理

泌尿系统是人体的排泄系统，其主要功能是生成尿液，排出机体的代谢废物，调节水、电解质及酸碱平衡，从而维持机体内环境的相对稳定。此外，肾脏还有重要的内分泌功能。泌尿系统疾病以肾脏疾病为主。近几十年来，免疫异常、感染、代谢异常、药物、毒素、创伤、肿瘤等致病因素的增多，使慢性肾脏疾病的发病率逐年增长。肾脏具有较强的代偿功能，早期肾脏病变不易被发现，但肾脏疾病病理过程复杂、病程较长，若病情持续发展，肾脏严重受损，最终可发展为肾衰竭，严重威胁患者的生命。

第一节　泌尿系统疾病患者常见症状与体征

学习目标…

1. 掌握泌尿系统疾病常见症状与体征的概念、护理评估和护理措施。
2. 熟悉泌尿系统疾病常见症状与体征的常见护理诊断/问题。
3. 了解泌尿系统疾病常见症状与体征的护理目标和护理评价。
4. 学会应用护理程序对肾性水肿、尿路刺激征、尿液异常、肾性高血压患者实施整体护理。
5. 能正确评估泌尿系统疾病患者常见症状，根据护理诊断制订护理措施并进行健康指导。
6. 关爱患者，具有严谨、细心、热情、真诚的护理素质。

案例思考

董某，女性，56岁。患“慢性肾小球肾炎”10多年。因下肢水肿加重2个月入院。查体：T 36.7 ℃，P 60次/分，R 16次/分，BP 190/100 mmHg。中度贫血貌，心率60次/分，双肾区叩击痛阳性，双下肢轻度凹陷性水肿。实验室检查：尿蛋白(＋＋)，血肌酐超过200 μmol/L。

请思考：

1. 该患者出现的主要症状有哪些？
2. 请列出该患者的护理诊断。

一、肾性水肿

肾性水肿(renal edema)是肾脏病变引起组织间隙液体过多的症状，可见于各种肾脏疾病患者，是肾小球疾病最常见的临床表现。肾性水肿按发生机制可分为肾炎性水肿和肾病性水肿。

(1) 肾炎性水肿：主要为肾小球滤过率下降，而肾小管重吸收功能正常，导致“球-管失衡”及肾小球滤过分数减低，引起水钠潴留，多见于急、慢性肾小球肾炎。

(2) 肾病性水肿：多见于肾病综合征。由于长期大量蛋白尿造成低蛋白血症，血浆胶体渗透压降低而产生水肿。

【护理评估】

（一）健康史

询问水肿发生的初始部位、时间、诱因及原因；水肿的程度、特点、进展情况。是否出现全身性水肿；有无尿量减少、头晕、乏力、呼吸困难、心跳加快、腹胀等伴随症状；水肿的治疗经过，尤其是用药情况，应详细了解所用药物的种类、剂量、用法、疗程及效果等；每天从饮食中摄入水、钠盐的量；输液量、尿量及透析量；有无精神紧张、焦虑、抑郁等不良情绪。

（二）身体状况

(1) 肾炎性水肿：主要由“球-管失衡”（肾小球滤过率下降，而肾小管重吸收功能正常），导致水钠潴留所致。肾炎性水肿多由晨起眼睑及颜面水肿开始，指压凹陷不明显。常因血容量增多使血压升高，而这些因素又可加重水肿。

(2) 肾病性水肿：主要由长期大量蛋白尿导致低蛋白血症，血浆胶体渗透压降低所致。一般较严重，多从下肢开始，常呈全身性、体位性、凹陷性。重者可发生心力衰竭、呼吸衰竭等多脏器功能损害。

（三）辅助检查

了解尿常规、尿蛋白定性和定量检查、血清电解质、肾功能指标、尿浓缩稀释试验等有无异常。了解患者是否做过静脉尿路造影、B超、尿路X线片、肾活组织检查等，结果如何。

（四）心理-社会状况

中、重度以上水肿影响患者生活，患者可因呼吸困难而焦虑。由于疾病的反复，部分患者可能丧失治疗的信心。

【常见护理诊断/问题】

1. 体液过多 与肾小球滤过率下降致水钠潴留、大量蛋白尿致血浆胶体渗透压下降有关。

2. 有皮肤完整性受损的危险 与皮肤水肿、营养不良有关。

【护理措施】

1. 一般护理

(1) 休息：严重水肿的患者应卧床休息，以增加肾血流量和尿量，缓解水钠潴留，减轻肾脏负担。下肢明显水肿者，卧床休息时可抬高下肢，以增加静脉回流，减轻水肿。水肿减轻后，患者可起床活动。但应避免劳累。

(2) 饮食护理：①盐：限制盐的摄入，应少盐饮食，每天以2～3 g为宜。②液体：液体入量视水肿程度及尿量来调节。若每天尿量达1000 mL以上，一般不需严格限水，但不可过多饮水。每天尿量小于500 mL或有严重水肿者，需限制水的摄入，摄入量为前一日尿量加500 mL。③蛋白质：低蛋白血症所致水肿者，若血尿素氮正常，可给予0.8～1.0 g/(kg·d)的优质蛋白质，如牛奶、鸡蛋、鱼肉等；有氮质血症的水肿患者，则应限制蛋白质的摄入，一般给予0.6～0.8 g/(kg·d)的优质蛋白质。慢性肾衰竭患者需根据肾小球滤过率来调节蛋白质摄入量。④热量：补充足够的热量以免引起负氮平衡，尤其低蛋白质饮食的患者，摄入的热量不应低于126 kJ/(kg·d)，即30 kcal/(kg·d)。⑤其他：注意补充各种维生素。

2. 病情观察 严密监测患者的生命体征，尤其是血压。准确记录24 h液体出入量，监测尿量变化。定期测量体重，观察水肿的消长情况。

3. 皮肤护理 水肿较重的患者应注意衣着柔软、宽松。长期卧床者，应嘱其经常变换体位，防止发生压疮；年老体弱者，可协助其翻身或用软垫适当支撑受压部位。水肿患者皮肤菲薄，易发生破损，故需协助患者做好全身皮肤的清洁，清洗时勿过分用力，避免损伤。

4. 用药护理 遵医嘱使用利尿剂，促进水钠排出。长期使用利尿剂时，应监测血清电解质和酸碱平衡情况，观察有无低钾血症、低钠血症、低氯性碱中毒。低钾血症可表现为肌无力、腹胀、恶心、呕吐以及心律失常。低钠血症可出现无力、恶心、肌痛性痉挛、嗜睡和意识淡漠。低氯性碱中毒表现为呼吸浅慢、手足抽搐、肌痉挛、烦躁和谵妄。利尿过快、过猛可导致有效循环血量不足，出现恶心、直立性低血压、口干、心悸等症状。此外，呋塞米等强效利尿剂具有耳毒性，可引起耳鸣、眩晕以及听力丧失，应避免与链霉素等具有相同不良反应的氨基糖苷类抗生素同时使用。

5. 心理护理 鼓励患者适当参加社交和娱乐活动，向患者及其家属讲解疾病的相关知识及治疗效果，帮助患者增强治疗的信心。

6. 健康教育

(1) 告知患者出现水肿的原因，水肿与水钠潴留的关系。

(2) 教会患者根据病情合理安排每天食物的含盐量和饮水量。

(3) 指导患者避免进食腌制食品、罐头食品、啤酒、面包等含钠丰富的食物及味精等调味料，并指导其使用醋和柠檬等增进食欲。

(4) 教会患者通过正确测量每天液体出入量、体重等评估水肿的变化。

(5) 向患者介绍有关药物的名称、用法、剂量、作用和不良反应，并告诉患者不可擅自加量、减量和停药，尤其是糖皮质激素和环磷酰胺等免疫抑制剂。

二、尿路刺激征

尿路刺激征(urinary irritation symptoms)指膀胱颈和膀胱三角区受炎症或机械刺激而引起的尿频、尿急、尿痛，可伴有排尿不尽感及下腹坠痛。尿频指尿意频繁但每次尿量不多，尿急指一有尿意即有尿急难忍的感觉，尿痛指排尿时伴有会阴或下腹部疼痛。

【护理评估】

(一) 健康史

询问患者排尿情况，包括每天排尿的次数、尿量，有无尿急、尿痛及其严重程度；询问尿频、尿急、尿痛的起始时间；询问尿痛的部位，有无发热、腰痛等伴随症状；有无导尿、尿路器械检查、劳累等明显诱因，有无泌尿系统畸形、前列腺增生、妇科炎症等相关疾病病史；询问患病以来的治疗经过，药物使用情况；评估患者有无紧张、焦虑等不良心理反应。

(二) 身体状况

尿路感染所致者常伴发热、血尿、脓尿、排尿不尽和下腹坠痛感；精神因素和排尿反射异常时，常表现为白天尿频而夜间排尿次数不增加，尿急但不尿痛。

(三) 辅助检查

进行尿常规检查，了解有无血尿、脓尿；尿细菌学检查，了解是否发生尿路感染；通过影像学检查了解肾脏大小、外形有无异常，尿路有无畸形或梗阻。

(四) 心理-社会状况

因反复发作的尿路刺激征带来不适，患者可出现焦虑情绪，也可因尿失禁产生自卑心理。

【常见护理诊断/问题】

1. 排尿障碍：尿频、尿急、尿痛 与尿路感染所致的膀胱刺激症状有关。

2. 体温过高 与尿路感染有关。

【护理措施】

1. 休息 急性发作期应注意卧床休息，适合取屈曲位，尽量勿站立。保持心情愉快，因过分紧张可加重尿频。

2. 增加水分摄入 如无禁忌证，尽量多饮水、勤排尿，以达到清洁尿路、缓解症状的目的。尿路感染者摄水量不应低于2000 mL/d，必要时可通过静脉补液，保证尿量在1500 mL/d以上。

3. 对症护理 指导患者进行膀胱区热敷或按摩，以缓解局部肌肉痉挛，减轻疼痛；加强个人卫生，增加会阴清洗次数，减少肠道细菌侵入尿路而引起感染的机会。

4. 用药护理 遵医嘱给予抗生素抗感染，注意观察药物疗效及不良反应。

5. 心理护理 指导患者进行一些感兴趣的活动，如听轻音乐、看电视或聊天等，以分散注意力，减轻焦虑，缓解尿路刺激征。

三、尿液异常

尿液异常包括少尿、无尿、多尿、蛋白尿、血尿、白细胞尿、脓尿、菌尿及管型尿等。

1. 尿量异常 ①少尿、无尿：尿量少于400 mL/24 h或少于17 mL/h称为少尿，尿量少于100 mL/24 h称为无尿。可分为肾前性（如肾血容量不足）、肾性（如急性肾小球肾炎、急进性肾小球肾炎等）和肾后性（如尿路梗阻）三种。②多尿：尿量超过2500 mL/24 h。分肾源性和非肾源性两类，肾源性多尿多见于慢性肾盂肾炎、慢性肾功能不全早期等，非肾源性多尿多见于糖尿病、尿崩症等。③夜间尿量超过750 mL为夜尿增多，提示肾小管浓缩功能受损。

2. 蛋白尿 尿蛋白定量超过150 mg/d，或尿蛋白定性试验阳性称为蛋白尿。尿蛋白含量持续不低于每天3.5 g/1.73 m^2（体表面积）或者50 mg/kg（体重），称为大量蛋白尿。以肾小球性蛋白尿最常见，还可见于肾小管性蛋白尿、混合型蛋白尿等。

3. 血尿 可分为肉眼血尿和镜下血尿。新鲜尿沉渣镜检红细胞计数超过3个/HP，称为镜下血尿。尿液外观呈血样、酱油色或洗肉水样，称肉眼血尿。血尿可见于肾小球肾炎、肾结石、肾盂肾炎等，也可见于全身性疾病，如血液病和风湿病。

4. 白细胞尿、脓尿和菌尿 新鲜尿沉渣镜检白细胞计数超过3个/HP，称白细胞尿或脓尿。中段尿标本涂片镜检每高倍视野均可见细菌，或尿培养菌落计数超过10^5/mL，称为菌尿，见于尿路感染。白细胞尿、脓尿和菌尿均可见于尿路感染。

5. 管型尿 管型尿是由蛋白质、细胞或其碎片在肾小管内凝集所致，包括透明管型、细胞管型、颗粒管型及蜡样管型等。正常尿中偶见透明管型或颗粒管型。若12 h尿沉渣计数管型超过5000个，或发现大量其他管型，则称管型尿。红细胞管型见于急性肾小球肾炎，上皮细胞管型可见于急性肾小管坏死，白细胞管型见于活动性肾盂肾炎。蜡样管型见于慢性肾衰竭。

四、肾性高血压

由肾脏疾病引起的血压升高称为肾性高血压，是继发性高血压的主要原因。

按病因不同，肾性高血压分为肾实质性高血压和肾血管性高血压。前者多见，主要由急性或慢性肾小球肾炎、慢性肾盂肾炎、慢性肾衰竭等实质性疾病引起。后者大多为双侧或单侧肾动脉狭窄所致，易进展为急进性高血压。

在线答题

按发病机制不同，肾性高血压分为容量依赖性高血压和肾素依赖性高血压。肾小球疾病所致高血压中80%以上为容量依赖性高血压，与水钠潴留、血容量增加有关，限制水钠摄入或增加水钠排出可降低血压。仅10%为肾素依赖性高血压，由肾素分泌增多、肾素-血管紧张素-醛固酮系统激活引起，降压可应用血管紧张素转化酶抑制剂、血管紧张素Ⅱ受体阻滞剂等。

练习与思考答案

练习与思考

一、单项选择题(在线答题)

二、填空题

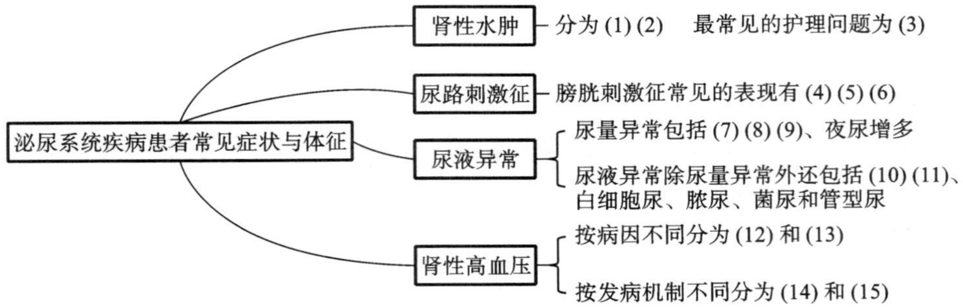

填空题答题处：

(1)__________；(2)__________；(3)__________；(4)__________；

(5)__________；(6)__________；(7)__________；(8)__________；

(9)__________；(10)__________；(11)__________；(12)__________；

(13)__________；(14)__________；(15)__________。

(南阳科技职业学院　赵冰)

第二节　肾小球疾病

学习目标

1. 掌握肾小球疾病患者的身体状况和护理措施。
2. 熟悉肾小球疾病的病因、实验室检查及治疗要点。
3. 了解肾小球疾病发病机制及相关的辅助检查。
4. 学会应用护理程序的方法对肾小球疾病患者实施整体护理。
5. 能正确评估肾小球疾病患者的身心状况，并根据护理诊断制订合理的护理措施并进行健康指导。
6. 关爱患者，护理患者时注意保护隐私。

案例思考

患者，男性，28岁，2周前曾患扁桃体炎，治疗后好转。近3天出现疲乏无力、眼睑水肿、双下肢水肿，呈非凹陷性，少尿，且尿液呈洗肉水样。入院检查：体温36.8 ℃，脉搏88次/分，呼吸22次/分，血压150/95 mmHg。血常规：血红蛋白109 g/L，红细胞5.6×10^{12}/L，白细胞4.6×10^{9}/L，中性粒细胞百分比34%，淋巴细胞百分比65%，血小板312×10^{9}/L。尿常规：尿蛋白(+)。

尿镜检：红细胞 10～15 个/HP。初步诊断为急性肾小球肾炎。

请思考：

1. 根据该患者目前的病情，最主要的护理诊断/问题是什么？

2. 应该采取哪些护理措施？

一、肾脏概述

（一）肾脏的位置

肾脏为成对的器官，左、右各一，位于腹腔上部、脊柱两侧，在腹膜后面，紧贴腹后壁。肾实质分为皮质和髓质两个部分。左肾上端约平第 11 胸椎，下端约平第 2 腰椎，后方有第 11、12 肋骨斜行跨过。

（二）肾脏的结构

肾脏分为肾实质和肾盂两个部分。外层为皮质，内层为髓质。肾皮质新鲜时呈红褐色，内有细小的红色点状颗粒，由肾小体（renal corpuscle）和肾小管（renal tubule）构成，部分皮质伸展至髓质锥体间，成为肾柱。肾髓质血管少而呈淡红色，由 15～20 个肾锥体（renal pyramid）构成。肾锥体为圆锥形，底部朝向肾皮质，尖端朝向肾窦，肾锥体主要组织为集合管，肾锥体尖端称肾乳头。在肾窦内有肾小盏，肾小盏为漏斗形的膜状小管，包绕肾乳头。肾锥体与肾小盏相连接。每个肾有 7～8 个肾小盏，相邻 2～3 个肾小盏合成一个肾大盏。每个肾有 2～3 个肾大盏，肾大盏汇合成扁漏斗状的肾盂（renal pelvis）。肾盂出肾门后逐渐缩窄变细，移行为输尿管。

肾脏的基本组成和功能单位为肾单位。每个肾单位由肾小体和肾小管组成。肾小体内有一个毛细血管丛，称为肾小球，它由肾动脉分支形成，肾小球外有肾小囊包绕。肾小球滤过膜由有孔的毛细血管内皮细胞、基底膜和肾小囊脏层上皮细胞足突间的裂孔组成，仅能允许一定大小的分子通过。基底膜由内、外疏松层及中间致密层组成。肾小囊分为脏层和壁层，两层之间为肾小囊腔，其与肾小管的管腔相通。肾小管汇合成集合管，若干集合管汇合成乳头管，尿液由此流入肾小盏。血浆经入球小动脉进入毛细血管丛时通过超滤进入肾小囊，随后直接流入肾小管。超滤液经过肾小管和集合管的重吸收后成为尿液。

（三）肾脏的生理功能

1. 生成尿液 肾的基本生理功能是生成尿液，从尿中排出各种水溶性物质，排泄各种新陈代谢的最终产物。

2. 调节水、电解质和酸碱平衡 肾脏在调节机体的水、电解质和酸碱平衡中起着重要作用。调节体液的容量及成分，保留体液中各种对机体有用的营养物质和重要的电解质，如钠离子、钾离子、氯离子等，排出过多的水和电解质，尤其是氢离子。

3. 内分泌功能 肾脏还能产生多种具有生物活性的物质，如产生肾素、血管紧张素、前列腺素族、促红细胞生成素（erythropoietin，EPO）和 1α-羟化酶等，起到调节血压、促进红细胞生成和调节钙、磷代谢等作用。

二、急性肾小球肾炎

急性肾小球肾炎（acute glomerulonephritis，AGN）简称急性肾炎，是一组不同病因所致的感染后免疫反应引起的急性肾炎综合征。任何年龄都可发病，好发于儿童，男性多于女性，男女发病率之比为（2～3）∶1。以血尿、蛋白尿、水肿和高血压为主要临床表现，可伴有一过性肾功能损害。多见于链球菌感染后，其他细菌、病毒和寄生虫感染也可引起。本节主要介绍急性链球菌感染后肾小球肾炎（acute poststreptococcal glomerulonephritis）。

【病因及发病机制】

急性肾小球肾炎绝大部分发生在β-溶血性链球菌“致肾炎菌株”引起的急性扁桃体炎等上呼吸道感染或脓疱疮等皮肤感染后，由于链球菌的某些抗原物质刺激机体产生相应抗体，形成循环免疫复合物，并沉积于肾小球，发生免疫反应而导致双侧肾脏弥漫性炎症。

【护理评估】

（一）健康史

询问患者感染史，特别是有无皮肤及上呼吸道感染史；有无病毒、细菌、真菌或寄生虫暴露史。此外，近期的手术或侵入性检查也会造成感染的发生。

（二）身体状况

本病好发于儿童，男性多于女性。发病前常有前驱感染，潜伏期为1～3周，平均10天，呼吸道感染引起的潜伏期较皮肤感染者短。起病多较急，病情轻重不一，轻者可无明显临床症状，仅表现为镜下血尿及血清补体异常；典型者呈急性肾炎综合征表现，重者可发生急性肾损伤。大多预后良好，常在数月内自愈。本病典型的临床表现如下。

1. 尿异常 几乎全部患者有肾小球源性血尿，约30%为肉眼血尿，血尿常为首发症状和患者就诊的原因。绝大多数患者伴有轻至中度蛋白尿，少数为大量蛋白尿，达到肾病综合征水平。起病初期，多数可发生尿量减少，尿量常降至400～700 mL/d，1周后逐渐增多。

2. 水肿 水肿见于80%以上患者，常为起病的首发症状。典型表现为晨起眼睑水肿，可伴有双下肢水肿，少数严重者可出现全身性水肿、胸腔积液和腹水。

3. 高血压 约80%的患者可出现一过性的轻、中度高血压，严重高血压较少见。高血压的发生主要与水钠潴留有关，积极利尿后血压可逐渐恢复正常。

4. 肾功能异常 部分患者在发病早期可因尿量减少而出现一过性肾功能受损，表现为血肌酐轻度升高，常于1周后随尿量增加而恢复至正常，仅极少数患者可出现急性肾损伤。

5. 并发症 部分患者在急性期可发生较严重的并发症。

(1) 心力衰竭：以老年患者多见。多在起病后1～2周发生，但也可为首发症状，其发生与严重水钠潴留和高血压有关。

(2) 高血压脑病：以儿童多见，多发生于病程早期。

(3) 急性肾损伤：极少见，为急性肾小球肾炎死亡的主要原因，但多数可逆。

（三）辅助检查

1. 尿液检查 几乎所有患者均有镜下血尿，可见变形红细胞。尿沉渣中常见红细胞管型、上皮细胞管型、白细胞管型等。尿蛋白多为(＋)～(＋＋)，少数患者可有大量蛋白尿。

2. 抗链球菌溶血素O(ASO)测定 ASO滴度明显升高表明近期有链球菌感染，ASO滴度高低与感染严重性有关，但早期应用青霉素后，ASO滴度可不升高。

3. 血清补体测定 发病初期，C3及血清总补体(CH50)均明显下降，8周内逐渐恢复至正常水平。血清补体的动态变化是链球菌感染后急性肾小球肾炎的重要特征。

4. 肾功能检查 可有轻度肾小球滤过率降低，一过性血尿素氮和血肌酐升高。

（四）心理-社会状况

评估患者的年龄、职业、社会支持系统和常用应对机制，症状给患者带来的恐惧和焦虑。耐心听取患者及其家属的倾诉以判断他们对疾病的态度，评估患者对疾病的情感反应。

（五）治疗要点

治疗以卧床休息、对症处理为主，预防并发症和保护肾功能，急性肾损伤患者应予短期透析。

1. 一般治疗 急性期应卧床休息，直至肉眼血尿消失、水肿消退及血压恢复正常。限制水钠摄入，根据病情予以特殊的饮食治疗。

2. 对症治疗 经休息、限制水钠摄入后水肿仍明显者，应适当使用利尿剂。经休息、限制水钠和利尿后血压仍不能控制者，可给予降压药物，预防心脑血管并发症的发生。

3. 控制感染灶 本病主要为链球菌感染后引起的免疫反应所致，发病时感染灶多数已控制，故通常不需使用抗菌药物。若感染灶持续存在，则需选用无肾毒性抗生素积极治疗。

4. 透析治疗 发生急性肾损伤且有透析指征者，应及时给予短期透析治疗，以度过危险期。本病有自愈倾向，一般无须长期透析。

【常见护理诊断/问题】

1. 体液过多 与肾小球滤过率下降导致水钠潴留等因素有关。

2. 有皮肤完整性受损的危险 与皮肤水肿、营养不良有关。

3. 焦虑 与缺乏诊断及治疗的相关知识或担忧治疗和预后不良有关。

4. 潜在并发症 急性肾衰竭、高血压脑病。

【护理措施】

（一）一般护理

1. 饮食护理 急性期应严格限制钠的摄入，以减轻水肿和心脏负担。一般每天盐的摄入量应低于 3 g。病情好转，水肿消退、血压下降后，可由低盐饮食逐渐转为正常饮食。尿量明显减少者，还应注意控制水和钾的摄入。另外，应根据肾功能调整蛋白质的摄入量，肾功能不全时应适当减少蛋白质的摄入。

2. 休息与活动 急性期患者应绝对卧床休息 2～3 周，部分患者需卧床休息 4～6 周，待肉眼血尿消失、水肿消退、血压恢复正常后，方可逐步增加活动量。

（二）病情观察

严密监测患者的生命体征，尤其是血压。准确记录 24 h 液体出入量，监测尿量变化。定期测量体重，观察水肿的消长情况。

（三）用药护理

遵医嘱使用利尿剂、降压药，观察药物疗效和不良反应。具体参见本章第一节中的“一、肾性水肿”。

（四）皮肤护理

维持皮肤完整性。具体参见本章第一节中的“一、肾性水肿”。

（五）心理护理

安慰患者，给予心理支持，告诉患者绝大多数急性肾小球肾炎患者预后良好，使其树立治疗信心，积极配合治疗。

（六）健康教育

1. 疾病预防指导 介绍本病发生与呼吸道感染或皮肤感染的关系，并讲解保暖、加强个人卫生等预防感染的方法。告诉患者患感冒、咽炎、扁桃体炎和皮肤感染等应及时就医。

2. 疾病知识指导 向患者介绍病因与预后，多数患者预后良好，使其避免出现不良情绪。患病期间应加强休息，痊愈后可适当参加体育活动，以增强体质，但在病后 1～2 年应避免重体力活动和劳累，因为急性肾小球肾炎的完全康复可能需要 1～2 年。对于慢性扁桃体炎反复发作者，待急性肾小球肾炎病情稳定后可行扁桃体切除术，并且手术前、后 2 周应严格遵嘱使用青霉素。

三、慢性肾小球肾炎

慢性肾小球肾炎（chronic glomerulonephritis，CGN）简称慢性肾炎，是由多种原因引起的以蛋白尿、血尿、高血压和水肿为基本表现的肾小球疾病。病情迁延，病变进展缓慢，最终将发展为慢性肾衰竭。本病可发生于任何年龄，以青中年为主，男性多见。

【病因及发病机制】

慢性肾小球肾炎多由各种原发性肾小球疾病迁延不愈发展而成，少数由急性链球菌感染后急性肾小球肾炎演变而来。慢性肾小球肾炎的病因、发病机制和病理类型不尽相同，但起始因素多为免疫介导性炎症。在导致病程慢性化的机制中，除原发病的免疫介导性炎症导致进行性肾实质受损外，非免疫介导性炎症因素也起着重要作用。

【护理评估】

（一）健康史

询问患者有无排尿异常，如泡沫尿、蛋白尿或血尿等，是否有水肿及高血压，症状持续时间是否在 3 个月以上；有无恶心、食欲减退、乏力等症状；询问肾毒性药物使用情况。

（二）身体状况

多数起病隐匿，无症状尿异常期较长，或仅有倦怠、纳差、腰膝酸软等非特异性症状。

慢性肾小球肾炎患者的临床表现呈多样性。蛋白尿和血尿出现较早，多为轻度蛋白尿和镜下血尿，部分患者可出现大量蛋白尿或肉眼血尿。早期水肿有时无，且多为眼睑和（或）下肢的轻中度水肿，晚期持续存在。此外，患者可有不同程度的高血压，部分患者以高血压为突出表现。随着病情的发展可逐渐出现夜尿增多，肾功能进行性减退，最后发展为慢性肾衰竭而出现相应的临床表现。慢性肾小球肾炎进程主要取决于疾病的病理类型，如系膜毛细血管性肾小球肾炎进展较快，膜性肾病进展较慢，但下列因素可促使肾功能急剧恶化：感染、劳累、妊娠、应用肾毒性药物、预防接种以及高蛋白质、高脂或高磷饮食。

（三）辅助检查

1. 尿液检查 多数尿蛋白（＋）～（＋＋＋），24 h 尿蛋白定量为 1～3 g。镜下可见多形性红细胞（＋）～（＋＋），以及颗粒管型等。

人人关注肾健康——吾爱吾肾，知识强肾

2. 血常规检查 早期血常规多正常或有轻度贫血。晚期红细胞计数和血红蛋白水平明显下降。

3. 肾功能检查 晚期血肌酐和血尿素氮增高，肾小球滤过率明显下降。

4. B 超检查 晚期双肾缩小，皮质变薄。

（四）心理-社会状况

该病病程较长，早期症状不明显，故很多患者忽略治疗，但随着病情发展、症状反复且肾功能逐渐恶化，患者易出现焦虑、悲观情绪；当治疗效果不佳时，患者会对治疗丧失信心。

（五）治疗要点

本病治疗原则为防止和延缓肾功能进行性恶化、改善临床症状以及防止严重并发症。

1. 积极控制高血压 主要措施有低盐饮食和使用降压药，将血压维持在 130/80 mmHg 以下，并保持平稳。首选降压药为血管紧张素转化酶抑制剂（ACEI）和血管紧张素Ⅱ受体阻滞剂（ARB），此两种药物除降压外，还可降低肾小球内高压力、高灌注、高滤过状态，减少尿蛋白含量，保护肾功能。若单用效果不佳，可联合使用其他降压药，如钙通道阻滞剂、β 受体阻滞剂和利尿剂。肾功能较差者使用噻嗪类利尿剂无效，应改用袢利尿剂。

2. 限制食物中蛋白质及磷的量 肾功能不全者应给予优质低蛋白质、低磷饮食，减轻肾小球毛细血管高灌注、高压力和高滤过状态，延缓肾小球硬化和肾功能减退的进展。

3. 抑制免疫与炎症反应 可选用糖皮质激素、细胞毒药物、环孢素等药物，但慢性肾小球肾炎病理特征及肾功能变异较大，要区别对待，一般不主张积极使用上述药物。

4. 防治引起肾损害的各种原因 包括：①禁用肾毒性药物，包括中药（如含马兜铃酸的中药）和西药（如氨基糖苷类抗生素、两性霉素、磺胺类药等）；②预防与治疗各种感染，尤其是上呼吸道感染，因其可使慢性肾小球肾炎急性发作，导致肾功能急剧恶化；③及时治疗高脂血症、高尿酸血症等。

【常见护理诊断/问题】

1. 体液过多 与肾小球滤过率下降导致水钠潴留等因素有关。

2. 营养失调：低于机体需要量 与限制蛋白质摄入及尿中丢失蛋白质过多有关。

3. 焦虑 与疾病反复发作、预后不良有关。

4. 潜在并发症 慢性肾衰竭。

【护理措施】

（一）一般护理

1. 休息与活动 病情较轻者，适当锻炼、增强体质。严重水肿、血压较高或合并感染、心力衰竭、肾功能不全者，应限制活动，卧床休息。病情减轻后可适当增加活动量。

2. 饮食护理 宜进优质低蛋白质、低磷、低盐、高热量食物。肾功能减退者予优质低蛋白质（0.6～0.8 g/(kg·d)）饮食，并适当增加碳水化合物的摄入，使热量充足，避免负氮平衡。根据水肿及高血压程度适当限制钠盐摄入。控制磷的摄入。注意补充多种维生素及锌元素。

（二）病情观察

观察体温、脉搏、呼吸、血压及尿量变化，注意有无食欲减退、恶心呕吐等，以便及时发现感染、心力衰竭、肾功能不全、高血压脑病。了解肾功能变化。

（三）用药护理

向患者讲解药物的作用、用法、不良反应；嘱患者遵医嘱用药，不可擅自改变药物剂量和停药。服用阿司匹林等药物时，应注意有无牙龈出血、皮肤瘀斑等出血现象。长期使用利尿剂时，应定期复查电解质。

（四）心理护理

向患者解释疾病特点，关心鼓励患者，增强其战胜疾病的信心；对长期卧床休息者，应提供适当娱乐活动，保持心情愉悦。必要时请患者家属一起做好患者的思想工作。

（五）健康指导

(1) 向患者及其家属介绍疾病特点，使其了解临床表现，及时发现病情的变化。讲解影响病情进展的因素，如感染、劳累、接种疫苗、妊娠和应用肾毒性药物等，使患者理解避免这些因素可延缓病情进展，促使其建立良好的生活方式，树立控制疾病的信心。

(2) 解释优质低蛋白质、低磷、低盐、高热量饮食的重要性。

(3) 做好用药指导，定期随访肾功能、血压、水肿等病情变化。

18岁女孩与肾病斗争9年，自创剪纸成语词典

四、肾病综合征

肾病综合征（nephrotic syndrome，NS）指由各种肾脏疾病所致的，以大量蛋白尿（尿蛋白定量高于3.5 g/d）、低蛋白血症（血浆白蛋白水平＜30 g/L）、水肿、高脂血症为共同表现的一组临床综合征。

【病因及发病机制】

肾病综合征按病因可分原发性和继发性两大类。原发性肾病综合征是指原发于肾脏本身的肾小球疾病，为免疫介导性炎症所致的肾损伤，可表现为微小病变、系膜增生性肾小球肾炎、膜性肾病等病理类型。继发性肾病综合征指继发于全身性或其他系统疾病的肾损害，如系统性红斑狼疮、过敏性紫癜、糖尿病、肾淀粉样变性、多发性骨髓瘤等。

【护理评估】

（一）健康史

询问疾病的起始时间、急缓和主要症状，有无与本病相关的病因，如糖尿病、系统性红斑狼疮、过敏性紫癜等。

（二）身体状况

1. 典型表现

（1）大量蛋白尿：最主要的临床表现，也是肾病综合征的最基本病理机制。肾小球滤过膜的屏障作用受损，使原尿中蛋白质含量增高，当远超近曲小管重吸收量时，形成大量蛋白尿。在此基础上，凡增加肾小球内压力及导致高灌注、高滤过的因素（如高血压、高蛋白质饮食或大量输注血浆蛋白）均可使尿蛋白的排出增多。

（2）低蛋白血症：血浆白蛋白水平降至 30 g/L 以下。大量蛋白质从尿中丢失，肝代偿性合成血浆蛋白不足、胃黏膜水肿导致蛋白质摄入不足与吸收不良可加重低蛋白血症。此外，抗凝及纤溶因子、免疫球蛋白和补体、金属结合蛋白及内分泌激素也减少。

（3）水肿：最突出的体征，其发生主要与低蛋白血症所致血浆胶体渗透压明显下降有关。由于肾灌注不足，激活肾素-血管紧张素-醛固酮系统，促进水钠潴留。严重水肿者可出现胸腔积液、腹水和心包积液。

（4）高脂血症：以高胆固醇血症最常见。其发生与低蛋白血症刺激肝脏代偿性地增加脂蛋白合成以及脂蛋白分解减少有关。

2. 并发症

（1）感染：最常见的并发症，也是导致本病复发和疗效不佳的主要原因。其发生与蛋白质摄入不足、免疫功能紊乱及糖皮质激素治疗有关。常见感染部位为呼吸道、泌尿道和皮肤。

（2）血栓、栓塞：血栓形成与栓塞是直接影响该病治疗效果和预后的重要因素。以肾静脉血栓多见，与有效循环血量减少，血液浓缩及高脂血症使血液黏度增高，以及机体凝血、抗凝和纤溶系统失衡等因素有关。

（3）急性肾损伤：因有效循环血量不足，肾血流量下降，可诱发肾前性氮质血症；少数可出现急性肾损伤，多见于微小病变型，其发生机制可能是肾间质高度水肿压迫肾小管及大量蛋白管型阻塞肾小管，导致肾小管腔内高压，肾小球滤过率骤减。

（4）其他：长期大量蛋白尿可导致严重的蛋白质营养不良；长期高脂血症易引起动脉硬化、冠心病等心血管并发症；内分泌激素结合蛋白不足可诱发内分泌紊乱；金属结合蛋白丢失可致体内微量元素（铁、锌、铜等）缺乏。

（三）辅助检查

1. 尿液检查 尿蛋白（+++）～（++++），24 h 尿蛋白定量超过 3.5 g；尿中有红细胞、颗粒管型等。

2. 血液检查 血浆白蛋白低于 30 g/L，血中胆固醇、甘油三酯、低密度脂蛋白及极低密度脂蛋白均可升高。

3. 肾功能检查 血肌酐、尿素氮可正常或升高。

4. B 超检查 双侧肾脏可正常或缩小。

5. 肾活组织病理学检查 可明确肾小球病变的病理类型，指导治疗及判断预后。

（四）心理-社会状况

因治疗效果差，患者会对医护人员的解释持怀疑态度，且易出现焦虑情绪。因水肿或服用激素药物引起容貌及体形变化，加上担心医疗费用难以支付，患者容易产生悲观情绪。

（五）治疗要点

1. 利尿消肿 多数患者经应用糖皮质激素和限水、限钠后可达到利尿消肿目的。经上述治疗水肿不能消退者常合用噻嗪类利尿剂和保钾利尿剂。此外，应注意利尿不能过猛，以免血容量不足，诱发血栓形成和肾损害。一般以每天体重下降 0.5～1.0 kg 为宜。

2. 减少尿蛋白 持续大量蛋白尿可致肾小球高滤过状态，加重损伤，促进肾小球硬化；应用血管紧张素转化酶抑制剂或血管紧张素Ⅱ受体阻滞剂，减少尿蛋白可有效延缓肾功能恶化。

3. 降脂治疗 高脂血症可加速肾小球疾病进展，增加心、脑血管疾病发生概率，因此，高脂血症者应给予降脂治疗。

4. 抑制免疫与炎症反应 抑制免疫与炎症反应为肾病综合征的主要治疗方法。

（1）糖皮质激素：糖皮质激素可抑制免疫反应，减轻并修复滤过膜损害，并有抗炎、抑制醛固酮和抗利尿激素分泌等作用。糖皮质激素使用原则为起始足量、缓慢减药和长期维持。

（2）细胞毒药物：用于“激素依赖型”或“激素抵抗型”肾病综合征，常与糖皮质激素合用。环磷酰胺为最常用的药物，一般不首选及单独应用。

（3）环孢素：用于激素抵抗和细胞毒药物治疗无效的难治性肾病综合征。环孢素可通过选择性抑制辅助性 T 细胞及细胞毒性 T 细胞而起作用。

5. 中医中药治疗 如雷公藤等，具有抑制免疫、抑制系膜细胞增生、改善滤过膜通透性的作用，可与糖皮质激素及细胞毒药物联合应用。

6. 防治并发症

（1）感染：一般不主张常规使用抗生素预防感染，但一旦发生感染，应选择敏感、强效及无肾毒性的抗生素积极治疗。

（2）血栓及栓塞：当血液出现高凝状态时，应给予抗凝药物如低分子肝素，并辅以抗血小板药如双嘧达莫或阿司匹林。一旦出现血栓或栓塞，应及早予尿激酶或链激酶溶栓，并配合应用抗凝药物。

（3）急性肾损伤：利尿剂无效且达到透析指征时应进行透析治疗。

【常见护理诊断/问题】

1. 体液过多 与低蛋白血症致血浆胶体渗透压下降等有关。

2. 营养失调：低于机体需要量 与大量蛋白尿、摄入减少及吸收障碍有关。

3. 有感染的危险 与机体抵抗力下降、应用激素和(或)免疫抑制剂有关。

【护理措施】

（一）一般护理

1. 休息与活动

（1）慢性肾小球肾炎患者应保证充分休息和睡眠，适当活动；肥胖者通过活动减轻体重，减轻肾脏和心脏负担；病情加重或伴有血尿、心力衰竭及并发感染时，应限制活动。

（2）全身严重水肿、胸腔积液、腹水者，绝对卧床休息，取半坐卧位，可床上适当活动以防止关节僵硬及肌肉挛缩，预防血栓形成；高血压者，适当降低活动量。水肿减轻后可进行室内活动；尿蛋白下降到 2 g/d 以下时，进行室外活动；恢复期患者可在其体能范围内适量活动，避免剧烈运动。

2. 饮食护理

（1）饮食原则：一般给予正常量的优质蛋白质，但当肾功能不全时，应根据肾小球滤过率调整蛋白质摄入量；供给足够的热量，每天每千克体重不少于 126 kJ(30 kcal)；少食富含饱和脂肪酸(动物油脂)的食物，多食富含不饱和脂肪酸(如植物油、鱼油)的食物及富含可溶性纤维的食物(如燕麦、豆类等)，以控制高脂血症；注意维生素及铁、钙等的补充；给予低盐饮食(钠摄入量少于 3 g/d)以减轻水肿。

（2）营养监测：记录进食情况，评估饮食结构是否合理，热量是否充足。定期测量血浆白蛋白、血红蛋白等指标，评估机体的营养状况。

（二）病情观察

观察生命体征、体重、腹围、液体出入量、水肿消长以及有无胸闷、气急及腹胀等胸腔积液、腹水征象，观察有无咳嗽、咳痰、肺部湿啰音、皮肤破溃、尿路刺激征、发热等呼吸道、泌尿道及皮肤感染表现。观察有无腰痛、下肢疼痛、胸痛、头痛等血栓栓塞并发症。

（三）预防感染

保持环境清洁，定时开窗通风，定期消毒空气，用消毒药水拖地板、湿擦桌椅等；尽量减少探视；协助患者加强全身皮肤、口腔黏膜及会阴部的清洁；避免损伤皮肤或黏膜；指导加强营养、合理休息、避免受凉。

（四）心理护理

积极主动与患者沟通，对疑难问题耐心解答；对任何微小进步给予充分肯定，使患者重建信心。鼓励患者家属关心并支持患者，解决患者的后顾之忧，以良好的心态面对现实。

（五）健康指导

1. 疾病知识指导 向患者及其家属介绍本病的特点，讲解常见的并发症以及预防方法，如避免受凉、注意个人卫生以预防感染等。注意休息，避免劳累，同时应适当活动，以免发生肢体血栓等并发症。告诉患者优质蛋白质、高热量、低脂、高膳食纤维和低盐饮食的重要性，指导患者根据病情选择合适的食物，并合理安排每天的饮食。

2. 用药指导 掌握利尿剂、降压药及糖皮质激素等药物的使用方法，用药过程中的注意事项；避免使用损害肾功能的药物，如氨基糖苷类抗生素等。坚持遵医嘱用药，勿自行减量或停用，了解糖皮质激素及细胞毒药物的常见不良反应等。

练习与思考

在线答题

练习与思考答案

一、单项选择题（在线答题）

二、填空题

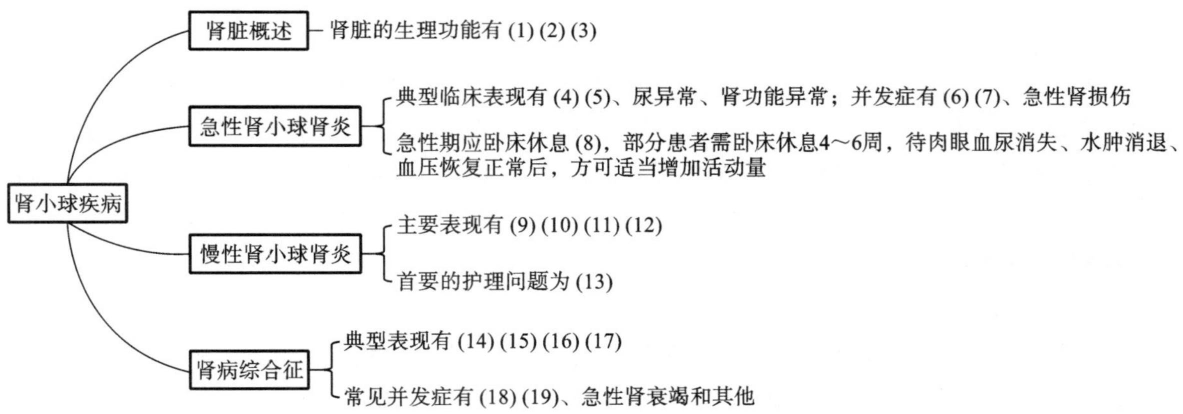

填空题答题处：

(1)______；(2)______；(3)______；(4)______；
(5)______；(6)______；(7)______；(8)______；
(9)______；(10)______；(11)______；(12)______；
(13)______；(14)______；(15)______；(16)______；
(17)______；(18)______；(19)______。

三、名词解释

1. 慢性肾小球肾炎

2. 肾病综合征

（南阳科技职业学院　赵冰）

第三节　尿路感染

学习目标

1. 掌握尿路感染的临床表现、护理措施和治疗要点。

2. 熟悉尿路感染的病因及治疗要点。

3. 了解尿路感染的发病机制及相关辅助检查。

4. 学会应用护理程序的方法对尿路感染患者实施整体护理，能正确评估患者的身心状况，根据护理诊断制订合理的护理措施并进行健康指导。

5. 学会尊重患者、关心患者，保护患者隐私。

案例思考

刘某，女性，28岁，已婚。主诉反复性尿频、尿急、尿痛5天。患者妊娠3个月，5天前无明显诱因出现尿频、尿急、尿痛，伴下腹部不适、发热、腰痛，于当地医院就诊。初步诊断：急性肾盂肾炎。

请思考：

1. 为明确诊断，应做什么检查？

2. 分析患者发生尿路感染的原因。

尿路感染（urinary tract infection，UTI）是由于各种病原微生物感染引起的尿路急、慢性炎症。留置导尿管或拔除导尿管48 h内发生的感染称为导尿管相关性尿路感染。根据感染发生部位，尿路感染可分为上尿路感染和下尿路感染，前者主要指肾盂肾炎，后者包括膀胱炎和尿道炎。本病好发于育龄女性、老年人、免疫力低下及尿路畸形者。老年人的发生率可高达10％，但多为无症状细菌尿。

【病因及发病机制】

（一）病因

主要为细菌感染所致，致病菌以革兰阴性杆菌为主，其中以大肠埃希菌（又称大肠杆菌）最常见，约占全部尿路感染的85％；其次为变形杆菌、克雷伯杆菌、柠檬酸杆菌等。5％～10％的尿路感染由革兰阳性菌引起，主要是肠球菌和葡萄球菌。大肠埃希菌最常见于无症状细菌尿、非复杂性尿路感染或首次发生的尿路感染。铜绿假单胞菌等感染多见于尿路器械检查后；变形杆菌感染常见于伴有尿路结石者；柠檬色或白色葡萄球菌感染常见于性生活活跃的女性患者。此外，真菌、结核分枝杆菌、衣原体等也可导致尿路感染。

（二）发病机制

1. 感染途径　95％尿路感染的感染途径为上行感染。正常情况下，尿道口周围有少量细菌寄居，但不致病。当机体抵抗力下降、尿道黏膜损伤或细菌致病力强时，细菌可侵入尿道发生上行感染。细菌通过血运到达肾脏和尿路其他部位引起的感染称为血行感染，较少见，多发生于机体免疫功能极差者，金黄色葡萄球菌为主要致病菌。

2. 机体防御能力 细菌进入尿道后是否引起感染与机体的防御功能有关。机体的防御机制如下：①排尿时的冲刷作用；②尿路黏膜及其分泌的 IgA 和 IgG 有抗菌能力；③尿液中高浓度尿素、高渗透压和酸性环境不利于细菌生长；④前列腺分泌物含有抗菌成分；⑤细菌侵入尿道后，白细胞很快进入膀胱上皮组织和尿液中，起清除细菌的作用。

3. 易感因素

(1) 尿流不畅或尿液反流：各种原因导致的尿流不畅是尿路感染的最重要易感因素，如尿路结石、膀胱癌、前列腺增生等。尿流不畅时，上行的细菌不能被及时冲刷出尿道，易在局部大量繁殖引起感染。尿路梗阻合并感染可使肾组织结构迅速破坏，因此及时解除梗阻相当重要。此外，膀胱输尿管反流可使膀胱内的含菌尿液进入肾盂而引起感染。

(2) 性别和性活动：女性因尿道短而直，尿道口离肛门近而易被细菌污染。尤其在经期、妊娠期、绝经期和性生活后较易发生感染。性生活时可将尿道口周围的细菌挤压入膀胱引起尿路感染。前列腺增生导致的尿路梗阻是中老年男性尿路感染的一个重要原因。包茎、包皮过长是男性尿路感染的诱发因素。

(3) 医源性因素：如导尿或留置导尿管、膀胱镜检查、尿道扩张术等可引起尿道黏膜损伤，并可将前尿道或尿道口的细菌带入膀胱或上尿路而致感染。

(4) 机体免疫力低下：全身性疾病如糖尿病、慢性肾脏疾病、慢性腹泻、长期卧床的重症慢性疾病和长期使用糖皮质激素等可使机体抵抗力下降而易发生尿路感染。

【护理评估】

(一) 健康史

询问患者其他部位是否有感染灶，有无尿路感染史；有无泌尿系统结石、狭窄、肿瘤、畸形，有无前列腺增生等，有无导致膀胱输尿管反流的因素存在；了解患者有无长期使用免疫抑制剂，有无糖尿病、长期卧床、严重的慢性疾病和艾滋病等导致机体免疫力低下的情况；了解患者性生活情况；有无泌尿系统器械检查及留置导尿管等。

疫情下的“女战士”

(二) 身体状况

1. 膀胱炎 膀胱炎约占尿路感染的 60%，患者主要表现为尿频、尿急、尿痛、排尿不适、下腹部疼痛等，部分患者迅速出现排尿困难。常有白细胞尿，30%有血尿，偶有肉眼血尿。

2. 肾盂肾炎

1) 急性肾盂肾炎 临床表现与炎症程度有关，多数起病急骤，表现如下。

(1) 全身表现：有寒战、高热，伴有头痛、全身酸痛、无力、食欲减退。轻者症状少。

(2) 泌尿系统表现：常有尿频、尿急、尿痛，多伴有腰痛、肾区不适，肋脊角压痛和肾叩击痛阳性。可有脓尿和血尿。部分患者可无明显的膀胱刺激症状，而以全身症状为主或表现为血尿伴低热和腰痛。

2) 慢性肾盂肾炎 全身及泌尿系统局部表现不典型，多数患者有急性肾盂肾炎病史。

3. 并发症 较少，伴有糖尿病和(或)存在复杂因素且未及时治疗时可发生肾乳头坏死和肾周脓肿。前者主要表现为高热、剧烈腰痛和血尿，可有坏死组织脱落随尿排出，发生肾绞痛；后者除原有肾盂肾炎症状加重外，常出现明显单侧腰痛，向健侧弯腰时疼痛加剧。

4. 无症状细菌尿 无症状细菌尿又称隐匿性尿路感染，指患者有真性细菌尿，而无尿路感染的症状。多见于老年人，发病率为 40%～50%。

（三）辅助检查

1. 尿常规 尿沉渣镜检白细胞计数超过5个/HP，尿中出现白细胞、白细胞管型提示肾盂肾炎；尿中红细胞也可增加，少数可有肉眼血尿；尿蛋白常为阴性或微量。

2. 尿细菌学检查 取新鲜清洁中段尿培养，尿菌落计数不低于10^5/mL，排除假阳性后，称为真性细菌尿。如无尿路感染症状，则要求2次清洁中段尿定量培养菌落计数均不低于10^5/mL，且为同一菌种。膀胱穿刺定性培养有细菌生长也提示真性细菌尿。

3. 影像学检查 行B超、腹部X线、静脉肾盂造影等检查，以确定有无结石、梗阻、先天性畸形和膀胱输尿管反流。尿路感染急性期不宜做静脉尿路造影检查。

4. 血常规 急性肾盂肾炎的血常规表现有白细胞计数增多，中性粒细胞核左移。

（四）心理-社会状况

症状较轻者，对疾病认识不足，或重视程度不够，遵医行为差；症状严重者，干扰了日常生活，患者易产生紧张、焦虑心理。须评估患者家属对患者心理、经济等方面的支持程度。

（五）治疗要点

药物治疗要点：①选择肾毒性小、不良反应少、对致病菌敏感的抗生素。无病原学检查结果前，首选对革兰阴性杆菌有效的抗生素，治疗3天症状无改善时，按药敏试验结果调整用药。②单一药物治疗失败、严重感染、混合感染、耐药菌株出现时，联合用药。

1. 一般治疗 急性期注意休息，多饮水，勤排尿。膀胱刺激征和血尿明显者，可口服碳酸氢钠以碱化尿液、缓解症状、抑制细菌生长。反复发作者，应积极去除病因及诱因。

2. 抗菌治疗

(1) 急性膀胱炎：①单剂量疗法：可选用磺胺类药、碳酸氢钠、氧氟沙星、阿莫西林等。②短程疗法：可选择磺胺类、喹诺酮类、半合成青霉素或头孢菌素类药等，连用3天。与单剂疗法相比，短程疗法更有效，可减少复发，增高治愈率。停服抗生素7天后，需进行尿细菌定量培养。若结果阴性，表示急性膀胱炎已治愈；若仍为真性细菌尿，应继续给予2周抗生素。妊娠妇女、老年患者、糖尿病患者、机体免疫力低下者及男性患者应采用较长疗程(7天)。

(2) 肾盂肾炎：①轻症患者宜口服有效抗菌药物14天，可选用喹诺酮类(如氧氟沙星、环丙沙星)、半合成青霉素类(如阿莫西林)或头孢菌素类药，一般用药72 h可显效，若无效则应根据药敏试验结果更换药物。②严重肾盂肾炎有明显毒血症状者需静脉用药，可选用青霉素类(如氨苄西林)、头孢菌素类(如头孢噻肟钠等)、喹诺酮类(如左氧氟沙星等)药，获得尿培养结果后应根据药敏试验结果选药，必要时联合用药。氨基糖苷类药肾毒性大，应慎用。若治疗后病情好转，可于热退后继续用药3天再改用口服抗生素，继续治疗2周。

(3) 无症状细菌尿：对于非妊娠妇女和老年人的无症状细菌尿，一般不予治疗。妊娠妇女的无症状细菌尿则必须治疗，选用肾毒性较小的抗菌药物，如头孢菌素类药等，不宜用氯霉素、四环素、喹诺酮类药。学龄前儿童的无症状细菌尿也应予以治疗。

(4) 再发性尿路感染：可分为复发和重新感染(占80%)。①复发：在停药6周内(包括6周)再次感染原来的致病菌。应积极寻找并去除尿路梗阻等易感因素，并选用敏感强效杀菌性抗生素，疗程不短于6周。②重新感染：在停药6周后再次出现真性细菌尿，且菌株与上次不同。重新感染提示患者尿路防御能力低下，可采用长程低剂量抑菌疗法进行预防性治疗，常用复方磺胺甲噁唑、氧氟沙星等，疗程半年。

【常见护理诊断/问题】

1. 排尿障碍：尿频、尿急、尿痛 与尿路感染有关。

2. 体温过高 与急性肾盂肾炎有关。

3. 潜在并发症 肾乳头坏死、肾周脓肿、中毒性休克。

【护理措施】

1. 一般护理 详见本章第一节中的“一、尿路刺激征”。

2. 病情观察 密切观察患者体温、尿液性状变化，有无腰痛加剧。如出现高热持续不退或体温升高且腰痛加剧等，应考虑并发肾周脓肿、肾乳头坏死等并发症，及时通知医生处理。

3. 尿细菌学检查 向患者解释检查目的和方法，为保证培养结果准确性，需注意：①在应用抗菌药物之前或停用抗菌药物 7 天后留取尿标本。②采集清晨第 1 次（尿液停留膀胱 6 h 以上）清洁新鲜中段尿液送检。③用无菌试管留取尿液时，严格无菌操作，充分清洁外阴，消毒尿道口，再留取中段尿液。④尿标本应于 1 h 内送检，否则需冷藏保存。⑤尿标本中勿混入消毒药液，女性患者留尿时注意勿混入白带。

4. 用药护理 遵医嘱用药，观察药物疗效和不良反应。口服复方磺胺类药期间，要多饮水，同时服用碳酸氢钠以增强疗效、减少磺胺结晶形成；口服易引起胃肠道反应，宜饭后服。

5. 心理护理 关心、体贴患者，创造温馨的就医环境，保护患者隐私。根据不同情况，做好解释工作，消除影响治疗的心理因素，使其积极配合治疗和护理。

6. 健康指导

（1）疾病预防指导：①规律生活，避免劳累，适当运动，增强机体免疫力。②多饮水、勤排尿是预防尿路感染简便而有效的措施。每天摄入足够水分，以保证足够的尿量和排尿次数。③注意个人卫生，尤其是女性，要注意会阴部及肛周皮肤的清洁，特别是月经期、妊娠期、产褥期。学会正确清洁外阴的方法。④与性生活有关的反复发作者，应在性生活后立即排尿。⑤膀胱输尿管反流者，需要“二次排尿”，即每次排尿后数分钟再排尿一次。

（2）疾病知识指导：向患者说明尿路感染的病因、疾病特点和治愈标准，使其理解多饮水、勤排尿以及注意会阴部、肛周清洁的重要性，确保其出院后仍能严格遵从。教会患者识别尿路感染的临床表现，一旦发生尽快就诊。

练习与思考

在线答题

练习与思考答案

一、单项选择题（在线答题）

二、填空题

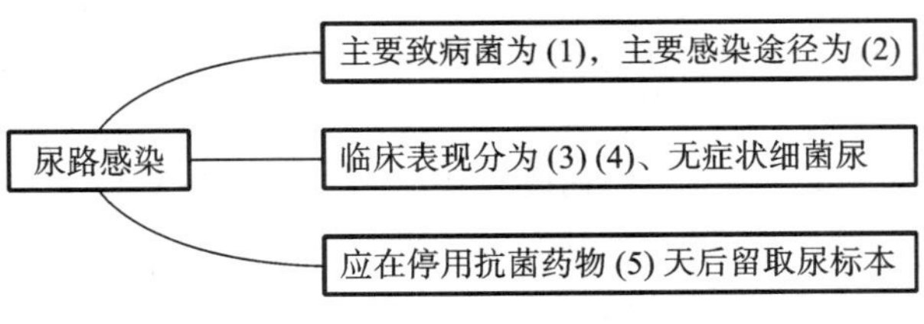

填空题答题处：

（1）__________；（2）__________；（3）__________；（4）__________；

（5）__________。

（南阳科技职业学院 赵冰）

第四节 肾 衰 竭

学习目标

1. 掌握肾衰竭患者的身体状况和护理措施。
2. 熟悉肾衰竭的病因和治疗原则。
3. 了解肾衰竭的发病机制及相关辅助检查。
4. 学会应用护理程序的方法对肾衰竭患者实施整体护理。
5. 能正确评估肾衰竭患者的身心状况，根据护理诊断制订合理的护理措施并进行健康指导。
6. 学会尊重患者、关爱患者，提高患者治疗疾病的信心。

案例思考

患者，男性，35岁。最近无明显诱因出现乏力、厌食，伴有恶心、腹胀，自服多潘立酮后症状反而进行性加重，昨天自行步入病房。5年前患者无明显诱因出现水肿，以晨起眼睑部位较为显著，没有腰痛、血尿等症状，当时血压150/90 mmHg，因工作忙未规律治疗。此后眼睑水肿间断出现，时有时无，时轻时重，有时下肢也出现水肿，未予重视。近2年来，出现夜尿增多，每夜3～4次，未诊治。

请思考：

1. 根据该患者目前的病情，最主要的护理诊断/问题是什么？应采取哪些护理措施？
2. 如何为该患者进行健康指导？

一、慢性肾衰竭

慢性肾衰竭(chronic renal failure，CRF)简称慢性肾衰，指各种原发性或继发性慢性肾脏病(chronic kidney disease，CKD)进行性进展引起的肾小球滤过率(GFR)下降和肾功能损害，出现以代谢产物潴留，水、电解质紊乱，酸碱平衡失调和全身各系统症状为主要表现的临床综合征。

我国肾衰竭发病率约为1/10000，男女发病率分别为55%、45%，40～50岁高发。

慢性肾脏病根据GFR下降程度分为1～5期(表4-4-1)。以往我国根据肾功能损害程度，将慢性肾衰竭分为以下4期：肾功能代偿期、肾功能失代偿期、肾衰竭期、尿毒症期(大致相当于慢性肾脏病的2期、3期、4期、5期)。

表4-4-1 慢性肾脏病分期

分期	特 征	GFR/(mL/(min·1.73 m^2))	治疗计划
1	肾损害，GFR正常或稍高	≥90	诊断治疗；治疗合并症，延缓疾病进展，减少心血管危险因素
2	肾损害，GFR轻度降低	60～89	评估、减慢疾病进展
3a	GFR轻到中度降低	45～59	评估、预防和诊断并发症
3b	GFR中到重度降低	30～44	治疗并发症

续表

分期	特　征	GFR/(mL/(min·1.73 m^2))	治疗计划
4	GFR 重度降低	15～29	准备肾脏替代治疗
5	终末期肾病	＜15	肾脏替代治疗

【病因及发病机制】

（一）病因

慢性肾衰竭常见病因有原发性和继发性肾小球肾炎、糖尿病肾病、高血压肾小动脉硬化、肾小管间质性疾病、肾血管疾病、遗传性肾病等。在西方发达国家，糖尿病肾病、高血压肾小动脉硬化为慢性肾衰竭的两大主要病因。我国常见的病因依次为原发性肾小球肾炎、糖尿病肾病、高血压肾小动脉硬化、狼疮性肾炎、梗阻性肾病、多囊肾等。双侧肾动脉狭窄或闭塞所引起的“缺血性肾病”在老年慢性肾衰竭的病因中占有一定的地位。

（二）发病机制

本病的发病机制尚未完全明了，主要有以下几种学说。

1. 慢性肾衰竭进行性恶化的发生机制

(1) 肾小球高滤过：各种病因引起肾单位被破坏，导致残余肾单位的 GFR 增高（高滤过）、血浆流量增高（高灌注）和毛细血管跨膜压增高（高压力），加重肾小球进行性损伤，导致肾小球硬化和残余肾单位进一步减少。

(2) 肾小管高代谢：慢性肾衰竭时残余肾单位的肾小管处于高代谢状态，可致氧自由基产生增多，加重细胞和组织损伤，引起肾小管萎缩、间质纤维化和肾单位进行性损害。

(3) 其他：细胞因子、生长因子和血管活性物质（如血管紧张素Ⅱ）及细胞外基质降解不足、细胞凋亡等也参与了肾小球硬化和间质纤维化过程。

2. 尿毒症各种症状的发生机制　目前认为，尿毒症的症状及体内各系统损害的原因如下：①水、电解质紊乱和酸碱平衡失调；②尿毒症毒素的毒性作用；③促红细胞生成素分泌减少或营养素的缺乏。

【护理评估】

（一）健康史

询问患者及其家族成员是否有肾脏或泌尿系统疾病史，是否患有高血压、糖尿病、系统性红斑狼疮等可导致肾功能不全的疾病。了解患者既往是否应用过肾毒性药物。

（二）身体状况

该病起病缓慢，早期常无明显临床症状或仅有乏力、夜尿增多等症状。当残余肾单位无法代偿满足机体最低需求时，才出现明显症状。尿毒症时出现全身多系统功能紊乱。

1. 水、电解质紊乱和酸碱平衡失调　可出现水钠潴留或脱水、低钠血症、高钾或低钾血症、高磷血症、低钙血症、高镁血症、代谢性酸中毒等。

2. 糖、脂肪、蛋白质代谢障碍　可表现为糖耐量减低、低血糖、高甘油三酯血症、高胆固醇血症，蛋白质合成减少、分解增加及负氮平衡。

3. 各种毒性代谢产物潴留各系统所产生的症状

(1) 消化系统：食欲不振是最常见和最早期表现，还可表现为恶心、呕吐、腹胀、腹泻。晚期患者呼出气体中有尿味，口腔炎、口腔黏膜溃疡、胃或十二指肠溃疡以及上消化道出血也较常见。

(2) 心血管系统：心血管病变是肾衰竭常见并发症和最主要死因。①高血压和左心室肥大：多数患者因水钠潴留而出现不同程度高血压，引起动脉硬化、左心室肥大和心力衰竭。②心力衰竭：

常见死因之一，主要与水钠潴留及高血压有关。③心包病变：以尿毒症性心包炎和透析相关性心包炎较常见，其原因多与尿毒症毒素蓄积、低蛋白血症、心力衰竭等有关。④尿毒症性心肌病：与毒性代谢产物潴留和贫血等因素有关。⑤动脉粥样硬化：可引起冠状动脉、脑动脉和全身周围动脉发生动脉粥样硬化和钙化。冠心病是主要死亡原因之一。

(3) 呼吸系统：常表现为气促，严重酸中毒时可表现为呼吸深而长。体液过多、心功能不全时可发生肺水肿。尿毒症毒素引起肺泡毛细血管通透性增加、肺充血，肺部 X 线检查出现“蝴蝶翼”征，称“尿毒症肺炎”。

(4) 血液系统症状如下。

①贫血：慢性肾衰竭时，由于肾脏促红细胞生成素(EPO)生成减少导致的贫血，称为肾性贫血。多数患者有轻至中度贫血，且多为正细胞正色素性贫血。铁缺乏、叶酸不足、营养不良、失血等可加重贫血程度。

②出血倾向：常表现为鼻出血、皮肤瘀斑、牙龈出血、月经量过多等，重者出现消化道出血、颅内出血等。出血倾向与血小板功能障碍以及凝血因子减少等有关。

(5) 神经、肌肉系统：神经系统异常包括中枢和周围神经病变。中枢神经系统异常称为尿毒症脑病，早期表现为疲乏、失眠、注意力不集中等，后期可出现性格改变、抑郁、记忆力下降，判断力、计算力和定向力障碍，出现幻觉甚至昏迷等。周围神经病变以肢端袜套样分布的感觉丧失最常见，也可出现肢体麻木、下肢疼痛，深反射减弱或消失。尿毒症时可出现肌肉震颤、痉挛，肌无力和肌萎缩等。

(6) 肾性骨营养不良：简称肾性骨病，可出现纤维囊性骨炎、骨软化症、骨质疏松症和骨硬化症。典型表现为骨痛、行走不便和自发性骨折。骨活组织检查有助于诊断。肾性骨病的发生与活性维生素 D_3 不足，继发性甲状腺旁腺功能亢进等有关。

(7) 皮肤变化：皮肤瘙痒是慢性肾衰竭常见症状之一，与继发性甲状旁腺功能亢进等因素有关。尿毒症患者特征性面容：因贫血而出现面色苍白或因色素沉着异常而面部呈黄褐色。

(8) 内分泌失调：除肾脏内分泌功能异常外，可出现性激素紊乱。女性患者常表现为闭经、不孕，男性患者表现为阳痿、不育等。部分患者因甲状腺素水平降低，表现为基础代谢率下降。

(9) 免疫系统：慢性肾脏病患者常伴有感染，其发生与机体免疫功能低下、白细胞功能异常、淋巴细胞和单核细胞功能障碍等有关。透析者可发生血管通路或腹膜入口等感染。

(三) 辅助检查

1. 血常规检查 红细胞计数减少，绝对网织红细胞计数减少，血红蛋白浓度降低，白细胞计数可升高或降低。

2. 尿常规检查 常见蛋白尿，尿沉渣检查中可见红细胞、白细胞、颗粒管型和蜡样管型。尿比重或尿渗透压下降或等渗尿。

3. 肾功能检查 肾功能降低，血肌酐、血尿素氮水平增高，内生肌酐清除率降低。

4. B 超检查 晚期可显示双肾缩小。

5. 其他实验室检查 可有出凝血功能障碍，出血时间延长；缺铁时血清铁水平偏低，血清铁蛋白浓度<200 ng/mL，转铁蛋白饱和度<20%。

(四) 心理-社会状况

初诊慢性肾衰竭患者往往不能接受现实，易出现震惊、否认、伤感、退缩等心理问题；长期住院者，由于疾病迁延不愈，易出现沮丧心理，表现为焦虑、抑郁、恐惧、悲伤；并发症出现后，对治疗失去信心，产生悲观、绝望情绪。须评估家庭支持系统。

(五) 治疗要点

早期的慢性肾脏病应坚持治疗原发病和危险因素，不同阶段采取不同治疗计划(表 4-4-1)，延缓肾功能减退，减少并发症，提高患者生活质量。

1. 治疗原发病并去除使肾功能恶化的因素 积极治疗引起慢性肾衰竭的原发病：高血压、糖尿病肾病、肾小球肾炎等；避免或消除使慢性肾衰竭急剧恶化的危险因素（有效循环血量不足、使用肾毒性药物、心力衰竭、严重高血压等），以延缓肾功能减退，保护残存肾功能。

2. 营养疗法 给予低蛋白质（个体化）、低磷、热量充足饮食，单用或加用必需氨基酸，可减轻肾小球硬化、肾间质纤维化。

3. 药物治疗

（1）纠正水、电解质紊乱和酸碱平衡失调：调节水钠失调（限制水和盐的摄入，补液不宜过多、过快，明显水肿或高血压者予袢利尿剂，重症者尽早透析）、控制高钾血症和代谢性酸中毒，治疗钙、磷代谢失调等。

（2）控制高血压和肾小球内高压力：首选 ACEI 和 ARB，有效降压目标为血压 130/80 mmHg 以下，尿蛋白尽可能减少到 0.5 g/d 以下。

（3）贫血治疗：应用重组人促红细胞生成素（rhEPO）治疗肾性贫血。同时补充铁剂（蔗糖铁、右旋糖酐铁），直至血红蛋白浓度上升至正常值。严重贫血者予输注红细胞。

（4）其他对症治疗：①促进肠道清除尿毒症毒素：口服吸附剂（氧化淀粉或活性炭）、导泻剂（大黄制剂或甘露醇）促进毒素排泄，主要用于透析前慢性肾衰竭的辅助治疗。②控制高脂血症。③选择无肾毒性或肾毒性小的抗生素防治感染。

4. 替代治疗 替代治疗包括血液透析和腹膜透析疗法，可替代肾脏的排泄功能而不能代替其内分泌和代谢功能。肾移植是目前治疗终末期肾衰竭最有效的方法。

【常见护理诊断/问题】

1. 营养失调：低于机体需要量 与长期食欲减退，限制蛋白质摄入、消化吸收不良有关。

2. 体液过多 与肾衰竭排水能力差、钠盐和液体摄入过多有关。

3. 活动无耐力 与营养不良、全身衰竭有关。

4. 有感染的危险 与机体免疫力低下、白细胞功能降低、低蛋白血症有关。

5. 预感性悲哀或绝望 与慢性肾衰竭病情重、预后不佳、失去信心有关。

从宁波到上海的绿色通道助慢性肾衰竭患者顺利完成肾移植

【护理措施】

（一）生活护理

1. 饮食护理 饮食原则：优质低蛋白质、充足热量、低磷、低钾、低盐、富含维生素饮食。①蛋白质：限制蛋白质摄入，要求 50%以上为优质蛋白质（鱼、蛋、奶、肉类），尽量少食植物蛋白，主食最好以纯淀粉类食品（麦淀粉、玉米淀粉）代替米、面等谷类食品。蛋白质摄入量应根据患者的 GFR 调整：当 GFR≥60 mL/(min · 1.73 m^2)时，蛋白质摄入量为 0.8 g/(kg · d)；当 25 mL/(min · 1.73 m^2)≤GFR＜60 mL/(min · 1.73 m^2)时，蛋白质摄入量为 0.6 g/(kg · d)；当 GFR＜25 mL/(min · 1.73 m^2)时，蛋白质摄入量为 0.4 g/(kg · d)。②足够热量：保证热量 126～147 kJ/(kg · d)(30～35 kcal/(kg · d))，其中 70%由碳水化合物供给。③钠：一般每天食盐摄入量不超过 6 g，水肿、高血压、少尿者不超过 5 g。④钾：当尿量＜1000 mL/d 时，需限制食物中钾的摄入，蔬菜过沸水可减少钾含量。⑤磷：每天摄入量应低于 600 mg。⑥补充水溶性维生素：如维生素 C、叶酸。⑦调整食物的色、香、味，增进患者食欲。⑧补充矿物质和微量元素铁、锌、钙等。⑨每日睡前饮水 1～2 次，可减轻晨起恶心、呕吐症状。

2. 休息与活动 患者应卧床休息，避免过度劳累。能起床活动者，应鼓励其在力所能及的情况下自理生活、适当活动，但应避免劳累和受凉。一旦有不适症状，应暂停活动，卧床休息。贫血严重时应卧床休息，并告诉患者坐起、下床时动作宜缓慢，以免发生头晕。有出血倾向者活动时应注意安全，避免皮肤黏膜受损。

（二）病情观察

观察意识、生命体征、体重、液体出入量，判断病情变化。查阅血常规、血清蛋白、血红蛋白、血钾、肾功能等检查结果，判断疗效及有无并发症。

（三）对症护理

1. 维持水、电解质及酸碱平衡

（1）维持水平衡：①无水肿，尿量>1000 mL/d 者，可不限制饮水量。②失水者，补液时不宜过多、过快。补液量=前一日尿量+500 mL（不显性失水量）。③严重高血压、水肿、心力衰竭、少尿者，应限制饮水及补液量。④遵医嘱使用利尿剂，观察疗效和不良反应。⑤准确记录 24 h 液体出入量，监测体重并记录。

（2）维持电解质平衡：①脱水时常有低钠，不宜限盐。水肿时则应限盐。②血钾低者应补充氯化钾。血钾高者应停用含钾的药物和食物，如青霉素钾及白菜、萝卜、梨、桃、橘子等；禁止输入库存血；最有效的方法是血液透析。③低血钙者可以补充钙剂。④高血磷者可给予氢氧化铝凝胶口服，与肠磷结合，减少磷的吸收。

（3）纠正酸中毒：轻症患者口服碳酸氢钠；二氧化碳结合力低于 13.5 mmol/L 时，静脉滴注碳酸氢钠注射液。

2. 预防感染

（1）监测感染征象：监测患者有无体温升高。慢性肾衰竭患者基础代谢率较低，体温>37.5 ℃时提示存在感染。注意有无寒战、疲乏无力、食欲下降、咳嗽、咳脓性痰、肺部湿啰音、尿路刺激征、白细胞计数增高等。准确留取各种标本（如痰液、尿液、血液等）送检。

（2）预防感染：①有条件的患者住单人房间，病室定时通风并消毒空气。②各项检查治疗严格无菌操作，避免不必要的侵入性治疗与检查，特别注意有无留置静脉导管和留置导尿管等部位的感染。③加强生活护理，尤其是口腔及会阴部的卫生。卧床患者应定期翻身叩背，指导有效咳痰。④避免去人群聚集的公共场所。⑤接受血液透析者，其乙肝和丙肝的发生率明显高于正常人群，可进行乙肝疫苗的接种，并尽量减少输注血液制品。

（四）用药护理

遵医嘱应用降压药、利尿剂、抗生素、促红细胞生成素等，并注意观察疗效和不良反应。①使用促红细胞生成素纠正贫血时，观察有无头痛、高血压等不良反应。②纠正代谢性酸中毒时，静脉滴注碳酸氢钠的速度不宜太快，以防止出现低血钙。③如肢体抽搐，应遵医嘱应用钙剂。④补钾时，监测血钾，血钾>5.5 mmol/L 时，应报告医生。

（五）心理护理

耐心向患者解释病情，鼓励其正确对待疾病，树立治疗信心；指导患者家属关心患者，支持并帮助患者积极配合治疗和护理。

（六）健康教育

1. 生活指导 指导患者遵守饮食原则，改善营养状况，注意休息，适当活动，避免劳累、受凉；指导积极预防各种感染。

2. 疾病知识指导 向患者及其家属讲解慢性肾衰竭的基础知识，使其理解并坚持配合治疗，消除或避免加重病情的各种因素可以延缓病情进展，提高生存质量。嘱患者遵医嘱服药，定期复查尿常规、肾功能等，如病情反复，及时就诊。

二、急性肾衰竭

急性肾衰竭（acute renal failure，ARF）简称急性肾衰，是由各种原因引起的肾功能在短时间内

(数小时至数周)突然下降而出现的氮质废物滞留和尿量减少综合征。急性肾衰竭有广义和狭义之分,广义的急性肾衰竭可分为肾前性、肾性和肾后性三类,狭义的急性肾衰竭是指急性肾小管坏死(acute tubular necrosis,ATN)。

【病因及发病机制】

(一)病因

急性肾衰竭的病因很多,临床上分为肾前性、肾性和肾后性三种。

1. 肾前性 各种原因引起肾血流灌注不足,从而导致 GFR 下降而发生急性肾衰竭。常见病因:①血容量减少:如各种原因引起的体液丢失、失血。②心排血量减少和肾血管收缩。

2. 肾后性 由急性尿路梗阻所致,梗阻可发生在尿路的任一位置。常见病因有尿路结石、双侧肾盂积液、前列腺增生和肿瘤等。

3. 肾性 由肾小管、肾间质、肾血管或肾小球疾病引起的肾实质损伤。最常见肾缺血或肾毒性物质引起的 ANT。本节主要以 ATN 为代表进行叙述。

(二)发病机制

不同病因、不同程度的 ATN 有不同的始动机制和持续发展因素。ATN 的发病机制尚未完全明了,涉及肾血流动力学改变、肾毒素或肾缺血-再灌注所致肾小管上皮细胞、血管内皮细胞损伤,释放多种炎症介质,引起肾实质损伤。

【护理评估】

(一)健康史

询问患者有无导致血液灌注不足的疾病,有无尿路梗阻,有无接触毒素、药物、造影剂等可能损伤肾小管的因素,评估肾功能减退情况;了解既往有无慢性肾脏疾病史及相关家族史。

(二)身体状况

1. 起始期 此期尚未发生明显肾实质损伤,一般持续数小时至数天。随着肾小管上皮损伤的逐步加重,GFR 逐渐下降则进入维持期。

2. 维持期 维持期又称少尿期。典型者持续 7～14 天,或长达 4～6 周。出现少尿或无尿,也可没有少尿,称非少尿型急性肾损伤,其病情较轻,预后较好。无论尿量是否减少,随着肾功能的减退,患者将出现一系列尿毒症表现。

(1) 全身表现:①消化系统:首发症状有食欲低下、恶心、呕吐、腹胀、腹泻等,严重者有消化道出血。②呼吸系统:除感染并发症外,因容量负荷增大出现呼吸困难、咳嗽、憋气、胸闷等表现。③循环系统:因尿少、水钠潴留出现高血压、心力衰竭、急性肺水肿;或因毒素滞留、电解质紊乱、贫血及酸中毒,引起各种心律失常及心肌病变。④其他:伴有肺部、尿路感染,是急性肾损伤的主要死因之一,死亡率高达 70%。

(2) 水、电解质紊乱和酸碱平衡失调:①代谢性酸中毒:由酸性代谢产物增加且排出减少引起。②高钾血症:与肾排钾减少、感染、高分解状态、酸中毒等因素有关。③稀释性低钠血症,由水潴留过多引起。④其他:可有低钙、高磷、低氯血症等。

3. 恢复期 肾小管细胞再生、修复,肾小管恢复完整,GFR 逐渐恢复正常或接近正常范围。少尿型患者尿量开始增加,尿量达 3～5 L/d,持续 1～3 周,继而恢复正常。少数患者可遗留不同程度的肾结构和功能缺陷。

(三)辅助检查

1. 血液检查 少尿期有轻、中度贫血;血尿素氮、血肌酐升高;血钾常高于 5.5 mmol/L,有低钠、低钙、高磷血症。

2. 尿液检查 尿液外观混浊,尿蛋白(+)～(++),可见肾小管上皮细胞、上皮细胞管型、颗粒管型等；尿比重降低（尿比重＜1.015）且固定；尿渗透浓度＜350 mOsm/L；尿钠增高。

（四）心理-社会状况

急性肾衰竭病情危重，尤其在少尿期，患者可有濒死感，护士应仔细评估患者及其家属对疾病的了解程度、接受程度及应对方式。

（五）治疗要点

急性肾衰竭治疗原则：早期诊断，及时干预，避免肾脏进一步损伤，维持水、电解质和酸碱平衡，防治并发症及行肾脏替代治疗。治疗措施包括以下方面。

1. 起始期 首先尽早纠正可逆性病因。治疗严重外伤、心力衰竭、急性失血等，停用影响肾灌注或有肾毒性的药物。

2. 维持期 调节水、电解质和酸碱平衡，供给足够营养和治疗原发病。①纠正高钾血症；②严重高钾血症（血钾＞6.5 mmol/L）、严重代谢性酸中毒（pH＜7.15）、容量负荷过重且利尿治疗无效时，予透析疗法；③纠正水、电解质紊乱和酸碱平衡失调，控制心力衰竭，防治感染。

3. 恢复期 维持水、电解质和酸碱平衡，控制氮质血症，防治各种并发症。透析者应维持透析，症状明显改善后，逐渐减少透析，直至病情稳定。定期复查肾功能，避免使用肾毒性药物。

【常见护理诊断/问题】

1. 营养失调：低于机体需要量 与食欲下降、透析等因素有关。

2. 活动无耐力 与心脏病变，贫血，水、电解质紊乱和酸碱平衡失调有关。

3. 有感染的危险 与限制蛋白质摄入量、透析、机体抵抗力降低等有关。

4. 潜在并发症 水、电解质紊乱和酸碱平衡失调等。

【护理措施】

（一）一般护理

1. 休息与活动 以休息为主，避免过度劳累。病情稳定者，鼓励其适当活动，以不出现疲乏、呼吸困难、头晕为度；症状较重或有心肺疾病者，应绝对卧床休息，减少探视，协助日常活动。长期卧床者，做床上主动和被动活动，避免发生静脉血栓和肌肉萎缩。

2. 饮食护理

(1) 蛋白质：根据 GFR 调整蛋白质摄入量。当 GFR≥60 mL/(min·1.73 m^2)时，摄入量为 0.8 g/(kg·d)；当 25 mL/(min·1.73 m^2)≤GFR＜60 mL/(min·1.73 m^2)，摄入量为 0.6 g/(kg·d)；当 GFR＜25 mL/(min·1.73 m^2)时，摄入量为 0.4 g/(kg·d)。血液透析者，蛋白质摄入量为1.0～1.2 g/(kg·d)；腹膜透析者摄入量为 1.2～1.3 g/(kg·d)。饮食中 50%蛋白质为优质蛋白质，如蛋、鱼、牛奶、瘦肉等，减少摄入植物蛋白。

(2) 热量：每日摄取足够热量，防止体内蛋白质过度分解。每日供给热量为 126～147 kJ/kg(30～35 kcal/kg)，其中 70%由碳水化合物供给。恶心、呕吐者，遵医嘱给予静脉营养。

（二）病情观察

(1) 观察症状和体征的变化。如短期内体重迅速增加、血压突然升高、意识改变、心率加快、颈静脉怒张等；每日定时测量体重、尿量，准确记录液体出入量。

(2) 观察并发症，如心力衰竭、尿毒症性肺炎及电解质代谢紊乱和酸碱平衡失调等；急性肾衰竭少尿期患者，注意水中毒或稀释性低钠血症的症状，如头痛、嗜睡、共济失调、抽搐等；监测感染征象，如发热、寒战、咳嗽、咳痰、肺部湿啰音、尿路刺激征、白细胞增高等。

（三）用药护理

(1) 静脉滴注氨基酸时应注意输液速度，若有恶心、呕吐，减慢输液速度，遵医嘱给予止吐药。

(2) 使用重组人促红细胞生成素纠正患者贫血时，定期更换注射部位，观察用药后不良反应，如头痛、高血压、癫痫发作等，定期检查血红蛋白和血细胞比容等。

(3) 使用骨化三醇治疗肾性骨病时，监测血钙、血磷，防止血管钙化和功能恶化。

(4) 使用血管扩张药时，监测血压变化；纠正高血钾及酸中毒时，监测电解质；使用甘露醇、呋塞米利尿治疗时，观察是否有脑萎缩、溶血、耳聋等不良反应；使用肝素或双嘧达莫治疗时，观察皮下是否有出血；禁止输入库存血；避免选用有肾毒性的抗生素。

(四) 预防感染

尽量安置单人病房，病房清洁消毒。意识不清者，及时吸痰。留置导尿管者，加强会阴部护理，更换导尿管时应遵循无菌操作原则。卧床者，定时翻身叩背，保持皮肤清洁，防止感染。唾液中的尿素可引起口角炎及腮腺炎，做好口腔护理。尿素霜刺激致皮肤瘙痒者，温水擦洗，嘱其勿抓挠。

(五) 心理护理

急性肾衰竭病情危重，患者可有濒死、恐惧感，护士应了解患者的感受和对疾病的态度。向患者解释疾病发展过程，减少其焦虑及不安情绪。当患者情绪变化时，应叮嘱家属理解并关心患者，给予患者情绪与心理支持。

(六) 健康指导

1. 疾病知识指导 指导患者积极治疗原发病，如高血压、糖尿病等；避免肾损害的高危因素，如高血脂等。肾脏病变者，避免加速肾功能减退的因素，如血容量不足、使用氨基糖苷类抗生素等肾毒性较大的药物。

2. 生活方式指导 严格遵守饮食治疗的原则，注意限水限钠和蛋白质的合理摄入；注意劳逸结合，避免劳累和重体力活动。

3. 病情监测指导 指导患者准确测量体重、监测血压、记录体重；如出现水肿、血压明显增高、体重迅速增加超过 2 kg、气促、发热、乏力及意识障碍时，及时就诊。

练习与思考

在线答题

练习与思考答案

一、单项选择题(在线答题)

二、填空题

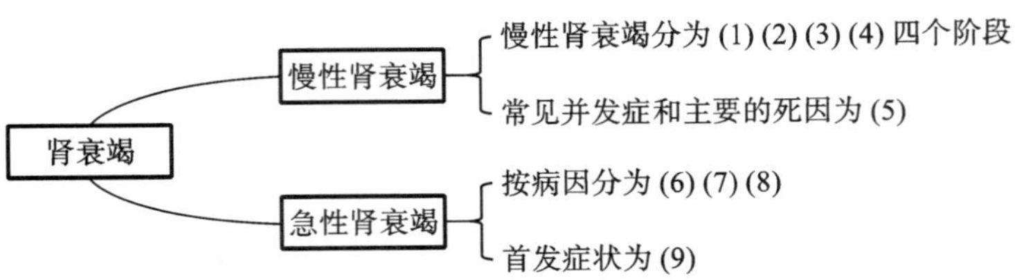

填空题答题处：

(1)________________；(2)________________；(3)________________；(4)________________；

(5)________________；(6)________________；(7)________________；(8)________________；

(9)________________。

三、名词解释

1. 急性肾衰竭

2. 慢性肾衰竭

四、案例分析题

刘某，男性，50 岁。患慢性肾小球肾炎 12 年，近因感冒发热，出现恶心、呕吐，腹部不适，皮肤瘙痒，贫血貌。BP 173/105 mmHg，Hb 70 g/L，GFR 50 mL/min，Scr 360 μmol/L，尿蛋白(＋)，尿沉渣有白细胞颗粒管型，血电解质和血钾轻度升高。诊断为慢性肾衰竭。

请思考：

1. 如何对该患者进行护理评估？该患者身体状况有哪些表现？

2. 如何帮助患者预防感染？

课程思政实践活动设计之——泌尿系统篇

（南阳科技职业学院　赵冰）

第五节　泌尿内科常用诊疗技术及护理

一、血液透析

血液透析（hemodialysis，HD）简称血透，是常用血液净化方法之一。血液透析是将患者血液与含一定化学成分的透析液分别引入透析器内半透膜两侧，根据膜平衡原理，经弥散、对流等作用，清除代谢废物、过多液体或血液中毒素，纠正水、电解质紊乱及酸碱平衡失调的治疗方法，能替代部分肾功能。弥散是在布朗运动作用下，溶质从半透膜浓度高的一侧向浓度低的一侧移动，最后达到膜两侧浓度的平衡。对流是通过膜两侧的压力梯度使溶质随着水的跨膜移动而移动。血液透析还可通过半透膜两侧压力差产生的超滤作用去除患者体内过多的水分。

【透析装置】

透析装置主要包括透析器、透析液、透析机与供水装置等（图 4-5-1）。

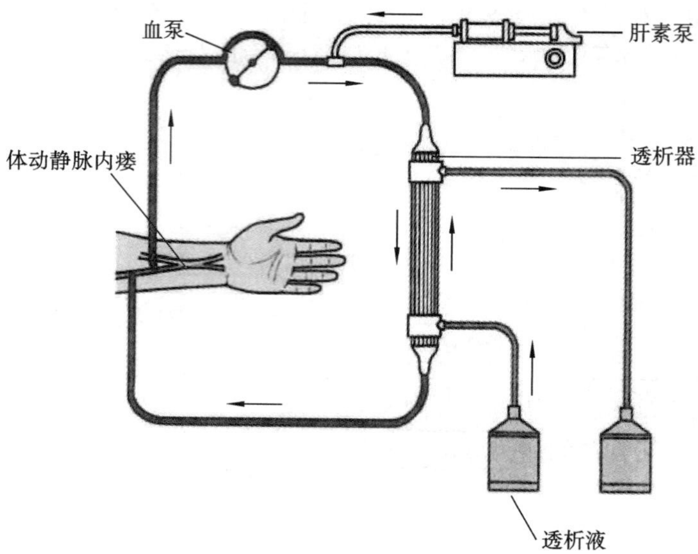

图 4-5-1　血液透析装置示意图

1. 透析器　透析器又称为“人工肾”，是血液透析溶质交换的场所，由半透膜和支撑材料组成。目前最常用透析器为空心纤维型，由数以千计的空心纤维组成一束，固定于透析器两端。血液透析时，血液从空心纤维管内流过，空心纤维管外充满了流动方向与血流方向相反的透析液，空心纤维管的管壁为人工合成的半透膜，即透析膜。透析膜是透析器的关键部分，膜的面积、厚度、孔径大小及表面电荷均会影响透析的疗效。此外，血流量和透析液流量也会影响透析的效率。透析膜孔径大小在一定的范围内，使得透析膜两侧溶液中的小分子溶质和水分子可自由通过，而大分子（多肽、蛋白质）和血细胞、细菌等不能通过。血液透析时，血液中的尿素氮、肌酐、K^+、磷酸盐等弥散到透析液中，而患者所需物质比如碳酸氢根等从透析液弥散到血液中得到补充。因此，透析能快速纠正肾衰竭时产生的高尿素氮、高肌酐、高血钾、高血磷、酸中毒等代谢紊乱，并通过透析膜两侧的跨膜压力达到清除水分的目的，从而达到“人工肾”的效果(图 4-5-2)。

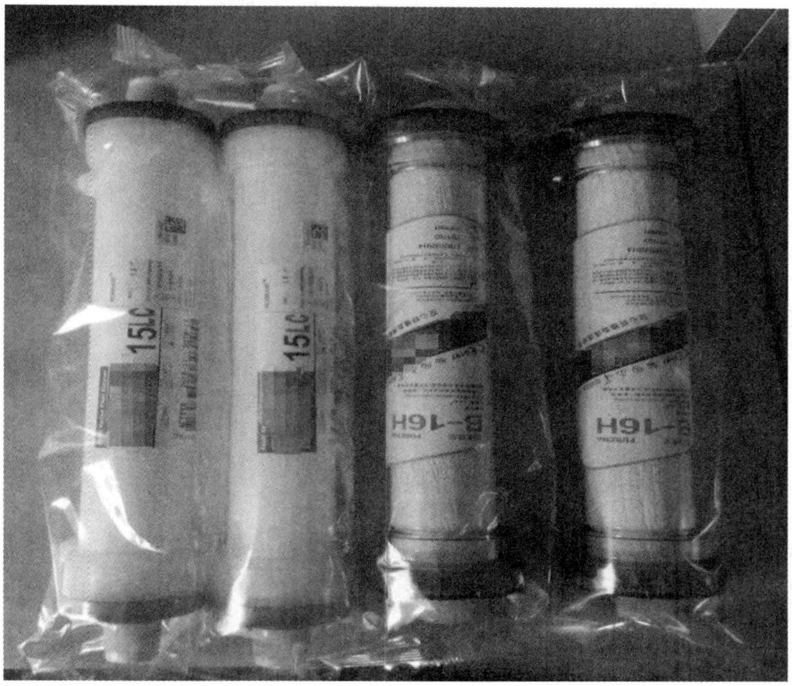

图 4-5-2 血液透析器图

2. 透析液 透析液含 Na^{+}、K^{+}、Ca^{2+}、Mg^{2+}、Cl^{-}、碱基及葡萄糖等，各种电解质与血液中的正常浓度相近，渗透压与细胞外液相似。最常使用的是碳酸氢盐透析液。

3. 透析机与供水装置 目前最好的透析用水是反渗水，无离子、无有机物、无菌，用于稀释浓缩透析液。透析机按一定比例稀释浓缩的透析液达到生理要求，按设定温度和流量供应透析液，通过调节透析液一侧的负压达到预定脱水量，用血泵维持血流量，用肝素泵调节肝素用量。同时，透析机对以上各项功能的参数具有相应的监测功能，如透析液的浓度、温度、流量和压力，以及血流量、血管通路内的压力、透析膜有无破损、静脉管路内有无气泡等。

【血管通路】

血管通路又称血液通路，指将血液从人体内引出至透析器，进行透析后再返回到体内的通道。血管通路是进行血液透析的必要条件，因此又被称为血液透析患者生命线。血管通路可分为临时性和永久性两类。临时性血管通路用于紧急透析和长期维持性透析动静脉内瘘未形成时，主要为深静脉留置导管；永久性血管通路用于长期维持性透析，主要指自体动静脉内瘘和移植物血管内瘘。

1. 临时性血管通路

(1) 临时性血管通路：共有两个腔，静脉腔开口于导管前端，用于回血至患者体内；动脉腔开口由数个侧孔构成，用于将血液引至透析器。置管部位常选择颈内静脉、股静脉和锁骨下静脉。深静脉留置导管的优点是置管术操作相对简单，可在床边完成，置管后可立即使用，提供的血流量充足；缺点是感染发生率高，使用时间相对较短，仅可临时使用(图 4-5-3)。

(2) 导管护理：①保持局部皮肤清洁、干燥，沐浴时避免导管出口处局部皮肤被淋湿；②注意观察有无感染征象，如发热，置管部位红、肿、热、痛；③避免剧烈活动、牵拉等致导管脱出；④此血管通

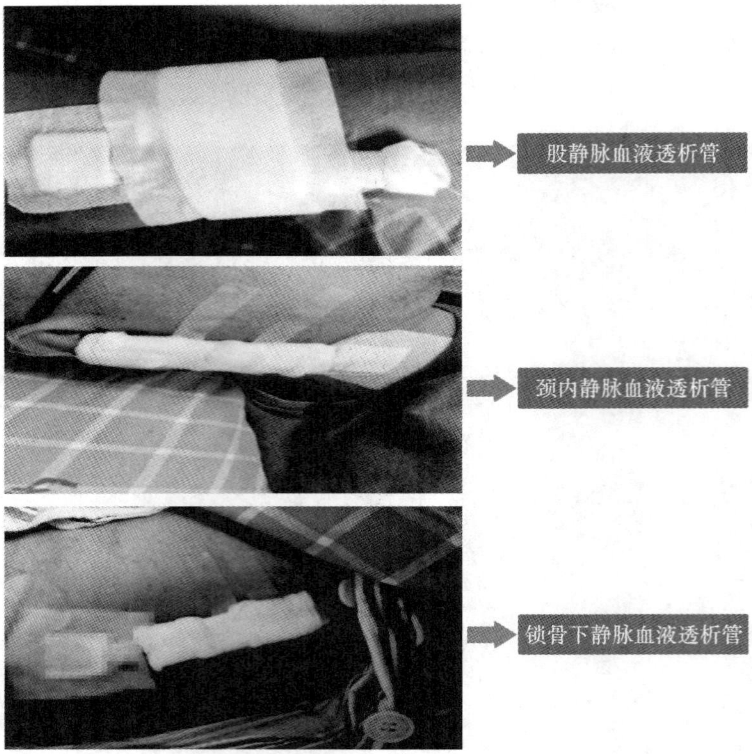

图 4-5-3　临时性血管通路

路供透析专用，不可用于输液、输血、抽血等。

2. 永久性血管通路

（1）自体动静脉内瘘是最常用的永久性血管通路。内瘘成形术指经外科手术将表浅毗邻的动静脉做直接吻合，使静脉血管血流量增加、管壁动脉化，形成皮下动静脉内瘘。术中常选择桡动脉或肱动脉与头静脉或贵要静脉吻合。内瘘部位选择应遵循以下原则：先上肢后下肢、先非惯用侧后惯用侧；先远心端后近心端。前臂腕部桡动脉-头静脉内瘘最常用，其次是腕部尺动脉-贵要静脉内瘘、前臂静脉转位内瘘、肘部内瘘或下肢内瘘等。常见术式有动静脉端端吻合、端侧吻合和侧侧吻合；首选静脉-动脉端侧吻合。常见的有标准瘘和高位瘘（图 4-5-4）。

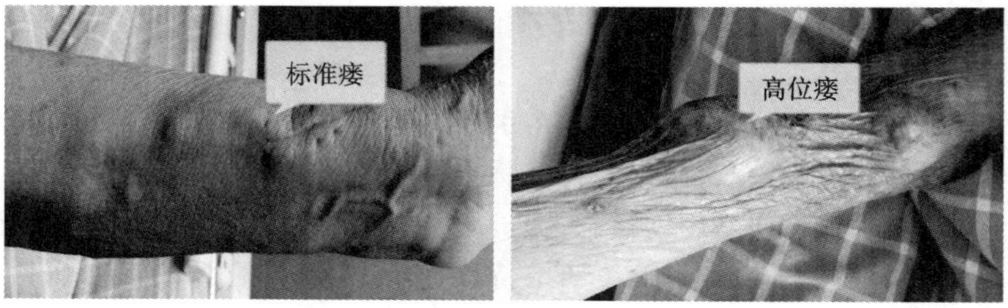

图 4-5-4　自体动静脉内瘘

（2）移植血管内瘘：适合血管条件差的患者或已多次动静脉造瘘失败时使用。移植材料包括自体血管、同种异体血管、异种血管（牛颈静脉）和人造血管（聚四氟乙烯）等。

（3）内瘘护理包括以下内容。

①术前护理：注意保护上肢血管，避免腕部以上部位血管穿刺和采血，保护手臂皮肤不要破损，为建立动静脉内瘘做准备。

②术后护理：抬高术侧上肢，以促进静脉回流，减轻肢体肿胀，及时活动手指，降低血栓形成风

险，必要时给予抗凝药物。术后 72 h 进行握拳锻炼，促进内瘘成熟。观察内瘘手术部位有无渗血或血肿，有渗血时可轻压止血，并听诊杂音，避免压迫过重导致内瘘闭塞。及时判断内瘘血管是否通畅（触诊有无震颤、听诊有无杂音）。内瘘伤口应 3 天换药 1 次，10～14 天伤口拆线，内瘘成熟时间一般要 4～6 周。

③术后功能锻炼：术后第 3 天开始，每天握拳或握橡皮圈 3～4 次，每次 10～15 min。可在吻合口上方近心端，轻轻加压至内瘘血管适度扩张充盈，同时握拳或握橡皮圈，1 min 后解除压力，然后再次加压，如此循环练习，每次 10～15 min，每天 2～3 次。

④使用注意事项：禁止在内瘘侧肢体测血压、抽血、静脉注射、输血或输液。穿刺前检查内瘘区域皮肤颜色、温度，有无肿胀、疼痛及破溃，内瘘震颤及杂音情况，血管弹性、张力及搏动情况，发现异常时行超声或影像学检查。透析结束后按压内瘘穿刺点 15～30 min，或用弹力绷带加压包扎止血，避免出血。若穿刺点区域出现血肿，24 h 内可间断冷敷，并观察内瘘震颤情况，24 h 后确认不再渗血时可热敷或涂抹消肿类药膏或采用理疗等方式消肿。

⑤日常护理：注意内瘘处皮肤卫生，每日检查内瘘通畅情况，穿着的衣服宜宽松，防止内瘘受压，避免内瘘侧肢体负重；建议常规 3 个月后行内瘘超声检查，若发现异常，及时处理。

【适应证】

透析治疗指征如下：①GFR＜15 mL/(min・1.73 m^2)，且有下列临床表现之一者：不能缓解的恶心、呕吐等尿毒症症状及营养不良；难以纠正的高钾血症；难以控制的代谢性酸中毒、水钠潴留和高血压，合并心力衰竭或急性肺水肿；尿毒症心包炎；尿毒症性脑病和进展期神经病变等。②急性肾损伤。③急性药物或毒物中毒。④严重水、电解质紊乱和酸碱平衡失调。⑤高风险患者（如合并糖尿病的患者），应及早透析。⑥其他：严重高热、低体温以及内科治疗无效的严重水肿、心力衰竭、肝衰竭等。

【禁忌证】

无绝对禁忌证，以下情况慎用：①颅内出血或颅内压增高。②药物难以纠正的严重休克。③严重心肌病变伴难治性心力衰竭。④活动性出血。⑤精神障碍不能配合治疗。

【血液透析患者护理】

1. 透析前护理 ①向患者介绍透析相关知识，消除其恐惧心理，取得配合。②评估生命体征，有无水肿、体重增长情况，全身营养状况，有无出血倾向及实验室检查结果。③了解其透析方式、次数、时间及抗凝血药应用情况。检查患者血管通路是否通畅，局部有无感染、渗血、渗液，导管是否固定完好。④如有血液检查化验项目，一般在透析前取血标本送检。

2. 透析过程中护理与观察 透析过程中，观察患者生命体征及透析的各项监测指标是否正常，及时发现患者不适或透析并发症、监测系统的警报、机器故障等，以便及时处理。透析过程常见并发症及其预防和处理措施如下。

（1）低血压：血液透析常见的并发症之一，收缩压下降 20 mmHg，或平均动脉压下降 10 mmHg。患者可出现恶心、呕吐、胸闷、面色苍白、出冷汗、头晕、心悸，甚至一过性意识丧失等。其主要原因是透析开始时部分循环血液进入透析器及其管路引起有效循环血量不足；或由于超滤过多、过快引起血容量不足；也见于自主神经功能紊乱、服用降压药、透析中进食、合并心肌病变、心律失常等情况。

预防措施：①严格控制透析间期体重增加，低钠饮食；②透析前停服一次降压药或减量服用一次；透析期间禁食或少量进食，有低血压倾向者尽量不在透析时进食；③采用序贯透析，即单纯超滤与透析序贯进行；④采用可调钠透析方式。

处理措施：①立即减慢血流速度，停止超滤，协助患者平卧，抬高下肢，予吸氧；②输注生理盐水或高渗葡萄糖溶液等；③监测血压变化，必要时使用升压药，若血压仍不能回升，需停止透析。

（2）失衡综合征：透析中或透析结束后不久出现的以神经精神症状为主的临床综合征，多发生于严重高尿素氮血症者接受透析治疗之初。轻者表现为头痛、恶心、呕吐、躁动，重者表现为抽搐、昏迷等。主要是由于血液透析使血液中的毒素浓度迅速下降，血浆渗透压降低，而血-脑脊液屏障使脑脊液中的毒素下降较慢，以致脑脊液的渗透压高于血液的渗透压，水分由血液进入脑脊液中形成脑水肿，导致颅内压增高。

预防措施：①血清尿素氮下降水平控制在30%～40%；②减慢血流速度；③缩短透析时间，控制在2～3 h；④适当提高透析液钠浓度和葡萄糖浓度。

处理措施：轻者减慢血流速度、吸氧，静脉输注高渗葡萄糖溶液、高渗盐水，严重者立即终止透析，静脉滴注甘露醇并进行相应抢救。

(3) 肌肉痉挛：多出现在透析中后期，主要表现为足部肌肉、腓肠肌痉挛性疼痛，常见原因包括低血压、低血容量及电解质紊乱（低钠、低钙、低钾）、超滤速度过快、应用低钠透析液等。

预防措施：①防止透析低血压发生，严格控制体重增加；②采用高钠透析、碳酸氢盐透析或序贯透析；③纠正电解质紊乱。

处理措施：减慢超滤速度，快速输入生理盐水或输入高渗葡萄糖溶液。

(4) 透析器反应：因使用新透析器产生，又称为首次使用综合征。表现为透析开始1 h内出现的皮肤瘙痒、荨麻疹、流涕、腹痛、胸背痛，重者可呼吸困难，甚至休克、死亡。主要与透析器生物相容性差引起的Ⅰ型或Ⅱ型变态反应有关。采用生物相容性好的透析器或复用透析器可减少发生。

处理措施：①立即停止透析，夹闭血透管路，丢弃管路和透析器中血液。②予抗组胺药及肾上腺素等药物治疗。③如出现循环呼吸衰竭，立即予心脏呼吸支持治疗。④寻找透析器反应原因：检查透析膜材料、管路和透析器消毒剂，询问患者自身有无过敏性疾病等。

(5) 其他：如心律失常、栓塞、溶血、出血、发热、透析器破膜、体外循环凝血等。

3. 透析结束及透析间期护理 自体动静脉内瘘者穿刺部位压迫止血；长期或临时血液透析导管者使用肝素或枸橼酸钠封管。询问患者有无头晕、出冷汗等不适，若出现透析后血压下降，应卧床休息或补充血容量。测量并记录体重、血压。透析间期加强患者的管理和指导，以提高患者遵医依从性，定期监测各项常规指标（表4-5-1）。

表4-5-1 血液透析患者常规监测指标及频率表

监测指标	监测频率
血常规、肾功能、肝功能、血电解质	每月1次
血糖、血脂	每1～3个月1次
铁代谢指标、血甲状旁腺激素、营养状况、透析充分性	每3个月1次
乙肝病毒、丙肝病毒、梅毒螺旋体、HIV血清学指标	透析不超过6个月者，每1～3个月1次 透析超过6个月者，每6个月1次
心血管结构和功能 （心电图、心脏超声、周围血管彩色超声）	每6～12个月1次

注：HIV，人类免疫缺陷病毒。

【健康指导】

1. 告诉患者血液透析的目的和意义以及定期透析重要性 帮助患者逐步适应血液透析带来的生理功能的变化，增强治疗依从性。指导患者每天监测并记录尿量、体重、血压情况，保持大便通畅。建立健康生活方式，戒烟、酒，规律生活。鼓励适当锻炼，参与社会活动和力所能及的工作。

2. 血管通路护理指导 ①教会患者正确判断内瘘是否通畅的方法：用手触摸内瘘处可触及震颤提示通畅，若触诊震颤不明显或无震颤，则需及时就诊。②保持内瘘局部皮肤清洁。③透析结束当天保持穿刺部位清洁、干燥。④避免内瘘侧肢体受压、负重、戴手表，勿穿紧袖衣服；注意睡姿，避免压迫内瘘侧肢体；避免肢体暴露于过冷或过热的环境。⑤注意保护内瘘，避免碰撞等外伤，以延长其使用期。

3. 饮食指导 营养状况直接影响患者长期存活期及生存质量，故应重视。①热量：一般为 35 kcal/(kg·d)，即 147 kJ/(kg·d)。②蛋白质摄入量：以 1.0～1.2 g/(kg·d)为宜，其中 50%以上为优质蛋白质。③脂肪：每日脂肪供能比为 25%～35%，其中不饱和脂肪酸不超过 10%，反式脂肪酸不超过 1%。④限制钠、钾、磷的摄入：食盐摄入量一般控制在 2～3 g/d，严重高血压、水肿或水钠潴留、无尿时食盐摄入量应低于 2 g/d。透析无尿者钾摄入量<2 g/d，慎食含钾高的食物，如蘑菇、海带、香蕉、橘子等。磷的摄入量应控制在 600～1000 mg/d，避免含磷高的食物，如全麦面包、动物内脏、干豆类、坚果类等。烹调前先浸泡食物，过沸水后捞出，可去除食物中的部分钾和磷。⑤维生素和矿物质：补充水溶性维生素和必需微量元素，如维生素 C、B 族维生素等。除膳食中的钙以外，一般要补充钙制剂（碳酸钙或醋酸钙）和活性维生素 D。⑥控制液体摄入量：两次透析之间，体重增加不超过 5%或每天体重增加不超过 1 kg。每天水分摄入量为前一天尿量加 500 mL 水。

二、腹膜透析

腹膜透析(peritoneal dialysis，PD)，简称腹透，是治疗急、慢性肾衰竭的主要肾脏替代方法之一。利用腹膜的半透膜特性，将适量透析液引入腹腔并停留一段时间，借助腹膜毛细血管内血液及腹腔内透析液中溶质浓度梯度和渗透梯度进行水和溶质交换，以清除体内蓄积的代谢废物，纠正水、电解质紊乱和酸碱平衡失调。常见的腹膜透析方式包括持续不卧床腹膜透析（continuous ambulatory peritoneal dialysis，CAPD）、间歇性腹膜透析（intermittent peritoneal dialysis，IPD）、连续循环腹膜透析（continuous cycling peritoneal dialysis，CCPD）、夜间间歇性腹膜透析（nocturnal intermittent peritoneal dialysis，NIPD）和自动腹膜透析（automated peritoneal dialysis，APD）等。目前以双连袋可弃式“Y”形管道系统（简称双联系统）的持续不卧床腹膜透析在临床应用最广（图 4-5-5）。

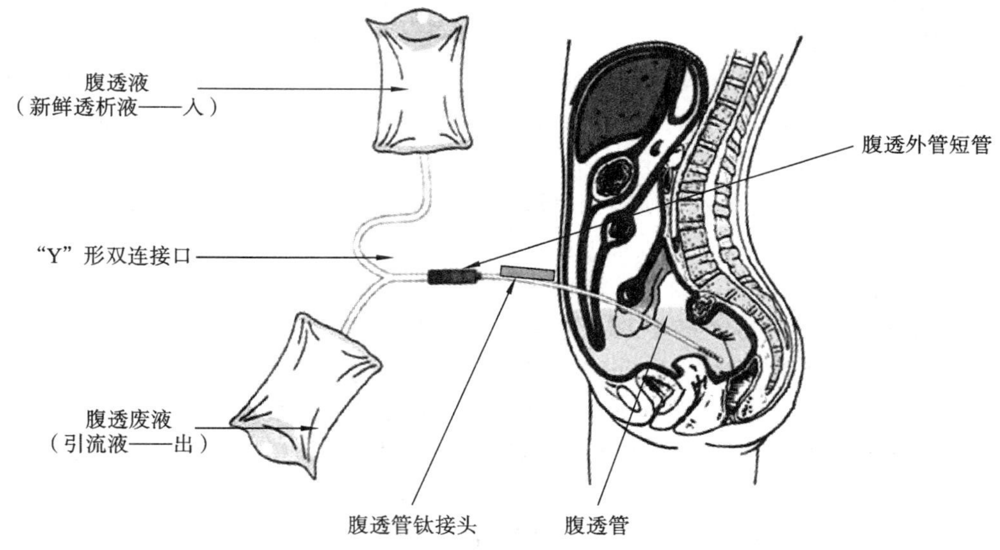

图 4-5-5 腹膜透析示意图

【腹膜透析原理】

1. 弥散作用 血液中的毒素随着浓度梯度从浓度较高的腹膜毛细血管弥散到浓度较低的腹膜透析液中，腹膜透析液中的葡萄糖、乳酸盐、钙浓度较血液内高，透析时由腹膜透析液向血液弥散。

2. 超滤作用 腹膜透析液有较高渗透性，可引起血液中水的超滤，同时伴有溶质的转运。

【设备及材料】

1. 腹膜透析管 透析硅胶管质地柔软、可弯曲、组织相容性好。临床常用的腹膜透析管类型包括 Tenckhoff 直管/曲管、鹅颈式腹膜透析管等。

2. 腹膜透析液 临床常用腹膜透析液以低钙腹膜透析液（乳酸盐-G1.5%(2.5%)）为主，含

1.5%(2.5%)葡萄糖，以维持腹膜透析液的高渗透压，纠正酸中毒，保持水、电解质和酸碱平衡。

【适应证】

同血液透析，如有下列情况，则更适合腹膜透析：有较好残余肾功能、年老、年龄小，原有心、脑血管疾病或心血管系统功能不稳定、血管条件差或反复血管造瘘失败、凝血功能障碍以及有明显出血倾向。

【禁忌证】

1. 绝对禁忌证 各种腹壁、腹膜及腹腔严重病变，导致腹膜透析管置入困难、腹膜超滤和溶质转运功能降低或腹膜透析无法进行。

2. 相对禁忌证 腹腔内有新植入物；存在腹腔内脏外伤、腹部大手术早期、结肠造瘘或粪瘘；腹腔置有外科引流管；腹腔内有合并炎症性或缺血性肠病；腹腔存在机械缺陷（腹部疝等）、严重的椎间盘疾病、肺功能不全；严重全身性血管病变致腹膜滤过功能降低；晚期妊娠、腹内巨大肿瘤、巨大多囊肾、硬化性腹膜炎；不配合；过度肥胖或严重营养不良等。

【腹膜透析患者的护理】

1. 饮食护理 腹膜透析可致大量蛋白质及其他营养素丢失，故蛋白质摄入量为1.2～1.3 g/(kg·d)，优质蛋白质占比超过50%；热量摄入为147 kJ/(kg·d)，即35 kcal/(kg·d)；每天水分摄入量＝500 mL＋前一天尿量＋前一天腹膜透析超滤量，水肿者严格限水。

2. 操作注意事项 ①腹膜透析换液场所应清洁、相对独立、光线充足，定期消毒；②各管道分离和连接时要严格无菌操作；③掌握各种管道连接系统；④透析液输入腹腔前要用恒温箱干加热至37 ℃；⑤每天测量和记录体重、血压、尿量、饮水量，准确记录透析液每次进出腹腔的时间和量，观察透出液的颜色、性状以及有无混浊，定期送检腹膜透析透出液；⑥观察透析管皮肤出口处有无渗血、漏液、红肿；⑦保持导管和出口处清洁、干燥。

3. 常见并发症观察及护理

(1) 透析液引流不畅：常见。表现为腹膜透析液流出总量减少、流入和(或)流出不通畅。常见原因有腹膜透析管移位、受压、扭曲、纤维蛋白堵塞、大网膜包裹等。处理方法：①腹部X线片了解导管位置；②改变体位，增加活动（如下楼梯）；③排空膀胱及通便，必要时导泻或灌肠，促进肠蠕动并减轻腹胀；④腹膜透析管内注入尿激酶、肝素、生理盐水、透析液等，去除堵塞透析管的纤维素等；⑤调整透析管的位置；⑥以上处理无效者可重新手术置管。

(2) 腹膜炎：主要并发症。多因在腹膜透析操作时污染、发生胃肠道炎症、腹膜透析管出口处或皮下隧道感染引起，常见病原体为革兰阳性球菌。临床表现：透出液变混浊（图4-5-6）、腹痛、发热，腹部压痛、反跳痛等。处理方法：①观察透出液的颜色、性质、量、超滤量，及时留透出液标本送检查和细菌、真菌培养，怀疑菌血症或脓毒血症时还应进行血培养；记录24 h液体出入量。②用2000 mL透析液连续腹腔冲洗直至透出液澄清。③腹膜透析液内加入抗生素（万古霉素或头孢菌素）及肝素，也可全身应用抗生素。④若治疗后感染仍无法控制，应考虑拔除腹膜透析管。

(3) 导管出口处感染和隧道感染：常见原因为腹膜透析管出口处未保持清洁、干燥；腹膜透析管腹外段保护不当（反复或过度牵拉引起局部组织损伤、出口进水等）；换药时出口周围分泌物未清除干净。表现为导管出口周围发红、肿胀、疼痛，甚至伴有脓性分泌物，沿隧道移行处压痛。处理方法：①出口处局部使用抗生素软膏或清创处理，每天换药；②根据药敏试验结果使用敏感抗生素，感染严重时静脉用药；③继发腹膜炎、难治性皮下隧道感染、局部或全身用药2周后仍难以控制感染时考虑拔管。严格按照操作流程进行导管出口处护理可预防导管出口处和隧道感染，注意事项包括：①导管妥善固定，短管末端放入腰带内，避免牵拉。②保持局部清洁干燥。腹膜透析管置入2周内避免淋浴或盆浴；置入2周后沐浴时用人工肛袋保护导管出口及腹外段导管以避免淋湿，采用淋浴，勿盆浴，沐浴后立即更换导管出口敷料。③掌握正确洗手方法，腹膜透析操作时注意无菌操作（图4-5-7与图4-5-8）。

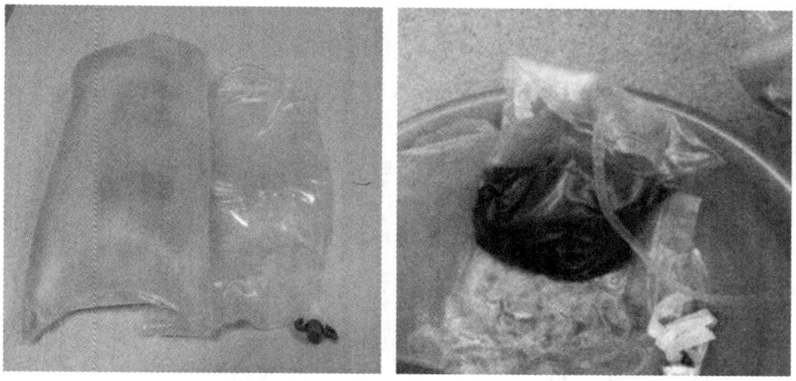

正常腹膜透析透出液　　　　异常腹膜透析透出液

图 4-5-6　腹膜透析透出液

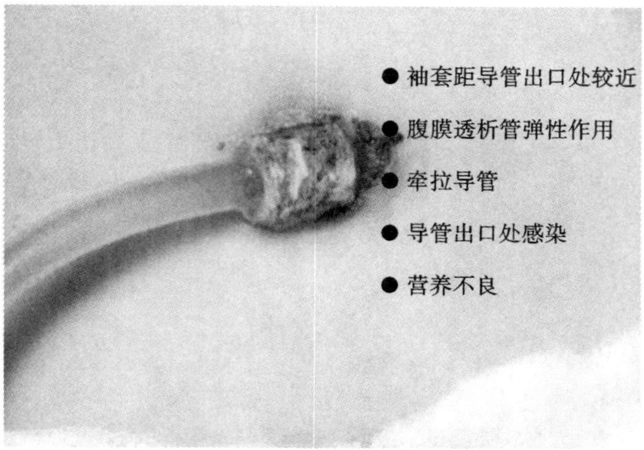

图 4-5-7　导管出口处感染和隧道感染原因

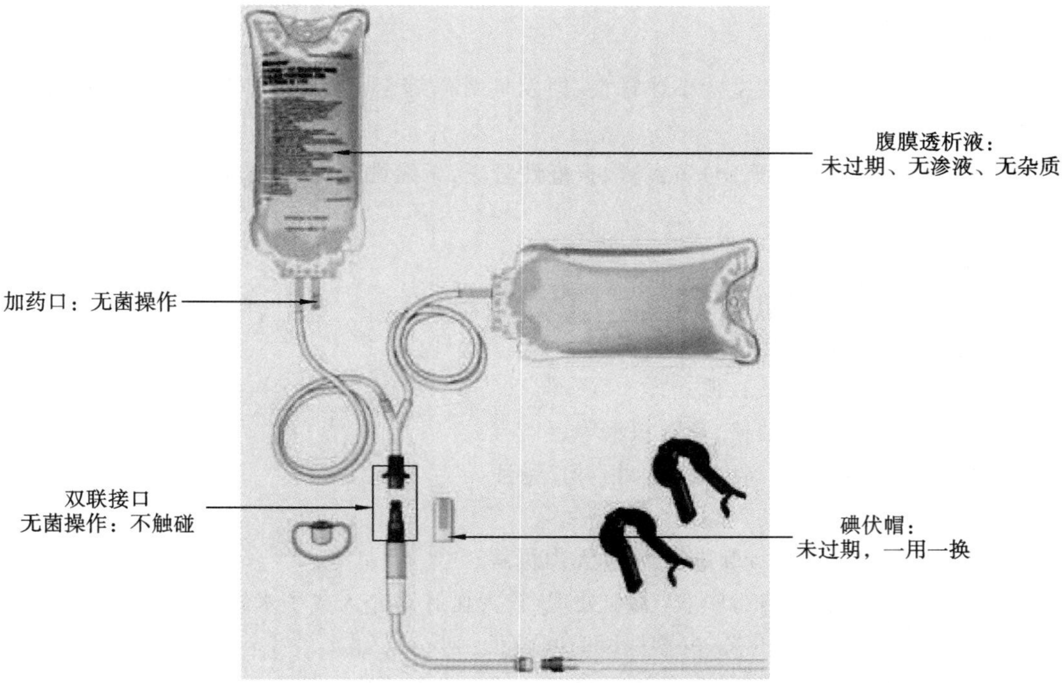

图 4-5-8　预防导管出口处感染和隧道感染的措施

(4) 腹痛、腹胀:常见原因为腹膜透析液温度过高或过低、渗透压过高、腹膜透析液流入或流出的速度过快、腹膜透析管置入位置过深、腹膜炎。护理时应注意调节适宜的腹膜透析液温度、渗透压,控制腹膜透析液进出的速度,腹膜透析管置入位置过深时应告知医生适当调整,积极治疗腹膜炎。

(5) 其他并发症:如腹膜透析超滤过多引起的脱水、低血压、腹腔出血、腹膜透析管周或腹壁渗漏、营养不良,慢性并发症如肠粘连、腹膜后硬化等。

三、肾活组织检查

肾活组织检查(renal biopsy,RB)简称肾穿,临床应用广泛,是指应用穿刺针刺入活体的肾组织,取出少量肾组织,进行病理学分析的方法。肾活组织检查可提高肾实质疾病患者诊断准确性,利于选择合适治疗方案及评估预后。肾活组织检查属于创伤性检查,可发生肾周组织损伤、出血或感染等并发症,故应做好术前和术后护理(图 4-5-9)。

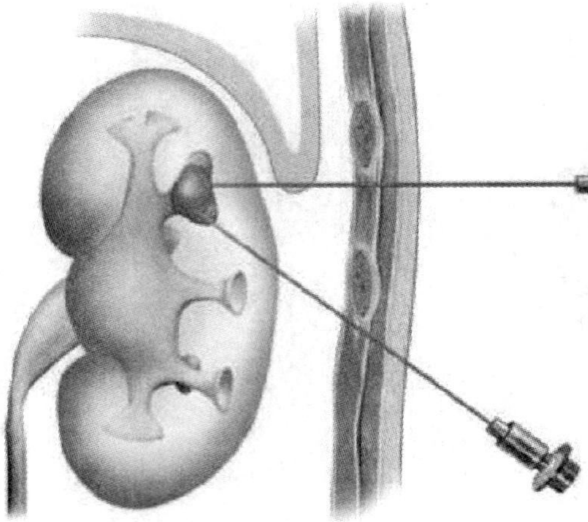

图 4-5-9 肾活组织检查示意图

【适应证】

(1) 原发性肾脏疾病:各类型肾小球肾炎、原发性肾病综合征、无症状性血尿、无症状性蛋白尿诊断不清等。

(2) 继发性或遗传性肾脏疾病:多囊肾、狼疮性肾炎、紫癜性肾炎、糖尿病肾病等。

(3) 急性肾衰竭原因不明。

【禁忌证】

(1) 明显出血倾向,凝血功能异常。

(2) 严重高血压,血压不能稳定控制在 160/100 mmHg 以下。

(3) 慢性肾衰竭肾脏已萎缩、孤立肾。

(4) 活动性肾盂肾炎、肾结核、肾盂积水等。

(5) 妊娠晚期、高度肥胖、高度腹水为相对禁忌证。

【并发症】

(1) 血尿:肉眼血尿,术后 6 h 内出现,3 天内缓解。

(2) 肾周血肿:小血肿可自行吸收,无须处理,较大血肿需介入或手术解决。

(3) 腰痛:3～5 天可自行消失,少数持续时间较长。

(4) 感染:出现发热伴剧烈腰痛、白细胞增高时需抗生素治疗。

(5) 动静脉瘘:多数患者无症状,明确诊断需要行血管造影。

(6) 损伤其他脏器:穿刺不当或穿刺针进针过深导致。

【护理】

1. 术前护理 ①术前向患者解释检查目的和意义,消除其恐惧心理。②屏气呼吸训练:俯卧位,腹部垫一小枕,深吸气后屏气(憋气)约 20 s,反复数次。③训练患者床上大小便,以保证术后 24 h绝对卧床休息,穿刺前后饮食勿过饱。④术前检查血常规、出凝血功能及肾功能,了解有无贫血、出血倾向及肾功能;血压控制在不超过 140/90 mmHg。⑤女性患者需避开月经期,穿刺前清洁腰背部皮肤;穿刺前约 30 min 排空大小便。

2. 术后护理 ①平车送患者回病房,平移至病床上,穿刺点处腹带加压包扎,沙袋局部压迫 4~6 h,无出血者可停用。②术后绝对卧床 24 h;前4~6 h必须仰卧,腰部严格制动,四肢可缓慢小幅度活动,严禁翻身和扭转腰部,6 h 后可床上适当翻身,幅度不宜过大过猛。③术后 6 h 内密切监测血压、脉搏变化,观察穿刺点有无出血、腹痛、腰痛现象。④若病情允许,嘱患者多饮水,以免血块阻塞尿路,观察尿色、尿量变化,及时留取尿常规送检,必要时使用止血药及抗生素,防止穿刺后出血和感染。⑤避免用力排便或剧烈咳嗽,防止腹压过高导致穿刺点出血;术后 3 周内禁止进行剧烈运动或重体力活动。

(宁波大学附属人民医院 孙英芬)

第五章　血液及造血系统疾病患者的护理

血液系统疾病指原发（如白血病）或主要累及血液和造血器官（如缺铁性贫血）的疾病，简称血液病。

血液系统主要由造血组织和血液组成。造血组织指生成血细胞的组织，包括骨髓、胸腺、淋巴结、肝、脾、胚胎及胎儿的造血组织。

血液病的种类较多，包括各类红细胞疾病、白细胞疾病及出血性疾病。由于血液在体内不断循环，灌注每一个器官的微循环，因此，血液病的表现多为全身性。其多表现为骨髓、脾、淋巴结等器官的病理性改变，外周血的细胞和血浆成分改变和出凝血功能障碍。

近年来，血液病的治疗、护理进展很快，诱导化疗、造血干细胞移植术、免疫治疗、靶基因治疗等在临床广泛应用。血液疾病专科护理也有进一步发展，包括预防和控制感染、预防出血、心理支持、加强营养等，减少并发症，减轻患者痛苦。

血液病患者常出现贫血、出血或出血倾向、继发感染三大主要症状。

第一节　血液及造血系统疾病患者常见症状与体征

学习目标

1. 掌握血液系统疾病常见症状的护理评估、常见护理诊断/问题和护理措施。
2. 熟悉血液系统疾病常见症状与体征。
3. 了解血液病的概念、分类。
4. 能判断是否贫血及贫血的严重程度；能判断内脏出血及颅内出血的征象；能判断是否继发感染；具备配合抢救出血等危急重症患者的能力；能运用护理程序及时实施整体护理。
5. 具有尊重患者、爱护患者、保护患者隐私、科学严谨的职业精神。

案例思考

郑某，男性，31岁，油漆工人。因头晕、乏力3个月加重1周，以“贫血原因待查”收入血液科进一步诊治。

请思考：

1. 如何评估该患者的病情？
2. 列出该患者目前主要的护理诊断/问题。

一、贫血

贫血（anemia）是指在单位体积外周血液内，红细胞（RBC）计数、血红蛋白（Hb）浓度以及血细胞比容(Hct)低于相同年龄、性别和地区正常值低限的一种常见临床症状。其中以血红蛋白浓度降低最为重要。平原地区成人贫血的实验室诊断标准见表 5-1-1。贫血严重程度划分标准见表5-1-2。贫血细胞形态学分类见表 5-1-3。

表 5-1-1 平原地区成人贫血的实验室诊断标准

性 别	血红蛋白浓度/(g/L)	红细胞计数	血细胞比容
男性	<120	$<4.5\times10^{12}/L$	<0.42
女性	<110	$<4.0\times10^{12}/L$	<0.37
孕妇	<100	$<3.5\times10^{12}/L$	<0.30

表 5-1-2 贫血严重程度划分标准

贫血的严重程度	血红蛋白浓度/(g/L)	临 床 表 现
轻度	>90	症状轻微
中度	60～90	活动后心悸、气促
重度	30～59	静息状态时感觉心悸、气促
极重度	<30	并发贫血性心脏病

表 5-1-3 贫血细胞形态学分类

类 型	MCV/fL	MCHC/(%)	临 床 类 型
大细胞性贫血	>100	32～35	巨幼红细胞贫血
正常细胞性贫血	80～100	32～35	再生障碍性贫血、急性失血性贫血、溶血性贫血
小细胞低色素性贫血	<80	<32	缺铁性贫血、铁粒幼细胞贫血

三次中国居民营养与健康状况监测的贫血相关数据背后的思考

【致病因素】

(1) 红细胞生成减少:如缺铁性贫血、再生障碍性贫血等。

(2) 红细胞破坏过多:如溶血性贫血等。

(3) 失血性贫血:如胃溃疡、痔疮、月经量过多等各种原因引起的急、慢性失血。

【护理评估】

(一) 健康史

询问患者有无疲乏、无力、头痛、眩晕、晕厥、心悸、呼吸困难;有无出血史(咯血、呕血、黑便、深咖啡色尿);育龄女性有无月经量过多、妊娠、生育(或流产)和哺乳情况;有无营养缺乏或偏食情况;有无化学毒物或放射性物质接触史;有无慢性感染、肾病、肝病、恶性肿瘤等;有无地中海贫血等家族性疾病史。

(二) 身体状况

贫血症状的轻重与失血发生的快慢有重要关系。急性大量失血导致循环血量突然减少,血液携氧能力大幅下降,全身脏器因突发严重缺氧而功能障碍使症状加重。慢性失血时,机体逐渐适应缺氧状况,则症状较晚且较轻。贫血程度可直接影响症状。贫血主要临床表现如下。

(1) 一般表现:疲乏无力、困倦为贫血较早且较常见的症状,皮肤黏膜苍白是贫血最突出的体征,常为患者就诊的主要原因。以睑结膜、口唇与口腔黏膜、舌质、甲床及手掌等为常见可靠检查部位,但应注意环境温度、肤色及人为因素(如化妆)等影响。

(2) 神经系统:表现为头痛、头晕、耳鸣、眼花、失眠、记忆力下降、注意力不集中等,严重者可发生晕厥。

(3) 呼吸系统:可出现气促、呼吸困难等,活动后加重。

(4) 心血管系统：可出现心悸、心跳加快，心尖区及肺动脉瓣区出现收缩期杂音。

(5) 消化系统：可出现食欲不振、恶心、呕吐、腹胀、腹泻或便秘等。

(6) 泌尿生殖系统：可出现多尿、蛋白尿、性功能减退，女性月经紊乱等。

(三) 辅助检查

如血常规、尿常规、粪便常规、肝肾功能、骨髓检查等。

(四) 心理-社会状况

轻度贫血时因症状不明显，患者多不重视；当记忆力差、注意力不集中、失眠等症状明显时，患者产生焦虑、自卑感，部分患者因反复住院治疗产生悲观情绪；部分接受雄激素治疗的女性患者因出现男性化特征而感到烦恼。

【常见护理诊断/问题】

1. 活动无耐力 与贫血导致机体组织缺氧有关。

2. 营养失调：低于机体需要量 与各种原因导致造血物质摄入不足、消耗增加或丢失过多有关。

3. 有感染的危险 与贫血引起机体抵抗力下降有关。

【护理措施】

(一) 一般护理

1. 休息与活动 合理休息与活动，减少机体耗氧量。根据贫血程度、发生速度及机体状况，与患者一起制订休息与活动计划，逐步提高活动耐力。轻度贫血者应注意休息，避免过度劳累。中度贫血者应增加卧床时间，活动量以不加重症状为度。重度贫血者应予舒适卧位(如半坐卧位)休息，病情好转后逐渐增加活动量。

2. 饮食护理 应给予高蛋白质、富含维生素、易消化食物。食物种类宜多样化，多摄入富含所缺营养素的食物。

(二) 病情观察

观察贫血程度、发生速度及全身状况。观察血压、脉搏、呼吸及末梢循环情况，观察引起贫血的原因及治疗效果，症状有无改善；年老体弱伴心脏病者尤其应注意心率变化，警惕心功能不全的发生。

(三) 治疗配合

1. 对因治疗 积极寻找并去除病因是治疗贫血的重要环节。配合各项检查如骨髓穿刺等。

2. 用药护理 遵医嘱使用抗贫血药，观察药物疗效和不良反应。

3. 并发症的预防 因机体缺氧使免疫功能低下而易感染，尤以皮肤黏膜为甚，故应保持皮肤、口腔、会阴部清洁，必要时可使用抗生素。遵医嘱对急性大出血者输新鲜血或成分血，配血，输血过程中注意观察有无输血反应。严重贫血者予吸氧，以改善组织缺氧。

(四) 心理护理

细致观察、耐心倾听，协助找出病因并说明对因治疗的重要性；叮嘱家属多理解并支持患者。说明雄激素对治疗疾病的重要性及男性化会在停药一定时间后消失，鼓励坚持治疗。

(五) 健康教育

介绍贫血相关知识，指导患者合理饮食、休息与活动，宣教药物治疗、注意事项，说明坚持治疗的必要性和病因防治的重要性。

二、出血或出血倾向

出血或出血倾向是由人体凝血功能障碍导致的自发性出血和(或)轻度受伤后出血不止的症

状。出血部位可遍布全身，以皮肤、牙龈及鼻腔较为常见。重症者可表现为便血、尿血等内脏出血，颅内出血最为严重，可危及生命。

【致病因素】

机体血小板数量减少及功能异常、毛细血管脆性或通透性增加、血液中凝血因子缺乏及循环血液中抗凝物质增加均可导致出血。出血常见于以下情况：①血液系统疾病：白血病、特发性血小板减少性紫癜等。②非血液系统疾病：尿毒症、重症肝病等。③其他：抗凝药物或溶栓药使用过量等。剧烈活动、局部受压、跌伤、擦伤或应用阿司匹林等药物均可诱发或加重出血。

【护理评估】

（一）健康史

询问患者出血发生急缓、出血量、部位与范围。以皮肤及黏膜出现瘀点、瘀斑为主，多提示血小板或血管性出血，常为外伤后可即刻出血，持续时间短。轻伤后出血不止，以深部组织（关节腔）出血为主，则提示凝血因子缺乏，出血发生慢，持续时间长。需特别警惕颅内出血的发生。询问有无药物使用史。询问家族中有无类似疾病史。

（二）身体状况

可表现为自发性出血或轻微受伤后出血不止，如拔牙后出血不止等。出血部位有皮肤、黏膜、消化道、泌尿道、眼底等全身多处。以皮肤、牙龈及鼻腔出血较为常见。反复关节腔出血可致关节畸形，甚至残疾；重症者发生内脏出血，可表现为便血、尿血、咯血等。颅内出血最为严重，多表现为剧烈头痛、呕吐、瞳孔大小不等、昏迷，甚至死亡。

（三）辅助检查

确定有无血小板计数下降、出凝血时间延长、束臂试验阳性、凝血因子缺乏等异常。

（四）心理-社会状况

由于症状严重程度不同，患者心理反应也不同。急性出血患者因担心致畸、致残，容易出现紧张、恐惧心理；反复出血疗效不佳、有家族遗传病者容易产生抑郁、悲观情绪。

【常见护理诊断/问题】

1. 有受伤的危险：出血 与血小板异常及凝血功能障碍有关。

2. 恐惧 与出血量大或反复出血有关。

【护理措施】

（一）一般护理

(1) 休息和安全：保持环境安静、安全。若血小板计数低于 $50\times10^9/L$，应减少活动，增加卧床时间。若血小板计数低于 $20\times10^9/L$，应绝对卧床休息，协助做好生活护理。避免外伤如跌伤、碰撞等；避免剧烈活动、情绪激动、手术等。若伴有发热、意识不清，尤应加强防护。

(2) 饮食护理：进富含营养、易消化的少渣软食或半流质食物，少食辛辣食物，避免进质地硬而粗糙的食物，以防消化道出血。戒烟、酒。

(3) 保持排便通畅，必要时用开塞露等帮助排便，避免用力排便而诱发出血。

(4) 护理操作动作轻柔，尽量避免肌内和皮下注射等有创操作，以防出血。

（二）不同出血部位的护理

1. 皮肤出血的护理 保持床单平整，被褥、衣服轻软，避免皮肤摩擦及肢体受压。勤剪指甲，以免抓伤皮肤；避免人为创伤，如各种注射穿刺、拔牙等；若必须注射，应严格执行无菌操作，拔针后局部加压时间延长至 5 min 以上，观察有无渗血情况；静脉穿刺时，尽量缩短压脉带使用时间，避免揉搓皮肤而引起出血；穿刺部位应交替，以防局部血肿形成。

2. 鼻出血的护理 ①防止鼻黏膜干燥而出血：保持室内相对湿度为 50%～60%；秋冬季局部

使用液状石蜡或抗生素软膏。②避免人为诱发出血:指导患者勿用力擤鼻,避免用手抠鼻。③若少量出血,可用明胶海绵或棉球填塞,局部冷敷;若出血严重,尤其是后鼻腔出血,可用凡士林油纱条填塞 3 天,术后定时用无菌液状石蜡滴入以润湿黏膜;鼻腔填塞后,患者被迫张口呼吸,应加强口腔护理,避免感染发生。

3. 口腔、牙龈出血的护理 指导患者用软毛牙刷刷牙,忌用牙签剔牙,以免损伤牙龈;尽量避免食用油炸食物,带壳、刺或骨头的食物;进食时细嚼慢咽。牙龈渗血时,可用肾上腺素棉片、明胶海绵贴敷牙龈或压迫止血,并及时用生理盐水或 1% 过氧化氢溶液清除口腔内陈旧性血块以避免感染或因口腔异味而影响患者食欲;鼓励患者进餐前后、睡前用氯己定或生理盐水漱口,保持口腔清洁,预防口腔感染。

4. 关节腔或深部组织出血的护理 减少活动量,避免过度负重和创伤性运动。一旦出血,立即停止活动,抬高患肢(取功能位),予局部冷敷或压迫止血等,评估出血状况;出血停止后,改为热敷,以促进淤血吸收。

5. 眼底及颅内出血的护理 眼底出血时,应减少活动,尽量卧床休息,叮嘱患者不要揉眼睛,以免引起或加重出血;若患者突然视物模糊、头晕、头痛、呼吸急促、发生喷射性呕吐,甚至昏迷,提示颅内出血的可能,应及时告知医生,并配合治疗:立即去枕平卧、头偏向一侧,保持呼吸道通畅,吸氧,遵医嘱静脉注射 20% 甘露醇等降低颅内压,使用止血药或浓缩血小板的药物,观察患者的生命体征、意识、瞳孔大小等。

(三) 病情观察

观察有无与出血相关的体征及特点。观察出血点、紫癜、瘀斑的形态分布是否对称、平坦或高出表皮。有无肌肉出血或关节腔出血,有无全身性疾病表现。轻度出血者可无明显临床征象,中度出血者可产生头晕、乏力、脉搏增快、血压下降,重度出血者可烦躁不安、出冷汗、四肢厥冷、尿少或尿闭,甚至意识模糊等。观察出血是停止还是继续。及时发现新的出血病灶。了解实验室检查结果,若血小板计数低于 $20\times10^9/L$,应警惕颅内出血。若突然头痛、头晕、视物模糊、呼吸急促、发生喷射性呕吐,甚至昏迷,提示颅内出血。如果出现呕血、黑便等,提示消化道出血。

(四) 治疗配合

遵医嘱进行原发病和止血治疗,输新鲜血液、浓缩血小板悬液等。

(五) 心理护理

要善于观察,耐心倾听,发生出血的患者往往惊恐不安,应使患者保持冷静,向患者及其家属解释病情,增加安全感,配合医护人员止血。

(六) 健康教育

向患者及其家属介绍疾病相关的病因、诱因、不同部位出血表现及危害等知识,说明预防出血和止血的方法;告知患者不可剧烈活动;合理饮食,避免食用刺激性食物;遵医嘱用药,注意药物不良反应,按时复查。

三、发热

发热是继发感染最常见症状,具有持续时间长、热型不一、一般抗生素治疗效果不理想的特点。继发感染指血液病患者由于机体防御功能低下,易致细菌等病原体侵袭而引起的感染。其主要原因是白细胞减少和(或)功能缺陷、应用免疫抑制剂以及贫血等。同时营养不良也可使患者机体抵抗力下降。感染可发生在全身各个部位,其中以口咽部感染较常见,如口腔炎、牙龈炎、咽峡炎,严重时可发生败血症。

【致病因素】

常见病因有白血病、再生障碍性贫血、淋巴瘤等。受凉、过度疲劳、与感染性疾病患者接触、皮肤黏膜破溃等可诱发感染。

【护理评估】

（一）健康史

了解患者发热出现的缓急、热型等。有无受凉、过度疲劳等诱因；有无与常见感染灶相关的临床表现，如咽痛、牙痛、咳嗽（痰）、腹泻、尿路刺激征，局部皮肤红、肿、热、痛，女性患者外阴瘙痒及异味等。

（二）身体状况

观察患者的生命体征，尤其是体温；有无皮肤红肿、破溃，有无咽部充血、扁桃体肿大、口腔黏膜溃疡，肺部有无啰音，下腹部有无压痛、反跳痛，肝区、肾区有无叩击痛等。女性患者注意外阴情况。

（三）辅助检查

血常规、尿常规、X线检查有无异常，进行感染部位分泌物涂片或细菌培养加药敏试验等。

（四）心理-社会状况

继发感染患者因身体不适、感染反复发生，而产生担忧、焦虑心理。

【常见护理诊断/问题】

1. 体温过高　与继发感染有关。

2. 有感染的危险　与白细胞减少和（或）质量异常、使用免疫抑制剂、贫血和营养不良等有关。

【护理措施】

（一）一般护理

1. 休息与安全　高热者卧床休息，取舒适体位；保持室内空气新鲜，维持室温在20～24 ℃，相对湿度在55%～60%；限制探视，防止交叉感染。若成熟粒细胞绝对值≤0.5×10^9/L，应实行保护性隔离。

2. 饮食护理　选用高热量、高蛋白质、富含维生素、易消化食物，注意饮食卫生，鼓励患者多饮水（2000 mL/d以上）以防止脱水，必要时静脉补液。

（二）各部位感染预防

1. 呼吸道护理　告知患者根据室内外温度的变化及时增减衣物，预防呼吸道感染，指导患者在鼻腔内涂抗生素软膏，每日2次，忌用手抠鼻，以防鼻黏膜损伤感染。

2. 皮肤护理　指导患者养成良好的卫生习惯，保持皮肤清洁。

3. 口腔护理　应用抗生素或化疗药物时易发生真菌感染。指导患者注意口腔卫生，餐前、餐后、睡前、晨起用生理盐水、苏打水漱口，用软毛牙刷刷牙，保持口腔清洁。

4. 肛周护理　每次排便后用0.02%高锰酸钾溶液坐浴，防止肛周感染。女性患者尤其应注意会阴部清洁，每天清洗会阴部2次。

（三）降温护理

遵医嘱对高热患者给予物理降温或药物降温，有出血倾向者禁用酒精或温水擦浴，防止局部血管扩张而加重皮下出血。降温过程中，密切观察体温和脉搏变化、出汗情况，及时更换衣物，保持皮肤清洁、干燥，防止受凉。

（四）病情观察

监测体温及热型。了解有无感染诱因，如受凉等。观察有无感染征象发生，如体温升高、咳嗽、咳痰、腹痛、腹泻、口腔溃疡等，及时告知医生，遵医嘱使用抗生素，并密切注意药物疗效及不良反应的发生，防止败血症等严重感染发生。

（五）心理护理

取得患者的信赖，在语言和态度上关心和安慰患者，消除患者焦虑情绪。

（六）健康教育

宣教防护知识，向患者及其家属解释发生感染的危险因素、易感染部位、各部位感染征象及预防措施，鼓励和督促患者积极预防感染。

练习与思考答案

练习与思考

填空题

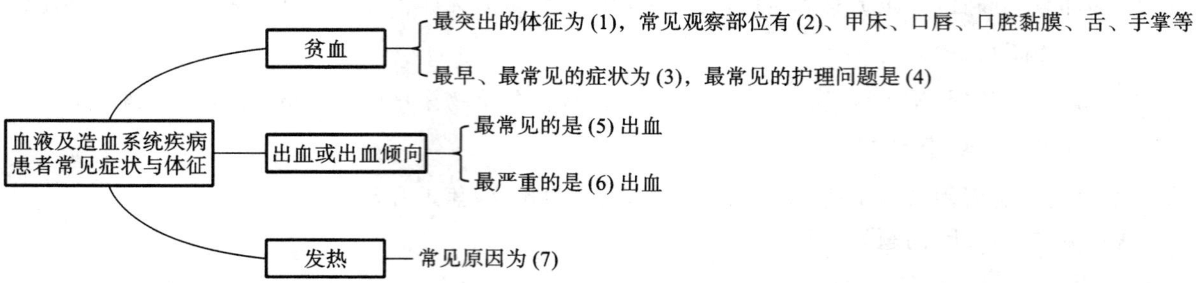

填空题答题处：

（1）________；（2）________；（3）________；（4）________；

（5）________；（6）________；（7）________。

（宁波卫生职业技术学院　曹小萍）

第二节　贫　　血

一、缺铁性贫血

学习目标

1. 掌握缺铁性贫血患者的评估要点、常见护理诊断/问题和护理措施。
2. 熟悉缺铁性贫血的概念、病因、临床特征和诊治要点。
3. 了解缺铁性贫血的发病机制。
4. 能评估缺铁性贫血患者病情，能与患者进行有效沟通，按护理程序实施整体护理。
5. 关爱患者，具备敬佑生命的职业精神。

案例思考

邱某，女性，45 岁，反复黑矇 1 年，伴晕厥 4 次，乏力、口干 5 天，以“缺铁性贫血?”收住入院。查体：BP 98/60 mmHg，HR 84 次/分，睑结膜、口唇、甲床明显苍白，手足较凉。2 年前曾因胃溃疡大出血行胃大部切除术。

门诊血常规：RBC 2.03×10^{12}/L，Hb 53 g/L，Hct 0.193。

请思考：

1. 该患者目前的护理诊断问题有哪些？请分析其相关病因。

2. 如需确诊，还应做哪些辅助检查？

缺铁性贫血(iron deficiency anemia，IDA)是指机体对铁的需求和供给失衡，导致体内储存铁耗尽，继而红细胞内铁缺乏，血红蛋白合成减少而引起的小细胞低色素性贫血，是最常见的一类贫血。体内铁缺乏分储存铁耗尽、缺铁性红细胞缺乏、缺铁性贫血三个阶段。育龄妇女和婴幼儿发病率较高。

【铁的代谢】

1. 铁的分布与储存 正常成人体内含铁总量为 35～55 mg/kg。其中血红蛋白铁约占 67%。储存铁(以铁蛋白或含铁血黄素形式储存于肝、脾、骨髓等)约占 29%，另有约 4%为组织铁，存在于肌红蛋白、细胞内的多种酶类中。

2. 铁的来源与吸收 铁主要来源于衰老红细胞破坏释放的铁和食物中的铁(需摄铁 1～2 mg/d)，含铁量较丰富的食物有瘦肉、血、动物肝、蛋黄、海带、黑木耳等，乳类含铁量低。十二指肠和空肠上段是铁的主要吸收部位。胃酸和维生素 C 等酸性药物或食物可将食物中的三价铁还原成二价铁，以便于吸收。胃肠功能、体内储存铁等因素均可影响铁的吸收。

3. 铁的转运与利用 吸收入血的二价铁经铜蓝蛋白氧化成三价铁，与转铁蛋白结合后转运到组织或进入细胞内，再与转铁蛋白分离并还原成二价铁，参与合成血红蛋白。多余的铁以铁蛋白和含铁血黄素形式储存于肝、脾、骨髓等器官的单核吞噬细胞系统，待铁需要量增多时动用。

4. 铁的排泄 每天排泄铁一般不超过 1 mg，铁主要经粪便排出，少量经汗液、尿液排出，育龄妇女可因月经、哺乳失铁。

【致病因素】

1. 需铁量增加而铁摄入不足 常见于儿童，青少年及月经期、妊娠期、哺乳期的妇女。铁的需要量增加，若铁摄入不足，则易致缺铁性贫血。

2. 铁吸收不良 胃大部切除及胃空肠吻合术后，由于胃酸不足及食物在肠内蠕动过快，从而影响铁吸收；服用抗酸药等药物引起的胃酸缺乏、慢性腹泻也可引起铁吸收不良。

3. 铁丢失过多 慢性失血是成人缺铁性贫血最常见和最重要的病因。常见于消化性溃疡出血、肠息肉、消化道肿瘤、月经量过多、痔疮出血、钩虫病等。

【护理评估】

(一) 健康史

应询问患者有无消化性溃疡、痔疮、慢性腹泻等病史。女性患者注意询问其有无多次妊娠分娩、有无子宫肌瘤及月经量过多等情况。询问患者的生活饮食习惯，如有无偏食等。

(二) 身体状况

1. 导致缺铁的原发病表现 如消化性溃疡、克罗恩病、功能性子宫出血等相关疾病表现。

2. 一般贫血的共有表现 皮肤黏膜苍白、乏力、头晕、头痛、心悸、耳鸣、气促等。严重贫血可引起心脏扩大、心力衰竭等并发症。

3. 缺铁性贫血的特殊表现

(1) 组织缺铁表现：如皮肤干燥、角化、萎缩、无光泽；毛发干枯、易脱发；指(趾)甲扁平、脆裂，甚至反甲或匙状甲；口角炎、舌炎，可有食欲下降，严重者吞咽困难。

(2) 精神、神经系统症状：如易激惹、烦躁、注意力不集中等。少数患者有异食癖，如喜食生米、泥土、煤炭、石子等。

（三）辅助检查

1. 血常规 典型表现为小细胞低色素性贫血，红细胞体积小、中央淡染区扩大。

2. 骨髓细胞学检查 骨髓增生活跃，以中、晚幼红细胞为主，体积小，呈“核老浆幼”现象；骨髓普鲁士蓝染色后无含铁血黄素颗粒，铁粒幼红细胞阴性或减少，是缺铁的可靠诊断方法。

3. 血清铁 血清铁蛋白可准确反映储存铁状态，低于 12 μg/L 是早期诊断储存铁缺乏的常用标准；血清铁降低，则总铁结合力增高。

（四）心理-社会状况

缺铁性贫血是一种慢性疾病，早期临床表现轻，容易被忽视；晚期患者体力活动受限，日常生活和工作能力下降，患者会产生焦虑、紧张、悲观等情绪。

（五）治疗要点

1. 对因治疗 对因治疗是根治缺铁性贫血的关键。积极治疗原发病，可有效纠正贫血、防止复发。

2. 铁剂治疗

(1) 口服铁剂：首选的补铁方法。常用药物有硫酸亚铁、琥珀酸亚铁、富马酸亚铁等。

(2) 注射铁剂：下列情况选择注射铁剂。①消化道疾病导致铁吸收障碍，如胃切除或肠胃吻合术后、各种慢性腹泻等；②口服铁剂后胃肠道反应严重，无法耐受者，或肠胃道疾病（如消化性溃疡、溃疡性结肠炎等）患者口服铁剂后导致病情加重者；③需要迅速纠正贫血者，如妊娠后期贫血、急性大出血等。使用前，先应准确计算补铁总量（补铁总量＝（需达到的血红蛋白水平值－患者血红蛋白水平值）×体重(kg)×0.33)，避免过量而引起铁中毒。常用的铁剂有右旋糖酐铁，该药可导致过敏性休克，首次使用前，先小剂量试用，观察有无皮疹等不适。

【常见护理诊断/问题】

1. 活动无耐力 与缺铁性贫血引起全身组织缺氧有关。

2. 营养失调：低于机体需要量 与铁摄入不足、吸收不良、需要增加或丢失过多有关。

3. 口腔黏膜受损 与贫血引起的口腔炎、舌炎有关。

4. 知识缺乏 缺乏有关人体营养方面的知识。

5. 有感染的危险 与机体免疫功能低下有关。

6. 潜在并发症 贫血性心脏病。

【护理措施】

（一）一般护理

1. 休息与活动 轻度贫血者避免剧烈运动，应保持间断休息、睡眠充足。严重贫血者根据活动耐力下降情况安排休息与活动，以不感疲劳且不加重症状为度，避免突然改变体位而晕厥。

2. 吸氧 贫血伴心悸气促时应给予吸氧。

3. 饮食 给予高热量、高蛋白质、富含维生素、含铁丰富、易消化类食物，如瘦肉、猪肝、肾、蛋黄、紫菜、海带、黑木耳等；强调营养均衡，避免偏食；少量多餐，以免消化不良。

（二）病情观察

观察贫血症状，如面色及睑结膜、口唇、甲床苍白程度，注意有无头晕眼花、耳鸣、困倦等症状，注意有无心悸、气促、心前区疼痛等贫血性心脏病表现及有无反甲等组织缺铁表现。

（三）治疗配合

1. 口服铁剂的护理 说明铁剂治疗目的及注意事项。

(1) 为避免恶心、呕吐等胃肠道反应，宜在餐后或餐中服用铁剂，并从小剂量开始服用。

(2) 避免与牛奶、咖啡、茶等同服，以免影响铁的吸收。

(3) 可同服维生素 C、乳酸或稀盐酸等酸性药物或食物，以促进铁的吸收。

(4) 口服液体铁剂时，须使用吸管，避免使牙齿染黑。

(5) 铁剂口服后与肠内硫化氢作用生成黑色的硫化铁，粪便会变成黑色，应事先解释以解除患者顾虑。

(6) 告知患者遵医嘱服药，定期复查，避免药物过量。治疗 1 周左右网织红细胞计数开始上升，约 10 天达峰值，血红蛋白于 2 周后开始上升，1～2 个月恢复正常。为补足储存铁，在血红蛋白正常后，仍需继续补铁 3～6 个月，或待血清铁蛋白含量高于 50 μg/L 后才能停药。

2. 注射铁剂时的注意事项

(1) 采用深部肌内注射法，经常更换注射部位，减少疼痛和局部硬结形成。

(2) 注射铁剂可引起脸色潮红、头痛、恶心、肌肉关节痛、荨麻疹等过敏反应，甚至过敏性休克，需备好肾上腺素并密切观察。

(3) 不在暴露部位注射；抽吸药液后，更换针头，"Z"形注射，以免皮肤染色。

3. 输血护理 重度贫血者输血时速度宜缓慢(速度＜1 mL/(kg · h))，以免诱发心力衰竭。输血需两人核对，严密观察有无输血反应。

知识链接

蔗糖铁的使用

蔗糖铁是铁补充剂。

1. 适应证 主要用于治疗口服铁剂效果不佳而需要铁剂治疗的患者。

2. 禁忌证 非缺铁性贫血、铁过载或铁利用障碍者，已知对单糖或二糖铁复合物过敏者禁用；妊娠前 3 个月禁用，妊娠中后期，严重肝功能不全者慎用，哺乳期妇女需暂停哺乳后使用。

3. 用法 首选给药方式是静脉滴注，蔗糖铁只能稀释到生理盐水中，不能与其他药物混合。药液现配现用，首次使用应先给予小剂量测试，若给药 15 min 后无任何不良反应，再继续用药。床边备抢救设备。严格遵医嘱给药，不可过量。

4. 注意事项 ①使用前先检查药物有无变色、沉淀或絮状物。快速给药可导致低血压，因此需要缓慢静脉滴注。②给药前后用生理盐水冲管，减轻对局部血管的刺激。③部分患者可出现口腔金属味、头晕、恶心、呕吐、腹泻、肝酶升高、瘙痒、痉挛、呼吸困难等不良反应，极少出现肌肉痛、面色潮红等现象。治疗过程中密切观察血压、血常规、肝肾功能和心电图变化。④静脉滴注后，应伸展肢体，促进药液吸收。⑤若输液周围皮肤出现红、肿、热、痛，应停止输液。

5. 静脉外渗的处理 加强巡视，谨防外渗。一旦发生外渗，用少量生理盐水冲洗，用黏多糖软膏或油膏涂在穿刺处以加快铁的清除。禁止按摩，以免进一步外渗。冷敷 24 h，减少药液吸收。

6. 保存 棕色瓶密封、避光保存，保存温度为 10～30 ℃。

(四) 心理护理

帮助患者及其家属了解本病有关知识，说明消除病因积极治疗后，相关症状可很快消失，缺铁性贫血就可治愈，以缓解患者紧张、焦虑情绪。

(五) 健康指导

1. 疾病知识指导 介绍缺铁性贫血的相关知识，特别是对易感人群进行预防缺铁性贫血知识教育。提高患者及其家属对疾病的认识，从而积极配合治疗、防治原发病。

2. 饮食指导 指导摄入足够热量、蛋白质、维生素及相关营养素。指导选择含铁丰富的食物，并同服酸性药物或食物；指导均衡饮食，不偏食。生长发育期的儿童、青少年及月经期、妊娠期和哺乳期的女性，应增加含铁食物的摄入。

3. 休息与活动指导 轻度贫血者可照常工作，但应注意休息。中度以上贫血者活动应以不加重疲劳感或其他症状为度，当自测脉搏不低于100次/分或出现明显心悸、气促时，应停止活动；待病情好转后逐渐增加活动量。

4. 用药指导 根据医嘱按时、按量服用。观察药物疗效和不良反应，服药时避免同时服用影响铁剂吸收的物质。

5. 并发症指导 注意保暖和个人卫生，预防感染。

6. 病情监测指导 少数患者会复发，故需定期复查；指导患者监测自觉症状（原发病的症状、贫血的一般症状及缺铁性贫血的特殊表现等），一旦加重，及时就医。

在线答题

练习与思考答案

练习与思考

一、单项选择题（在线答题）

二、填空题

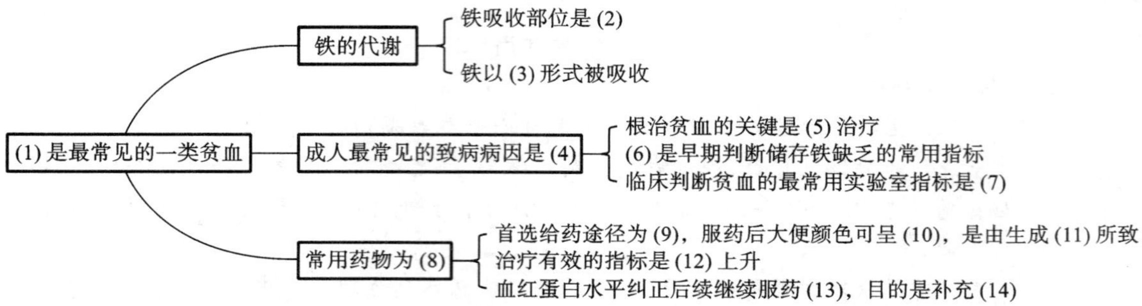

填空题答题处：

(1)__________；(2)__________；(3)__________；(4)__________；

(5)__________；(6)__________；(7)__________；(8)__________；

(9)__________；(10)__________；(11)__________；(12)__________；

(13)__________；(14)__________。

三、案例分析题

王某，男性，38岁，3年前因十二指肠溃疡大出血曾做胃空肠吻合术，术后渐觉乏力，饮食减少，常头晕、心悸，记忆力下降，近1个月常患口腔炎、舌炎。后确诊为缺铁性贫血。

请思考：

1. 王某发生贫血的原因是什么？
2. 列出三个主要护理诊断/问题及相应护理措施，并给予饮食指导。

二、再生障碍性贫血

学习目标

1. 掌握再生障碍性贫血患者的评估要点、常见护理诊断/问题和护理措施。
2. 熟悉再生障碍性贫血的概念、病因及不同类型的临床特征。

3. 了解再生障碍性贫血的发病机制。
4. 能评估患者病情,能与患者进行有效沟通,按护理程序实施整体护理。
5. 尊重、关爱患者,具备敬佑生命的职业精神。

案例思考

孙某,男性,27 岁,因全身皮肤散在瘀点、瘀斑 3 天入院。查体:颜面部及全身皮肤可见多处瘀点、瘀斑,大小不等,不高出皮肤表面,色鲜红,心肺无特殊发现。

血常规:WBC 2.7×10^9/L,RBC 2.03×10^{12}/L,Hb 53 g/L,PLT 12×10^9/L。

请思考:

1. 该患者目前的护理诊断/问题有哪些?
2. 如需确诊,还应做哪些辅助检查?
3. 该如何进行健康指导?

再生障碍性贫血(aplastic anemia,AA)简称再障,是一种由不同病因和机制导致的骨髓造血功能衰竭症。临床表现主要为骨髓造血功能低下,进行性贫血、感染、出血和全血细胞减少。再障可发生于各年龄段,老年人发病率较高,男、女发病率无明显差异。

再障的分类:①根据病因不同,再障可分为遗传性再障(先天性)与获得性再障(后天性);②临床通常根据患者的病情、血常规、骨髓细胞学检查及预后不同,将再障分为重型再障(SAA)和非重型再障(NSAA)。

【病因及发病机制】

(一) 病因

半数以上患者找不到明确的病因,称为原发性再障。继发性再障最常见的原因如下。

1. 应用药物和接触化学物质 应用药物和接触化学物质是再障最常见致病因素。药物如氯霉素、磺胺类药、四环素、链霉素、保泰松、吲哚美辛、安乃近、阿司匹林等,其中以氯霉素最常见。化学物质以苯及其衍生物最为常见,如油漆、塑料、染料、杀虫剂、皮革黏合剂等。

2. 电离辐射 长期接触各种电离辐射,如 X 线、γ 射线及其他放射性物质可引起再障。

3. 病毒感染 如流感病毒、EB 病毒、肝炎病毒等均可引起再障。

(二) 发病机制

多数学者认为,免疫异常是再障的主要发病机制,最终造成造血微环境异常和造血干细胞缺陷。

1. 造血干细胞("种子")缺陷 造血干细胞缺陷包括质和量的异常。再障患者 $CD34^+$ 明显减少,且减少程度与病情相关,可导致全血细胞减少。

2. 造血微环境("土壤")异常 骨髓"脂肪化"等微环境异常导致干细胞再生、分化不足引起全血细胞减少。若骨髓基质细胞受损,则造血干细胞移植不易成功。

3. 免疫("害虫")异常 细胞或体液免疫抑制造血干细胞生长。多数免疫抑制治疗有效。

【护理评估】

(一) 健康史

询问患者有无使用氯霉素、磺胺类药、解热镇痛药等药物史;询问患者的职业及工作、生活环境;有无长期接触油漆、染料、杀虫剂等化学物质及有无受到电离辐射等。

(二)身体状况

主要临床表现为进行性贫血、出血及感染,但无肝、脾、淋巴结肿大。重型再障、非重型再障的鉴别见表5-2-1。

1. 重型再障 多数起病急,症状较重,早期突出的症状是感染和出血。高热、畏寒、出汗、口腔或咽部溃疡、皮肤感染、肺炎较多见,重者可因败血症而死亡。常见皮肤瘀点、瘀斑、鼻及牙龈出血、消化道出血、眼底出血、女性月经量过多等出血症状。可因颅内出血而危及生命。肝、脾不大。

2. 非重型再障 起病和进展较缓慢,贫血、感染、出血的程度较重型再障轻,也较易控制。救治无效者可发生颅内出血。

表5-2-1 重型再障、非重型再障的鉴别

鉴别点	重型再障	非重型再障
起病及进展	起病急、进展快	起病和进展较缓慢
首发症状	感染、出血	贫血为主,偶有出血
出血	严重,常发生在内脏	轻,以皮肤、黏膜多见
感染	严重,常发生在内脏	轻,以上呼吸道为主
中性粒细胞绝对值	$\leqslant 0.5\times10^9/L$	$>0.5\times10^9/L$
血小板计数	$\leqslant 20\times10^9/L$	$>20\times10^9/L$
网织红细胞绝对值	$\leqslant 15\times10^9/L$	$>15\times10^9/L$
骨髓	多部位增生极度低下	增生减少或有局部增生灶
预后	不良,多于6～12个月死亡	较好,少数死亡

(三)辅助检查

1. 血常规 全血细胞减少为最主要的特点。中性粒细胞、血小板、网织红细胞不同程度减少,重型再障降低的程度更为严重。

2. 骨髓细胞学检查 骨髓细胞学检查为确诊再障的主要依据。骨髓涂片可见较多脂肪滴。重型再障:骨髓增生低下或极度低下,粒细胞、红细胞均明显减少,常无巨核细胞;淋巴细胞及非造血干细胞比例明显增高。非重型再障:骨髓增生减低或呈灶性增生;三系细胞均有不同程度减少,淋巴细胞相对增多。骨髓活检显示造血组织均匀减少,脂肪组织增多。

3. 发病机制相关检查 外周血和骨髓细胞生物学及免疫学相关检查,有助于判断发病机制、指导确定治疗方案和估计预后。

(四)心理-社会状况

再障患者常因反复贫血、出血和感染,且疗效差,感到生命受到威胁,常出现恐惧、紧张、悲观、失望等负性情绪,可因失去治疗信心或因较重的经济压力而不愿配合治疗。

(五)治疗要点

1. 对因治疗 去除病因,避免对骨髓有损伤或抑制的各种因素。

2. 支持及对症治疗 注意环境及饮食卫生,选用敏感抗生素控制感染;中性粒细胞绝对值$\leqslant 0.5\times10^9/L$时,应采取保护性隔离措施。血红蛋白$<60$ g/L伴明显缺氧时,可输浓缩红细胞。用促凝血药或抗纤溶药控制出血,输浓缩血小板对血小板减少引起的严重出血有效。

3. 针对不同发病机制治疗

(1)促进骨髓造血:雄激素为治疗非重型再障的首选药,可促进红细胞生成,目前常用的有丙酸睾酮等。造血生长因子主要用于重型再障,如粒细胞集落刺激因子、重组人促红细胞生成素等,常在免疫抑制治疗时或之后应用,促进骨髓恢复造血。

(2) 免疫抑制治疗：抗淋巴细胞球蛋白或抗胸腺细胞球蛋白是目前治疗重型再障的主要药物，可单用，也可与环孢素等合用；还可用大剂量甲泼尼龙、丙种球蛋白治疗重型再障。

(3) 造血干细胞移植：主要用于重型再障。最佳移植对象是年龄 40 岁以下，无感染及其他并发症者。

一般情况下，治疗 6 个月内可显效。1 个月左右网织红细胞计数开始上升，随之血红蛋白升高，3 个月后红细胞计数开始升高，血小板计数上升需要较长时间。治疗期间应定期复查血常规。

【常见护理诊断/问题】

1. 有感染的危险 与粒细胞减少有关。

2. 有受伤的危险：出血 与血小板减少有关。

3. 活动无耐力 与贫血引起组织缺氧有关。

4. 潜在并发症 颅内出血。

【护理措施】

（一）一般护理

进营养丰富、易消化食物，避免酸辣、粗硬等刺激性食物；消化道出血者酌情禁食，出血停止后予温凉流质、半流质饮食等。发热、严重贫血、明显出血时卧床休息，待病情稳定后逐渐增加活动量；易出血患者注意安全，避免过度活动及外伤。各种操作应动作轻柔、防止损伤出血。尽量避免手术、注射，若必须手术或注射，则严格无菌操作，穿刺后延长按压时间或加压包扎止血。

（二）病情观察

密切观察出血部位、出血量及伴随症状，注意有无皮肤黏膜瘀点、瘀斑、牙龈出血、鼻出血、呕血、便血、血尿，关注女性患者月经量，特别注意观察有无头痛、呕吐、视物模糊、意识障碍等颅内出血症状，若有重要脏器出血及有出血性休克，应立即告知医生并及时处理。密切观察患者体温，一旦发热，提示发生感染，注意有无感染表现，如咽痛、咳嗽、咳痰、尿路刺激征等。观察有无头晕、活动无耐力及口唇、甲床等色泽。注意血常规等实验室检查结果。

（三）治疗配合

1. 用药护理 重型再障患者常用免疫抑制剂，观察药物不良反应如消化道反应、发热、皮疹等，一旦发现，应及时告知医生处理。非重型再障患者多用雄激素刺激骨髓造血，常见副作用有毛发增多、痤疮及女性停经、男性化等。向患者说明待停药后，上述反应会消失。丙酸睾酮为油剂，不易吸收，注射局部可形成硬块，甚至发生无菌性坏死，故应深部缓慢分层肌内注射，注意注射部位轮换，发现硬结予局部热敷、理疗等；长期使用雄激素可损害肝脏，故用药期间应定期检查肝功能。

2. 预防感染 食物应营养丰富，提高机体抵抗力，病情允许时多饮水。保持室内空气新鲜，降温季节注意保暖，限制探视，避免与呼吸道感染者接触。中性粒细胞绝对值$\leqslant 0.5\times10^9$/L 时，应采取保护性隔离措施。严格无菌操作。加强口腔护理，督促患者用餐前后、睡前用生理盐水等含漱。保持皮肤清洁、干燥，勤清洗、勤剪指甲等。

（四）并发症护理

1. 颅内出血 观察并记录患者自觉症状、意识、瞳孔和生命体征的变化。一旦发生头痛、视物模糊、喷射性呕吐，甚至昏迷、双侧瞳孔不等大等，则提示颅内出血。颅内出血常危及生命，一旦发生，应立即联系医生并配合抢救：协助患者去枕平卧，头偏向一侧，保持呼吸道通畅，吸氧，建立静脉通路，遵医嘱给予止血剂或输浓缩血小板等，观察病情变化。

2. 眼底出血 一旦突发视野缺损或视力下降、视物模糊，常提示眼底出血。应尽量卧床，减少活动，避免揉眼睛，以免加重出血，并做好解释说明，消除患者紧张、恐惧心理。

（五）心理护理

告知患者焦虑、抑郁甚至绝望等负性情绪可影响治疗效果和预后。协助患者进行情绪管理，使患者学会自我调整，学会倾诉，患者家属要理解和支持患者。

（六）健康宣教

1. 疾病知识指导 向患者及其家属介绍本病的常见原因，尽可能避免或减少接触与再障发生相关的药物和理化物质。说明不滥用药物的重要性，特别是对造血系统有害的药物，如氯霉素、磺胺类药、保泰松等药物。接触杀虫剂、油漆时要做好个人防护，定期体检。

2. 日常生活指导 指导患者保暖、避免受凉；尽量少去人群密集场所，防止交叉感染；避免外伤，指导出血的处理等。

3. 心理指导 指导患者自我调整和倾诉。必要时寻求专业帮助。

4. 用药指导 向患者及其家属解释再障的治疗药物，介绍药物的名称、用量、用法、疗程及不良反应，说明坚持用药的重要性，不可自行更改或停用药物，定期复查血常规。

5. 病情监测指导 指导自我监测，主要是贫血、出血、感染的症状与体征和药物不良反应等。定期复查，如发热等症状新发或加重，则应立即就诊。

从山西到天津，志愿者的爱心接力

练习与思考

在线答题

一、单项选择题（在线答题）

练习与思考答案

二、填空题

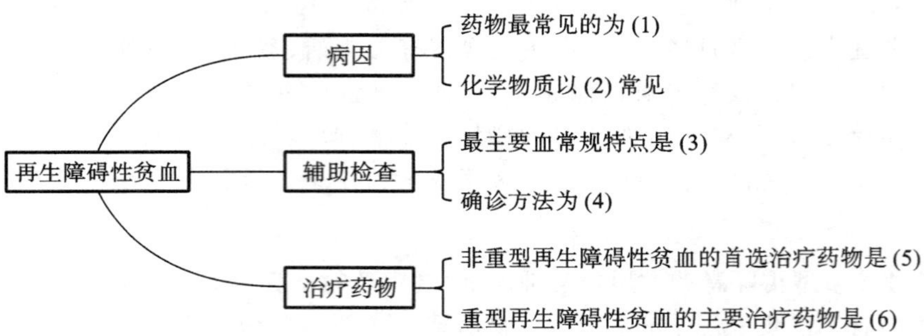

填空题答题处：

(1)______________；(2)______________；(3)______________；(4)______________；

(5)______________；(6)______________。

三、案例分析题

患者，男性，55 岁，农民。因反复发热、贫血 5 年，全身疼痛 2 个月以“再生障碍性贫血”收住入院。5 年来，患者曾因反复发热、咳嗽、面色苍白、头晕多次住院治疗，2 个月前开始出现全身肌肉及关节酸痛、咳嗽、纳差、乏力、腹胀、呕吐。发病以来大小便正常，体重稍有下降。

查体：T 38 ℃，P 90 次/分，R 20 次/分，BP 90/60 mmHg，消瘦，中度贫血貌，神清，配合检查，全身皮肤散在斑丘疹，以臀部及四肢为甚，按之褪色，有色素沉着斑，中间有凹陷。全身浅表淋巴结未触及，胸骨无压痛，双肺呼吸音粗，无啰音。

实验室检查：血常规 WBC 10.6×10^{9}/L，RBC 1.92×10^{12}/L，Hb 64 g/L，PLT 145×10^{9}/L。骨髓检查示：骨髓增生异常综合征骨髓象。胸部 X 线：左下肺纹理增粗，似有斑片状阴影。

请思考：

1. 列出该患者的主要护理诊断/问题。

2. 列出目前的护理措施。

三、溶血性贫血

学习目标

1. 掌握溶血性贫血患者的评估要点、常见护理诊断/问题和护理措施。
2. 熟悉溶血性贫血的概念、病因和临床特征。
3. 了解溶血性贫血的发病机制。
4. 能评估患者病情,能与患者进行有效沟通,按护理程序实施整体护理。
5. 尊重、关爱患者,具备敬佑生命的职业精神。

案例思考

患儿,男性,1岁半,皮肤发黄18个月,生后24 h出现黄疸,经蓝光照射好转,生后30天又出现黄疸,经上级医院诊治,诊断为血管外溶血,共输血14次,精神及饮食在输血后好转,粪便色黄,尿呈黄白色,无出血。查体:T 37.5 ℃,咽部不充血,双肺呼吸音粗,肝肋下1.5 cm,脾肋下6 cm。

请思考:

1. 患者目前的护理诊断/问题及相关致病因素有哪些?
2. 该如何护理该患者?

溶血性贫血(hemolytic anemia,HA)是红细胞遭到破坏、寿命缩短,超出骨髓造血代偿能力时发生的一类贫血,临床特点是贫血、黄疸、脾大、网织红细胞增高、骨髓幼红细胞增生。

【致病因素与分类】

正常红细胞平均寿命为120天。红细胞内结构异常或缺陷(红细胞酶缺乏、珠蛋白生成障碍、血红素异常等)影响红细胞生理特性与功能,使红细胞易遭到破坏,或红细胞外环境异常(免疫异常、生物因素、理化因素等)使红细胞在单核吞噬细胞系统(主要是脾)被大量破坏而发生溶血性贫血。

临床根据病因可将溶血性贫血分为遗传性溶血性贫血与获得性溶血性贫血两大类;根据溶血发生的场所,可将溶血性贫血分为血管内溶血性贫血和血管外溶血性贫血。按临床表现可将溶血性贫血分为急性溶血性贫血和慢性溶血性贫血。

【护理评估】

(一) 健康史

询问患者有无感染史、家族遗传史,有无接触苯或铅等化学物质史,有无服用磺胺类药,有无植入人工心脏瓣膜史等。

(二) 身体状况

1. 急性溶血性贫血 急性溶血性贫血多为血管内溶血。急性发病,有寒战、高热、腰背痛、皮肤黏膜苍白、黄疸。可出现血红蛋白尿,尿如浓茶或酱油样,严重者可导致急性肾损伤、周围循环衰竭。

2. 慢性溶血性贫血 慢性溶血性贫血多为血管外溶血。起病缓慢,表现为贫血、黄疸、脾大。由于长期高胆红素血症,可并发胆石症和肝功能损害。

(三) 辅助检查

1. 一般实验室检查 确定是否溶血。

(1) 血常规:红细胞计数和血红蛋白水平下降;网织红细胞增多。

(2) 尿液检查:尿液颜色加深,可呈浓茶或酱油样;尿胆原强阳性而尿胆素阴性(溶血性黄疸特殊表现);血管内溶血者尿隐血试验阳性。

(3) 血清胆红素测定:总胆红素增高,游离胆红素增高。

(4) 骨髓细胞学检查:骨髓增生活跃或极度活跃,以红系增生为主,可见大量中、晚幼红细胞。

2. 筛查溶血性贫血

(1) 血浆游离血红蛋白检测:鉴别血管内与血管外溶血,前者明显增高,后者多正常。

(2) 含铁血黄素尿试验:慢性血管内溶血者呈阳性。

(3) 血清结合珠蛋白检测:血管内溶血者降低。

(4) 红细胞寿命:用放射性核素^{51}Cr标记红细胞检测其半衰期,红细胞半衰期是诊断溶血最可靠指标。红细胞半衰期正常值为25～32天,溶血性贫血者红细胞半衰期短于15天。

3. 红细胞内在缺陷检查 有助于判断贫血原因及类型。

(1) 红细胞脆性试验:遗传性球形红细胞增多症者红细胞脆性增高,地中海贫血者红细胞脆性降低。

(2) 抗球蛋白试验(Coombs试验):阳性可考虑自身免疫性溶血性贫血。

(3) 酸化血清溶血试验(Ham试验):阳性主要见于阵发性睡眠性血红蛋白尿症(PNH)。

(四) 心理-社会状况

反复严重贫血及药物不良反应可使患者感到生命受到威胁,常出现紧张、情绪低落,对治疗失去信心。询问患者家属对疾病的认知和对患者的态度,了解患者家庭经济状况。

(五) 治疗要点

1. 对因治疗 去除诱因和病因,治疗原发病。如6-磷酸脱氢酶缺陷患者应避免感染、食蚕豆等;化学物质引起溶血者,应避免再次接触相应化学物质;异型输血所致贫血者,应立即停止输血。

2. 糖皮质激素和免疫抑制剂 主要治疗免疫性溶血、阵发性睡眠性血红蛋白尿症等,常用药物有泼尼松、氢化可的松、环磷酰胺等。

3. 脾切除术 适用于血管外溶血者。脾切除术对遗传性球形红细胞增多症有良好疗效,自身免疫性溶血性贫血应用糖皮质激素治疗无效时可考虑脾切除术。

4. 输血 可改善患者状况,也是起效最快的治疗方法。但自体免疫性溶血性贫血、阵发性睡眠性血红蛋白尿症可诱发或加重溶血,必要时输洗涤红细胞。

【常见护理诊断/问题】

1. 活动无耐力 与贫血导致全身组织缺氧有关。

2. 疼痛 与急性溶血及肝大、脾大不适有关。

3. 知识缺乏 缺乏疾病相关诱因等防治知识有关。

4. 潜在并发症 周围循环衰竭、急性肾衰竭。

【护理措施】

(一) 一般护理

1. 休息 指导严重贫血或急性溶血患者卧床休息,协助其生活护理;慢性期及中度贫血者增加卧床时间,减少活动,患者生活可自理。

2. 饮食指导 避免进一切可能加重溶血的食物或药物,鼓励多饮水,促进毒素排泄,也可减轻药物(如环磷酰胺)不良反应。

3. 吸氧 缺氧严重者给予吸氧,以缓解组织缺氧症状。

(二) 病情观察

观察患者生命体征及意识变化,贫血、黄疸有无加重,尿量、尿色有无改变,记录24 h液体出入量。了解实验室检查结果，如血红蛋白浓度、网织红细胞计数、血胆红素浓度等。

（三）用药护理

用糖皮质激素期间应注意避免感染。用环磷酰胺时应指导患者多饮水，警惕出现出血性膀胱炎。用环孢素A时应定期检查肝功能。

（四）输血护理

1. 严格掌握适应证 视患者具体情况而定，如需输血，宜输入新鲜红细胞。

2. 避免发生血型不合的输血 认真核对配血单床号、姓名、住院号、疾病、血型、Rh因子、血量、血液成分等，双人核对，严格执行输血操作规程，输血时严密观察患者的反应。

3. 及早发现溶血加重 严密观察黄疸、贫血、尿色等变化。

（五）健康指导

1. 疾病预防指导 有相关遗传病家族史者，应加强宣传，在婚前、婚后应进行遗传学相关的婚育咨询。阵发性睡眠性血红蛋白尿症患者忌食酸性食物和药物。加强输血管理，避免异型输血后溶血。

2. 疾病知识指导 介绍疾病的有关知识，如病因、临床特征、治疗与预防方法。

3. 日常生活指导 指导多进高热量、高蛋白质、富含维生素及含铁丰富的食物，避免偏食和其他不良饮食习惯，疾病缓解后逐渐增加活动量，以增强机体抵抗力。指导患者学会照顾自己，如注意保暖及个人卫生，避免受凉感冒，尽量少去公共场所，防止交叉感染。

4. 用药指导 告诫患者必须严格遵医嘱用药，不能擅自增减药物用量或停药。

5. 病情监测指导 按时复查，主要是贫血、溶血及其相关症状与体征和药物不良反应的自我监测等。当头晕、心悸、尿色加深等症状加重时，及时就诊。

练习与思考

案例分析题

患者，男性，69岁，主诉“右侧肢体肌肉僵痛10余天”，以“脑梗死后遗症”收住入院。

患者既往对磺胺类药过敏(皮肤红肿史)。入院后予葛根素、吡拉西坦等药物治疗。患者于入院第8天开始周身不适，中午时感恶寒，自觉为感冒，测体温38.9℃，急查WBC $14.1\times10^9/L$，考虑为上呼吸道感染，予注射用头孢哌酮钠舒巴坦钠静脉滴注。次日自觉胸闷，周身不适，予复方丹参滴丸含服后，患者烦躁，呻吟，周身不适，寒战，口唇发绀，排肉眼血尿(酱油色)，咳出褐色液体少许。

请思考：

1. 患者发生了什么情况？请分析原因。
2. 应如何处理该患者？

（宁波卫生职业技术学院　曹小萍）

第三节　出血性疾病

出血性疾病是指由人体止血机制缺陷或异常而引起皮肤、黏膜和内脏自发性出血或轻微创伤后出血不止的一组疾病。出血性疾病主要有遗传性和获得性两种情况，按病因及发病机制可分为三类:①血管壁异常;②血小板异常;③凝血异常。

一、特发性血小板减少性紫癜

学习目标

1. 掌握特发性血小板减少性紫癜患者的评估要点、常见护理诊断/问题和护理措施。
2. 熟悉特发性血小板减少性紫癜的概念、病因和临床特征。
3. 了解特发性血小板减少性紫癜的发病机制。
4. 能评估患者病情并鉴别急性型和慢性型,能按护理程序实施整体护理。
5. 尊重、关爱患者,具备敬佑生命、不断创新求精的职业精神。

案例思考

患者,女性,24岁,学生,因"牙龈出血、月经量增多2个月,加重5天"入院。

患者2个月前晨起刷牙时发现牙龈出血,月经来潮时月经量增多,经期延长,未重视。1周前患者发热、咽痛,口服"感冒冲剂"后好转。5天前出血症状加重,伴鼻出血及双下肢散在出血点。发病以来,患者无皮疹及关节痛,活动正常,大小便正常。既往月经规律。

入院查体:T 36.5 ℃,P 80次/分,BP 120/70 mmHg;无贫血貌、黄疸;口腔黏膜可见血疱。双下肢散在针尖大小出血点。浅表淋巴结未触及,甲状腺未触及;余均未见异常。

实验室检查:血常规 WBC 4.8×10^9/L,N 75%,Hb 125 g/L,PLT 14×10^9/L。

初步诊断:血小板减少(原因待查);特发性血小板减少性紫癜?

请思考:

1. 患者目前的护理诊断/问题及相关致病因素有哪些?
2. 该如何护理该患者?

特发性血小板减少性紫癜(idiopathic thrombocytopenic purpura,ITP)是血小板受到免疫性破坏和生成障碍,导致血小板减少而引起的出血性疾病,是最常见的一种血小板减少性疾病。主要临床特征为皮肤、黏膜或内脏出血,血小板减少,骨髓巨核细胞发育成熟障碍等。可分为急性型和慢性型,前者多见于儿童,后者好发于40岁以下的女性。大量研究已证实,本病与免疫反应有关,故又称为自身免疫性血小板减少性紫癜(autoimmune thrombocytopenic purpura,ITP)。

【病因及发病机制】

本病确切的病因及发病机制尚未完全阐明。本病主要与免疫因素有关。多数病例血浆中可出现特异性的血小板表面相关抗体(PAIgG),自身抗体致敏的血小板被单核吞噬细胞系统过度破坏,导致血小板减少。脾是产生抗血小板抗体的重要部位,也是血小板被破坏的主要场所。多数急性型患者在发病前1~3周有病毒感染史,常为上呼吸道感染。慢性型多见于育龄女性,故人们认为雌激素与本病的发生有一定关系,研究表明,雌激素可抑制血小板生成和刺激单核吞噬细胞系统吞噬致敏血小板。

【护理评估】

(一)健康史

询问患者发病前有无上呼吸道感染、麻疹、水痘等病毒感染史。对于育龄女性,询问月经、生育史，了解既往健康状况。

（二）身体状况

1. 急性型 儿童多见，冬春季好发，起病前1～3周常有上呼吸道感染史。起病急，常有畏寒、发热，皮肤、黏膜出血较严重，皮肤出血呈大小不等的瘀点、瘀斑，可有血肿形成。胃肠道及泌尿道出血较常见，颅内出血少见，但可危及生命。多为自限性，大多数患者数周至4个月可恢复正常。

2. 慢性型 育龄女性多见，与雌激素水平高有关。起病隐匿，进展缓慢，多无前驱症状，出血症状较轻，表现为反复发作的皮肤及黏膜瘀点、瘀斑，女性患者常以月经量过多为主要表现，反复发作者常有轻度脾大、贫血。每次发作持续数周或数月，可迁延多年。

（三）辅助检查

1. 血常规 血小板计数呈现不同程度的减少，急性型多低于 $20\times10^9/L$。慢性型常为 $(30\sim80)\times10^9/L$，白细胞计数多正常，反复出血者可出现贫血。

2. 骨髓细胞学检查 骨髓巨核细胞数量增加或正常，形成血小板的成熟巨核细胞减少。急性型以幼稚型巨核细胞比例增加为主，慢性型则以颗粒型巨核细胞增加为主。

3. 血小板相关抗体检测 约70%患者的抗血小板自身抗体阳性。

4. 其他 出血时间延长，血小板黏附与聚集功能减弱，血小板寿命缩短（急性型为1～6 h，慢性型为2～4天，正常为8～10天）。束臂试验阳性。

知识链接

束臂试验（毛细血管脆性试验）

试验原理是通过压迫静脉，增高毛细血管中的压力，以测定毛细血管壁的抗压能力。

测定方法是在前臂屈侧肘窝下4 cm处画一直径5 cm的圆圈（先把已有的出血点标出），然后在上臂用袖带加压至收缩压与舒张压之间，持续8 min后，解除压迫。5 min后在充足的自然光线下数出新出血点的数目。

结果判断：新出血点在10个以内为阴性；10～20个为可疑；20个以上为阳性。

束臂试验阳性，可见于血小板减少性紫癜、维生素C缺乏造成的坏血病（维生素C缺乏病）。由于毛细血管脆性过大，束臂试验也会呈阳性。而凝血因子缺乏的患者，束臂试验阴性。故束臂试验对出血性疾病的鉴别诊断有一定的帮助。

（四）心理-社会状况

反复出血，出血广泛且出血不止，可引起患者恐惧、焦虑；病情迁延可使患者变得易怒、暴躁。

（五）治疗要点

1. 一般治疗 血小板明显减少、出血严重者卧床休息，避免外伤。避免使用降低血小板数量、抑制血小板功能的药物。

2. 糖皮质激素 糖皮质激素为首选药物，可减少血小板自身抗体生成及减轻抗原抗体反应，可抑制单核吞噬细胞破坏血小板，降低毛细血管通透性，刺激骨髓造血及外周血小板释放。常口服泼尼松，出血较重者可静脉滴注氢化可的松或地塞米松。用药时，注意血压、血糖，预防感染，保护胃黏膜。

3. 免疫抑制剂 免疫抑制剂一般不作为首选。当以上治疗方法无效或疗效差时，可用糖皮质激素加免疫抑制剂，或单独使用免疫抑制剂。如环磷酰胺、长春新碱等，需监测骨髓造血功能抑制情况。

4. 脾切除术 可减少血小板抗体产生及血小板破坏，用于糖皮质激素治疗6个月以上无效者，或有糖皮质激素使用禁忌者。

5. 其他 ①达那唑及促血小板生成药可促进血小板生成和抑制血小板破坏，用于难治性特发性血小板减少性紫癜的治疗；②输新鲜血及浓缩血小板悬液，用于危重出血者或术前准备；③大剂量丙种球蛋白静脉滴注也有一定疗效。

研发过程中的治疗血小板减少症药物列表

【常见护理诊断/问题】

1. 有受伤的危险：出血 与血小板减少有关。

2. 有感染的危险 与糖皮质激素治疗有关。

3. 自我形象紊乱 与长期服用糖皮质激素有关。

4. 潜在并发症 颅内出血。

【护理措施】

（一）一般护理

1. 休息与活动 急性型、慢性型急性发作者或血小板计数 $<50\times10^9/L$ 时，应卧床休息，减少活动；血小板计数 $<20\times10^9/L$ 或伴内脏出血、高热的患者，应绝对卧床休息，加强生活护理。

2. 饮食 给予高蛋白质、富含维生素、易消化的饮食。若伴有贫血，应选用含铁丰富的食物，忌食生硬、粗糙、酸辣等刺激性食物；消化道出血者酌情进温凉流质饮食或禁食，静脉补充营养。

（二）病情观察

观察出血部位、范围和量，监测患者自觉症状、意识、生命体征、血小板计数等变化，及时发现新发生的出血；一旦发生大出血征象，应立即通知医生并配合救治。

（三）预防出血

患者衣物应柔软、宽松，以免加重皮肤紫癜。指导患者自我防护，避免外伤，避免抠鼻、耳，不吃坚硬、粗糙食物。避免剧烈咳嗽、呕吐或用力排便，以免诱发颅内出血。预防感冒，保持排便通畅，必要时予镇咳、通便对症处理。当眼底出血、视物模糊时，避免揉眼睛。操作动作轻柔，避免不必要的注射，若必须注射，需延长加压时间。禁用抑制血小板功能的药物，如阿司匹林等。忌用一切可能引起血小板减少的药物，如磺胺类药、解热镇痛药等。

（四）治疗配合

1. 对症护理

(1) 口腔黏膜、舌、齿龈出血：加强口腔护理，预防口腔感染。定时用复方硼酸溶液或氯己定漱口，防止口腔感染。齿龈及舌体易出现血疱，小血疱一般无须处理，大血疱可用无菌注射器抽吸积血后，局部压迫至出血停止。

(2) 鼻出血：少量出血者用简易止血法，可用干棉球或蘸 0.1% 肾上腺素填塞，同时冷敷；大量鼻出血在简易止血的同时请五官科医生止血，观察止血效果及有无再次出血。

(3) 消化道出血：观察有无呕血、黑便、头晕、肠鸣音亢进等，观察呕吐、排便的次数以及呕吐物、粪便的颜色、性状和量。监测生命体征、尿量、皮肤色泽及肢端温度等，及时通知医生并配合抢救，如输液、输血等。患者呕吐时头偏向一侧，防止窒息或吸入性肺炎。呕吐后及时清理并漱口。消化道出血量小、无呕吐者，可给予温凉流质饮食，呕血者应禁食。

(4) 颅内出血：严密观察病情，若突发剧烈头痛、呕吐或偏瘫、意识障碍，应及时报告医生，监测血压、脉搏、呼吸及瞳孔等变化，拉上床挡，头偏向一侧，保持呼吸道通畅，吸氧，按医嘱给予脱水剂降低颅内压等处置。

2. 用药护理 对于使用糖皮质激素的患者，告知其遵医嘱服药，不可自行停药或减量，以免出现反跳现象；指导餐后服药，观察药物不良反应，如库欣综合征、消化道溃疡伴出血、高血压、糖尿病、骨质疏松等不良反应；服药期间，积极预防感染。长春新碱可引起末梢神经炎，观察有无指（趾）端感觉异常；环磷酰胺可致出血性膀胱炎，嘱多饮水，注意尿色变化。

(五) 心理护理

应及时安慰、鼓励患者，避免患者因情绪过度紧张而诱发或加重出血，必要时按医嘱给予镇静剂。

(六) 健康指导

1. 日常生活指导 规律生活，保证充足睡眠，适当参加如散步、慢跑、打太极拳等锻炼，增强体质，预防感冒。规律饮食，宜进高蛋白质、富含维生素食物，忌暴饮暴食及刺激类食物，戒烟、酒。保持排便通畅。避免使用致血小板减少或影响血小板功能的药物，如阿司匹林等。预防各种感染，避免外伤。保持情绪稳定，心态平和。

2. 出血指导 若仅有轻微的皮肤出血，不需要特殊治疗，但注意观察病情。若继续出血不止或出现新发出血，则及时就诊。

3. 用药指导 严格遵医嘱使用糖皮质激素，切不可自行增减剂量或停用；为预防药物不良反应，服药期间，患者(尤其是老年患者)可常规补充钙剂和维生素 D_3，防止发生骨质疏松；监测血糖；预防感染；餐后服药以减少胃肠道反应，可加用胃黏膜保护剂。

练习与思考

在线答题

练习与思考答案

一、单项选择题(在线答题)

二、填空题

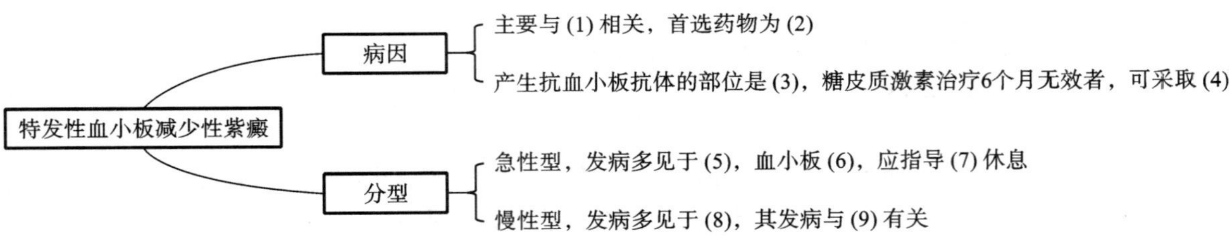

填空题答题处：

(1)____________；(2)____________；(3)____________；(4)____________；

(5)____________；(6)____________；(7)____________；(8)____________；

(9)____________。

三、案例分析题

王某，女性，35 岁，半个月前出现感冒症状，发热、流涕、全身乏力等，后出现皮肤出血点，伴有鼻出血和牙龈出血，月经量多，呈进行性加重。到医院检查发现血小板减少，诊断为“特发性血小板减少性紫癜”，经过糖皮质激素治疗后血小板计数升到正常范围，出院后在糖皮质激素药物减量过程中病情反复发作，最后行脾切除术，目前血小板计数已经完全恢复正常，仍感乏力，害怕疾病再次加重，整天忧虑不安，夜间睡眠浅。

请思考：

1. 请提出该患者目前存在的护理诊断及相关致病因素。

2. 请问出院时该如何对患者进行健康宣教？

二、过敏性紫癜

学习目标

1. 掌握过敏性紫癜患者的评估要点、常见护理诊断/问题和护理措施。
2. 熟悉过敏性紫癜的概念、病因和临床特征。
3. 了解过敏性紫癜的发病机制。
4. 能评估病情并甄别不同临床类型,按护理程序实施整体护理。
5. 关爱患者,具备敬佑生命、细致谨慎的职业精神,培养批判性思维。

案例思考

王某,男性,21岁,大二学生。因"四肢出现紫癜3天"住院。

患者半个月前患腮腺炎,经治疗1周后痊愈。5天后患者无明显诱因出现双下肢皮肤对称性红斑,约米粒大小,不高出皮肤表面,压之不褪色;时伴腹痛,无黑便及关节痛。

入院时意识清楚,精神可,诉乏力。入院查体:生命体征平稳,双眼睑轻度水肿,双下肢有较多的红色出血性皮疹。

实验室检查:血尿(+++),蛋白尿(++),血常规正常,肾功能正常。

入院诊断:过敏性紫癜;肾炎。

请思考:

1. 该患者目前的护理诊断及相关致病因素有哪些?
2. 应该如何护理该患者?

过敏性紫癜(allergic purpura)是常见的血管变态反应性疾病,以皮肤紫癜、黏膜出血、关节肿胀疼痛、腹痛及肾脏损害等为主要临床表现,同时伴有血管神经性水肿和荨麻疹。

本病以春秋季发病居多,儿童及青少年多见,男性多于女性。

【病因及发病机制】

主要与致敏原引起的变态反应有关,导致毛细血管脆性和通透性增加,血液渗出,出现皮肤紫癜,黏膜、脏器出血。下列因素与本病的发生有密切关系。

1. 感染 感染是最常见的病因和导致疾病复发的原因。本病与β-溶血性链球菌、风疹等病毒感染有关,其他如寄生虫感染也可导致本病。

2. 食物 牛奶、蛋、鱼虾蟹类等。主要是人体对某些异性蛋白质过敏所致。

3. 药物 青霉素类、头孢菌素类、磺胺类药及解热镇痛药等。

4. 其他 花粉、粉尘、寒冷、疫苗接种、外伤及昆虫叮咬等。

【护理评估】

(一)健康史

询问患者发病前有无β-溶血性链球菌、病毒感染史,或者食物、药物等过敏史。

(二)身体状况

1. 单纯型(紫癜型) 单纯型(紫癜型)为临床最常见的类型。主要表现为皮肤瘀点、紫癜,一般局限于下肢与臀部。紫癜多反复发生,呈对称性分布,初为深红色且压之不褪色,后转为紫色、暗褐色,7～14 天逐渐消退。可伴有皮疹(红色、略高出皮肤表面伴瘙痒)、血管神经性水肿等。

2. 关节型 以关节肿胀、疼痛、功能障碍为主,可反复发作,呈游走性,常累及膝、踝、肘、腕等大关节,一般在数日内消失,不遗留关节畸形。

3. 腹型 腹型为最具潜在危险和最易误诊的类型,因消化道黏膜、腹膜脏层毛细血管受损所致。除皮肤紫癜外,主要表现还有腹痛,为阵发性绞痛,多位于脐周、下腹部或全腹部,发作时常因腹肌紧张、压痛明显而被误诊为外科急腹症;还可伴有恶心、呕吐、腹泻、便血等。

4. 肾型 肾型为最严重的类型。多在紫癜发生 1 周后出现,因肾小球毛细血管受损而出现蛋白尿、血尿、管型尿,可伴有水肿、高血压和肾功能不全表现,多在数周内恢复。少数患者因反复发作而发展为慢性肾炎、肾病综合征,甚至肾衰竭。

腹痛患者的“一波三折”

5. 混合型 具备两种以上类型的特点。

(三)辅助检查

本病缺乏特异性实验室检查。出凝血功能的相关检查除可见出血时间延长外,余均为正常。肾型可有蛋白尿、血尿和管型尿。肾功能受损可致血尿素氮升高、内生肌酐清除率下降等。消化道出血者粪便隐血试验阳性。

(四)心理-社会状况

由于很多患者致敏原难以迅速确定,所以会有很多顾忌,肾型患者发展为慢性肾炎时,患者因生活和工作受到影响而产生悲观、失望情绪。

(五)治疗要点

1. 对因治疗 找出并去除致敏因素。如控制感染,避免再次接触可疑的致敏物质。

2. 一般治疗 使用抗组胺药物,如异丙嗪、氯苯那敏等。使用维生素 C 等药物改善血管通透性。

3. 糖皮质激素 可抑制抗原抗体反应,降低毛细血管通透性和减少炎症渗出,对关节型及腹型有效。常用泼尼松口服,严重者可用氢化可的松或地塞米松静脉滴注。

4. 免疫抑制剂 可用于肾型或单用激素疗效不佳者,如环磷酰胺等。

5. 对症疗法 腹痛可用解痉剂,如阿托品;呕吐严重时,给予止吐药;有消化道出血者给予奥美拉唑等。非甾体抗炎药有助于缓解关节疼痛,但肾功能不全者慎用。

【常见护理诊断/问题】

1. 有受伤的危险:出血 与毛细血管通透性和脆性增加有关。

2. 疼痛:腹痛 与局部过敏性血管炎症病变有关。

3. 潜在并发症 慢性肾炎、肾病综合征、慢性肾衰竭。

【护理措施】

(一)一般护理

1. 休息与活动 急性期应增加卧床休息时间,避免过多、过早地起床活动。病情好转后也要限制活动,以免过劳导致紫癜加重或重新出现。

2. 饮食 避免摄取致敏性食物。根据病情,饮食以清淡、易消化、少刺激性为宜。

(二)病情观察

观察紫癜的形态、数量、发生部位并记录变化情况。观察关节红、肿、痛、功能障碍情况。观察腹部体征,有无便血及量等。观察有无水肿及尿色、尿量,监测尿常规指标及血压。

(三)对症护理

1. 皮肤护理 保持皮肤清洁、干燥,禁止抓挠、刺激。衣着宜宽松、柔软、透气性好。

2. 关节肿痛的护理 观察关节疼痛、肿胀情况;协助取舒适体位,急性期局部关节制动,置于功能位，肿胀关节禁热敷，可冷敷；协助日常生活护理。

3. 腹痛的护理 卧床休息，协助取屈膝侧卧位等舒适体位，禁止腹部热敷以防肠出血。根据病情给予无渣的流质饮食，严重者禁食，经静脉供给营养。

4. 用药护理 参照特发性血小板减少性紫癜的用药护理。

（四）心理护理

说明疾病相关知识，减轻患者心理负担，消除其恐惧，使其配合治疗，树立战胜疾病的信心。

（五）健康指导

1. 疾病知识指导 介绍疾病的病因、临床表现及治疗的主要方法。说明疾病性质，避免接触致敏的药物或食物。养成良好饮食及卫生习惯，预防寄生虫感染。合理营养和锻炼，增强体质，避免过于劳累，预防呼吸道感染。

2. 病情监测指导 教会患者对出血情况及伴随症状与体征进行自我监测。若出现大量瘀点、明显腹痛、关节肿痛等，表明病情加重或复发，应及时就诊。

在线答题

练习与思考

练习与思考答案

一、单项选择题（在线答题）

二、填空题

最严重的类型是 (4) —— **过敏性紫癜**
- 最常见的 (1) 变态反应性疾病
- 最常见的类型是 (2)
- 最具潜在危险和最易误诊的类型是 (3)

填空题答题处：

（1）________；（2）________；（3）________；（4）________。

三、案例分析题

杨某，男性，20 岁。3 天前因进食牛肉面后出现双下肢皮肤散在瘀点、瘀斑，数目多，对称出现，无腹痛、腹泻、血便、血尿、恶心及呕吐，偶有膝、踝关节疼痛。未进一步诊治。近 2 天来，双下肢瘀点、瘀斑呈进行性加重，数目增多，伴有明显踝关节疼痛，来院就诊，门诊血常规：WBC 15.82×10^9/L，Hb 160 g/L，RBC 5.2×10^{12}/L，PLT 194×10^9/L。尿常规：尿潜血（+），尿蛋白（-）。

请思考：

1. 该患者发生了什么问题？是什么类型？
2. 目前该患者存在哪些护理问题？如何进行护理？

三、血友病

学习目标

1. 熟悉血友病患者的评估要点、常见护理诊断/问题和护理措施。
2. 了解血友病的概念、病因、发病机制和临床特征。
3. 能评估患者病情，能与患者进行有效沟通，按护理程序实施整体护理。
4. 关爱患者，具备敬佑生命的职业精神。

案例思考

患者，女性，12 岁，确诊“血友病”10 年余。因跑步跌倒，双手掌多处擦破后出血不止半小时急诊入院。查体：双手掌面多处擦伤，皮肤多处不规则破损，有出血。右膝关节外侧疼痛，有一 1.5 cm×2 cm 大小的红色瘀斑，关节活动正常。既往患者常因跌倒或碰撞后出现肢体青紫、疼痛，数日后可以缓解。

请思考：

1. 该患者目前的护理诊断及相关致病因素有哪些？
2. 该如何进行健康指导？

血友病(hemophilia)是一组遗传性凝血因子缺乏引起的出血性疾病，主要包括血友病 A(FⅧ缺乏)和血友病 B(FⅨ缺乏)，临床上多见血友病 A。其主要特点为有阳性家族史、幼年发病、自发性或轻微创伤后出血不止、血肿形成和关节腔出血等。

【致病因素】

血友病 A 和血友病 B 均为典型的 X 染色体连锁隐性遗传病。致病基因位于女性 X 染色体上，常见遗传模式是“隔代遗传”：女性从上一代获得致病基因(携带者，不发病)，然后遗传给下一代男性。当遗传基因突变出现缺陷后，造成内源性凝血功能障碍及出血倾向。

【护理评估】

(一) 健康史

评估时应询问患者家族史；有无自发性出血史或轻微损伤后、小手术(拔牙、扁桃体切除术)后出血不止；发病时间等。

(二) 身体状况

1. 出血 出血为最常见的临床表现。多表现为自发性或轻伤后出血不止。出生即有，终身伴随。血友病 A 出血较重，血友病 B 出血较轻。常见软组织、深部肌肉出血；膝、踝等负重关节可反复出血，表现为局部肿痛、压痛，可伴骨质疏松。重者致关节僵硬、畸形，伴肌肉萎缩。

2. 血肿压迫表现 血肿形成后压迫周围神经，引起局部疼痛、麻木及肌肉萎缩；血肿造成局部组织淤血、水肿或缺血、坏死。口腔、咽喉及颈部软组织出血及形成的血肿可压迫或阻塞气道，引起呼吸困难甚至窒息；压迫输尿管引起排尿障碍。

(三) 辅助检查

血常规检查：血小板正常。凝血功能检查：出血时间正常；凝血酶原时间(PT)正常；活化部分凝血活酶时间(APTT)延长。血友病 A、血友病 B 确诊分别需要检测 FⅧ凝血活性辅以 FⅧ:Ag 和 FⅨ凝血活性辅以 FⅨ:Ag。DNA 印迹法等基因诊断试验一般用于致病基因可疑携带者和产前诊断。

(四) 心理-社会状况

反复出血使患者产生紧张不安、焦虑、恐惧等情绪；因为遗传病需终身替代治疗，患者可出现悲观、绝望心理。

(五) 治疗要点

本病采取以替代治疗为主的综合治疗。

1. 一般治疗 自我防护，预防出血，尽早及时有效处理出血，避免发生并发症。

2. 替代治疗 补充缺失的凝血因子是血友病患者防治出血最重要的措施。主要有 FⅧ的浓缩剂、凝血酶原复合物、血浆冷沉淀物、新鲜冰冻血浆等。

3. 其他药物治疗 去氨加压素可用于轻症血友病A,对血友病B患者无效。抗纤溶药物可保护血凝块不被溶解而发挥止血作用。

4. 其他治疗 如矫形外科治疗、基因治疗等。

【常见护理诊断/问题】

1. 有受伤的危险:出血 与凝血因子缺乏有关。

2. 有失用综合征的危险 与反复多次关节腔出血有关。

3. 焦虑 与终身出血倾向有关。

4. 疼痛 与深部组织血肿或关节腔出血有关。

【护理措施】

（一）一般护理

注意休息,避免过度负重及剧烈活动,如拳击、踢足球等,不要穿硬底鞋或赤脚走路。防止外伤,使用刀、剪等尖锐工具时应戴防护手套;尽量避免不必要的穿刺,若必须进行,需穿刺后按压5 min以上,直至出血停止;尽量避免手术,必须手术时,应补充足量凝血因子;注意口腔卫生,预防龋齿,避免拔牙。给予富含优质蛋白质的饮食,如牛奶、鱼等。避免粗糙的食物,食物温度宜适中。

（二）病情观察

监测生命体征、患者自觉症状、各部位出血量和表现等情况。观察有无血肿压迫症状或脏器出血表现,如腹痛、消化道出血、颅内出血。

（三）治疗配合

1. 对症护理 局部出血的处理配合:①皮肤出血时,采用局部压迫止血法;②鼻黏膜出血时,采用止血药物加压填塞止血;③拔牙后出血,用含凝血因子的贴剂覆盖伤口;④深部肌肉及关节出血时,应休息(制动),抬高患肢,取功能位,局部冷敷,压迫止血;⑤咽喉部出血时,应协助取侧卧位或头偏向一侧,观察有无气道阻塞,做好气管插管或切开的准备。

2. 用药护理 凝血因子取回后,应立即输注。新鲜冰冻血浆或血浆冷沉淀物需在37 ℃水中解冻、融化后,在患者可耐受的情况下,快速输入。观察去氨加压素使用后有无头痛、面色潮红、心率加快、血压升高、少尿等不良反应。

（四）心理护理

关心、鼓励患者,使患者树立信心,加入血友病病友组织,互相支持,沟通信息,保持乐观心态。

（五）健康指导

1. 疾病预防指导 对于有家族史者,遗传咨询、严格婚前检查、加强产前诊断是降低血友病发病率的重要措施。血友病患者及女性携带者均不宜结婚,已婚者不宜生育,以减少遗传。携带者妊娠早期应检查胎儿是否患血友病,从而决定是否终止妊娠。

2. 疾病知识指导 向患者及其家属介绍疾病的病因、遗传特点、临床表现等,说明本病为遗传病,需要终身治疗。指导患者及其家属预防出血方法,提供血友病相关社会团体的信息等。

3. 日常生活指导 避免从事易引起受伤的工作和活动,注意保护关节,运动强度应适宜。避免服用阿司匹林、双嘧达莫等影响血小板功能的药物。

4. 出血的应急处理指导 指导患者及其家属掌握常见出血部位的止血方法。外出时,随身携带血友病病例卡,有意外时可利于及时处理。

5. 病情监测指导 定期复查。指导患者学会自我监测出血情况,一旦出血严重或处理效果不佳,应及时就诊。

练习与思考

一、单项选择题(在线答题)

二、填空题

血友病
- 是遗传性 (1) 功能异常
- 最常见的类型是 (2)，缺乏 (3)
- 血友病B缺乏 (4)

填空题答题处：

(1)______________；（2）______________；（3）______________；（4）______________。

在线答题

练习与思考答案

三、案例分析题

患者，男性，26 岁，因“粪便带血半个月”入院。患者 3 岁时开始出现皮肤、黏膜、牙龈、鼻腔自发性出血，20 多年来均在当地医院诊治，经止血处理后出血停止。因出血不严重，未行正规诊治，亦未能明确出血原因。1 年前开始出现大关节红肿、疼痛，1 个月前检查发现关节腔积液，当地医院诊断为风湿关节炎，予抗风湿中药(方剂不详)治疗。患者服中药后，关节疼痛症状好转，但半个月后出现便血，呈暗红色，停用中药后，便血停止。患者近 1 个月来贫血表现日益明显，为明确便血和贫血原因入院。

查体：生命体征稳定，呈中度贫血貌，全身皮肤及黏膜未见出血点，无牙龈或鼻腔出血，心肺未见异常，肝脾肋下未触及，大关节未见红肿及变形。

入院后次日结肠镜检查发现回盲部有一病灶，为黑色血痂样新生物，且有活动性出血，应用去甲肾上腺素止血后，活动性出血停止。病变不符合息肉和肠道肿瘤特征，形态呈典型的桑葚状，怀疑为血友病血痂，为避免加重出血未取活检。实验室检查：活化部分凝血活酶时间(APTT)较正常延长 1 倍，余指标基本正常，红细胞沉降率正常。

请思考：

该患者发生了什么情况？应如何避免出血？

四、弥散性血管内凝血

学习目标

1. 熟悉弥散性血管内凝血患者的评估要点、常见护理诊断/问题和护理措施。
2. 了解弥散性血管内凝血的概念、病因、发病机制和临床特征。
3. 能评估患者病情，能与患者进行有效沟通，按护理程序实施整体护理。
4. 尊重、关爱患者，具备敬佑生命的职业精神。

案例思考

王某，女性，35 岁，因“分娩后 50 min，阴道流血不止”收入 ICU。

查体：王某精神恍惚，血压测不到，脉搏细速，心率 162 次/分；双侧瞳孔等大，对光反射存在；肺部听诊无异常；肝脾肋下未触及；阴道流血不止，色暗红，不凝固，量约 1000 mL。

实验室检查：Hb 70 g/L，RBC 2.7×10^{9}/L，外周血见裂体细胞；PLT 85×10^{9}/L，纤维蛋白原 1.78 g/L；凝血酶原时间 20.9 s，3P 试验阳性。尿蛋白(+++)，尿红细胞(++)。

请思考：

王某发生了什么状况？该如何处置？

弥散性血管内凝血(disseminated intravascular coagulation，DIC)是一种在许多疾病基础上，由多种致病因素激活凝血及纤溶系统，导致全身微血栓形成、凝血因子大量消耗并继发纤溶亢进，引起全身出血及微循环衰竭的临床综合征。本病进展快、病情复杂、死亡率高。

【病因】

1. 感染性疾病 细菌、病毒等严重感染是诱发DIC的主要病因之一。

2. 恶性肿瘤 恶性肿瘤也是引起DIC的主要病因之一。如急性早幼粒细胞白血病、前列腺癌、肺癌、肝癌、淋巴瘤、胰腺癌、肾癌等，广泛转移者更易发生DIC。

3. 病理产科 产科常见病因有羊水栓塞、胎盘早剥、死胎滞留、流产感染、子宫破裂等。

4. 手术及创伤 富含组织因子的器官如脑、前列腺、胰腺、子宫及胎盘等，可因手术及创伤等释放组织因子，诱发DIC。大面积烧伤、严重挤压伤、骨折也容易导致DIC。

5. 其他 各种原因引起的休克、输血及输液反应、中暑、肾移植后排斥反应、毒蛇咬伤、巨大血管瘤、药物反应及中毒等。

【发病机制】

1. 组织损伤 感染、肿瘤溶解、严重或广泛创伤、大型手术等因素导致组织因子和(或)组织因子类物质释放入血，激活外源性凝血系统。

2. 血管内皮损伤 感染、炎症及变态反应、缺氧等引起血管内皮损伤，导致FⅫ激活，促机体组织因子释放，启动凝血系统。

3. 血小板活化 各种炎症反应、药物、缺氧等可致血小板损伤，诱发血小板聚集及释放反应，通过多种途径激活凝血系统。

4. 纤溶酶激活 上述致病因素在引起组织损伤、血管内皮损伤、激活凝血系统的同时，亦可通过直接或间接方式同时激活纤溶系统，致凝血-纤溶平衡进一步失调。

【病理生理】

主要表现为微血栓形成、凝血功能障碍和微循环障碍。DIC基本和特异性病理变化是微血栓形成。DIC凝血功能障碍的三个状态：早期表现为高凝血，继而消耗性低凝血，后期出现继发性纤溶亢进、毛细血管微血栓形成、血容量减少、血管舒缩功能失调等。

【护理评估】

(一) 健康史

询问患者起病缓急、出血情况等；查找诱发DIC的病因，询问患者有无感染性疾病、恶性肿瘤、组织损伤、病理产科等病史。

(二) 身体状况

因原发病的病情、起病缓急、病情轻重各异，DIC分型、分期不同，患者临床表现有较大差异。各型DIC临床表现的共同特点如下。

1. 出血倾向 出血倾向是DIC常见的早期症状之一，具有自发性和多发性特点。出血多突然发生，常见皮肤和黏膜出血。伤口及注射部位渗血可呈大片瘀斑。严重者有内脏出血，如血尿、呕血、便血及咯血等，甚至颅内出血。分娩或产后流出的血液可完全不凝或形成小血凝块。

2. 微血管栓塞 微血管栓塞导致相应部位缺血、缺氧，持续时间久可出现器官功能衰竭，甚至组织坏死。栓塞可发生在肺、脑、肝、肾和胃肠等，并出现相应症状与体征。

3. 低血压、休克或微循环障碍 表现为低血压或休克。皮肤、黏膜发绀，并有少尿或无尿，呼吸循环衰竭等症状。休克使组织缺氧、酸中毒，加重DIC发展，二者形成恶性循环，顽固性休克则提示病情严重及预后不良。

4. 微血管病性溶血 DIC时微血管腔变窄，当红细胞通过腔内的纤维蛋白条索时，引起机械性损伤和碎裂而产生的溶血，称为微血管病性溶血。表现为进行性贫血，贫血程度与出血程度不成正比，严重时可引起皮肤、黏膜黄染。

（三）辅助检查

DIC需同时具备3项以上异常：①血小板计数<100×10^9/L或进行性下降；②血浆纤维蛋白原水平<1.5 g/L，并持续性下降；③血浆鱼精蛋白副凝固试验（3P试验）阳性或纤维蛋白降解产物（FDP）水平>20 mg/L；④凝血酶原时间（PT）缩短或延长超过3 s，或APTT缩短或延长超过10 s。

（四）心理-社会状况

本病多急性起病、出血广泛而严重，常有多器官功能衰竭，易导致患者紧张，产生恐惧感。

（五）治疗要点

1. 治疗原发病并去除诱因 治疗原发病并去除诱因是终止DIC病理过程的最关键和根本措施。如控制感染，治疗肿瘤，进行产科及外伤处理，纠正缺氧、缺血及酸中毒等。

2. 抗凝治疗 抗凝治疗是重要治疗措施。在治疗基础疾病的前提下，与补充凝血因子的治疗同时进行。应用肝素是DIC首选的抗凝疗法。常选用低分子肝素、肝素钠。抗凝治疗适用于DIC早期（高凝期）、血小板及凝血因子急剧或进行性下降、微血管栓塞表现明显、消耗性低凝状态但基础病变短期内不能去除者。DIC晚期者、蛇毒所致DIC者、术后或损伤创面未经良好止血者、近期有活动性大出血者均禁忌使用抗凝治疗。

3. 替代疗法 适用于凝血因子及血小板明显减少，且已进行病因及抗凝治疗，但DIC仍未有效控制，有明显出血的患者。常用药物包括血小板悬液、新鲜冰冻血浆、纤维蛋白原等。

4. 纤溶抑制药物 适用于已进行原发病治疗及诱因去除后，有明显的纤溶亢进临床或实验检查证据者或DIC晚期继发性纤溶亢进已成为迟发性出血的主要原因者。常用药有氨基己酸、氨甲苯酸等。

【常见护理诊断/问题】

1. 有受伤的危险：出血 与DIC所致凝血因子被消耗、继发性纤溶亢进、肝素应用有关。

2. 潜在并发症 休克、呼吸衰竭、多器官功能衰竭。

3. 气体交换受损 与肺栓塞引起通气与血流比例失调有关。

【护理措施】

（一）一般护理

卧床休息，根据病情采取合适的体位，如休克患者取中凹位，呼吸困难严重者取半坐卧位；注意保暖；加强皮肤护理，防压疮。进清淡流质或半流质食物，必要时禁食。给予吸氧。

（二）病情观察

严密观察出血部位、范围及严重程度，及时发现休克或重要器官功能衰竭。监测意识、生命体征，记录24 h液体出入量；观察皮肤色泽与温、湿度。有无皮肤黏膜和重要脏器栓塞的症状与体征：如肺栓塞表现为突发胸痛、呼吸困难、咯血；脑栓塞引起偏瘫、抽搐、昏迷等。此外还要注意原发病临床表现及实验室指标的监测。

（三）治疗配合

1. 对症护理 患者入住重症监护病房，24 h监护，床旁备好抢救药品及器材。积极协助纠正休克：快速建立两条静脉通路，保证大量输液、输血，血管活性药物、抗凝药物的应用和测量中心静脉压（CVP）。根据CVP和尿量及时调整输液速度和量，避免肺水肿的发生。在补足血容量的基础上，如血压仍偏低，遵医嘱予血管活性药物。若呼吸困难、氧分压下降，可予面罩吸氧，必要时行气管插管、呼吸机辅助呼吸，及时清理呼吸道分泌物，预防肺部感染。

2. 用药护理 熟悉各种常用药物的名称、给药方法、主要不良反应及其预防和处理。肝素的合理使用是防止 DIC 发生的关键。肝素主要不良反应是出血，在用药过程中，注意观察出血情况，并监测实验室指标，其中最常用的临床监测指标是活化部分凝血活酶时间，使其较正常参考值延长 1.5～2 s 为佳。肝素过量引起出血时，可用鱼精蛋白中和。

（四）心理护理

立即投入抢救，并给予患者积极心理支持，使其主动配合；同时向患者家属讲解相关疾病知识，对病情变化、抢救过程及效果主动做出恰当的解释和预告，以争取患者家属的理解与支持。

（五）健康指导

向患者及其家属解释疾病相关知识。特别是解释反复进行实验室检查的重要性和必要性、特殊治疗的意义和不良反应。劝导患者家属多关心和支持患者，使其增强治疗信心，配合治疗。

在线答题

练习与思考答案

练习与思考

一、单项选择题（在线答题）

二、填空题

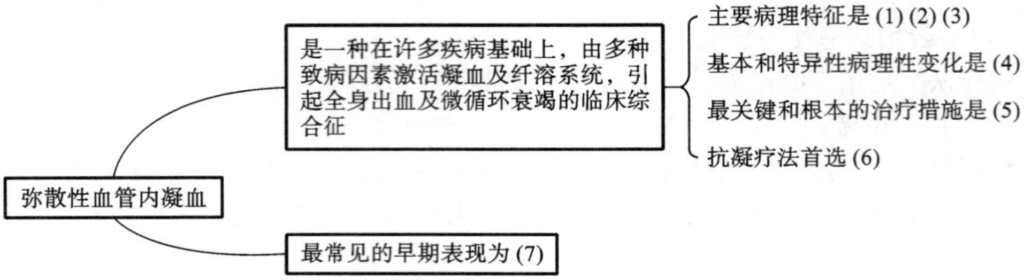

填空题答题处：

(1)______________；(2)______________；(3)______________；(4)______________；

(5)______________；(6)______________；(7)______________。

三、案例分析题

患者，女性，29 岁，两天前行子宫肌瘤切除术，术中出血不多，止血完毕后以生理盐水冲洗各创面，无出、渗血，滴入医用透明质酸钠 6 mL 防粘连，术毕。术后 18 h，患者突然出现面色苍白，心率 100 次/分，阴道内大量流血，测血压 77/57 mmHg。

急查血常规：Hb 从术前 116 g/L 降至 95 g/L，再降至 47 g/L，PLT 从术前 320×10^9/L 降至 108×10^9/L，再降至 21×10^9/L，血小板压积（PCT）从术前 0.32%降至 0.02%。凝血功能：PT 19.7 s，国际标准化比值（INR）18.9，APTT 37.3 s，凝血酶时间（TT）24.1 s，诊断为 DIC。急行二次腹腔镜手术，抗休克同时输去白悬浮红细胞、冷沉淀、血小板、血浆等。

术后 5 h 予以复查血常规：PLT 34×10^9/L，Hb 85×10^9/L，PCT 0.03%，纤溶三项 D-二聚体 21670 ng/mL，抗凝血酶Ⅲ 54%，纤维蛋白降解产物 258 μg/mL，术后 5 h 共引出淡红色血性液体 300 mL。术后 2 天复查凝血指标逐渐趋于好转。

请思考：

患者发生 DIC 的原因是什么？并分析医生诊治要点。

（宁波卫生职业技术学院　曹小萍）

第四节 白　血　病

学习目标

1. 掌握白血病患者的评估要点、护理诊断/问题和护理措施。
2. 熟悉白血病的概念、病因、分型和临床特征。
3. 了解白血病的发病机制。
4. 能评估患者病情，能与患者进行有效沟通，正确实施化疗护理。
5. 具有高度责任感，尊重、关爱患者，具备敬佑生命的职业精神。

案例思考

李某，女性，34 岁。因"发热、皮肤瘀斑 20 余天"入院。患者于 2021 年 9 月 2 日出现发热，体温最高 39 ℃，伴有双下肢瘀斑、头晕、乏力。经过 5 天的青霉素等药物治疗，症状无缓解而收住入院。

查体：体温 38.6 ℃，皮肤、黏膜苍白，全身散在片状瘀斑，颈部淋巴结肿大，胸骨有压痛。双肺底可闻及啰音。肝肋下 3 cm，脾肋下 4 cm 可触及。

血常规检查：血红蛋白 65 g/L，白细胞 55×10^{9}/L，血小板 22×10^{9}/L。

诊断：急性淋巴细胞白血病待查。

请思考：

1. 患者目前的护理诊断/问题有哪些？
2. 如需确诊，还应做哪些辅助检查？该如何护理？

白血病(leukemia)是一类造血干细胞的恶性克隆性疾病。克隆的白血病细胞大量增殖并广泛浸润肝、脾、淋巴结等各种组织器官，抑制机体正常造血功能，外周血中出现形态各异、数量不一的幼稚细胞；主要临床特征是进行性贫血、不同程度的发热或反复感染、出血和组织器官浸润等。

中国红十字基金会小天使基金

我国白血病的发病率为(3～4)/10 万，以急性白血病多见，男性发病率略高于女性(男女发病率之比为 1.81∶1)。在恶性肿瘤所致的死亡率中，白血病居第六位(男性)和第七位(女性)，在儿童及 35 岁以下成人中居第一位。

【病因及发病机制】

白血病的病因目前尚不完全清楚，发病可能与以下因素有关。

1. 生物因素　生物因素主要包括病毒感染及自身免疫功能异常。目前已证实，成人 T 细胞白血病/淋巴瘤由人类嗜 T 细胞病毒-1(human T-cell lymphotropic virus type-1，HTLV-1)引起，这是一种 C 型逆转录病毒。此外，EB 病毒、HIV 与淋巴系统恶性肿瘤也相关。

2. 化学因素　长期接触苯及其衍生物与白血病的发生有关。某些抗肿瘤的细胞毒药物如氮芥、环磷酰胺等可致白血病。保泰松及其衍生物、氯霉素、亚硝胺类物质等也可诱发白血病。

3. 物理因素　物理因素包括 X 线、γ 射线等电离辐射。电离辐射可致白血病已被肯定，其发生取决于人体吸收辐射的剂量，大面积和大剂量照射均可能导致白血病发生。

4. 遗传因素　家族性白血病约占 0.7%，家庭有成员发生白血病，其近亲发生白血病的概率比一般人群高 4 倍，单卵双生者中患白血病比例较双卵双生者高 12 倍。

5. 其他因素 骨髓增生异常综合征、淋巴瘤、多发性骨髓瘤等血液病可发展为白血病。

上述因素均可促使遗传基因突变或染色体畸变，使白血病细胞株形成，导致正常细胞减少，加上人体免疫功能缺陷，使已形成的肿瘤细胞不断增殖，最终导致白血病的发生。

【分类】

1. 按病程和白血病细胞的成熟程度分类

(1) 急性白血病(acute leukemia，AL)：起病急，进展快，病程短，自然病程仅数月，骨髓和外周血中以异常原始细胞及早幼细胞为主，原始细胞占比多在30%以上。

(2) 慢性白血病(chronic leukemia，CL)：起病缓，进展慢，病程长，自然病程多为数年，骨髓和外周血中以较成熟细胞为主，原始细胞常少于10%。

2. 按白细胞计数分类

(1) 白细胞增多性白血病：外周血白细胞计数显著增高，常高于$10\times10^9/L$，伴有大量原始细胞及幼稚细胞。若白细胞计数$>100\times10^9/L$，则称为高白细胞性白血病。

(2) 白细胞不增多性白血病：白细胞计数正常或减少。

3. 按细胞形态学和细胞化学分类 目前国际通用FAB(法-美-英)分型和WHO(世界卫生组织)分型将急性白血病(AL)分为急性淋巴细胞白血病(ALL，简称急淋)和急性非淋巴细胞白血病(ANLL，简称急非淋)两大类，后者又称为急性髓系白血病(AML，又称急性粒细胞白血病)。成人多见急非淋，儿童多见急淋。

急淋分为3个亚型。L1：以小细胞为主，儿童多见，预后较好。L2：以大细胞为主，大小不一，成人多见，预后较差。L3：以大细胞为主，大小较一致，预后最差。

急非淋分为8个亚型。M0：急性髓细胞白血病微分化型。M1：急性粒细胞白血病未分化型。M2：急性粒细胞白血病部分分化型。M3：急性早幼粒细胞白血病。M4：急性粒-单核细胞白血病。M5：急性单核细胞白血病。M6：急性红白血病。M7：急性巨核细胞白血病。

按细胞类型，慢性白血病分为慢性髓系白血病(CML，又称慢性粒细胞白血病，简称慢粒)、慢性淋巴细胞白血病(CLL)和慢性单核细胞白血病。我国以慢粒多见。

【护理评估】

(一) 健康史

了解患者有无反复病毒感染史、电离辐射接触史和用药史；询问患者的职业、工作环境及家族史等。

(二) 身体状况

1. 急性白血病 起病急缓不一，急性起病者多有高热或严重出血倾向，发病较缓者多有面色苍白、疲乏或轻度出血。少数患者因皮肤紫癜、月经量过多或拔牙后出血不止就医后被发现。主要表现如下。

(1) 贫血：常为首发症状，并进行性加重。主要原因是骨髓中白血病细胞极度增生与干扰，造成正常红细胞生成减少。溶血、出血等也可引起贫血。

(2) 发热：最常见症状和患者就诊的主要原因之一。约50%的患者以不同程度的发热起病。大多数因继发感染所致，主要与成熟粒细胞缺乏或功能缺陷，糖皮质激素和化疗药物的应用等使机体免疫力低下，各种穿刺或置管时间长等因素有关。感染可发生在机体任何部位，以口腔黏膜、牙龈、咽峡最常见，其次是呼吸道及肛周。可发生溃疡或坏死，严重时可致菌血症或败血症。继发感染是导致急性白血病患者死亡常见的原因之一。部分患者为肿瘤性发热，多为低热到中度热。

(3) 出血：多数患者在病程中有不同程度的出血，出血也是导致患者就医的主要原因之一。出血可发生在机体任何部位，以皮肤瘀点、瘀斑，鼻出血、牙龈出血、女性月经量过多较常见。内脏出血可表现为便血、尿血及咯血等。颅内出血最为严重，多表现为突发剧烈头痛、呕吐，瞳孔大小不等，导致昏迷甚至死亡。出血的主要原因是血小板数量减少或功能异常、凝血因子减少、白血病细胞浸润和细菌毒素对血管的损伤。急性早幼粒细胞白血病易并发弥散性血管内凝血（DIC）而发生全身广泛出血。

（4）器官和组织浸润表现。

①肝、脾及淋巴结肿大：急淋多见。肝、脾轻度至中度肿大，肿大淋巴结多无压痛。

②骨骼和关节疼痛：常见症状。胸骨中下段局部压痛对白血病的诊断有一定价值，尤以儿童多见。急性粒细胞白血病患者还可在眼眶、肋骨及其他扁平骨的骨面形成粒细胞肉瘤（绿色瘤），常见于眼眶部位，可引起眼球突出等。

③口腔和皮肤：可有牙龈增生、肿胀；皮肤出现蓝灰色斑丘疹（局部皮肤隆起、变硬、呈紫蓝色结节状）、皮下结节、红斑等，多见于急非淋 M4 和 M5。

④中枢神经系统白血病（CNSL）：可发生在各个时期，但以缓解期常见。急淋最常见，儿童尤甚。由于化疗药物难以通过血脑屏障，隐藏在中枢神经系统的白血病细胞不能被有效杀灭，因而引起 CNSL，是白血病髓外复发的主要根源。可表现为头痛、呕吐、视物模糊、颈项强直，甚至抽搐、昏迷。

⑤其他：睾丸浸润可出现无痛性肿大，急淋缓解期的幼儿和青年多见，是仅次于 CNSL 髓外复发的根源。还可浸润肺、心、消化道、泌尿生殖系统等。

2. 慢性白血病 起病缓慢，进行性消瘦、疲乏及皮肤黏膜苍白，感染及出血倾向出现较晚。慢粒突出的表现是进行性脾大，慢性淋巴细胞白血病的突出表现是淋巴结肿大。慢性白血病晚期可发生急性变，病情进展迅速，其临床表现、血常规、骨髓象与急性白血病相似，但治疗效果差。

慢粒整个病程可分为三期：慢性期、加速期、急性变期。

（1）慢性期：一般 1～4 年，起病缓慢，早期可无任何症状，常因脾大或其他原因检查血常规时偶被发现。最早出现的症状有乏力、低热、盗汗、体重减轻等代谢亢进表现。脾大为最显著特征，早期就可于肋下触及，可达脐平面，甚至达盆腔，质硬、无压痛。约半数患者出现肝大。部分患者有胸骨中下段压痛。

（2）加速期：表现为不明原因的高热、虚弱、骨及关节疼痛、体重下降、脾迅速肿大、贫血、出血。对原来有效的药物耐受。加速期可持续几个月到数年。

（3）急性变期：慢粒终末期，临床表现与急性白血病相似。预后极差，往往在数月内死亡。

（三）辅助检查

1. 急性白血病

（1）血常规：多数患者白细胞增多至（10～50）$\times10^9$/L，也可高于 100×10^9/L（高白细胞血症），甚至可高于 200×10^9/L（白细胞淤滞症）。分类检查主要为数量不等的原始细胞和幼稚细胞。可有不同程度正细胞性贫血，半数患者血小板计数$<60\times10^9$/L。

（2）骨髓象：急性白血病必查项目和确诊依据，对临床分型、指导治疗和疗效判断、预后估计等有重要意义。多数患者骨髓增生明显活跃或极度活跃，以原始细胞、幼稚细胞为主，若全部骨髓有核细胞中的原始细胞占 30%以上，可诊断为急性白血病。正常的巨核细胞和幼红细胞减少。少数患者骨髓增生低下。奥尔（Auer）小体仅见于急非淋，有独立诊断的意义。

（3）细胞化学检测：用于急性白血病分型诊断与鉴别诊断，如过氧化物酶染色等方法。

（4）免疫学检查：检测白血病细胞所表达的特异性抗原，分析细胞所属系列、分化程度和功能状态，以区分急淋与急非淋及它们各自的亚型。

（5）其他：因大量细胞被破坏导致血清尿酸浓度增高，尤其在化疗期间，可形成尿酸结晶而影响肾功能。CNSL 者脑脊液压力升高，涂片可找到白血病细胞。

2. 慢性白血病

（1）血常规：慢粒早期外周血白细胞计数增高，常高于 20×10^9/L，甚至高于 100×10^9/L。血小板早期正常或增多，晚期逐渐减少。慢性淋巴细胞白血病以淋巴细胞持续性增多为主要特征。

（2）骨髓象：骨髓增生明显或极度活跃，慢粒以中性晚幼粒细胞、中幼粒细胞及杆状核细胞增多为主，原粒细胞及早幼粒细胞比例常低于 10%。慢性淋巴细胞白血病常见淋巴细胞比例≥40%，以成熟淋巴细胞为主。

（3）染色体检查：90%以上的慢粒患者出现特征性费城染色体（Ph 染色体）。

（4）生化检查：血清及尿中的尿酸浓度增高，主要是化疗后大量白血病细胞被破坏所致。血清中维生素 B_{12} 浓度显著增高和结合力显著增强。

（四）心理-社会状况

多数患者会产生强烈的恐惧、忧伤、悲观、失望等情绪，甚至企图轻生；在治疗过程中，患者因病情反复及经济负担重等因素，产生孤独、无望感。

（五）治疗要点

白血病治疗原则是对症支持治疗，恰当选择抗白血病化疗药物和造血干移植，防治 CNSL 及其他并发症，提高缓解率，延长生存期，争取治愈。

1. 对症支持治疗

（1）防治感染：保证急性白血病患者争取有效化疗或进行造血干细胞移植、降低死亡率的关键措施之一。患者如出现发热，应及时查明感染原因、部位，进行药敏试验，使用有效抗生素。必要时使用细胞因子如粒细胞集落刺激因子等促进造血干细胞增殖。

（2）改善贫血：严重贫血者予吸氧、输注浓缩红细胞，维持血红蛋白浓度＞80 g/L。但白细胞淤滞症时不宜立即输红细胞，以免进一步增高血液黏度。

（3）防止出血：血小板低者可输浓缩血小板悬液或新鲜血，保持血小板计数＞20×10^9/L。并发 DIC 时，给予相应处理。

（4）防治尿酸性肾病：白血病细胞大量破坏使血尿酸浓度升高，形成尿酸结晶积聚于肾小管，引起少尿甚至急性肾衰竭。口服别嘌醇抑制尿酸合成，嘱患者多饮水（每日 3000 mL 以上）或静脉补液，保证足够尿量以促进尿酸排泄；碱化尿液抑制尿酸结晶生成与沉积。

（5）高白细胞血症紧急处理：高白细胞性白血病不仅会增高早期死亡率，而且会增高髓外白血病复发率。白细胞淤滞症时可表现为呼吸困难、低氧血症、言语不清、颅内出血等。一旦出现这些症状，应采用血细胞分离机清除过多的白细胞，同时进行水化、化疗和碱化尿液等处理。

2. 抗白血病化疗 抗白血病化疗，是目前白血病治疗的主要措施。化疗原则为早期、联合、充分、间歇。通过联合化疗，迅速、大量杀灭白血病细胞，恢复机体正常造血功能，达到完全缓解（CR），延长生存期的目的，这也是造血干细胞移植的基础。

（1）急性白血病的化疗：化疗过程可分为两个阶段，即诱导缓解和缓解后治疗。

①诱导缓解：从化疗开始到 CR 的阶段。主要是通过联合化疗，迅速大量杀伤白血病细胞，恢复机体正常造血功能，使患者尽可能在较短的时间内获得 CR。CR 即白血病的症状和体征消失，血常规和骨髓象基本正常，外周血中无白血病细胞，骨髓象中原始细胞占比＜5%。目前儿童急淋首选 VP（长春新碱＋泼尼松）方案，成人急淋常须在 VP 方案上加门冬酰胺酶（VLP 方案）或柔红霉素（VDP 方案）或四种药物同时应用（VLDP 方案）。急非淋常用 DA（柔红霉素＋阿糖胞苷）方案或 HA（高三尖杉酯＋阿糖胞苷）方案。

②缓解后治疗：CR 后治疗的阶段。CR 后体内尚有 $10^8\sim10^9$ 个白血病细胞，为延长缓解期及防止复发，仍须继续治疗。主要方法是化疗和造血干细胞移植（HSCT）。

（2）慢性白血病的化疗：羟基脲是治疗慢粒的首选化疗药物，起效快，持续时间短，用药后 2～3

天白细胞计数下降,停药后很快回升。慢性淋巴细胞白血病化疗常用的药物为氟达拉滨、苯丁酸氮芥、白消安(马利兰),其他药物有阿糖胞苷、高三尖杉酯、环磷酰胺等。

3. 防治 CNSL 预防 CNSL 主要方法是在缓解前或后鞘内注射化疗药物(甲氨蝶呤、阿糖胞苷、糖皮质激素)。一旦发生 CNSL,可考虑颅脊椎照射。

4. 造血干细胞移植(HSCT) HSCT 是被普遍认可的根治性标准治疗方法。除儿童急淋外,急性白血病应在第一次 CR 时进行 HSCT,慢粒在慢性期缓解后尽早进行 HSCT。

5. 靶向治疗 针对发病机制的分子靶向治疗最成功的是全反式维甲酸(ATRA)+亚砷酸(ATO,主要成分是三氧化二砷),也是治疗急性早幼粒细胞白血病的首选方案。甲磺酸伊马替尼作为酪氨酸激酶抑制剂,在治疗慢粒中效果良好。

【常见护理诊断/问题】

1. 有感染的危险 与成熟粒细胞减少、机体免疫力低下有关。

2. 组织完整性受损 与血小板减少、白血病细胞浸润等有关。

3. 活动无耐力 与白血病引起贫血、代谢率增高、化疗药物副作用有关。

4. 预感性悲哀 与疾病的性质、治疗反应、预后不良、病死率高等有关。

5. 体温过高 与感染和肿瘤细胞代谢亢进有关。

6. 营养失调:低于机体需要量 与代谢率增高、口腔炎及化疗致消化道反应有关。

7. 潜在并发症 化疗药物不良反应、CNSL、尿酸性肾病。

【护理措施】

(一)一般护理

1. 休息与活动 急性期应卧床并适当床上活动,缓解期活动以不感疲劳为宜。

2. 饮食 给予高蛋白质、高热量、富含维生素、清淡易消化饮食,少量多餐,保证足够的饮水量。避免进食高脂、产气过多或辛辣的食物;选择胃肠道症状最轻的时间进食,避免在化疗前后 2 h 内进食,进食后取坐位或半坐卧位,以减轻恶心、呕吐。

3. 清洁护理 室内保持空气新鲜,空气和地面定时消毒;避免或减少探视;保持口腔及皮肤清洁,预防感染。进餐前后及睡前用生理盐水或多贝尔液漱口,用软毛牙刷刷牙;定期洗澡更衣,勤剪指甲;注意会阴清洁;保持排便通畅,便后用 0.02%高锰酸钾溶液坐浴。

(二)病情观察

观察患者生命体征,有无体温升高、血压下降、尿量减少等表现。注意有无皮肤黏膜出血加重及头痛、瞳孔大小不等、意识障碍等颅内出血表现,有无化疗药物不良反应及有无头痛、呕吐等 CNSL 表现。监测血常规检查结果。

(三)治疗配合

1. 对症护理

(1) 发热、贫血、出血的护理:详见本章第一节“血液及造血系统疾病患者常见症状与体征”。

(2) 输血护理:遵医嘱输浓缩血小板悬液等,输血前应由两人核对,观察有无输血反应。

2. 化疗药物应用护理

(1) 合理使用血管:首选 PICC 或中心静脉置管、植入式静脉输液港。若用外周静脉,则选用粗直的静脉。

(2) 输入刺激性化疗药物前,须确保针头在血管内。

(3) 减轻药物对局部血管的刺激:输入化疗药物前后,均用生理盐水冲洗。

(4) 联合化疗时,先输对血管刺激性小的化疗药物,再输刺激性大、发疱性化疗药物。

(5) 合理安排输液速度,输液期间注意巡视,观察药物反应和有无发生药物外渗。

(6) 发疱性化疗药物外渗的处理。①停止:立即停止药物注入。②回抽:不要拔针,尽量回抽渗出的药液。③评估:评估并记录外渗部位、面积和外渗药量,局部皮肤的颜色、温度、疼痛状况等。④解毒:局部滴入生理盐水或用解毒剂(常用解毒剂有硫代硫酸钠,用于氮芥、丝裂霉素等外渗;碳酸氢钠,用于蒽环类外渗;透明质酸,用于植物碱类外渗等)。⑤局部封闭:皮下注射利多卡因,范围须大于药物外渗的区域。⑥湿敷与涂抹:常用50%硫酸镁湿敷,多磺酸粘多糖乳膏(喜辽妥)涂抹等。⑦冷敷:局部 24 h 间断冷敷,但植物碱类化疗药物(如长春新碱等)不宜冷敷。⑧抬高:外渗 48 h 内,抬高受累部位以促进外渗的药物吸收。

(7) 观察化疗药物毒性反应,采取相应防护措施。化疗药物的常见毒性反应有消化道反应、骨髓抑制、肝肾功能损害、脱发、局部静脉炎等。为减轻毒性反应,宜采取以下措施。

①骨髓抑制的防护:骨髓移植主要表现为全血细胞减少,故需定期复查血常规。化疗后第 7～14 天是多数化疗药物骨髓抑制作用最强的时间,之后 5～10 天恢复。严格无菌操作,预防感染。当成熟粒细胞绝对值≤0.5×10^9/L 时,进层流病房行保护性隔离,若无层流病房,则可用层流床或单人病房,保证室内空气新鲜,定期进行空气和地面消毒,谢绝探视以避免交叉感染。

②消化道反应的防护:许多化疗药物可引起恶心、呕吐、纳差等消化道反应。症状多在用药后 1～3 h出现,持续时间不等。化疗期间饮食宜清淡、易消化,少量多餐;若有呕吐,应暂缓进食;进食后及时清理、漱口,保持口腔清洁;必要时,遵医嘱在治疗前 1～2 h 给予止吐药物;减慢化疗药物的滴速;如症状较严重,应予静脉补充营养。

③口腔溃疡的护理:尤其注意有无口腔真菌感染。口腔护理,教会患者漱口液的含漱及局部溃疡用药的方法:厌氧菌感染可选用 1%～3%过氧化氢溶液;真菌感染可选用 1%～4%碳酸氢钠溶液、0.05%氯己定溶液,溃疡疼痛严重者可在漱口液中加入 2%利多卡因止痛。

④脱发的护理:事先向患者说明化疗可能导致脱发,绝大多数待化疗结束后,头发会再生,让患者有心理准备。指导患者使用假发或帽子,评估患者感受,鼓励亲友共同支持,参与正常社交活动。

⑤其他不良反应的防护:长春新碱可引起末梢神经炎而出现指(趾)端麻木,停药后可消失。甲氨蝶呤等对肝功能有损害,用药期间应观察有无黄疸,并定期监测肝功能。环磷酰胺可引起出血性膀胱炎,应保证输液量,鼓励多饮水,观察尿液颜色,一旦发生血尿,应检查肾功能。柔红霉素、阿霉素等可引起心肌及心脏传导损害,需缓慢静脉滴注(40 滴/分以下),观察心率、心律及有无心悸。化疗期间可出现高尿酸血症,鼓励患者多饮水,碱化尿液,口服别嘌醇。

⑥鞘内注射化疗药物的护理:协助患者取头低抱膝侧卧位,推注药物速度宜慢;拔针后局部予消毒纱布覆盖固定。嘱患者去枕平卧 4～6 h,观察有无头痛、呕吐、发热等症状。

(四) 心理护理

鼓励并耐心倾听患者内心感受;帮助患者认识不良情绪对康复的影响;介绍已缓解的病例,指导患者进行自我心理调整,指导患者家属关心、支持患者,增强患者战胜疾病的信心。

(五) 健康指导

1. 疾病预防指导 避免接触对造血系统有害的理化因素,如电离辐射,染发剂、油漆等含苯物质及氯霉素等药物。对长期接触者,应加强劳动保护并定期检查血常规、骨髓象。

2. 疾病知识指导 指导保证足够营养、充足休息和睡眠,适当进行健身活动,如散步、打太极拳、练剑等提高机体的抵抗力。

3. 预防出血、感染的指导 注意个人卫生,沐浴水温以 37～40 ℃为宜,以防加重皮肤出血。勿用牙签剔牙,用软毛牙刷刷牙;勿用手抠鼻。避免损伤。少去人群密集场所,注意保暖,避免受凉。

4. 用药与就诊指导 向患者及其家属强调坚持每月巩固强化治疗是争取长期缓解或治愈的重要手段。应定期复查,若新发出血、发热,应及时就诊。

5. 心理指导 向患者及其家属说明白血病虽然难治,但目前治疗进展快、效果好,使患者树立信心,保持良好的情绪状态,以利于疾病康复。

练习与思考

在线答题

练习与思考答案

一、单项选择题(在线答题)

二、填空题

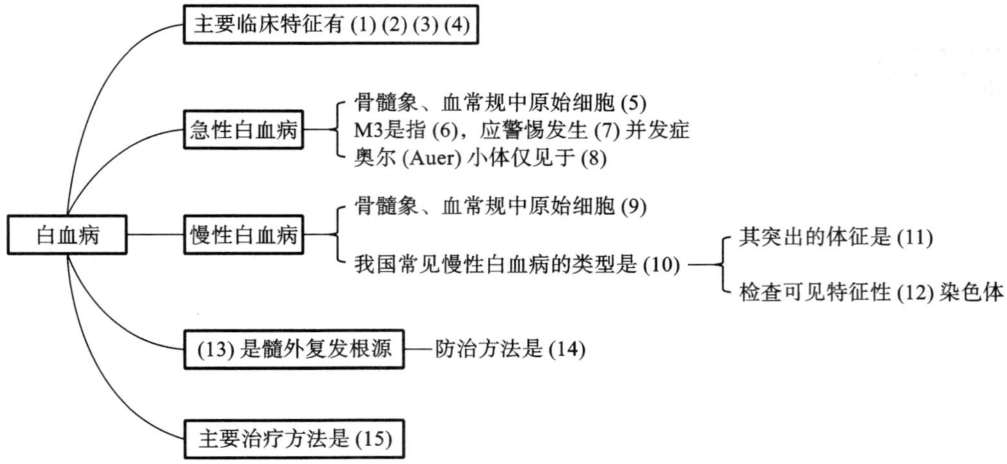

填空题答题处：

(1)________；(2)________；(3)________；(4)________；

(5)________；(6)________；(7)________；(8)________；

(9)________；(10)________；(11)________；(12)________；

(13)________；(14)________；(15)________。

三、案例分析题

患者，女性，26 岁，皮革制造工人，因“发热、四肢乏力伴皮肤出血点 1 周”，门诊查血红蛋白 89 g/L，白细胞 3.5×10^9/L，血小板 50×10^9/L，发现幼稚细胞。为进一步诊治收入院。查体：体温 38 ℃，心率 92 次/分，呼吸 20 次/分，血压 96/62 mmHg。患者意识清楚，精神欠佳，情绪焦虑，轻度贫血貌，全身可见散在出血点，双侧颈部可触及肿大淋巴结，胸骨有轻压痛，肝肋下 2 cm，脾肋下 3 cm，双下肢无水肿，病理征阴性。患者有甲苯接触史 5 年。骨髓检查：有核细胞增生极度活跃，细胞质颗粒粗大的早幼粒细胞占 85%。

请思考：

1. 结合病史，考虑该患者的诊断为什么？
2. 请提出目前的护理诊断/问题。
3. 估计下一步会进行什么治疗？如何进行相关护理？

(宁波卫生职业技术学院　曹小萍)

第五节　淋　巴　瘤

学习目标

1. 掌握淋巴瘤患者的评估要点、常见护理诊断/问题和护理措施。
2. 熟悉淋巴瘤患者的治疗原则。

3. 了解淋巴瘤的概念、分类、病因及发病机制。
4. 能评估淋巴瘤患者的病情，能对放疗患者实施皮肤护理。
5. 具有高度责任感，关心爱护患者，具备敬佑生命的职业精神。

案例思考

孙某，女性，48岁。以“颈部淋巴结肿大6年，间断发热9个月”入院。6年前无明显诱因出现双侧颈部淋巴结肿大，大小约5 cm×6 cm，无发热，未予重视。9个月前出现低热，口服抗生素无效，颈部淋巴结较前肿大，收住入院。

入院查体：消瘦，双侧颈部淋巴结肿大，约6 cm×8 cm，未见明显贫血貌，皮肤未见瘀斑和出血点，心肺未见异常。双侧腋窝、腹股沟淋巴结肿大，约3 cm×4 cm，脾肋下6 cm。

骨髓检查：增生性骨髓象，淋巴细胞明显增多，易见分类不明的细胞。颈部淋巴结活检：淋巴结结构消失，代之以弥漫浸润小淋巴细胞。

诊断：小B细胞淋巴瘤。

请思考：

1. 患者目前的护理诊断/问题有哪些？
2. 简述淋巴瘤主要的临床特征。

淋巴瘤是起源于淋巴结或淋巴组织的恶性肿瘤。主要临床表现为无痛性、进行性淋巴结肿大，同时伴相应组织器官受压或浸润症状。

【病因】

淋巴瘤的发病原因尚不明确。

1. 病毒感染 80%以上的伯基特淋巴瘤(Burkitt淋巴瘤)患者体内EB病毒(人类疱疹病毒4)抗体滴度增高。人类嗜T细胞病毒-1(HTLV-1)被证明是成人T细胞白血病和(或)淋巴瘤的病因；近年来，HTLV-2也被认为与T细胞皮肤淋巴瘤的发病有关。

2. 免疫缺陷 免疫功能低下也与淋巴瘤的发病有关。较多遗传性或获得性免疫障碍者伴发淋巴瘤；器官移植后长期应用免疫抑制剂而发生的恶性肿瘤中，1/3为淋巴瘤。

3. 幽门螺杆菌感染 可能与胃黏膜相关淋巴组织淋巴瘤的发病有关。

【病理和分型】

依据病理学特性，淋巴瘤分为霍奇金淋巴瘤(HL)和非霍奇金淋巴瘤(NHL)。

1. HL HL以在炎症细胞背景下存在的肿瘤细胞，即里-施细胞(RS细胞)为典型病理特征。根据WHO(2016年)淋巴造血系统肿瘤分类，HL分为结节性淋巴细胞为主型HL(占5%)和经典型HL(占95%)两大类。经典型HL分为以下亚型：结节硬化型、淋巴细胞为主型(大量成熟淋巴细胞，里-施细胞少见)、混合细胞型(我国常见)、淋巴细胞消减型(淋巴细胞显著减少，大量里-施细胞，预后差)。

2. NHL NHL大多是B细胞性，病变的淋巴结切面外观呈鱼肉样。NHL容易发生早期远处转移。根据WHO(2016年)淋巴造血系统肿瘤分类，NHL根据免疫学分为惰性和侵袭性两类。惰性NHL包括弥漫性大B细胞淋巴瘤(最常见)、边缘性淋巴瘤、滤泡性淋巴瘤、蕈样肉芽肿病/Sézary综合征，侵袭性NHL包括套细胞性淋巴瘤、Burkitt淋巴瘤、血管免疫母细胞性T细胞淋巴瘤、间变性大细胞淋巴瘤、外周T细胞淋巴瘤。

【护理评估】

（一）健康史

询问患者病毒感染史、机体免疫功能状况，有无使用免疫抑制剂或进行放疗、化疗，有无幽门螺杆菌感染史等。

（二）身体状况

无痛性、进行性淋巴结肿大或局部肿块是淋巴瘤共同的临床表现。原发病部位可在淋巴结，也可在淋巴结外的淋巴组织（多见于NHL），如扁桃体、鼻咽部、胃肠道等。因病理类型、分期、侵犯部位等不同而临床表现各异。

1. 淋巴结肿大 一般以无痛性、进行性淋巴结肿大为首发症状，HL多见。受累淋巴结以颈部或锁骨上淋巴结最常见，其次是腋下、腹股沟等处淋巴结。深部淋巴结（如纵隔、腹膜后、腹腔等淋巴结）肿大可引起局部压迫症状。如压迫上腔静脉，引起上腔静脉综合征。压迫气管、食管、喉返神经而发生呼吸困难、吞咽困难和声音嘶哑等症状。17%～20%的HL患者会出现特有的“酒精疼痛”，即在饮酒后数分钟及几小时内出现病变局部淋巴结疼痛，并随病情缓解或进展而消失或重现。

2. 全身表现 多为不规则发热，不明原因的持续发热也是部分HL患者的首发症状，少数HL患者表现为周期性发热。NHL则在病变广泛时才出现发热，且多为高热。皮肤瘙痒是HL较特异的表现，也可为HL唯一的全身表现。亦常有全身无力、消瘦、食欲不振、盗汗。

3. 全身各组织器官受累 全身各组织器官受累是肿瘤远处扩散或结外侵犯所致，常见于NHL。肝脏受累常引起肝大、肝区疼痛。胃肠损害可引起上腹部痛、呕吐等症状。小肠淋巴瘤好发于回盲部，常有慢性腹泻，也可发生脂肪泻，还可引起肠梗阻。浸润肺实质可导致呼吸困难等。骨髓损害多见于胸椎、腰椎等部位，表现为局部压痛等。

（三）辅助检查

1. 血常规 早期一般无特别变化。HL患者常有轻度或中度贫血，少数患者白细胞增多。NHL白细胞计数大多正常，伴有淋巴细胞增多。

2. 骨髓象 骨髓涂片找到里-施细胞为诊断HL浸润骨髓的依据。

3. 淋巴结活检 淋巴结活检是淋巴瘤确诊和分型的主要依据。

4. 影像学检查 胸部X线、腹（胸）部CT、磁共振有助于确定病变部位及其范围，PET-CT可作为评价淋巴瘤疗效的重要指标。

（四）心理-社会状况

患者因病会产生恐惧、焦虑、悲观等情绪。在疾病治疗过程中，患者因病情反复及经济负担重等因素，易产生悲观、消沉等不良情绪。

（五）治疗要点

以化疗为主，化疗、放疗相结合，联合生物治疗的综合治疗是淋巴瘤的基本治疗方法。

1. 化疗联合放疗 以化疗为主。HL已成为化疗可治愈的肿瘤之一。HL首选ABVD（阿霉素、博来霉素、长春新碱、达卡巴嗪）方案，也可选用MOPP（氮芥、长春新碱、丙卡巴肼、泼尼松）方案。NHL可用COP（环磷酰胺、长春新碱、泼尼松）方案或CHOP（环磷酰胺、多柔比星、长春新碱、泼尼松）方案。

2. 生物治疗 NHL大部分为B细胞性，90%表达CD20。淋巴细胞为主型HL也高密度表达CD20。凡CD20阳性的B细胞淋巴瘤，均可采用CD20单抗（利妥昔单抗）治疗。其他如干扰素、抗幽门螺杆菌药物、嵌合抗原受体T细胞（chimeric antigen receptor T-cell，CAR-T）治疗。

3. 造血干细胞移植 对于年龄小于35岁、重要脏器功能正常的患者，如难治易复发的侵袭性淋巴瘤经 4 个疗程 CHOP 方案使淋巴结缩小超过 3/4 者，可在大剂量联合化疗后进行异基因或自体造血干细胞移植，以取得长期缓解或无病存活。

4. 其他治疗 如脾切除术等。

【常见护理诊断/问题】

1. 体温过高 与淋巴瘤本身或继发感染有关。

2. 有皮肤完整性受损的危险 与放疗引起局部皮肤损伤有关。

3. 有感染的危险 与放疗、化疗使机体免疫力低下有关。

4. 营养失调：低于机体需要量 与肿瘤的高消耗或放疗、化疗的不良反应有关。

5. 焦虑 与治疗反应及疾病预后不良有关。

6. 潜在并发症 化疗药物不良反应。

【护理措施】

（一）一般护理

注意休息，给予高热量、高蛋白质、富含维生素，清淡易消化饮食，多饮水。

（二）病情观察

观察患者有无感染、贫血等表现，观察局部淋巴结变化和全身各组织器官有无受累表现。

（三）治疗配合

1. 放疗的皮肤护理

(1) 病情观察：评估放疗后患者的皮肤反应，有无发红、痛痒、灼热感以及渗液、水疱形成等。

(2) 局部皮肤护理：外出时局部皮肤避免阳光直射，避免在局部皮肤涂抹化妆品，勿用肥皂、胶布等刺激性物品；避免抓伤皮肤，照射部位避免强热或冷的刺激，沐浴水温以 37～40 ℃为宜，轻柔擦洗。衣服宜宽松、质软。保持照射野标志清晰。

(3) 放射损伤皮肤的护理：若局部皮肤发红、痛痒，应及早涂油膏保护；若局部皮肤灼痛，可予 0.2%薄荷淀粉或氢化可的松软膏外涂；如局部皮肤刺痛、瘙痒，出现渗液、水疱等，可用冰片与鸡蛋清混和或氢化可的松软膏外涂、3%硼酸溶液湿敷；若局部皮肤溃疡坏死，要停止放疗并对症处理，如抗感染、局部外科清创等。

2. 化疗药物应用护理 见上一节“白血病”相关的护理内容。

（四）健康指导

来自白皮书“淋巴瘤误诊”的数据

1. 疾病知识及心理指导 向患者说明疾病相关知识和治疗方法等。告知患者随着治疗方法的改进，淋巴瘤缓解率大大提高，鼓励患者树立战胜疾病的信心并积极配合治疗。

2. 日常生活指导 指导患者在缓解期保持良好的生活方式，保证充足的休息和营养，保持乐观的情绪，适当进行室外活动；注意个人卫生，皮肤瘙痒者避免抓挠，以免皮肤破溃；注意淋浴时水温不宜过高，选用温和沐浴液。

3. 用药指导与病情监测 叮嘱患者遵医嘱用药，定期复查，若出现发热及骨、关节疼痛，要及时就诊。

练习与思考

在线答题

练习与思考答案

一、单项选择题(在线答题)

二、填空题

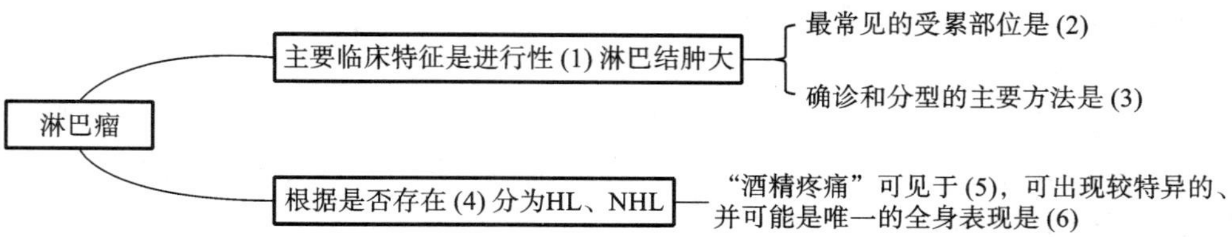

填空题答题处：

(1)______________；(2)______________；(3)______________；(4)______________；
(5)______________；(6)______________。

三、案例分析题

患者，女性，38 岁，因"咽部疼痛伴发热半年"入院。

2020 年 11 月患者出现咽部疼痛伴发热、进食有痛感，经多次消炎治疗，一时性好转，始终未愈。有时咽部出血，按"扁桃体炎"治疗，疗效差。2021 年 4 月中旬前往肿瘤医院检查，确诊为扁桃体恶性淋巴瘤。目前化疗 4 个疗程，放疗 50 天。

入院查体：体温 38.9 ℃，皮肤、黏膜苍白。肝脾肋下未及。颈部皮肤老化，毛囊变浅，有一 0.5 cm×1 cm 溃疡。余无特殊。

血常规检查：血红蛋白 89 g/L，白细胞 11×10^9/L，中性粒细胞百分比 90%，血小板 270×10^9/L，

请思考：

1. 请提出该患者目前存在的护理诊断/问题。
2. 请阐述该患者的皮肤护理措施。

（宁波卫生职业技术学院　曹小萍）

第六节　血液内科常用诊疗技术及护理

课程思政实践活动设计之——血液系统篇

一、造血干细胞移植术

造血干细胞移植（hematopoietic stem cell transplantation，HSCT）术是经大剂量放化疗或其他免疫抑制预处理，清除患者体内的肿瘤细胞、异常克隆细胞，然后把自体或异体的造血干细胞通过静脉输给患者，使患者重建正常造血和免疫功能。

按造血干细胞取自健康供体还是患者本身，HSCT 被分为异体 HSCT 和自体 HSCT。异体 HSCT 又分为异基因移植和同基因移植（即基因完全相同的同卵孪生间的移植）。按造血干细胞采集部位不同 HSCT 分为骨髓移植、外周血干细胞移植和脐血造血干细胞移植，目前临床最常用的是外周血干细胞移植。

【适应证】

HSCT 适用于急性白血病、恶性淋巴瘤、多发性骨髓瘤、重度再障、某些实体瘤（如乳腺癌、卵巢癌、恶性黑色素瘤等）、骨髓纤维化、先天性免疫缺陷病等。

【方法】

（一）移植术前的准备

1. 供者选择及准备

(1) 供者选择：异基因造血干细胞移植的供者一般首选同胞兄弟姐妹，其次是从骨髓库中无亲

缘关系的供者中选择。若人类白细胞抗原(HLA)相合者有多个,则选择年轻、健康、男性、巨细胞病毒阴性和红细胞血型相合者。

(2) 供者准备:供者住院,造血干细胞采集前5天开始给予皮下注射粒细胞集落刺激因子或其他动员剂,以进一步扩增供者体内造血干细胞。采集前1周,注意营养摄入,进高蛋白质、高热量、富含维生素饮食,采集前晚和当日低脂饮食,不吃肥肉和油炸食品等,以防血脂过高造成分离血细胞困难。

(3) 供者心理护理:多数供者在提取造血干细胞时,常出现情绪紧张、恐惧、矛盾心理。故应给予安慰、解释,向其详细讲解造血干细胞提取方法,术前、术后不适及恢复情况,术中注意事项,使其有充分的思想准备。

2. 无菌层流室准备 室内一切用物须经清洁、消毒、灭菌处理。于室内不同空间采样,行空气细菌监测,合格后患者才能进入。

3. 患者准备

(1) 患者预处理:目的是最大限度地控制基础疾病、抑制受体免疫功能以免排斥移植物,使供者的干细胞顺利植入、重建造血功能。预处理方案主要有大剂量化疗和放疗,或同时使用免疫抑制剂。

(2) 全身检查:评估患者营养状况及体重;全身皮肤黏膜有无出血、破损及感染灶,有无咽痒、咳痰、肺部啰音等;体温是否正常;肝、脾及淋巴结有无肿大等。进行全面检查,复查血常规、骨髓象、血型,检查心、肺、肝、肾功能,做咽部、体表和肛周细菌培养等。

(3) 心理准备:移植期间患者须独居无菌层流室,且可能有较严重的治疗反应,患者极易产生焦虑、恐惧、孤独等负面情绪。因此,须向患者说明造血干细胞移植目的、过程、可能的不良反应并向其描述进入无菌层流室后的生活,帮助患者提前熟悉环境和制度,以解除其恐惧、陌生感等。

(4) 身体准备:进入无菌层流室前3天开始食用肠道不易吸收的抗生素,氧氟沙星滴眼液滴眼、氧氟沙星滴耳液滴耳;进入无菌层流室前1天剪指(趾)甲、剃毛发;入室当天用0.05%氯己定药浴,完毕后做患者皮肤皱褶处的细菌培养,更换无菌衣裤,包裹大单进入无菌室。移植前1天行颈内静脉或锁骨下静脉等深静脉置管备用。

(二) 移植术中的护理

1. 造血干细胞采集方法 由医院通知供者到指定采集点进行采集。采集前排空大小便。①骨髓采集:无菌条件下,供者行硬膜外麻醉。在其髂前上棘或髂后上棘等处抽取骨髓,采集目标值是$(4\sim6)\times10^{8}$/kg(受者体重)。采集的骨髓立即置入含肝素的保养液中,充分混合过滤清除血凝块后,装入血袋。②外周血干细胞采集:采集时一般在供者两侧肘静脉穿刺,一条为流入道,一条为流出道,然后血液经过密闭无菌的一次性采集装置进入血细胞分离机,将采集到的造血干细胞收集到储血袋中,其余血液流回到供者体内;采集的$CD34^{+}$细胞$\geqslant2\times10^{8}$/kg(受者体重)。采集过程需要4 h左右。自体移植者,采集的造血干细胞需低温或冷冻保存,可保存3~24个月。③脐带血:由特定的脐血库负责采集和保存。

2. 造血干细胞回输护理

(1) 骨髓血回输护理:①骨髓血回输前须倒挂15~30 min,使脂肪颗粒上浮,以免造成脂肪栓塞(最后5 mL骨髓血弃去)。②鱼精蛋白、生理盐水及抗过敏药备用。③用无滤网的输液器由中心静脉导管输入。回输时,严格无菌操作,开始速度宜慢,观察患者反应,若出现皮疹、酱油色尿、腰部不适等,应立即停止;观察15~20 min,若无反应再调整滴速为约100滴/分,300 mL的骨髓血须在30 min内输完。④从另一条静脉通路缓慢(以免出现低血压、心动过速和呼吸困难等)输入鱼精蛋白,中和骨髓血中的肝素。当骨髓血输完后补齐鱼精蛋白量,鱼精蛋白1 mg中和125 U肝素。

(2) 外周血干细胞回输护理:①回输前15~20 min用抗过敏药。②自体外周血干细胞回输,将冷冻的造血干细胞在38～40 ℃水温中迅速解冻复温后再回输。另一条静脉通路输入等量鱼精蛋白以中和肝素。③异基因外周血干细胞于当天采集用生理盐水稀释后立即回输。④回输速度尽量快，以患者耐受、不出现心悸等不适为标准，以免造成造血干细胞损失。⑤严密观察有无出现血红蛋白尿，遵医嘱予以相应处理。

(3) 脐带血造血干细胞回输护理：脐带血回输量较少，一般为100 mL左右，要注意回输中勿出现漏液现象，同时密切注意患者心率变化，随时调整速度。

（三）移植术后的护理

1. 预防感染 感染是HSCT术后常见的并发症之一，是否发生感染是移植成败的关键。感染的发生与移植前大剂量化疗、放疗和留置中心静脉导管等使全血细胞减少、粒细胞缺乏、黏膜屏障受损、机体免疫力低下等有关，可发生于身体任何部位。移植后感染一般分为3期：移植早期（移植后第1个月，感染危险期）、移植中期（移植后1个月到100天）、移植后期（移植100天后）。移植早期常见细菌感染，病毒感染常见单纯疱疹类、巨细胞病毒感染等，也可见真菌感染。

(1) 保持无菌环境：室内一切物品严格消毒，控制进入无菌层流室人员，入室前做清洁和消毒处理，穿戴无菌洗手衣、裤、帽子、口罩、鞋等进入无菌层流室。

(2) 患者护理。①皮肤护理：用煮沸后的开水配置0.05%氯己定溶液为患者擦身，每日2次。颈外静脉或锁骨下静脉置管处每周换药2次，待患者白细胞水平下降时增加换药次数。②氧氟沙星滴眼液滴眼，氧氟沙星液滴耳、滴鼻。③根据口腔pH酌情选定漱口液，选用其中一种或两种于进餐前后或交替漱口。④用0.05%氯己定溶液便后、睡前坐浴，保持肛周及外阴清洁，女性患者月经期间增加外阴冲洗次数。⑤患者的食物均需加工煮熟后再经微波炉消毒5 min达到无菌才能食用。⑥指导患者勿抠鼻，勿用牙签剔牙，不搔抓皮肤等。

(3) 指导患者活动：当患者血小板在20×10^9/L以上时，应多下床活动（室内散步或活动四肢）。卧床时勤翻身，在床上活动四肢，尤其要加强扩胸运动，促进呼吸道分泌物排出，避免发生肺部感染。

(4) 病情观察：①记录液体出入量，监测生命体征，观察患者排泄物的量、颜色、性状改变，并及时处理，必要时做血、尿、粪以及分泌物细菌学培养和药敏试验，以选择有效抗生素。②观察患者有无干咳、突发性呼吸困难、发绀等间质性肺炎表现。监测血氧饱和度，及时给予吸氧。③观察有无皮疹、皮肤巩膜黄染、厌食、右上腹痛、腹泻、肝大、腹水等肝功能损坏、肝静脉闭塞综合征表现，一般发生时间为移植后15天。及时应用前列地尔等药物预防治疗。每日监测体重、腹围，并详细记录。

2. 出血的防护 预处理后血小板减少是导致患者出血的主要原因。需每日监测血小板计数，观察有无出血倾向。必要时遵医嘱输经25 Gy照射后或白细胞过滤器过滤后的单采血小板。余参见本章第一节“血液及造血系统疾病患者常见症状与体征”相关内容。

3. 移植物抗宿主病(GVHD)防护 GVHD是异基因HSCT术后最严重的并发症，是由供者的T细胞攻击患者同种异型抗原所致。急性GVHD在移植后100天内发生；在1～2周发生的又称为超急性GVHD，主要表现为突发广泛性斑丘疹、厌食、腹泻、肝功能异常等；在100天后出现则为慢性GVHD，主要累及皮肤、消化道和肝脏，表现为皮疹、持续性厌食、腹泻、肝功能异常等。

急性GVHD的首选药物为甲泼尼龙。为预防GVHD，护理要点如下：①环孢素联合甲氨蝶呤是预防急性GVHD的常用方案，慢性GVHD主要采用大剂量糖皮质激素和小剂量免疫抑制剂治疗，易诱发消化道出血、感染，应注意患者粪便的颜色，体温有无升高等以观察有无药物不良反应。②血液制品需常规经10～30 Gy照射后才能输注，以免带入免疫活性细胞。此外，尽可能输注去白细胞的成分血液。③使用抗胸腺免疫球蛋白或抗淋巴细胞球蛋白时，应注意患者有无变态反应等。④观察病情变化，如患者自觉症状、生命体征、皮肤黏膜及排泄情况。

4. 化疗药不良反应防护 参见本章第四节“白血病”相关内容。

5. 心理护理 虽然患者及其家属在治疗前有一定的思想准备，但对治疗中可能出现的并发症仍具有恐惧心理，容易失眠、焦虑等。由于无菌层流室与外界基本隔绝，空间小，患者易产生孤独感，应多与患者谈心，了解其心理状态，介绍造血干细胞移植常识，使患者有安全感。根据患者的文化水平及兴趣将高压灭菌处理的书籍放置在床头供其阅读；利用对讲机让患者与其家属通话，也可收看电视节目，增加生活趣味，使患者以最佳心理状态主动配合治疗。

6. 出院后预防感染的指导 嘱患者避免接触患病的人和家畜及其分泌物；避免去人群聚集的地方；注意保暖，防感冒；注意饮食卫生，不吃隔夜食物；注意口腔和皮肤护理，勤洗澡、更衣，保持大便通畅，每次便后用0.02%高锰酸钾溶液坐浴。按时复查，若有不适及时就诊。

知识链接

生命的"脐"迹——脐带血的价值

11月15日是世界脐带血日。早在20世纪70年代，科学家们就发现脐带血中富含增殖活性高的造血干细胞，证实脐带血是一种很有价值的干细胞资源。1988年，世界首例通过移植脐带血成功治愈疾病的患者是法国的一例范科尼贫血患儿。自此，脐带血逐渐引起了越来越多科研工作者的关注，在临床上的应用也越来越广泛。

专家认为脐带血及脐带血造血干细胞有5大特点：①脐带血属于"废物利用"；②与外界无接触，免于病毒、细菌等污染；③免疫原性弱，对配型要求低；④增殖活性和自我更新能力远强于骨髓来源和外周血动员的干细胞；⑤保存在脐血库中可随时取用（正规储存20年以上不影响治疗），不会延误最佳治疗时机。脐带血干细胞在1型糖尿病、脊髓损伤、脑瘫、自闭症等超过80种疾病的治疗中表现出了极高的临床应用价值。脐带血中NK细胞的比例高、活性强，能发挥出较高的肿瘤细胞杀伤作用。

作为干细胞中的一员，间充质干细胞的研究价值体现在两个方面：一个是作为免疫调节细胞发挥相关功能（既可以提升免疫能力，又能够抑制机体过度的免疫反应）；另一个是作为干细胞的特性，还具有修复组织和再生的功能，目前研究中应用最普遍、最广泛的是脐带和胎盘来源的间充质干细胞。

脐带血和脐带、胎盘组织是一种非常重要的生物学资源，应给予更多的关注和重视。有专家呼吁在家庭经济条件允许的情况下，在孩子出生时积极保存脐带血和脐带、胎盘来源的干细胞，对孩子和家人都是一种生命的保障。如果条件不允许，也建议将脐带血捐献出来，为社会上其他人提供一份生的希望，这是一件非常有意义的事情。

二、骨髓穿刺术

骨髓穿刺术（bone marrow aspiration）是采集骨髓液进行检查的一种常用诊疗技术。临床上骨髓穿刺液常用于血细胞形态学检查，也可用于造血干细胞培养、细胞遗传学分析及病原生物学检查等，可协助临床诊断、观察疗效和判断预后等。

【适应证】

协助诊断各类血液病（如白血病、再障、血小板减少症等）、疟疾、黑热病等。

【禁忌证】

血友病等出血性疾病及穿刺部位皮肤有感染者等。

【方法】

向患者及其家属讲明穿刺的目的、必要性，签署知情同意书后方可实施。

1. 穿刺部位及体位选择 ①髂前上棘：常取髂前上棘后上方1～2 cm处作为穿刺点，此处骨面较平，容易固定，操作方便安全；患者取仰卧位。②髂后上棘：位于骶椎两侧、臀部上方骨性突出处，患者取侧卧位。③胸骨柄穿刺点：一般是胸骨柄或胸骨体，相当于第1、2肋间隙的部位，此处骨髓含量丰富，当髂前上棘及髂后上棘穿刺失败时，可做胸骨柄穿刺，但此处骨质较薄，其后有心房及大血管，穿透易发生危险，故较少选用，患者取仰卧位。④腰椎棘突：位于腰椎棘突突出处，极少选用，患者取坐位或侧卧位。临床上以髂前上棘、髂后上棘较为常用。

2. 消毒麻醉 打开穿刺包，术者戴无菌手套，检查无菌包物品是否齐全，检查骨髓穿刺针是否通畅，常规消毒皮肤，左手拇指、食指固定穿刺部位皮肤，用2%利多卡因在皮肤、皮下直至骨膜做“品”字形多点麻醉；等待2 min左右，使骨膜得到充分的浸润和麻醉。

3. 穿刺抽吸 操作者左手拇指和食指固定穿刺部位，右手持骨髓穿刺针向骨面垂直刺入，若为胸骨柄穿刺，则应与骨面成30°～45°角刺入，当针尖接触骨质后将穿刺针左右旋转，缓缓钻刺骨质，穿刺针进入骨髓腔后拔出针芯，接上干燥的10 mL或20 mL注射器，用适当的力量抽取骨髓液0.1～0.2 mL，滴在载玻片上，助手立即制备骨髓液涂片数张。注意推片与载玻片成30°～45°角，稍用力推开，制备的髓片应头、体、尾分明并有一定的长度，使细沙样浅肉色的骨髓小粒分布均匀。

4. 拔针 抽吸完毕重新插入针芯，左手用无菌纱布置于针孔处，右手拔出穿刺针，将无菌纱布敷于针孔处，局部按压15 min。局部消毒后换消毒纱布覆盖，胶布加压固定。

【护理】

（一）术前准备

（1）向患者及其家属讲明穿刺的目的和过程，取得患者的同意与合作。

（2）做出凝血时间测定，有严重凝血功能障碍者需输血浆或凝血因子水平纠正后再实施。

（3）器械准备：骨髓穿刺包（弯盘1个，18号、16号或12号骨髓穿刺针1枚，镊子1把、止血弯钳1把，纱布2块，无菌洞巾1块）、无菌手套2副，5 mL注射器2个及10 mL、20 mL注射器各1个，2%利多卡因1支，载玻片10张、推片1个，持物钳、砂轮、消毒棉签等。现临床上已普遍使用一次性骨髓穿刺针、一次性换药包。

（二）术中、术后配合

（1）协助患者摆好体位。术中关注患者面色和感受。

（2）术后应压迫止血至无渗血为止，对有出血倾向者，防止骨膜下血肿形成或血流不止。

（3）向患者说明术后穿刺处疼痛是暂时的，不会对身体有影响，同时做好疼痛评估及知识宣教。

（4）注意观察穿刺部位处有无出血。如果渗血较多，及时更换无菌纱布，压迫伤口至无渗血为止。

（5）术后平卧1～2天。向患者说明穿刺伤口72 h内不要弄湿，勿擦洗，防止感染。

（宁波大学附属人民医院　孙孝君）

（宁波卫生职业技术学院　曹小萍）

第六章　内分泌代谢系统疾病患者的护理

内分泌代谢系统疾病主要包括内分泌系统疾病、代谢性疾病以及营养性疾病，包括下丘脑、垂体、甲状腺、甲状旁腺、肾上腺、胰岛、性腺等组织的病变，其种类繁多，病因复杂，临床表现多样。随着人们生活方式的改变和生活水平的提高，糖尿病已成为继心血管病、肿瘤之后严重影响人类健康的第三大非传染性疾病，成为世界性的公共卫生问题。随着诊断学、病理生理学及分子生物学等学科的进步，内分泌代谢系统疾病现在已经有可能在疾病发展的早期做出诊断，并且多数疾病已经可以成功得到治疗，且其治疗与护理有了更多的研究和进展。

第一节　内分泌代谢系统疾病患者常见症状与体征

学习目标

1. 掌握内分泌代谢疾病常见症状与体征的护理评估要点及常见护理诊断/问题。
2. 熟悉内分泌代谢系统疾病常见症状与体征的概念。
3. 了解肥胖、消瘦的护理目标和护理评价。
4. 能应用护理程序对肥胖、消瘦患者实施整体护理。
5. 具备爱伤观念和同理心，能站在患者的角度思考问题。

案例思考

王某，女性，32岁，身高175 cm。十余年前开始出现发胖，食欲好，胃纳佳，喜食荤食、甜食及油炸食品。伴有关节疼痛、走路气喘。曾尝试通过控制饮食、加强运动以及中医针灸等疗法控制体重，效果不佳，其后患者体重进行性增加，目前体重达到120 kg，遂来院就诊。

请思考：

1. 该患者主要护理诊断/问题有哪些？
2. 目前该患者主要的护理措施是什么？

一、肥胖

肥胖是指体内脂肪堆积过多和(或)分布异常，实际体重超过标准体重20%或体重指数(BMI)$>28\ kg/m^2$。

肥胖已逐渐成为重要的世界性健康问题之一，我国的肥胖问题也日益严峻。肥胖不仅导致体形改变，严重影响人们的生活质量，甚至影响社交，给患者造成较大的心理压力，并且还会增高高血压、糖尿病、冠心病、高脂血症的患病率和死亡率。

【护理评估】

（一）健康史

评估患者肥胖的病因，判断是单纯性肥胖还是继发性肥胖。单纯性肥胖主要与摄食过多和运动过少有关；继发性肥胖主要由内分泌疾病引起，如库欣综合征、肾上腺皮质功能亢进、甲状腺功能减退等。

（二）身体状况

1. 单纯性肥胖 肥胖中最常见的一种，约占肥胖人群的90%。单纯性肥胖患者脂肪分布均匀，常有家族史，一般不伴有内分泌紊乱及代谢障碍。

2. 继发性肥胖 患者通常脂肪分布不均匀，肥胖者大多呈特殊体态，如库欣综合征可出现向心性肥胖，症状较单纯性肥胖明显。

3. 评估肥胖的程度 轻度肥胖为超过标准体重20%；中度肥胖为超过30%；重度肥胖为超过50%；超过标准体重10%时，称为偏胖或超重。注意观察脂肪分布是否均匀。

（三）辅助检查

了解患者内分泌功能检查结果，判断继发性肥胖的原因。

（四）心理-社会状况

关心患者心理反应和社交情况，有无孤独感、自卑和抑郁心理。

【常见护理诊断/问题】

营养失调：高于机体需要量 与遗传、摄食过多、活动过少及内分泌紊乱有关。

【护理措施】

1. 一般护理

(1) 饮食：协助患者制订饮食计划和减轻体重的具体目标，控制食物总热量。应限制高碳水化合物、高脂食物，并摄取足够的维生素和微量元素。富含纤维素饮食可延缓胃的排空，增加饱腹感，防止便秘。同时养成定时、定量进餐的习惯，使用小容量的餐具，细嚼慢咽。

(2) 运动：尽量选择有氧运动，根据患者的身体状况选择合适的运动项目。运动要循序渐进、长期坚持，每次运动时间不少于30 min，每周3次以上。

2. 病情观察 注意观察患者饮食及运动情况，观察患者有无因翻身不彻底而形成压疮。

3. 对症护理 肥胖患者皮脂腺分泌旺盛，汗液多，应协助患者常洗澡更衣，保持皮肤干燥。颈、腹部、股间皮肤褶皱处保持皮肤清洁、干燥，避免湿疹或糜烂的发生。

4. 用药护理 经饮食调整、运动锻炼效果不佳时，可遵医嘱短期使用减肥药。

5. 心理护理 根据不同年龄、性别、肥胖程度和情绪状态分析肥胖的原因，并给予恰当的解释，使患者正确对待问题，指导患者制订切实可行的减肥计划，提高减肥的信心。

二、消瘦（体重过低）

体重过低，是指体内脂肪与蛋白质减少，体重下降，实际体重低于标准体重10%以上，体重指数$<18.5\ kg/m^2$。患者皮下脂肪减少，肌肉瘦弱，皮肤松弛、弹性差，皮下静脉显露，骨骼突出，严重者呈恶病质状态。

【护理评估】

（一）健康史

评估消瘦的病因，判断是单纯性消瘦还是继发性消瘦。单纯性消瘦主要与遗传、营养不足、饮食结构失调等有关；继发性消瘦主要与内分泌疾病、消化吸收障碍及消耗性疾病有关。

（二）身体状况

1. 单纯性消瘦 单纯性消瘦包括体质性消瘦和外源性消瘦。体质性消瘦主要与遗传有关，表现为身体瘦高、颈细长、垂肩、胸廓扁平、腹上角<90°。体质性消瘦者精力充沛，能胜任学习或工作。外源性消瘦通常受饮食、生活习惯和心理等因素的影响，食物摄入量不足、生活不规律、精神紧张和过度疲劳等均可引起。

2. 继发性消瘦 患者表现为患病后体重短期内进行性下降，有体重下降前后测的体重数值对照，且有明显的皮下脂肪减少，肌肉瘦弱，皮肤松弛、弹性差，骨骼突出等表现；同时，患者体力下降、易疲劳、精神差、抵抗力差、容易感染等。

护士应根据患者身高、体重计算体重与标准体重的差值，判断体重减轻程度。观察患者是否有皮下脂肪减少、皮肤弹性差、皮下静脉显露、皮肤黏膜色素沉着等体征，有无生长发育异常。

（三）辅助检查

了解患者内分泌功能检查、肝肾功能检查、胸部X线检查结果，分析消瘦的原因。

（四）心理-社会状况

评估患者患病后的心理状态，对周围事物的反应情况。

【常见护理诊断/问题】

营养失调：低于机体需要量 与营养摄入不足、内分泌疾病、慢性消耗性疾病等有关。

【护理措施】

1. 生活护理 提供合理膳食，补充营养。适量增加碳水化合物和脂肪类食物的摄入，增加蛋白质的摄入量，如瘦肉、鸡蛋、牛奶、鱼类等，并注意提高烹饪技巧，以增加患者的食欲；增加新鲜水果和蔬菜的摄入，保证摄入足量的维生素和微量元素。可少量多餐，逐步增加进食量，同时应保证良好的进餐环境。对于极度消瘦者，可静脉给予营养支持，注意保持皮肤清洁，避免骨隆突处碰伤或形成压疮。

2. 病情观察 观察患者尤其是重度营养不良患者病情变化，发现异常应及时报告，并协助处理。重症患者应卧床休息，严格记录液体出入量。病情好转后可适当活动，促进体力的恢复。

3. 对症护理 保持皮肤清洁、干燥，防止皮肤破损；勤翻身，勤洗澡，常按摩，床铺要松软平整；做好口腔护理，防止交叉感染。

4. 用药护理 极度消瘦患者可静脉给予营养支持，以促进机体对蛋白质的合成。

5. 心理护理 纠正患者对消瘦的错误认识，鼓励进食。对于神经性厌食症患者，应帮助其解除精神压力，养成正常进食习惯。

在线答题

练习与思考

练习与思考答案

一、单项选择题（在线答题）

二、填空题

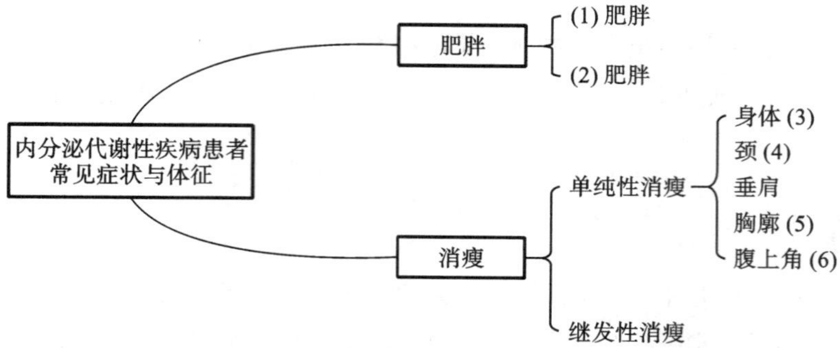

填空题答题处：

(1)________；(2)________；(3)________；(4)________；

(5)________；(6)________。

三、名词解释

肥胖

（南阳科技职业学院 赵冰）

第二节 甲状腺疾病

学习目标

1. 掌握甲状腺疾病的临床特征、常见护理诊断/问题和护理措施。
2. 熟悉甲状腺疾病的概念、病因和诊治要点。
3. 了解甲状腺疾病的护理评估。
4. 能评估甲状腺疾病患者病情，能与患者进行有效沟通，按护理程序实施整体护理。
5. 学会与患者进行良好的沟通，为患者提供心理支持。

案例思考

张女士，19岁，因双侧甲状腺肿大就诊，查体：T 36.7 ℃，P 80次/分，BP 120/65 mmHg，心肺听诊无异常，甲状腺Ⅱ度肿大，无结节，促甲状腺激素水平正常，甲状腺功能正常。

初步诊断：单纯性甲状腺肿。

请思考：

1. 该患者目前主要的护理诊断有哪些？
2. 如何对该患者进行护理？

甲状腺疾病(thyroid disease)是指各种原因导致的甲状腺分泌功能异常，从而引起的一系列临床表现，是一组较常见的内分泌疾病。临床上常见的甲状腺疾病有单纯性甲状腺肿、甲状腺功能亢进和甲状腺功能减退等。

一、单纯性甲状腺肿

单纯性甲状腺肿(simple goiter)是因缺碘、先天性甲状腺激素合成障碍或存在致甲状腺肿物质等多种原因引起的非炎症性、非肿瘤性甲状腺肿大，不伴甲状腺功能减退或亢进表现。甲状腺可呈弥漫性或多结节肿大。本病可呈地方性分布，多由缺碘导致甲状腺激素(TH)合成不足所致，发病率多超过10%，称地方性甲状腺肿；也可呈散发性分布，多因甲状腺激素合成障碍或存在致甲状腺肿物质引起，发病率约为5%；有些青春期、妊娠期或绝经期的妇女，由于对甲状腺激素的需要量暂时增高，可发生轻度弥散性甲状腺肿，称为生理性甲状腺肿。女性发病率是男性的3～5倍。

【致病因素】

1. 碘缺乏 碘缺乏是地方性甲状腺肿的最常见原因，部分山区、高原和内陆地区由于土壤、水源、食物中含碘量很低，不能满足机体对碘的需要，导致甲状腺激素合成减少。部分轻度缺碘地区的人群在机体碘需要量增加的情况下可出现甲状腺肿，如妊娠期、哺乳期和青春期等。

2. 甲状腺激素合成障碍

(1) 摄碘过多：摄入碘过多可抑制甲状腺激素的合成和释放，导致甲状腺肿。

(2) 致甲状腺肿物质：如硫脲类药物、硫氰酸盐、保泰松、碳酸锂等可阻碍甲状腺激素合成引起甲状腺肿；萝卜、卷心菜、菠菜、甘蓝等含有致甲状腺肿物质。

(3) 先天性甲状腺激素合成障碍：由于某些酶的缺陷影响甲状腺激素的合成和分泌，从而引起甲状腺肿。

全国“防治碘缺乏病日”的由来和意义

【护理评估】

(一) 健康史

评估患者的性别、年龄、病因、症状、治疗用药情况、既往疾病史、家族史、居住环境及周围有无类似疾病者。

(二) 身体状况

甲状腺常呈轻度或中度弥散性肿大，表面光滑，质地较软，无压痛。若进一步增大，可出现颈部增粗和颈前肿块，可扪及甲状腺有多个(或单个)结节，并引起压迫症状，压迫气管可引起咳嗽、呼吸困难；压迫食管可致吞咽困难；压迫喉返神经可引起声音嘶哑。病程较长者，甲状腺结节可有自主甲状腺激素分泌功能，出现自主性功能亢进性甲状腺瘤。在地方性甲状腺肿流行地区，因自幼碘缺乏严重，可出现地方性呆小病；若摄碘过多，可诱发甲状腺功能亢进。

(三) 辅助检查

1. 甲状腺功能检查 血清总三碘甲腺原氨酸(TT_3)、血清总甲状腺素(TT_4)正常，血清促甲状腺激素(TSH)水平多正常。

2. 甲状腺^{131}I摄取率及三碘甲腺原氨酸(T_3)抑制试验 ^{131}I摄取率增高但无高峰前移，可被T_3抑制。

(四) 心理-社会状况

患者因颈部增粗而出现自卑及挫折感；由于缺乏疾病相关知识，怀疑肿瘤或癌变产生焦虑甚至恐惧心理。注意评估患者有无焦虑、自卑、恐惧等不良心理，能否积极配合治疗。

(五) 治疗要点

1. 药物治疗 因碘缺乏所致者，应补充碘剂，但应避免大剂量碘治疗，以免诱发碘致甲状腺功能亢进。无明显原因的单纯性甲状腺肿患者，可采用甲状腺激素制剂治疗，如口服左甲状腺素等。

2. 手术治疗 单纯性甲状腺肿一般不宜手术治疗；当出现压迫症状、药物治疗无好转者，或怀疑有甲状腺结节癌变时应手术治疗。

【常见护理诊断/问题】

1. 自我形象紊乱 与颈部外形异常有关。

2. 知识缺乏 与缺乏单纯性甲状腺肿的防护知识有关。

3. 潜在并发症 甲状腺功能亢进等。

【护理措施】

1. 生活护理 劳逸结合，适当休息，指导患者利用服饰进行外表修饰，完善自我形象。指导碘缺乏患者多进含碘丰富的食物，如海带、紫菜等海产品，食用碘盐。避免大量摄入抑制甲状腺激素合成的食物，如卷心菜、花生、菠菜、萝卜等。

2. 病情观察 注意观察甲状腺肿大的程度、质地及颈部增粗情况，有无结节及压痛，有无压迫症状。如短期内甲状腺迅速增大，应警惕恶变可能。

3. 用药护理 指导患者遵医嘱准确用药。甲状腺激素制剂应从小剂量开始，注意观察治疗的效果和药物不良反应。如患者出现心动过速、呼吸急促、怕热多汗、食欲亢进、腹泻等表现，提示甲状腺激素摄入过量，应及时报告医生处理。

4. 心理护理 给患者讲解疾病有关知识，消除其紧张情绪，使其积极配合治疗与护理。做好解释工作，消除患者焦虑、自卑心理，帮助其树立战胜疾病的信心。

【健康教育】

1. 生活指导 指导碘缺乏地区人群多进含碘丰富的食物，食用加碘食盐，以有效预防和治疗单纯性甲状腺肿。避免大量摄入致甲状腺肿的食物。

2. 疾病知识指导 给患者讲解单纯性甲状腺肿的病因，推广加碘食盐。碘充足和碘过量地区应食用无碘食盐，具有甲状腺疾病遗传背景或潜在甲状腺疾病的个体不宜食用加碘食盐。在妊娠、哺乳、青春期应增加碘的摄入，以预防单纯性甲状腺肿的发生。

二、甲状腺功能亢进

甲状腺毒症指血液循环中甲状腺激素过多，引起的以神经、循环、消化等系统兴奋性增高和代谢亢进为主要表现的一组临床综合征。主要病因包括甲状腺功能亢进致甲状腺激素合成分泌增多和甲状腺被破坏致甲状腺激素释放入血。

甲状腺功能亢进(hyperthyroidism)简称甲亢，是指由多种病因导致甲状腺功能增强，从而分泌甲状腺激素过多所致的临床综合征。甲亢的病因包括毒性弥漫性甲状腺肿、毒性结节性甲状腺肿和甲状腺自主高功能腺瘤。其中毒性弥漫性甲状腺肿(Graves 病，简称 GD)是甲亢最常见的类型，占全部甲亢的 80%～85%。

GD 是一种伴甲状腺激素分泌增多的器官特异性自身免疫性疾病。临床主要表现为甲亢、弥漫性甲状腺肿、不同程度的突眼等。20～50 岁女性多见，男女之比为 1∶(4～6)。

【致病因素】

甲亢发病机制未明，目前公认为其由遗传因素、环境因素和免疫因素共同作用所致。

1. 遗传因素 甲亢的发生有明显的家族倾向，是一种多基因遗传病。

2. 环境和免疫因素 在遗传易感背景下，如细菌感染、应激和精神创伤等环境因素刺激诱发体内免疫功能紊乱。最明显的体液免疫特征是在患者血液中存在针对甲状腺细胞促甲状腺激素受体的特异性自身抗体，即促甲状腺激素受体抗体(TRAb)，TRAb 可与促甲状腺激素受体结合，产生促甲状腺激素的生物学效应，即甲状腺细胞增生、甲状腺激素合成及分泌增加。

【护理评估】

(一) 健康史

询问患病的起始时间、主要症状，如有无疲乏、无力、怕热、多汗、低热、多食、消瘦、急躁易怒、排便次数增多以及心悸等表现。了解有无家族史，有无精神刺激、感染、创伤等诱发因素。询问既往和目前的检查治疗经过，用药情况。女性患者应了解月经史、生育史。

(二) 身体状况

本病大多起病缓慢，少数在感染或精神创伤等应激后急性起病。

1. 甲状腺激素分泌过多症候群

(1) 高代谢综合征：由于交感神经兴奋性增高和新陈代谢加速，患者常出现怕热多汗、疲乏无力、皮肤温暖潮湿、多食善饥、体重下降等。

(2) 精神、神经系统：由于患者神经兴奋性增高，常有烦躁易怒、神经过敏、多言好动、紧张焦虑、失眠多梦、注意力不集中、记忆力下降等症状；部分患者还可出现幻觉，严重者出现精神分裂。可有手、舌细颤及腱反射亢进。

(3) 心血管系统：心悸、心动过速，尤其休息或睡眠时心率仍快是甲亢的特征性表现之一。合并甲亢性心脏病时可出现心律失常、心脏增大，甚至心力衰竭，心律失常以心房颤动最常见，偶可见房室传导阻滞。收缩压增高、舒张压降低、脉压增大，可出现周围血管征。

(4) 消化系统：食欲亢进、体重减轻是甲亢患者又一特征性表现。胃肠蠕动增快、消化不良，可出现排便次数增多或腹泻。

(5) 运动系统：主要表现为不同程度的肌无力、肌萎缩、周期性瘫痪，多见于成年男性，常在剧烈运动时出现，主要累及下肢，常伴低血钾。也可因骨质脱钙而发生骨质疏松。

(6) 生殖系统：女性常有月经量稀少、闭经，男性出现性欲减退、阳痿。

(7) 造血系统：外周血淋巴细胞、单核细胞增多，白细胞总数减低，血小板寿命缩短。

(8) 胫前黏液性水肿：GD 的特异性皮肤损害，与浸润性突眼同属自身免疫性病变。多见于小腿胫骨前下 1/3 处，对称性皮损，初为暗紫红色，继而皮肤增厚可呈树皮状，粗如象腿。

2. 甲状腺肿 甲状腺出现不同程度的肿大，常呈弥漫性、对称性肿大(图 6-2-1)，表面光滑、质地柔软、无压痛。由于甲状腺腺体血流加速，可触诊震颤、听诊连续性血管杂音是本病的重要体征。甲状腺肿大的程度与甲亢程度无明显关系。

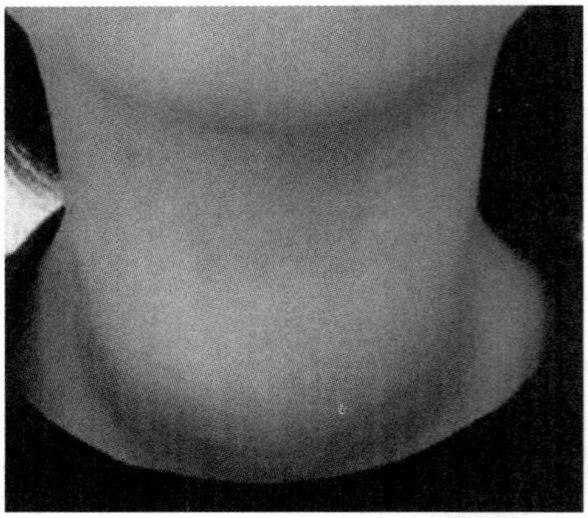

图 6-2-1 甲亢的甲状腺肿

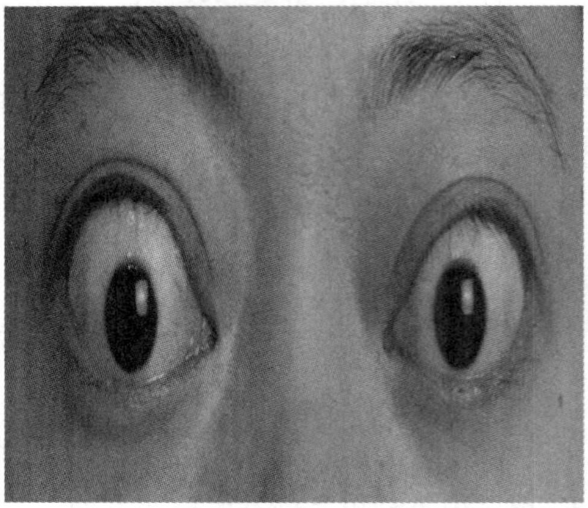

图 6-2-2 甲亢的突眼征

3. 眼征 可分为单纯性突眼和浸润性突眼。眼球的突出程度与甲亢的程度无明显关系(图 6-2-2)。

(1) 单纯性突眼：与交感神经兴奋性增高及眼外肌群、上睑肌张力增高有关。表现为轻度突眼(突眼度＜18 mm)、瞬目减少、上睑挛缩、睑裂增宽及眼球集合不良，双眼向下看时上眼睑不能随眼球下落；向上看时前额皮肤不能皱起，两眼看近物时，眼球辐辏不良。

(2) 浸润性突眼：与眶后组织的自身免疫炎症有关。眼球突出明显(突眼度≥18 mm)，患者眼内有异物感，可出现畏光、流泪、复视、斜视及视力减退，眼睑肿胀，结膜充血水肿，视野缩小，严重者角膜溃疡或全眼球炎，甚至失明。

4. 特殊类型

1) 甲状腺危象 甲状腺危象也称甲亢危象，是甲亢急性加重的一个综合征。

(1) 发生原因：与短时间内大量 T_3、T_4 释放入血，血清甲状腺激素水平增高有关。

(2) 诱因：①应激状态：感染、手术、放射性碘治疗、精神刺激、创伤等。②心力衰竭、脑卒中等严重躯体疾病。③口服过量甲状腺激素制剂。④甲状腺手术准备不充分或术中过度挤压甲状腺等。

(3) 表现：原有甲亢症状加重，高热(体温＞39 ℃)，心动过速(≥140 次/分)，常伴心房颤动或扑动，烦躁不安、大汗淋漓、呼吸急促、厌食、恶心、呕吐及腹泻，严重者出现休克或昏迷。约 20％患者死于高热虚脱，心力衰竭，肺水肿，严重水、电解质代谢紊乱。

2）妊娠期甲亢

（1）妊娠合并甲亢：高代谢症状较一般孕妇明显。甲状腺肿大，常伴有震颤和血管杂音。

（2）人绒毛膜促性腺激素相关性甲亢：大量人绒毛膜促性腺激素刺激促甲状腺激素受体而出现甲亢，妊娠终止或分娩后消失。

（三）辅助检查

1. 基础代谢率(BMR)测定 测定要求：禁食 12 h、测定前一天睡眠 8 h 以上、静卧空腹状态。常用 BMR 简易计算公式：BMR＝[（脉压＋脉率）－111]×100%，这种方法不适合心律失常患者。轻度甲亢为＋（20%～30%），中度为＋（30%～60%），重度为＋60%以上。

2. 血清甲状腺激素测定 总三碘甲腺原氨酸（TT_3）、总甲状腺素（TT_4）、游离三碘甲腺原氨酸（FT_3）、游离甲状腺素（FT_4）均增高。其中 FT_3、FT_4 是诊断甲亢的首选指标。TT_3 是早期 GD、治疗中观察疗效及停药后复发的敏感指标，也是诊断 T_3 型甲亢的特异性指标。

3. 促甲状腺激素(TSH)测定 血清促甲状腺激素是反映甲状腺功能最敏感的指标，96%以上的甲亢患者的血清促甲状腺激素水平降低。

4. 甲状腺摄碘率测定 正常值：3 h 及 24 h 甲状腺摄碘率分别为 5%～25%和 20%～45%，高峰值在 24 h 出现。甲亢患者：3 h 甲状腺摄碘率＞25%，24 h 甲状腺摄碘率＞50%，^{131}I 摄取率增高且高峰前移。

5. 促甲状腺素受体抗体(TRAb)和促甲状腺素受体刺激抗体(TSAb) TRAb 和 TSAb 是鉴别甲亢病因、诊断 GD 的重要指标。

6. 影像学检查 B 超、CT、MRI 等检查有助于甲状腺结节和肿瘤相鉴别，可根据需要选用。

（四）心理-社会状况

患者易激动、神经过敏、多猜疑，易与家人或同事发生争执，加上甲亢疗程长，患者易产生紧张、焦虑等情绪，对治疗依从性差。评估甲亢对患者日常生活的影响，如睡眠、活动量及活动耐力的改变等，以及患者家属对患者的支持、情感关怀状况等。

（五）治疗要点

目前尚无针对 GD 病因的治疗。主要采用以下三种治疗方法。

1. 抗甲状腺药物(antithyroid drug,ATD)治疗 常用药物有硫脲类和咪唑类，主要用于抑制甲状腺激素的合成。硫脲类有甲硫氧嘧啶（methylthiouracil，MTU）和丙硫氧嘧啶（propylthiouracil，PTU），咪唑类有甲巯咪唑等。因丙硫氧嘧啶可在外周组织抑制 T_4 转变为 T_3，且疗效快，故作为严重病例或甲状腺危象的首选药物。抗甲状腺素药物治疗适用于病情轻、中度患者，甲状腺轻、中度肿大者，年龄小于 20 岁者、孕妇、高龄者、伴其他严重疾病不宜手术者、术前准备者、放射性^{131}I 治疗前准备者等。药物治疗分为初治期、减量期和维持期，总疗程 1～2 年。

2. 放射性^{131}I 治疗 利用甲状腺摄取^{131}I 后释放 β 射线，破坏甲状腺滤泡上皮细胞而减少甲状腺激素分泌。适用于病情中度、年龄在 30 岁以上、药物治疗无效或复发者，或合并心、肝、肾等疾病不宜手术者。禁用于妊娠期、哺乳期妇女，甲状腺危象、浸润性突眼者。β 射线在组织内射程为 2 mm，不会累及邻近组织。放射性^{131}I 治疗的主要并发症是甲状腺功能减退，还可引起放射性甲状腺炎、浸润性突眼恶化。

甲亢突眼让女士生活难自理，核医学帮她重拾信心

3. 手术治疗 如甲状腺次全切除术，适用于甲状腺较大、结节性甲状腺肿或疑有癌变者等。

【常见护理诊断/问题】

1. 营养失调：低于机体需要量 与机体代谢率增高、消化吸收障碍有关。

2. 活动无耐力 与蛋白质分解增强、甲亢性心脏病、肌无力等有关。

3. 个人应对无效 与性格、情绪改变有关。

4. 自我形象紊乱 与甲状腺肿大和突眼有关。

5. 潜在并发症 甲状腺危象。

【护理措施】

（一）一般护理

1. 环境和休息 环境舒适，通风良好，室温维持在 20 ℃左右，避免强光、噪声及精神刺激。依病情指导休息。

2. 饮食护理 甲亢患者代谢率高、能量消耗大，应提供高热量、高蛋白质、富含维生素及矿物质的饮食；多饮水，多摄取新鲜蔬菜和水果；食用无碘盐。限制含纤维素高的食物，以减少排便次数；避免摄入浓茶、咖啡等刺激性饮料，以免引起患者兴奋；忌食海带、紫菜等含碘丰富的食物。慎食卷心菜等含有致甲状腺肿物质的食物。

（二）病情观察

观察患者心率、脉压和基础代谢率的变化，以评估甲亢严重程度；观察体重、情绪及症状的发展变化；了解治疗反应，脉率减慢、体重增加是治疗有效的标志；监测激素水平；观察甲状腺危象早期表现。

（三）用药护理

1. 抗甲状腺药物 指导患者遵医嘱用药，不可自行停药或减量，并密切观察药物疗效和不良反应。主要不良反应有粒细胞减少、皮疹和肝功能损害等。粒细胞减少主要发生在治疗开始的 2 个月内，应每周检查血白细胞计数和分类 1 次，以后每 2～4 周检查 1 次；服药过程中，如白细胞计数低于 3×10^9/L 或中性粒细胞计数低于 1.5×10^9/L，应立即停药。

2. 放射性^{131}I 应在空腹时服用，治疗前后 1 个月避免服用含碘的药物和食物，服药后 2 h 内不吃固体食物，以防呕吐引起碘的丢失；服药后 2～3 天每天饮水 2000～3000 mL 以增加排尿；服药后第 1 周避免挤压甲状腺；患者的排泄物、衣服、被褥及用具等需单独存放，待放射作用消失后再做清洁处理。

3. 眼部护理 外出戴深色眼镜，复视者戴单侧眼罩。可用眼药水滴眼，保持眼部湿润，预防感染，勿用手直接揉眼睛。睡眠或休息时抬高头部，减轻球后水肿和眼睛胀痛。使用免疫抑制剂及左甲状腺素片控制浸润性突眼。定期进行眼科角膜检查。

4. 甲状腺危象的防治

(1) 避免诱因：指导患者避免服药期间突然减量或停药，避免感染、严重精神刺激、创伤等诱因。

(2) 监测病情，一旦发生甲状腺危象，立即报告医生并配合抢救。患者绝对卧床休息，拉上床挡；进行心电监护，密切观察生命体征和意识变化，准确记录 24 h 液体出入量，呼吸困难时取半坐卧位，持续氧气吸入。迅速建立静脉通路，遵医嘱给予以下抢救药物。①抑制甲状腺激素合成药物：首选丙硫氧嘧啶，首次 600 mg 口服或经胃管注入。②抑制甲状腺激素释放药物：复方碘溶液，注意严格掌握药物剂量。③β 受体阻滞剂：普萘洛尔。④糖皮质激素：氢化可的松。⑤准备好抢救药品，如血管活性药物等。对症处理：体温过高者给予物理降温，如使用冰袋、酒精擦浴等；对于严重腹泻、呕吐、大量出汗患者，应及时补液，纠正水、电解质紊乱和酸碱平衡失调；昏迷者予翻身拍背，做好皮肤、口腔护理；腹泻者加强肛周皮肤护理。

5. 心理护理 向患者及其家属耐心解释病情，避免使用刺激性语言，让家属了解患者情绪、性格改变是暂时的，随着病情的好转会改善。鼓励患者表达内心感受，理解、同情患者，与患者共同探讨控制情绪和减轻压力的方法，建立互信关系，积极配合治疗和护理。

【健康教育】

1. 生活指导 指导患者注意休息，加强营养，避免吃含碘丰富的食物及加碘食盐；衣领宜宽松，避免压迫肿大的甲状腺，严禁用手挤压肿大的甲状腺。

2. 疾病知识指导 教会患者自我护理，指导患者避免精神刺激或过度劳累。脉率减慢、体重增加是治疗有效的标志。若出现高热、恶心呕吐、不明原因的腹泻、突眼加重等甲状腺危象表现，立即就诊。指导患者坚持遵医嘱服药，不可自行减量或停药，服药期间定期复查，每1～2个月复查甲状腺功能。对于有生育需求的女性患者，应告知其妊娠可加重病情，应治愈后再备孕；对于妊娠期甲亢患者，应指导其避免各种对胎儿造成影响的因素，产后须继续服药者不宜哺乳。

三、甲状腺功能减退

甲状腺功能减退（hypothyroidism）简称甲减，是由多种原因引起的甲状腺激素合成、分泌不足或生物作用障碍所致的全身低代谢综合征。按起病年龄可分为三型：起病于胎儿或新生儿者称为呆小病，起病于儿童者称为幼年型甲减，起病于成年者称为成年型甲减。前两型常伴有智力障碍。下面主要介绍成年型甲减。

【致病因素】

1. 原发性甲减 占90%～95%，是由甲状腺激素合成和分泌减少引起的。最常见的病因是自身免疫损伤，如桥本甲状腺炎、亚急性淋巴细胞性甲状腺炎等，还有甲状腺破坏、缺碘、抗甲状腺药物过量等。

2. 继发性甲减 主要由垂体或下丘脑病变导致促甲状腺激素分泌减少所致。

【护理评估】

（一）健康史

询问患者的年龄、性别，患病的起始时间，主要症状及其特点，有无可能引发本病的因素。了解患者既往有无甲状腺相关病史及其用碘、用药情况等。

（二）身体状况

大多数起病隐匿，病情进展缓慢。

1. 一般表现 常有怕冷、少汗、食欲减退、易疲劳、反应迟钝等低代谢症候群，典型患者可出现黏液样水肿面容：表情淡漠、面色苍白、皮肤干燥发凉、粗糙脱屑、颜面及眼睑水肿、声音嘶哑、毛发稀疏，眉毛外1/3脱落，手足皮肤呈姜黄色。

2. 各系统表现 患者常有动作迟缓、淡漠、抑郁、记忆力下降、嗜睡、腱反射减退、心动过缓；久病者血胆固醇增高，易并发冠心病，10%的患者伴发高血压；贫血、厌食、腹胀、便秘；多数患者由于组织中水钠潴留导致体重增加；女性患者常有月经量稀少或闭经，男性患者可出现勃起功能障碍；肌肉软弱无力、暂时性肌强直、痉挛、疼痛，进行性肌萎缩，部分患者可伴有关节病变，偶有关节腔积液。

3. 黏液性水肿昏迷 黏液性水肿昏迷是各种原因导致的严重甲减合并多系统并发症的危重阶段，病死率可达50%以上。冬季易发，老年人多见。常见诱因包括寒冷、感染、手术、严重躯体疾病、中断替代治疗及使用麻醉药、镇静剂等。临床表现为嗜睡、低体温（体温<35 ℃）、呼吸减慢、心动过缓、血压下降、四肢肌肉松弛、反射减弱或消失，甚至昏迷、休克、肾功能不全而危及生命。

（三）辅助检查

1. 血常规及血生化检查 多为轻、中度正细胞正色素性贫血；血胆固醇、甘油三酯、低密度脂蛋白增高，高密度脂蛋白降低。

2. 甲状腺功能检查 血清TSH增高，TT_4、FT_4降低是诊断本病的必备条件，血清TT_3、FT_3可在正常范围内，严重病例可降低；甲状腺摄碘率降低。

3. 促甲状腺素释放激素兴奋试验 可鉴别病变部位。静脉注射促甲状腺素释放激素后，血清促甲状腺激素水平不增高，提示垂体性甲减；增高反应迟缓，提示下丘脑性甲减；促甲状腺激素在增高的基础上进一步增高，提示原发性甲减。

（四）心理-社会状况

患者有嗜睡、抑郁、神经质等表现。严重者可发展为猜疑型精神分裂症。后期多有痴呆、幻觉、木僵等症状，重者可出现惊厥。皮肤粗糙脱屑、毛发脱落等可造成自我形象紊乱。长期治疗易造成经济负担加重而影响家庭生活。

（五）治疗要点

1. 甲状腺激素制剂替代治疗 各种类型的甲减，均需用甲状腺激素替代，永久性甲减者需终身服用。

2. 对症治疗 根据患者表现对症支持治疗。

3. 黏液性水肿昏迷的治疗 ①保暖、吸氧、保持呼吸道通畅；②静脉注射甲状腺激素，首选碘塞罗宁（$L\text{-}T_3$），患者清醒后改为口服；③静脉滴注氢化可的松，控制感染等。

【常见护理诊断/问题】

1. 体温过低 与基础代谢率降低有关。

2. 便秘 与基础代谢率降低及体力活动减少引起的肠蠕动减慢有关。

3. 潜在并发症 黏液性水肿昏迷。

【护理措施】

（一）一般护理

1. 饮食 给予高蛋白质、富含维生素、低钠、低脂饮食，细嚼慢咽、少量多餐。多进食粗纤维食物，如蔬菜、水果或全麦制品，促进胃肠蠕动，每日摄入 2000～3000 mL 水，并顺时针方向按摩腹部，促进肠蠕动，以保证大便通畅。

2. 休息与活动 鼓励患者适当增加活动，由于患者活动能力和反应能力低下，应在其活动时提供适当的保护，保证其活动范围内清洁，地面不滑、无障碍物，以防跌倒。

3. 环境 保持环境安静、舒适，睡眠时加盖棉被。特别是秋冬季节，若使用热水袋取暖，应注意水温宜低于 50 ℃，以免烫伤皮肤。保持皮肤清洁，每日用温水擦洗皮肤后涂以刺激性小的润肤油，以防皮肤干裂。冬天外出时，戴手套、穿棉鞋，避免受凉。

（二）病情观察

监测生命体征变化，观察患者有无寒战、皮肤苍白、体温过低、心动过缓等现象，并及时处理，每日记录患者体重，观察排便次数、粪便性状和量的改变。

（三）用药护理

遵医嘱按时服药，用药前后分别测量脉率，以观察药物的疗效，如用药后脉率＞100 次/分，应立即通知医生；同时观察患者有无多食消瘦、心悸、易出汗、情绪不安等药物过量的表现，一旦出现，应及时通知医生给予处理；对于有心脏病、高血压的患者，应特别注意遵医嘱准确给药，不可随意减量或增量；服用利尿剂时，应记录 24 h 液体出入量。

（四）黏液性水肿昏迷的护理

避免寒冷、感染等诱因，严密观察病情。一旦发现，立即通知医生并协助处理：保持呼吸道通畅，吸氧，备好气管插管或气管切开设备；建立静脉通路，遵医嘱给予急救药物；注意保暖；监测血气和生命体征等变化。

（五）心理护理

多与患者交流，注意观察其情绪变化，对患者表示同情、关心，鼓励家属多探视，以提高患者对治愈的信心。对于有抑郁表现的患者，更应注意关心和保护，安排家属陪护，以防患者自伤。

【健康教育】

1. 生活指导 指导患者适当锻炼，冬季注意保暖，减少出入公共场所，预防感染及创伤。每日定时排便，预防便秘。

2. 疾病知识指导 向患者及其家属介绍甲减的有关知识，使他们对疾病有一个正确的认识。避免诱因、告知病因，如地方性缺碘者可用加碘食盐来改善，药物引起者可调整剂量或停药。对需要终身激素替代者，向其解释服药的重要性，不可随意停药或更换剂量。

在线答题

练习与思考答案

练习与思考

一、单项选择题(在线答题)

二、填空题

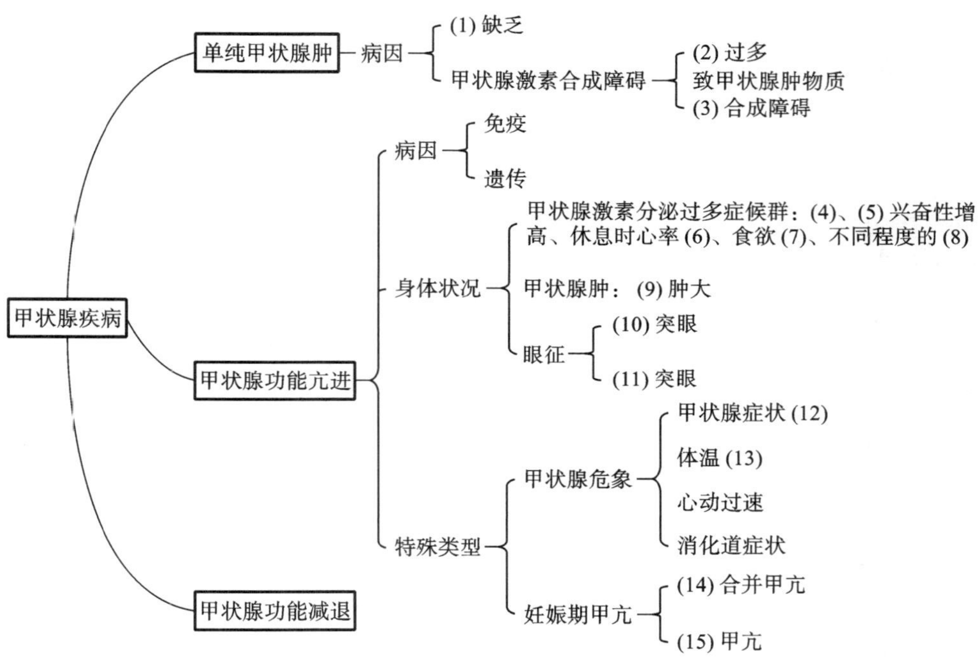

填空题答题处：

(1)________________； (2)________________； (3)________________； (4)________________；

(5)________________； (6)________________； (7)________________； (8)________________；

(9)________________； (10)________________； (11)________________； (12)________________；

(13)________________； (14)________________； (15)________________。

三、案例分析题

李某，女性，38 岁。怕热、多汗、多食、体重下降、突眼、脖子增粗、脾气暴躁、心慌气短 6 个多月。近日于劳累后，出现高热、心悸、气促。查体：消瘦，精神恍惚，烦躁。体温 39 ℃，心率 139 次/分，呼吸 32 次/分，血压 130/75 mmHg，伴甲状腺肿大，可闻及血管杂音。实验室检查：FT_4、FT_3 升高，促甲状腺激素降低。初步诊断：甲亢并发甲状腺危象。

请思考：

1. 甲亢患者如何与单纯性甲状腺肿患者区别？

2. 如何对该患者进行护理？

（南阳科技职业学院　赵冰）

第三节　肾上腺皮质疾病

学习目标

1. 掌握肾上腺皮质疾病患者的身体状况及护理措施。
2. 熟悉肾上腺皮质疾病常见症状与体征的概念、病因及治疗要点。
3. 了解肾上腺皮质疾病的辅助检查。
4. 能应用护理程序对肾上腺皮质疾病患者实施整体护理。
5. 能够熟练地对肾上腺皮质疾病患者进行健康指导。
6. 关心、爱护、尊重患者。

案例思考

患者，女性，29 岁。因肥胖、下肢水肿来院就诊。

查体：意识清楚，血压 175/105 mmHg，满月脸，有痤疮，向心性肥胖，皮肤菲薄，腹壁有宽大紫纹，下肢胫前轻度凹陷性水肿。

该患者 1 年前确诊为系统性红斑狼疮，给予糖皮质激素治疗。

请思考：

1. 分析该患者出现满月脸、向心性肥胖等表现的原因。
2. 针对患者目前的情况，护士应采取哪些护理措施？

一、库欣综合征

库欣综合征(Cushing syndrome)是由多种原因导致肾上腺皮质分泌过多糖皮质激素（主要是皮质醇）所引起的症候群。临床主要表现为满月脸、多血质外貌、向心性肥胖、皮肤紫纹、痤疮、糖尿病倾向、高血压和骨质疏松等。本病成人多于儿童，女性多于男性，20～45 岁居多。

【致病因素】

1. 促肾上腺皮质激素依赖性　①库欣病：最常见，约占 70%，是由垂体分泌促肾上腺皮质激素(ACTH)增多，刺激双侧肾上腺皮质增生，分泌过量的皮质醇所致。多见于垂体微腺瘤。②异位 ACTH 综合征：垂体以外的恶性肿瘤产生大量 ACTH 刺激肾上腺皮质增生，分泌过多的皮质醇引起的症候群。以小细胞肺癌最为常见，其次是胸腺癌、胰腺癌和甲状腺髓样癌等。

2. 促肾上腺皮质激素不依赖性　①原发性肾上腺皮质肿瘤：主要是肾上腺皮质腺瘤或腺癌。瘤细胞增生，分泌大量皮质醇，不受垂体控制，反馈抑制垂体分泌 ACTH。②不依赖 ACTH 的双侧肾上腺结节性增生：肾上腺正常或轻度肿大，两侧有大小不等的结节，分泌过量的皮质醇。

3. 医源性库欣综合征　长期服用较大剂量外源性糖皮质激素所致。

【护理评估】

（一）健康史

询问患者是否曾患垂体疾病；有无其他部位的肿瘤，如肺癌、胰腺癌及胸腺癌等；了解患者有无激素类药物服用史等。

（二）身体状况

库欣综合征有多种表现形式，典型病例具体表现如下。

1. 满月脸、向心性肥胖 皮质醇能促进脂肪的合成与分解，使脂肪重新分布，堆积在面、颈、胸、腹部等处，四肢（包括臀部）相对瘦小，形成典型的向心性肥胖，患者面圆而呈暗红色，有特征性的满月脸、水牛背、悬垂腹等（图 6-3-1）表现。

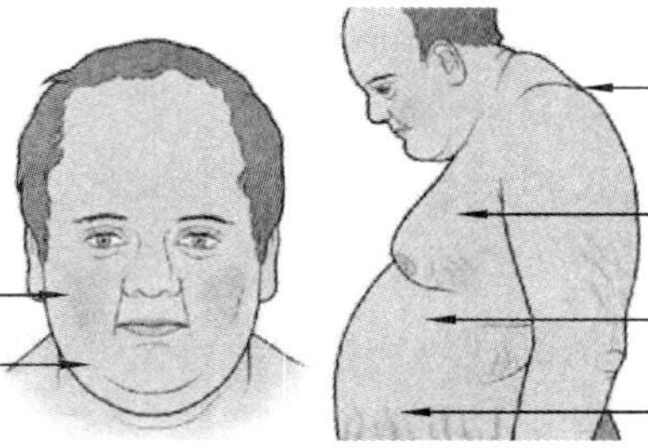

图 6-3-1 库欣综合征典型表现

2. 皮肤表现 由于皮质醇可刺激骨髓造血，红细胞和血红蛋白含量增高，患者呈多血质外貌，皮肤菲薄，微血管脆性增加，轻微损伤即可致瘀斑。因肥胖、皮肤薄、蛋白质分解等原因使皮肤弹性纤维断裂，形成紫红色条纹，常发生在臀部、下腹两侧、大腿内外侧等处。异位 ACTH 综合征或严重库欣病患者可有明显皮肤色素沉着，具有一定临床提示意义。

3. 糖代谢障碍 皮质醇有增强糖异生、拮抗胰岛素的作用，可导致血糖升高，部分患者可继发糖尿病，称为类固醇性糖尿病。

4. 电解质紊乱 皮质醇有潴钠、排钾的作用，可致低血钾和高尿钾、水肿。同时因氢离子的排泄增加致碱中毒。低钾性碱中毒主要见于肾上腺皮质癌和异位 ACTH 综合征。

5. 骨质疏松 大量皮质醇增加尿钙排泄，抑制维生素 D，减少肠道钙吸收，病程长者可引起骨钙丢失而出现骨质疏松，表现为腰背痛，易出现病理性骨折。骨折的好发部位是肋骨、胸椎和腰椎，严重者可出现自发性骨折。

6. 心血管病 约 80%的库欣综合征患者患有高血压，常伴动脉硬化。长期高血压可引起左心室肥大、心力衰竭及脑血管意外。由于患者脂肪代谢紊乱，易发生静脉血栓，心血管并发症发生率增加。

7. 感染 皮质醇可抑制机体免疫，使机体抵抗力下降，容易发生各种感染，如皮肤毛囊炎、牙周炎、尿路感染、甲癣及体癣、痤疮等，以肺部感染多见。同时，机体防御反应差，导致感染后炎症反应不显著，发热不明显，易漏诊。

8. 性腺抑制 儿童时期发病者，生长停滞，青春期迟延。成年女性患者可出现月经量稀少、闭经或不孕；成年男性患者可出现性欲减退、阴茎变小，背部或四肢体毛增多等。

9. 精神症状 多数患者有精神状态改变，但一般较轻，表现为欣快感、失眠、注意力不集中、情绪不稳定。少数患者会出现类似躁狂、抑郁或精神分裂症的表现。

（三）辅助检查

1. 血浆皮质醇测定 血浆皮质醇水平增高且昼夜节律消失，早晨皮质醇浓度高于正常值，晚上皮质醇浓度不明显低于早晨。

2. 尿皮质醇测定 24 h 尿 17-羟皮质类固醇、尿游离皮质醇浓度升高。

3. 地塞米松抑制试验 小剂量地塞米松抑制试验可以用于库欣综合征的定性诊断。不能被小剂量地塞米松抑制者,为库欣综合征。尿17-羟皮质类固醇不能降至对照值50%以下,表示不能被抑制。大剂量地塞米松抑制试验:尿17-羟皮质类固醇能被抑制到正常值50%以下者,大多为垂体性库欣病;不能被大剂量地塞米松抑制者,提示肾上腺皮质肿瘤或异位ACTH综合征。

4. ACTH兴奋试验 库欣病和异位ACTH综合征者兴奋性高于正常标准,原发性肾上腺皮质肿瘤者多无反应。

5. 影像学检查 B超、X线、CT及MRI检查可显示病变部位的影像学改变。

(四)心理-社会状况

因身体外形和功能改变,患者对健康、生活、工作失去信心,影响人际交往和社交活动,出现焦虑、自卑、抑郁等心理,甚至出现绝望、厌世和自杀倾向等。评估患者及其家属对疾病的认知程度及健康教育知识的水平,以及家属对患者的支持情况等。

(五)治疗要点

以对因治疗为主,病情严重者可先对症治疗并避免并发症的发生。

1. 对因治疗 应根据不同的病因进行相应的治疗。肾上腺皮质病变如肾上腺皮质瘤、肾上腺皮质癌等主要采取手术治疗;异位ACTH综合征应治疗原发性恶性肿瘤,视具体病情给予手术、放疗和化疗;库欣病的治疗主要有手术切除、垂体放疗、药物治疗3种方法,其中经蝶窦切除垂体微腺瘤(手术治疗)为治疗本病的首选疗法。

2. 对症治疗 低钾时给予补钾,高血糖时及时控制血糖。

推动临床指南更新,造福患者

【常见护理诊断/问题】

1. 自我形象紊乱 与身体外形改变有关。

2. 有感染的危险 与机体抵抗力下降有关。

3. 活动无耐力 与蛋白质分解加速导致肌肉萎缩有关。

4. 体液过多 与皮质醇增多引起水钠潴留有关。

5. 潜在并发症 骨折。

【护理措施】

1. 一般护理

(1) 休息与体位:提供安全、舒适的环境,保证患者的睡眠,合理的休息可避免加重水肿。嘱患者尽量平卧,抬高下肢,以利于静脉回流。

(2) 饮食:给予高蛋白质、高钾、高钙、富含维生素、低钠、低脂、低碳水化合物、低热量饮食,预防和控制水肿。食用柑橘、香蕉、南瓜等含钾高的食物。为预防骨质疏松,适量摄取富含钙质和维生素D的食物。有糖尿病时,应遵守糖尿病饮食原则。避免刺激性饮食,禁烟、酒。

2. 病情观察 注意观察血压、心率、心律变化,以便早期发现高血压、心律失常及左心衰竭;监测血糖和电解质的变化,以判断有无糖尿病及低钾血症;观察体温的变化,注意有无感染发生;监测体重的变化,记录24 h液体出入量;观察患者有无关节痛或腰背痛等情况。

3. 对症护理

(1) 预防感染:对患者及其家属进行日常卫生指导,保持口腔、会阴部等清洁卫生,减少感染的机会。减少或避免去公共场所,预防呼吸道感染。密切观察体温变化,注意早期发现感染灶,一旦发现感染,应及早治疗,以免扩散。尽量减少侵入性治疗。

(2) 防止骨折和损伤:对于骨质疏松患者,应嘱其注意休息,避免过度劳累。减少安全隐患,地面应干燥、整洁,移除环境中不必要的家具或摆设,浴室应铺防滑垫。避免剧烈运动,防止跌伤或碰伤引起的骨折。护理操作时,医务人员应动作轻柔。

4. 用药护理 遵医嘱用药期间应注意观察疗效和不良反应,主要不良反应是食欲减退、恶心、呕吐、嗜睡、共济失调等。了解激素替代治疗的有关注意事项,告诫患者切勿随意停药。使用对肝损害较大的药物时，定期检查肝功能。

5. 心理护理 患者因体形、外貌改变，容易产生焦虑和悲观的情绪，应尊重和关心患者，使患者能正确认识疾病所导致的身体外形改变，消除失望与挫折感，及焦虑、害怕等情绪。教会患者自我护理，从事力所能及的活动，提高患者信心，鼓励家属给予心理支持。有明显精神症状者，应多给予关心照顾，严重者应加强保护措施，以防意外发生。

【健康教育】

1. 生活指导 指导患者在日常生活中注意预防感染，保持皮肤清洁，防止外伤、骨折等各种可能导致病情加重或诱发并发症的因素，定期门诊复查。

2. 疾病知识指导 向患者及其家属讲解库欣综合征的病因、发展过程、治疗方法及预后。如肾上腺瘤和垂体腺瘤术后复发率低，预后良好；肾上腺癌和异位 ACTH 综合征分泌性恶性肿瘤术后复发率高，预后不良。向患者解释及时、合理治疗的意义，鼓励患者积极配合治疗。指导患者正确用药并掌握正确的药物疗效和不良反应的观察方法，避免单独或空腹服用药物，以免损伤胃黏膜。出现不良反应时及时就诊。

二、原发性慢性肾上腺皮质功能减退症

慢性肾上腺皮质功能减退症分为原发性和继发性两类，原发性肾上腺皮质功能减退症（chronic primary adrenal insufficiency）又称艾迪生病（Addison disease），主要是由于肾上腺本身病变导致肾上腺皮质激素分泌不足和反馈性血浆 ACTH 水平增高。继发性肾上腺皮质功能减退症主要是由于下丘脑和垂体功能减退导致肾上腺激素分泌不足伴血浆 ACTH 水平正常或降低。慢性肾上腺皮质功能减退症多见于中年人，而急性肾上腺皮质功能减退症多继发于垂体和下丘脑病变或由慢性患者在应激、感染、创伤和手术等情况下诱发。本节仅叙述艾迪生病。

【致病因素】

1. 感染 肾上腺结核为常见病因，约占 20%，男性高于女性，因血行播散所致，故常同时伴胸腹腔、盆腔淋巴结或泌尿系统结核。常累及双侧，导致肾上腺发生上皮样肉芽肿或干酪样坏死，继而出现纤维化病变、钙化。此外，肾上腺真菌感染、巨细胞病毒感染及严重败血症、艾滋病后期也可引起肾上腺皮质功能减退。

2. 自身免疫性肾上腺炎 因自身免疫致肾上腺皮质破坏，表现为双侧肾上腺皮质纤维化，髓质一般不被破坏。近 50%的患者伴其他器官特异性自身免疫性疾病，称为自身免疫性多内分泌腺体综合征，多见于女性。单一性自身免疫性肾上腺炎多见于男性。

3. 其他病因 如肾上腺转移癌、乳腺癌、肺癌、胃癌、结肠癌和淋巴肉瘤等。肾上腺淀粉样变、放疗、肾上腺酶系抑制药（如美替拉酮、氨鲁米特、酮康唑）或细胞毒药物（如米托坦）的长期应用、血管栓塞、肾上腺脑白质营养不良症等也可导致本病。

【护理评估】

（一）健康史

询问患者的性别、年龄，有无肾上腺结核、肾上腺转移癌等相关病因。

（二）身体状况

发病隐匿，病情缓慢加重。常见临床表现包括虚弱和疲乏，厌食、恶心、腹泻，肌肉、关节疼痛，腹痛，直立性眩晕等。

1. 色素沉着 皮肤黏膜色素沉着为最具特征性的临床表现，系垂体 ACTH、促黑素细胞激素分泌增多所致。表现为全身皮肤色素加深，呈棕褐色且有光泽，不高出皮面，以暴露处及易摩擦部位更为显著，如脸、手、掌纹、乳晕、足背、瘢痕和束腰带等部位。黏膜色素沉着见于牙龈、舌表面、颊黏膜等处。

2. 低钠血症 由于肾脏排泄水的能力减弱，大量饮水后可出现稀释性低钠血症。糖皮质激素

缺乏及血容量不足时，抗利尿激素释放增多，也是造成低钠血症的原因。

3. 消化系统 食欲减退、胃酸减少、消化不良。少数患者嗜咸食，可能与失钠有关。有恶心、呕吐、腹泻者，提示病情加重。

4. 神经系统 乏力、淡漠、疲劳，重者嗜睡、意识模糊，可出现精神失常。

5. 心血管系统 血压偏低及直立性低血压，心音低钝，可出现头晕、直立性眩晕。

6. 生殖系统 女性阴毛、腋毛脱落、稀疏，月经失调或闭经；男性性欲减退、阳痿等。

7. 代谢障碍 糖异生作用减弱，肝糖原耗损，可发生低血糖。

8. 其他 由结核引起者常有低热、盗汗等症状，体质虚弱、消瘦更为严重。如与其他自身免疫性疾病并存，则伴有相应疾病的临床表现，如甲减表现等。

9. 肾上腺危象 若本病急骤加重，可出现肾上腺危象的表现，主要是由机体对各种应激的耐受性降低所致。表现为高热、恶心、呕吐、腹痛或腹泻、脱水、血压降低、心动过速、虚脱、极度虚弱无力、反应淡漠或嗜睡，但也可表现为烦躁、谵妄、惊厥、精神失常，出现低血糖症、低钠血症，血钾可高可低。如不及时抢救，可发展至休克、昏迷，甚至死亡。

（三）辅助检查

1. 血常规检查 常有正细胞正色素性贫血，少数合并恶性贫血。白细胞分类计数示中性粒细胞减少，淋巴细胞相对增多，嗜酸性粒细胞明显增多。

2. 血生化检查 血钠降低，血钾升高，空腹血糖降低，少数患者轻度或中度血钙升高。

3. 肾上腺皮质功能检查

(1) 血浆皮质醇：常低下，晨间血浆皮质醇≤30 μg/L 可确诊，晨间血浆皮质醇≥200 μg/L 可排除本病。

(2) ACTH 兴奋试验：目前已成为筛查本病的标准方法。ACTH 刺激肾上腺皮质分泌激素，可反映肾上腺皮质储备功能。用于鉴别原发性与继发性肾上腺皮质功能不全。

(3) 血浆 ACTH 测定：对本病的诊断及鉴别诊断有重要意义。原发性肾上腺皮质功能减退者血浆 ACTH 水平明显增高，常超过 22 pmol/L；但继发性肾上腺皮质功能减退者，血浆 ACTH 水平明显降低或在正常低限。

4. 影像学检查 结核病患者肾上腺区 X 线、CT 或 MRI 检查可示肾上腺增大及钙化阴影。其他感染、出血、转移性病变在 CT 时也可见肾上腺增大，而自身免疫性疾病所致者肾上腺不增大。

（四）心理-社会状况

由于激素水平的改变，患者出现各种身体外形的改变和一系列疾病症状，如阴毛、腋毛及眉毛脱落，头发稀疏伴性功能低下，故长期心情抑郁，思想负担重，羞于与人交谈，出现恐惧心理和悲观情绪。家人可能因为一些特殊症状，如闭经、阳痿等，而猜疑或歧视患者。医务人员要深入了解患者及其家属的心理体验，为其进行有针对性的心理疏导。

（五）治疗要点

1. 基础治疗

(1) 糖皮质激素替代治疗：应尽早给予，一般需终身补充。根据患者身高、体重、性别、年龄、体力劳动强度等，确定合适的基础量，以小剂量开始逐步增加。宜模拟激素昼夜节律给予，在清晨起床后服全天量的 2/3，下午 2～3 时服余下的 1/3。依据症状改善程度、尿 24 h 皮质醇含量、血压、工作量和活动量等情况做适当调整。在增加工作量和活动量，或有感染、手术、创伤等应激时，应适当加量。氢化可的松最符合机体生理，但血药浓度波动大，醋酸可的松须经肝脏转化为氢化可的松，因而肝功能异常者使用时须注意。

(2) 食盐及盐皮质激素：食盐摄入量应充分，每天至少 8 g，如有腹泻、大量出汗等情况，应酌情增加。如患者仍有头晕、乏力、血压偏低等，必要时加服盐皮质激素，如 9α-氟氢可的松。如有水肿、高血压、低血钾则减少食盐摄入量。

2. 对因治疗 有活动性结核者在替代治疗的同时积极给予抗结核治疗。如病因为自身免疫因素者，应检查是否伴有其他腺体功能减退，应同时治疗。

3. 肾上腺危象的治疗 肾上腺危象为内科急症，应积极抢救。主要措施如下。

(1) 补充液体：典型肾上腺危象患者液体损失量约达细胞外液的 1/5，故首日应迅速补充生理盐水 2000～3000 mL，可按 6%体重估计，纠正低血容量和电解质紊乱，次日再根据症状改善程度、年龄、心肾功能等情况酌情给予补充。对于以糖皮质激素缺乏为主、脱水不甚严重的患者，生理盐水量应适当减少，补充葡萄糖液以免发生低血糖。

(2) 补充糖皮质激素：在补液同时，立即给予氢化可的松或琥珀酸氢化可的松静脉推注，使血浆皮质醇浓度达到正常人在发生严重应激时的水平。

(3) 其他：防治诱因、积极治疗感染等。

4. 外科手术或其他应激时的治疗 正常人在发生较严重的应激状态时，每天皮质醇分泌量可达 100～300 mg。故艾迪生病患者发生严重应激时，每天给予氢化可的松总量不应少于 300 mg。多数外科手术为短暂应激，可根据手术种类，于数天内每天减少剂量，直到维持量。

【常见护理诊断/问题】

1. 体液不足 与醛固酮分泌减少引起水钠排泄增加，胃肠功能紊乱引起呕吐、腹泻有关。

2. 营养失调：低于机体需要量 与糖皮质激素缺乏导致畏食、消化功能不良有关。

3. 活动无耐力 与皮质醇缺乏导致肌无力、疲乏有关。

4. 自我形象不佳 与垂体 ACTH、MSH 分泌增多导致皮肤色素沉着有关。

5. 潜在并发症 肾上腺危象。

【护理措施】

(一) 一般护理

1. 休息与活动 应充分休息，活动后易疲劳的患者应减少活动量。指导患者在下床活动、改变体位时动作缓慢，防止发生直立性低血压。

2. 饮食 合理安排饮食以维持钠、钾平衡，进食高碳水化合物、高蛋白质、高钠食物，避免进含钾高的食物，以免加重高钾血症，诱发心律失常。病情允许时，鼓励患者每天摄取水量在 3000 mL 以上，并保证摄取足够的食盐。

(二) 病情观察

①记录 24 h 液体出入量，观察患者皮肤的颜色、湿度及弹性，注意有无脱水表现；②监测有无低血钠、高血钾、高血钙、低血糖及血清氯化物降低；监测心电图，注意有无心律失常；③观察患者有无恶心、呕吐、腹泻情况并记录。

(三) 用药护理

使用盐皮质激素的患者要密切观察血压、水肿、血清电解质等的变化，为调整药量和电解质的摄入量提供依据。

(四) 抢救配合

迅速建立两条静脉通路，遵医嘱补充生理盐水、葡萄糖液和糖皮质激素，观察药效。保持呼吸道通畅并吸氧。肾上腺危象缓解后，遵医嘱口服糖皮质激素和盐皮质激素。

(五) 心理护理

了解患者的用药情况、心理状态等，做出针对性的指导。因需终身激素替代治疗，患者的心理压力较大，应鼓励家属多安慰与支持，使患者提高信心，配合治疗。

【健康指导】

1. 生活指导 指导患者避免感染、创伤、过度劳累等加重病情的因素。外出时避免阳光直晒，以免加重皮肤黏膜色素沉着。随身携带识别卡，写明病情、姓名、地址、家属联系方式，出现危急情况时可及时获得救治。

2. 疾病知识指导 教育患者及其家属了解此病需终身治疗，应积极配合。指导患者服药，强调按时定量服用，切勿自行增减药量或停药。指导患者观察药物疗效明显的表现，如食欲改善、体重增加、乏力缓解、皮肤色素沉着变浅等。了解药物的不良反应，指导患者将药物与食物或抗酸药一起服用，避免单独或空腹服用，以免损伤胃黏膜。定期到医院复查，调整药物剂量。有情绪变化、消化不良、感染、失眠、高血压等症状出现时，应及时复诊。

在线答题

练习与思考答案

练习与思考

一、单项选择题(在线答题)

二、填空题

- 肾上腺皮质疾病
  - 库欣综合征——典型病例表现为 (1) (2) (3) (4) (5) 心血管疾病、感染、性腺抑制、精神改变等
  - 原发性慢性肾上腺皮质功能减退症
    - 最常见的致病因素是 (6)，特征性表现为 (7)
    - 肾上腺危象的处理措施有 (8) (9)、防治诱因、积极治疗感染等

填空题答题处：

(1)__________；(2)__________；(3)__________；(4)__________；

(5)__________；(6)__________；(7)__________；(8)__________；

(9)__________。

三、名词解释

库欣综合征

四、简答题

1. 原发性慢性肾上腺皮质功能减退症常见的症状有哪些？
2. 原发性慢性肾上腺皮质功能减退症患者需要观察哪些病情？

(南阳科技职业学院　赵冰)

第四节　糖　尿　病

学习目标

1. 掌握糖尿病的概念、分型、护理评估、常见护理诊断/问题和护理措施。
2. 熟悉糖尿病的诊断、并发症及治疗要点。
3. 了解糖尿病的病因及发病机制。
4. 能评估糖尿病患者病情，能与患者进行有效沟通，按护理程序实施整体护理。
5. 具有敬业爱岗、严谨求实的作风，慎独的品行及高度的责任心。

案例思考

林某，女性，27岁，因“口干多饮多尿1个月余，恶心呕吐1天”收住入院。患者1个月前无明显诱因出现多尿、口干、多饮，无明显多食消瘦，未予重视。1天前突发恶心呕吐，送至急诊就诊。查体：血压120/63 mmHg，脉率116次/分，体温38.3 ℃，意识清，精神欠佳。

辅助检查：血糖29.8 mmol/L，尿酮体(+++)，血pH为7.16。

请思考：

1. 患者目前可能的诊断是什么？
2. 患者目前的护理诊断/问题有哪些？该如何护理？

糖尿病(diabetes mellitus，DM)是在遗传和环境因素共同作用下，因胰岛素功能缺陷和(或)分泌不足导致碳水化合物、蛋白质、脂肪、水、电解质等代谢紊乱，从而引起的一组以慢性高血糖为特征的代谢性疾病。随着病程延长，可出现眼、肾、神经、心脏、血管等多系统损害。重症或应激时可出现酮症酸中毒、高渗高血糖综合征等急性代谢紊乱。

【流行病学】

糖尿病发病率在世界范围内呈上升趋势。国际糖尿病联盟(International Diabetes Federation，IDF)2021年的统计数据显示，全球20～79岁人群的糖尿病患病率估计为10.5%，约5.37亿例，预计到2045年将增加到7.84亿例，每4例成年糖尿病患者中就有1例来自中国。据估计，我国约1.41亿成人有糖尿病，换言之，在我国，有13%的成年人患有糖尿病。更为严峻的是，目前我国超过一半(50.5%)的成年糖尿病患者未被确诊，我国与糖尿病相关的医疗支出位居世界第二，为1653亿美元。糖尿病不仅威胁着患者的健康和生命，还给患者家庭和社会带来沉重的负担。

【糖尿病分型】

目前我国采用WHO(1999年)的糖尿病病因学分型体系，根据病因学证据将糖尿病分为以下4种类型。

1. 1型糖尿病(T1DM) 胰岛β细胞受到破坏引起的胰岛素绝对缺乏。

2. 2型糖尿病(T2DM) 以胰岛素抵抗为主伴有胰岛素进行性分泌不足和以胰岛素进行性分泌不足为主伴有胰岛素抵抗。

3. 其他特殊类型糖尿病 特殊类型糖尿病的病因学相对明确，如胰腺肿瘤、肢端肥大症、糖皮质激素应用、巨细胞病毒感染等引起的一类高血糖状态。

4. 妊娠糖尿病 首次在妊娠期间发现的糖尿病或糖耐量受损，不包括孕前已确诊糖尿病的患者，后者称为糖尿病合并妊娠。

【病因及发病机制】

糖尿病的病因及发病机制至今尚未完全明确。总体而言，遗传因素及环境因素共同参与其发病。

1. 1型糖尿病 绝大多数是自身免疫性疾病。其显著的病理生理学特征是胰岛β细胞数量显著减少乃至消失所导致的胰岛素分泌显著减少或缺失。某些环境因素(最主要是病毒感染，还有化学毒物和饮食等)作用于有遗传易感性(人类白细胞抗原为最主要的影响因素)的个体，激活T细胞介导的一系列自身免疫反应(出现多种胰岛细胞自身抗体等体液和细胞免疫)，胰岛β细胞进行性破坏，使胰岛素分泌不足进行性加重，最终导致糖尿病。

2. 2型糖尿病 有明显家族史，其显著的病理生理学特征为胰岛素调控葡萄糖代谢能力的下降(胰岛素抵抗)伴胰岛β细胞功能缺陷所导致的胰岛素分泌减少(相对减少)。常见的环境因素包括年龄增长、不良生活方式、营养过剩、体力活动不足、化学毒物、应激等。

【护理评估】

（一）健康史

询问患者起病时间、主要症状及其特点，以及有无糖尿病家族史，生活方式，有无病毒感染史，有无分娩巨大儿史等。

（二）身体状况

1. 临床特征

（1）1 型糖尿病特点：发病年龄通常小于 30 岁；“三多一少”症状明显；常以酮症或酮症酸中毒起病；非肥胖体形；空腹或餐后血清 C 肽浓度明显降低；出现胰岛自身免疫标志物，如胰岛素抗体（IAA）、谷氨酸脱羧酶抗体（GADA）、胰岛细胞抗体（ICA）等。

（2）2 型糖尿病特点：可发生在任何年龄，但多见于 40 岁以后的中老年人。常有家族史，起病缓慢，症状相对较轻。很少自发性发生酮症酸中毒，但在应激、严重感染、中断治疗等诱因下也可发生。临床上与肥胖症、血脂异常、高血压等疾病常同时或先后发生。

2. 代谢紊乱症候群 多尿、多饮、多食和体重减轻为最典型的表现，常被描述为“三多一少”。由于血糖升高引起渗透性利尿导致尿量增多；多尿导致失水，患者口渴而多饮；由于机体不能利用葡萄糖，且蛋白质和脂肪消耗增加，引起消瘦、疲乏、体重减轻；为补充糖分，维持机体活动，患者常易饥多食。患者可有皮肤瘙痒，尤其以外阴瘙痒较为常见，也可出现视物模糊。

3. 并发症

1）糖尿病急性并发症

（1）糖尿病酮症酸中毒（diabetic ketoacidosis，DKA）：最常见的糖尿病急性并发症，临床以高血糖、高血酮和代谢性酸中毒为主要表现。多发生于 1 型糖尿病和 2 型糖尿病严重阶段。糖尿病代谢紊乱加重时，脂肪分解加速，出现血酮体升高，尿酮体阳性，临床上统称为糖尿病酮症。酮体包括乙酰乙酸、β-羟丁酸和丙酮。乙酰乙酸和 β-羟丁酸均为有机酸，大量消耗体内储备碱，当代谢紊乱进一步加剧，血酮体继续升高，超过机体的处理能力时，便发生代谢性酸中毒，称为糖尿病酮症酸中毒。

①常见诱因：急性感染、胰岛素不适当减量或突然中断治疗、饮食不当、胃肠疾病、脑卒中、心肌梗死、创伤、手术、妊娠、分娩、精神刺激等。

②临床表现：早期主要表现为乏力和“三多一少”症状加重。随后出现食欲减退、恶心、呕吐，常伴头痛、嗜睡、烦躁、呼吸深快有烂苹果味（丙酮味）。病情进一步发展，出现严重失水现象，尿量减少、皮肤黏膜干燥、眼球下陷，脉快而弱，血压下降、四肢厥冷；晚期时，各种反射迟钝甚至消失，终致昏迷。血糖多为 16.7～33.3 mmol/L。

（2）高血糖高渗状态（hyperglycemic hyperosmolar status，HHS）：糖尿病的严重急性并发症之一，临床以严重高血糖而无明显糖尿病酮症酸中毒、血浆渗透压显著升高、脱水和意识障碍为特征。多见于老年 2 型糖尿病患者，起病比较隐匿，30%～40%患者发病前无糖尿病病史。

①常见诱因：急性感染、外伤、手术、脑血管意外等应激状态，使用糖皮质激素、利尿剂、甘露醇等药物，水摄入不足或失水等。

②临床表现：常先出现口渴、多尿和乏力等糖尿病症状，或原有症状进一步加重，多食不明显，有时甚至表现为厌食。随病程进展逐渐出现反应迟钝、烦躁或淡漠、嗜睡、定向力障碍、偏瘫等，易被误诊为中风，晚期陷入昏迷。与糖尿病酮症酸中毒相比，失水更为严重，神经精神症状更为突出。血糖一般为 33.3～66.6 mmol/L。

（3）糖尿病乳酸酸中毒：主要是葡萄糖无氧酵解的产物乳酸在体内大量堆积，导致高乳酸血症，进一步出现血 pH 降低和乳酸酸中毒。发病率较低，但病死率很高。

2）糖尿病慢性并发症

（1）糖尿病大血管病变：糖代谢异常与血管结构及功能病变密切相关，大血管病变（包括心脑血管病变、下肢血管病变等）是2型糖尿病较严重和突出的并发症之一，约1/3的糖尿病患者死于糖尿病大血管并发症。

（2）糖尿病微血管病变：可累及全身各组织器官，其中以糖尿病肾病和视网膜病变尤为重要。

①糖尿病肾病（diabetic nephropathy，DN）：我国20%～40%的糖尿病患者合并糖尿病肾病，现已成为慢性肾病和终末期肾病的主要原因，亦是1型糖尿病的主要死因。引起肾小球基底膜增厚、肾小球硬化等病理改变。持续微量蛋白尿是进入早期糖尿病肾病的标志；之后出现显性白蛋白尿，可伴有水肿和高血压，肾功能逐渐减退；晚期出现肾衰竭。

②糖尿病视网膜病变（diabetic retinopathy，DR）：糖尿病视网膜病变尤其是增殖期糖尿病视网膜病变是糖尿病特有的并发症。糖尿病视网膜病变的主要危险因素包括糖尿病病程、高血糖、高血压和血脂紊乱等，是糖尿病患者失明的主要原因之一。糖尿病患者也是其他眼部疾病早发的高危人群，这些眼部疾病包括白内障、青光眼、视网膜血管阻塞及缺血性视神经病变等。

③其他：糖尿病心脏微血管病变和心肌代谢紊乱可引起心肌广泛坏死等，称糖尿病心肌病，可诱发心力衰竭、心律失常、心源性休克和猝死。

（3）糖尿病神经病变（diabetic neuropathy）：以周围神经病变最常见，手足远端感觉、运动神经受累多见。通常为对称性，典型者呈手套或袜套样分布，下肢较上肢严重。患者常先出现麻木、针刺感或踩棉花感，有时伴痛觉过敏；随后有肢体疼痛，呈隐痛、刺痛，夜间及寒冷季节加重。此外，糖尿病自主神经病变也较常见，临床表现为直立性低血压、胃轻瘫、尿潴留、出汗减少、对低血糖感知减退等。

（4）糖尿病足（diabetic foot，DF）：下肢远端神经异常和不同程度的周围血管病变相关的足部感染、溃疡和（或）深层组织破坏。糖尿病足是糖尿病患者截肢、致残的主要原因。临床通常采用Wagner分级法（表6-4-1）对糖尿病足的严重程度进行分级。

表6-4-1 不同Wagner分级糖尿病足的临床表现

Wagner分级	临床表现
0级	有发生足部溃疡的危险因素，但目前无溃疡
1级	足部表浅溃疡，无感染征象，突出表现为神经性溃疡
2级	足部较深溃疡，常合并软组织感染，无骨髓炎或深部脓肿
3级	足部深部溃疡，有脓肿或骨髓炎
4级	局限性坏疽（趾、足跟或前足背），其特征为缺血性坏疽，通常合并神经病变
5级	全足坏疽

3）感染　糖尿病容易并发各种感染，以细菌感染最为常见，真菌及病毒感染也易发生于血糖控制不佳的糖尿病患者。糖尿病并发感染可形成一个恶性循环，即感染导致难以控制的高血糖，而高血糖进一步加重感染。临床上以尿路感染常见，痈等皮肤化脓性感染多见，严重者可导致败血症或脓毒血症。皮肤真菌感染如足癣、体癣等也较常见。

4）低血糖症

（1）低血糖的诊断标准：对非糖尿病患者来说，低血糖症的诊断标准为血糖<2.8 mmol/L，接受药物治疗的糖尿病患者血糖≤3.9 mmol/L属于低血糖。

（2）低血糖的临床表现：可表现为交感神经兴奋（如心悸、焦虑、出汗、头晕、手抖、饥饿感等）和中枢神经症状（如意识改变、认知障碍、抽搐和昏迷）。老年患者发生低血糖时常可表现为行为异常或其他非典型症状。

(3) 低血糖的可能诱因：①使用外源性胰岛素或胰岛素促泌剂；②未按时进食，或进食过少；③运动量增加；④酒精摄入，尤其是空腹饮酒；⑤呕吐、腹泻；⑥自主神经功能障碍；⑦肝、肾功能不全；⑧血糖控制目标过严等。

（三）辅助检查

1. 尿糖测定 尿糖阳性是诊断糖尿病的重要线索，只提示血糖值超过肾糖阈(大约 10 mmol/L)，不能用来确诊糖尿病。尿糖阴性不能排除糖尿病。

2. 血糖测定 方法有静脉血浆葡萄糖测定、毛细血管血葡萄糖测定和持续动态葡萄糖测定 3 种。前一种用于诊断糖尿病，后两种仅用于糖尿病的监测。

3. 口服葡萄糖耐量试验(OGTT) 适用于血糖高于正常范围上限而又未达到糖尿病诊断标准或疑有糖尿病倾向者。OGTT 应在未摄入任何热量 8 h 后，于清晨空腹进行，将 75 g 无水葡萄糖溶于 300 mL 水中，5 min 内饮完，测定空腹及开始饮葡萄糖水后第 0.5 h、1 h、2 h、3 h 静脉血浆葡萄糖。

4. 糖化血红蛋白(HbA1c) 糖化血红蛋白可反映取血前 8～12 周血糖的平均水平，以补充一般血糖测定只反映瞬时血糖值的不足，是糖尿病病情控制的监测指标之一。我国将糖化血红蛋白≥6.5%作为糖尿病的补充诊断标准。

5. 胰岛 β 细胞功能检查 胰岛 β 细胞功能检查主要包括胰岛素释放试验和 C 肽释放试验。主要用于评价基础和葡萄糖介导的胰岛素释放功能。

6. 其他 ①可有高甘油三酯、高胆固醇、低高密度脂蛋白。②糖尿病酮症酸中毒时血酮体升高，尿酮体阳性；CO_2 结合力降低，血 pH＜7.35；电解质紊乱。③高血糖高渗状态时，血钠常大于 150 mmol/L，尿糖呈强阳性，而血酮体及尿酮体为阴性或弱阳性；血浆渗透压显著升高(高于 320 mOsm/L)。

（四）心理-社会状况

糖尿病病程长，需要坚持健康的生活方式及终身治疗。患者常因未达降糖目标、胰岛素注射、低血糖以及发生并发症而产生焦虑、抑郁等情绪。应全程关注其心理状态。

（五）诊断要点

依据静脉血浆葡萄糖诊断糖尿病。糖代谢状态分类标准见表 6-4-2，糖尿病诊断标准见表6-4-3。

表 6-4-2 糖代谢状态分类标准(世界卫生组织 1999 年)

糖代谢状态	静脉血浆葡萄糖/(mmol/L)	
	空腹血糖	糖负荷后 2 h 血糖
正常血糖	＜6.1	＜7.8
空腹血糖受损	6.1～＜7.0	＜7.8
糖耐量减低	＜7.0	7.8～＜11.1
糖尿病	≥7.0	≥11.1

注：空腹血糖受损和糖耐量减低统称为糖调节受损，也称糖尿病前期；空腹血糖正常参考范围下限通常为 3.9 mmol/L。

表 6-4-3 糖尿病诊断标准

诊 断 标 准	静脉血浆葡萄糖或 HbA1c 水平
典型糖尿病症状	
加上随机血糖	≥11.1 mmol/L
或加上空腹血糖	≥7.0 mmol/L
或加上 OGTT 2 h 血糖	≥11.1 mmol/L

续表

诊 断 标 准	静脉血浆葡萄糖或 HbA1c 水平
或加上 HbA1c	≥6.5%
无糖尿病典型症状	需改日复查确认

注:OGTT 为口服葡萄糖耐量试验;HbA1c 为糖化血红蛋白。典型糖尿病症状包括多饮、多尿、多食和体重减轻;随机血糖指不考虑上次用餐时间,一天中任意时间的血糖,不能用来诊断空腹血糖受损或糖耐量减低;空腹状态指至少 8 h 没有热量摄入。

【治疗要点】

从糖尿病诊疗团队成员结构组成引发的思考

糖尿病的治疗强调早期、长期、综合、全面达标及治疗方法个体化的原则。综合治疗指健康教育、医学营养治疗、运动治疗、自我监测、药物治疗及心理调适六个方面和降糖、降压、调脂和改变不良生活习惯四项措施。治疗近期目标是通过控制高血糖和代谢紊乱来消除糖尿病症状和防止出现急性并发症;远期目标是通过良好的代谢控制达到预防慢性并发症发生、提高患者生活质量和延长寿命的目的。

(一) 健康教育

健康教育是重要的糖尿病基础管理措施。通过健康教育促使患者不断掌握疾病管理所需的知识和技能,对糖尿病患者的临床、心理和社会行为方面都有明确的益处。

(二) 医学营养治疗

医学营养治疗又称饮食治疗,是所有治疗方法的基础,也是防治糖尿病及其并发症的重要手段。通过改变饮食模式与习惯、调整营养结构,达到并维持合理体重,获得良好的血糖、血压、血脂的控制以及延缓糖尿病并发症发生的目的。详见护理措施中的饮食护理。

(三) 运动治疗

规律运动可增高胰岛素敏感性、改善人体成分及提高生活质量,有助于控制血糖、减少心血管危险因素,而且对糖尿病高危人群一级预防效果显著。详见护理措施中的运动护理。

(四) 药物治疗

1. 口服降糖药 根据作用效果的不同,口服降糖药可分为以促胰岛素分泌为主要作用的药物(磺脲类、格列奈类、二肽基肽酶Ⅳ抑制剂)和通过其他机制达到降糖目的的药物(双胍类、噻唑烷二酮类、α-糖苷酶抑制剂、钠-葡萄糖共运蛋白抑制剂)。

1) 以促胰岛素分泌为主要作用的药物

(1) 磺脲类:主要应用于用饮食和运动治疗血糖控制不理想及新诊断的非肥胖 2 型糖尿病患者。其药理作用是通过刺激胰岛 β 细胞分泌胰岛素,增高体内的胰岛素水平而降低血糖。①代表药物:格列本脲(优降糖)、格列吡嗪(美吡达)、格列吡嗪控释片(瑞易宁)、格列齐特(达美康)、格列喹酮(糖适平)、格列美脲(亚莫利)等。②禁忌证:1 型糖尿病,有严重并发症者、儿童、孕妇及哺乳期妇女等。③服用方法:于餐前 30 min 服用,缓释片一般建议与早餐同时服用。④不良反应:低血糖、体重增加、皮疹、胃肠道反应等。

(2) 格列奈类:非磺脲类胰岛素促泌剂,主要通过刺激胰岛素的早时相分泌而降低餐后血糖,也有一定的降空腹血糖作用。①代表药物:瑞格列奈(诺和龙)、那格列奈(唐力)和米格列奈(法迪)。②禁忌证:与磺脲类相同。③服用方法:餐前即刻服用,不进餐不服药。④不良反应:低血糖和体重增加,但低血糖的风险和程度较磺脲类轻。

(3) 二肽基肽酶Ⅳ抑制剂(DPP-4i):通过抑制二肽基肽酶Ⅳ而减少 GLP-1 在体内的失活,使内源性 GLP-1 水平升高。增加胰岛素分泌,抑制胰高血糖素的分泌。①代表药物:西格列汀(捷诺维)、沙格列汀(安立泽)、维格列汀(佳维乐)、利格列汀(欧唐宁)和阿格列汀。②禁忌证:1 型糖尿病或糖尿病酮症酸中毒患者。③服用方法:固定时间服用,不受进餐影响。④不良反应:鼻咽炎、眩晕、多汗、过敏反应等。

2）双胍类　主要通过减少肝脏葡萄糖的输出和改善外周胰岛素抵抗而降低血糖，是2型糖尿病患者的一线用药，尤其对于肥胖者。①代表药物：盐酸二甲双胍。②禁忌证：肝、肾功能不全，严重感染，缺氧等患者。③服用方法：餐中或餐后服，肠溶片在餐前15～30 min服用。④不良反应：胃肠道反应，长期服用二甲双胍可引起维生素 B_{12} 水平下降，在使用碘造影剂做造影检查时，应暂停使用二甲双胍。

3）α-糖苷酶抑制剂　通过抑制糖类在小肠上部的吸收而降低餐后血糖，适用于餐后血糖升高的患者。①代表药物：阿卡波糖、伏格列波糖、米格列醇。②禁忌证：胃肠功能紊乱者。③服用方法：餐前即刻吞服或与第一口食物一起嚼服。④不良反应：胃肠道反应，如腹胀、排气。

4）噻唑烷二酮类（TZD）　通过增高靶细胞对胰岛素作用的敏感性而降低血糖。①代表药物：罗格列酮、吡格列酮及其与二甲双胍的复方制剂。②禁忌证：心力衰竭、严重骨质疏松者禁用。③服用方法：固定时间服用，不受进餐影响。④不良反应：水肿、体重增加等，可增高骨折和心力衰竭发生的风险。

5）钠-葡萄糖共运蛋白抑制剂（SGLT2i）　新型口服降糖药，可抑制肾脏对葡萄糖的重吸收，降低肾糖阈，从而促进尿糖的排出。①代表药物：达格列净、恩格列净、卡格列净、艾托格列净。②禁忌证：重度肾功能不全者。③服用方法：早晨服用，空腹或与食物一同服用。④不良反应：泌尿系统和生殖系统感染，血容量不足相关的不良反应。

2. 注射降糖药

1）胰岛素

（1）适应证：①1型糖尿病；②各种严重的糖尿病急性或慢性并发症或处于围手术期、妊娠和分娩期；③2型糖尿病经饮食、运动、口服降糖药治疗后效果不满意者；④新发病且与1型糖尿病鉴别困难的消瘦糖尿病患者；⑤2型糖尿病胰岛功能明显减退者。

（2）常用胰岛素及其作用特点：见表6-4-4。

表6-4-4　常用胰岛素及其作用特点

作用类别	制剂类型	皮下注射作用时间		
		开始	高峰	持续
速效胰岛素类似物	门冬胰岛素(aspart)	10～15 min	1～2 h	4～6 h
	赖脯胰岛素(lispro)	10～15 min	1～1.5 h	4～5 h
	谷赖胰岛素(glulisine)	10～15 min	1～2 h	4～6 h
短效胰岛素	常规人胰岛素(RI)	15～60 min	2～4 h	5～8 h
中效胰岛素	低精蛋白锌人胰岛素(NPH)	2.5～3 h	5～7 h	13～16 h
长效胰岛素	精蛋白锌人胰岛素(PZI)	3～4 h	8～10 h	20 h
长效胰岛素类似物	甘精胰岛素(glargine)	2～3 h	无峰	30 h
	地特胰岛素(detemir)	3～4 h	3～14 h	24 h
预混胰岛素	30R	30 min	2～12 h	14～24 h
	50R	30 min	2～3 h	10～24 h
预混胰岛素类似物	预混门冬胰岛素30	10～20 min	1～4 h	14～24 h
	预混赖脯胰岛素25	15 min	30～70 min	16～24 h
	预混赖脯胰岛素50，预混门冬胰岛素50	15 min	30～70 min	16～24 h
双胰岛素类似物	德谷门冬双胰岛素70/30	17～25 min	30～70 min	16～24 h

摘自：中华医学会糖尿病学分会《中国2型糖尿病防治指南（2020版）》。

(3) 胰岛素使用原则:应在综合治疗基础上进行,从小剂量开始,根据血糖水平逐渐调整至合适剂量。

2) 胰高血糖素样肽-1受体激动剂(GLP-1RA) ①药理作用:以葡萄糖浓度依赖的方式刺激胰岛素分泌和抑制胰高血糖素分泌,同时增加肌肉和脂肪组织对葡萄糖的摄取,抑制肝糖原生成而发挥降糖作用,并可抑制胃排空,抑制食欲。②代表药物:艾塞那肽、利司那肽、利拉鲁肽、度拉糖肽、洛塞那肽、司美格鲁肽。③给药方法:皮下注射给药,方法基本同胰岛素。④不良反应:轻至中度胃肠道反应,包括腹泻、恶心、腹胀、呕吐等。多见于治疗初期,随着时间延长,不良反应逐渐减轻。

(五) 糖尿病酮症酸中毒的治疗

(1) 补液:抢救糖尿病酮症酸中毒的首要和关键措施。常先用生理盐水,补液原则为"先快后慢,先盐后糖",2 h内补液量为成人1000～2000 mL。第一个24 h输液总量为4000～6000 mL,严重失水者可输6000～8000 mL。当糖尿病酮症酸中毒患者的血糖≤11.1 mmol/L时,须补充5%葡萄糖并继续胰岛素治疗,直至血酮、血糖均得到控制。

(2) 小剂量胰岛素治疗:即按0.1 U/(kg·h)的短效胰岛素加入生理盐水中持续静脉滴注或泵入,每1～2 h复查血糖,根据血糖情况调节胰岛素剂量。当血糖降至13.9 mmol/L时,应减小胰岛素剂量。当尿酮体转阴,糖尿病酮症酸中毒缓解后可转换为胰岛素皮下注射。

(3) 纠正电解质紊乱及酸碱平衡失调:①治疗前已有低钾血症者应立即补钾,当血钾升至3.5 mmol/L时,再开始胰岛素治疗,以免发生致死性心律失常、心搏骤停和呼吸肌麻痹。开始治疗后,当患者尿量≥40 mL/h,血钾<5.2 mmol/L时,在补液和胰岛素治疗同时必须补钾。②糖尿病酮症酸中毒患者在注射胰岛素治疗后会抑制脂肪分解,进而纠正糖尿病酮症酸中毒,如无循环衰竭,一般无须额外补碱。仅在pH≤6.9时才考虑采用5%碳酸氢钠进行适当补碱治疗。

(4) 防治诱因和治疗并发症:如休克、感染、心力衰竭和心律失常、脑水肿和肾衰竭等。

(六) 高血糖高渗状态的治疗

补液:高血糖高渗状态失水比糖尿病酮症酸中毒更严重,0.9%氯化钠溶液为首选,24 h总补液量一般应为6000～10000 mL。当血糖下降至16.7 mmol/L时,需补充5%葡萄糖溶液并加入普通胰岛素,直到血糖得到控制,一般无须补碱。胰岛素使用原则、补钾原则与治疗糖尿病酮症酸中毒时大致相同。

(七) 低血糖的治疗

一旦确定发生低血糖,应尽早快速补充糖分。意识清楚者,口服葡萄糖为佳。意识障碍者静脉补充葡萄糖,并检测血糖变化。

(八) 妊娠糖尿病的治疗

多数妊娠糖尿病患者经严格的饮食、运动治疗可控制血糖。若单纯饮食、运动控制不佳,则可采用短效和中效胰岛素治疗,忌用口服降糖药。产后要注意新生儿低血糖症的预防和处理,并及时调整患者胰岛素用量。

(九) 其他治疗

如胰腺移植和胰岛细胞移植等。

【常见护理诊断/问题】

1. 营养失调:低于或高于机体需要量 与胰岛素分泌或作用缺陷引起物质代谢紊乱有关。

2. 有感染的危险 与血糖增高、脂代谢紊乱、营养不良、微循环障碍等因素有关。

3. 知识缺乏 缺乏糖尿病相关的知识。

4. 潜在并发症 低血糖症、糖尿病酮症酸中毒、高血糖高渗状态。

【护理措施】

（一）饮食护理

科学饮食是治疗糖尿病的基础，向患者介绍饮食治疗的目的及重要性，取得患者的配合。按照计算每日饮食总热量、确定三大营养物质的组成、合理分配餐次这三个步骤为患者制订合适的饮食计划。

1. 计算每日饮食总热量 首先根据患者的年龄、身高、理想体重（理想体重（kg）＝身高（cm）－105）、工作性质等计算每日所需总热量。成人在休息状态下（如卧床）每日每千克理想体重给予热量 25～30 kcal，轻体力劳动者（如坐式工作）给予 30～35 kcal，中度体力劳动者（如电工安装）给予 35～40 kcal，重体力劳动者（如搬运工）给予 40 kcal 以上。营养不良和消瘦、伴有消耗性疾病者每日每千克体重酌情增加 5 kcal，肥胖者酌情减少 5 kcal。

2. 确定三大营养物质的组成 食物组成的总原则是高碳水化合物、低脂肪、适量蛋白质和富含纤维的膳食。其中：①碳水化合物占饮食总热量的 50％～60％；②脂肪不超过 30％；③肾功能正常的糖尿病患者蛋白质占 10％～15％，并保证其中 50％以上为优质蛋白质。有显性蛋白尿或肾小球滤过率下降的糖尿病患者蛋白质摄入应控制在每日 0.8 g/kg 体重。多食富含膳食纤维的食物，每日饮食中膳食纤维含量以 14 g/1000 kcal 为宜。

3. 合理分配餐次 主食的分配：应定时定量，根据患者的生活习惯、病情和配合药物治疗来安排。对于病情稳定的糖尿病患者，可按每日 3 餐 1/5、2/5、2/5 或各 1/3 分配主食；注射胰岛素或口服降糖药易出现低血糖者，可在正餐中匀出小部分主食作为两正餐之间的加餐。

4. 其他注意事项 ①严格控制蔗糖、果糖制品（如玉米糖浆）的摄入。②戒烟限酒。女性一日饮酒的酒精量不超过 15 g，男性不超过 25 g（15 g 酒精相当于 350 mL 啤酒、150 mL 葡萄酒或 45 mL 蒸馏酒）。每周饮酒不超过 2 次。③食盐摄入量限制在每日少于 6 g，合并高血压的患者可进一步限制摄入量。同时应限制含盐高食物的摄入，如味精、酱油、盐浸等加工食品等。④对于血糖控制良好者，可在餐间或睡前加食水果，如苹果、橙子、柚子等。

（二）运动护理

1. 运动的形式 提倡中等强度的运动，以有氧运动为主，如快走、打太极拳、骑车、打乒乓球、打羽毛球等。可适当辅以抗阻运动（如使用哑铃、沙袋、弹力带等）。对于无禁忌证的患者，每周 2 次联合进行抗阻运动和有氧运动可获得更大程度的代谢改善。

2. 运动的强度

（1）一般来说，糖尿病患者所选择的运动强度应是最大运动强度的 50％～70％。通常用心率来衡量运动强度。简易计算方法为心率＝（220－年龄×（50％～70％））。

（2）运动强度还可根据自身感觉来掌握，即以周身发热、出汗为宜，而不是大汗淋漓。

3. 运动的时间 最佳运动时间是餐后 1 h（从第一口饭算起）开始运动，每次 30～60 min，每周至少 150 min。即使每次仅进行短时的运动（如 10 min），每日累计 30 min，也是有益的。

4. 运动的频率 一般以每周 3～7 天为宜。如每次的运动量较大，可间隔一两天，但不要超过 3 天，如无禁忌证，每周最好进行 2～3 次抗阻运动。

5. 运动的注意事项

（1）在正式运动前应先做低强度热身运动 5～10 min。注意运动场所安全。

（2）运动的选择应简单、安全。运动的时间、强度相对固定，切忌运动量忽大忽小。

（3）运动过程中注意心率的变化及感觉，如轻微喘息、出汗等，以掌握运动强度。

（4）注射胰岛素的患者，运动前最好将胰岛素注射在非运动区。

(5) 鼓励患者运动前后监测血糖,以掌握运动强度与血糖变化的规律,还应重视运动后的迟发低血糖。

(6) 避免空腹运动,运动时随身携带糖尿病救助卡、糖果、点心等,以防发生低血糖。

(7) 结伴运动。有任何不适(如心慌、出虚汗等)都应立即停止运动,必要时就近就医。

(8) 运动过程中要注意及时补充水分。

(9) 运动即将结束时,再做 5～10 min 的恢复整理运动,使心率逐渐降至运动前水平,不要突然停止运动。

(10) 运动后检查足部,若发现红肿、青紫、水疱、感染等,应及时请专业人员协助处理。

(三) 用药的护理

1. 口服降糖药的护理 护士应了解各类口服降糖药的作用、剂量、用法、不良反应和注意事项,指导患者正确服用。详见本节上文“口服降糖药”。

2. 注射胰岛素的护理

(1) 储存:不同胰岛素产品的有效期和储存要求不尽相同,须参照各自产品说明书保存。大部分未开启的胰岛素保存温度为 2～8 ℃,开启后的胰岛素可在不超过 25 ℃的室温下保存 28 天。避免冷冻和阳光直射,防止反复震荡。

(2) 准确用药:熟悉各种胰岛素的名称、剂型及作用特点。准确执行医嘱,按时注射。

(3) 注射部位的选择与轮换:胰岛素采用皮下注射时,宜选择皮肤疏松部位,如上臂三角肌、臀大肌、大腿前外侧、腹部等。腹部吸收胰岛素的速度最快,其次为上臂、大腿和臀部。

(4) 注射胰岛素应严格无菌操作,以防感染。

(5) 观察胰岛素疗效和不良反应的防治:注射胰岛素者常规每日监测血糖 2～4 次,若血糖异常,应及时通知医生。防治胰岛素不良反应:①低血糖反应,也是最主要的不良反应。②过敏反应,表现为注射部位瘙痒或荨麻疹样皮疹。处理措施包括更换胰岛素制剂、使用抗组胺药和糖皮质激素等。严重者需停止或暂时中断胰岛素治疗。③注射部位皮下脂肪萎缩或增生:注射部位应有序轮换,避免重复使用注射针头。若发生,则停止该部位注射,之后可缓慢自然恢复。④视物模糊:少数患者可出现,多为晶状体屈光改变,常于数周内自然恢复。

(四) 糖尿病足的预防及护理

(1) 预防糖尿病足的关键是定期检查患者是否存在糖尿病足的危险因素;指导患者保护足部,穿合适的鞋袜;去除和纠正容易引起感染、溃疡的因素。

(2) 宣教内容:①每天检查双足,特别是足趾间;②每天洗脚,及时擦干,尤其擦干足趾间的水分,洗脚时的水温要合适,水温应低于 37 ℃;③不宜用热水袋、电热器等物品直接保暖足部;④避免赤足行走;水平地剪趾甲,避免自行修剪胼胝或用化学制剂来处理胼胝或趾甲;⑤穿鞋前先检查鞋内有无异物或异常,不穿过紧的或有毛边的袜子或鞋;⑥足部皮肤干燥者可以使用油膏类护肤品,每日换袜子,不穿高过膝盖的袜子,一旦有问题,及时就医。

(五) 心理护理

帮助患者及其家属掌握糖尿病的有关知识,使他们了解虽然糖尿病目前不能根治,但坚持长期治疗,定期复查,有效控制血糖及其他代谢指标是可以像正常人一样生活的。鼓励患者家属给予患者更多的关怀和帮助,使其获得情感上的满足。

(六) 健康指导

1. 疾病预防指导 对于有糖尿病危险因素的成人,注意筛查并予干预性健康指导。

2. 疾病知识指导 采取多种方法,如小组式健康教育、发放宣传资料、播放宣教视频等,让患者及其家属了解糖尿病的病因、临床表现、诊断与治疗方法，提高患者对治疗的依从性。外出随身携带糖尿病救助卡。

3. 用药指导 根据医嘱按时、按量服用。注意观察药物疗效和不良反应。

4. 并发症指导 告知患者糖尿病的危害及如何防治急慢性并发症。

5. 病情监测指导 指导患者每3～6个月复查糖化血红蛋白，掌握监测血糖、血压、体重指数的方法，了解糖尿病的控制目标。

知识链接

《中国2型糖尿病防治指南(2020年版)》更新点

1. 糖尿病酮症酸中毒治疗要点

(1) 第1 h补液量为成人1000～1500 mL。第一个24 h输液总量为4000～5000 mL。当糖尿病酮症酸中毒患者血糖≤11.1 mmol/L时，须补充5%葡萄糖并继续胰岛素治疗，直至血酮、血糖均得到控制。

(2) 当血酮＜0.3 mmol/L时，糖尿病酮症酸中毒缓解后可转换为胰岛素皮下注射。

(3) 血钾＞3.3 mmol/L时再开始胰岛素治疗。

2. 医学营养治疗

(1) 不同身体活动水平的成人糖尿病患者每日能量供给量见表6-4-5。

表6-4-5 不同身体活动水平的成人糖尿病患者每日能量供给量

单位：kJ(kcal)/kg标准体重

身体活动水平	体重过低	正常体重	超重或肥胖
重(如搬运工)	188～209(45～50)	167(40)	146(35)
中(如电工安装)	167(40)	125～146(30～35)	125(30)
轻(如坐式工作)	146(35)	104～125(25～30)	84～104(20～25)
休息状态(如卧床)	104～125(25～30)	84～104(20～25)	62～84(15～20)

注：标准体重参考世界卫生组织(1999年)计算方法：男性标准体重(kg)＝[身高(cm)－100]×0.9；女性标准体重(kg)＝[身高(cm)－100]×0.9－2.5；根据我国体重指数的评判标准，不高于18.5 kg/m² 为体重过低，18.6～23.9 kg/m² 为正常体重，24.0～27.9 kg/m² 为超重，不低于28.0 kg/m² 为肥胖。

(2) 三大营养素提供能量占比：①糖类占饮食总热量的50%～65%；②脂肪占饮食总热量的20%～30%；③肾功能正常的糖尿病患者蛋白质占饮食总热量的15%～20%。

(3) 食盐摄入量限制在每日5 g以内，合并高血压的患者可进一步限制摄入量。

3. 其他

(1) 糖尿病患者所选择的运动强度应是最大运动强度的50%～70%。通常用心率来衡量运动强度。计算方法为心率＝(220－年龄)×(50%～70%)。

(2) 糖尿病足的预防及护理：洗脚时的水温要低于37 ℃。

(3) 推荐一般成人2型糖尿病患者的血压控制在130/80 mmHg以下。

练习与思考

一、单项选择题(在线答题)

二、填空题

在线答题

练习与思考答案

- 糖尿病
  - 常见类型
    - 1 型糖尿病
      - 胰岛β细胞破坏引起胰岛素绝对缺乏，主要见于 (1)
      - 典型症状为 (2)
      - 常以 (3) 起病，非肥胖体形
    - 2 型糖尿病
      - 常有家族史，起病缓慢，多见于 (4)
      - 患者多为 (5) 体形，半数以上患者可长期无任何症状
      - 空腹血糖 (6) 和(或)餐后 2 h血糖 (7) 可确诊
  - 并发症
    - 急性
      - (8) (最常见)
        - 多见于 1 型
        - 呼吸深快有 (9)
        - pH (10)，补充碳酸氢钠
      - 高血糖高渗状态：多见于 (11)
    - 慢性
      - 血管病变(糖尿病患者的主要死亡原因)
        - 大血管：心脑血管病变、下肢血管病变
        - 微血管
          - (12)：出现蛋白尿、伴有水肿和高血压
          - (13) 是糖尿病患者失明的主要原因
          - 糖尿病心肌病，可诱发心力衰竭、猝死
      - 神经病变：(14) 最为常见
      - (15)：表现为足部感染、溃疡、坏疽

填空题答题处：

(1)__________；(2)__________；(3)__________；(4)__________；
(5)__________；(6)__________；(7)__________；(8)__________；
(9)__________；(10)__________；(11)__________；(12)__________；
(13)__________；(14)__________；(15)__________。

（宁波市第一医院　范学兰）

第五节　痛　风

学习目标

1. 掌握痛风患者的临床表现、常见护理诊断/问题和护理措施。
2. 熟悉痛风的概念、实验室检查、诊治要点和健康指导。
3. 了解痛风的发病机制。
4. 能评估痛风患者的病情，能与患者进行有效沟通，按护理程序实施整体护理。
5. 尊重、体谅、关心患者，具备勤劳细致、严肃忠诚的品格。

案例思考

沈某，男性，47 岁，肿胀伴疼痛 3 天，因疼痛加剧，为进一步诊治收住入院。查体：体温 38.3 ℃，自诉双下肢关节如刀割样疼痛，疼痛评分 7 分，双足第一跖趾关节肿胀，皮温升高，局部皮肤有脱屑和瘙痒现象。

实验室检查：白细胞 12.5×10^9/L，血尿酸 537 μmol/L。

请思考：

1. 该患者目前的护理诊断/问题有哪些？

2. 如需确诊，还应做哪些辅助检查？

3. 对该患者的饮食指导内容有哪些？

痛风(gout)是嘌呤代谢紊乱和(或)尿酸排泄障碍所致的一组临床综合征。临床特征为高尿酸血症、反复发作的痛风性关节炎、痛风石、间质性肾炎，严重者有关节畸形及功能障碍，常伴有尿酸性尿路结石。痛风可分为原发性、继发性两类，临床以原发性痛风较为常见。

近年来，我国痛风的发病率显著升高，呈年轻化趋势，常有家族遗传史。《2021 中国高尿酸及痛风趋势白皮书》调查报告显示，我国痛风总体发病率为 1.1%，患病人数约为 1466 万。男性多见，发病高峰年龄为 40 岁左右，女性少见，且多为绝经后妇女。50%以上的痛风患者伴有超重或肥胖。

【病因及发病机制】

痛风病因及发病机制目前尚未完全阐明。原发性痛风属于遗传病，是由先天性腺嘌呤代谢异常所致，由遗传因素和环境因素共同致病，具有一定的家族易感性。继发性痛风主要发生在其他疾病过程中，如肾脏疾病、血液系统疾病，或因服用某些药物以及肿瘤放疗、化疗及高嘌呤饮食等原因所致。

1. 高尿酸血症的形成　尿酸是人体嘌呤代谢的终末产物，主要由细胞代谢分解的核酸和其他嘌呤类化合物以及食物中的嘌呤经酶的作用分解而产生。人体的尿酸主要有两个来源：一是内源性(占总量 80%)，主要由体内嘌呤代谢而来；二是外源性(占总量 20%)，从富含核苷酸的食物中分解而来。因此，高尿酸血症的发生以内源性嘌呤代谢紊乱为主。导致高尿酸血症形成的主要原因：①尿酸生成过多：嘌呤核苷酸代谢酶功能缺陷导致嘌呤利用障碍，合成增多造成尿酸水平升高。②尿酸排泄减少：尿酸约 2/3 通过肾脏随尿液排出，其余 1/3 通过肠道、胆道等肾外途径排泄。约 90%持续高尿酸血症的患者存在肾脏处理尿酸的缺陷而表现为尿酸排泄减少。

2. 痛风的发生　当血尿酸浓度过高无法保持溶解状态时，血尿酸以钠盐晶体形式析出，若数量过多，则晶体易沉积在骨关节、肾脏和皮下组织等，导致痛风性关节炎、痛风肾和痛风石等。临床上仅有 5%～15%高尿酸血症患者会发展为痛风。急性关节炎是由尿酸盐结晶沉积引起的急性炎症反应。而长期尿酸盐结晶沉积形成的异物结节即痛风石。

【护理评估】

(一) 健康史

应询问患者有无痛风家族史及高尿酸血症、肾病、血液病等病史。询问患者的生活饮食习惯，有无饮酒史等。

(二) 身体状况

1. 无症状期　仅有波动性或持续性高尿酸血症，但尚未发生痛风。从血尿酸增高至痛风症状出现的时间可达数十年，有些可终身不出现症状。

2. 急性痛风性关节炎期　常有以下特点：①多在午夜或清晨突然起病，表现为关节剧痛，数小时内达到高峰，受累关节出现红、肿、热、痛和功能障碍。②首次发作累及单一关节，最易受累关节为第一跖趾关节，其次为趾、踝、膝、指、肘等关节。初期发作为自限性，多于 2 周内自行缓解，受累关节局部皮肤可出现脱屑和瘙痒。③可伴高尿酸血症，但部分急性发作时血尿酸水平正常，关节液或痛风石中可发现尿酸盐结晶，可伴有发热。④常见诱因：饮酒，劳累，关节受伤，手术，寒冷，摄入高蛋白质、高嘌呤食物等。

3. 痛风石及慢性关节炎期　痛风石(tophi)由尿酸盐沉积所致，是痛风的一种特征性临床表现。典型部位在耳廓，也常见于关节周围以及鹰嘴、跟腱、髌骨滑囊处；慢性关节炎多见于未规范治疗的患者，受累关节呈非对称性不规则肿胀、疼痛，部分患者出现关节畸形。

4. 肾脏病变期　主要表现在两个方面。①痛风性肾病：起病隐匿，临床表现为夜尿增多、低比重尿、白细胞尿、轻度血尿等。②尿酸性肾结石：部分痛风患者有尿酸性尿路结石，常无明显症状，结石较大者引起肾绞痛、血尿等。

（三）辅助检查

1. 血尿酸测定 正常男性血尿酸为150～380 μmol/L；正常女性为100～300 μmol/L，绝经期后接近男性。

2. 尿尿酸测定 限制嘌呤饮食5日后，尿尿酸排出量>3.57 mmol/d，提示尿酸生成增多。

3. 滑囊液或痛风石检查 在偏振光显微镜下可见针形尿酸盐结晶。

4. 其他 X线、CT、关节镜检查等有助于发现骨、关节的相关病变或尿酸性尿路结石影。

（四）心理-社会状况

痛风患者由于疼痛及关节受累，造成体力活动受限，日常生活和工作能力下降，会使患者出现焦虑不安、急躁易怒、烦闷失眠等情况。

（五）治疗要点

痛风防治原则：①控制高尿酸血症，预防尿酸盐沉积；②迅速控制急性关节炎发作；③防止尿酸结石形成和肾功能损害。

1. 一般治疗 ①控制体重，防止超重和肥胖，限制高嘌呤食物的摄入，严禁饮酒；②大量饮水（每日2000 mL以上），以利于尿酸排泄；③避免使用抑制尿酸排泄的药物及防止各种诱发因素作用。

2. 高尿酸血症的治疗 ①促进尿酸排泄的药物：临床常用苯溴、马隆、丙磺舒等。通过抑制近端肾小管对尿酸盐的重吸收而增加尿酸排泄。②抑制尿酸生成的药物：常用药物是别嘌醇。③碱性药物：常用药物是碳酸氢钠，使尿酸不易在尿中积聚形成结晶。

3. 急性痛风性关节炎期的治疗 ①非甾体抗炎药（NSAID）：可有效缓解急性痛风症状，为急性痛风性关节炎的一线用药。常用药物有吲哚美辛、双氯芬酸钠、布洛芬等。②秋水仙碱：治疗痛风急性发作的传统药物，现已少用。小剂量使用可减少不良反应。③糖皮质激素：常用于不能耐受非甾体抗炎药或秋水仙碱者及肾功能不全者。停药后容易出现"反跳"现象。

4. 发作间歇期和慢性期的处理 ①治疗目的：维持血尿酸正常水平。②治疗目标：使血尿酸<360 μmol/L，以减少或清除体内沉积的单钠尿酸盐晶体。使用降尿酸药物的指征：急性痛风复发、多关节受累、出现痛风石、慢性痛风性关节炎、受累关节出现影像学改变以及并发尿酸性肾结石等。

5. 继发性痛风的治疗 治疗原发病，其他治疗同原发性痛风。

6. 手术治疗 必要时可选择手术剔除痛风石，或对变形关节进行矫形手术等。

【常见护理诊断/问题】

1. 疼痛：关节痛 与尿酸盐结晶沉积在关节引起炎症反应有关。

2. 躯体活动障碍 与关节受累、关节畸形有关。

3. 舒适度的改变 与关节疼痛有关。

4. 焦虑 与病情反复发作有关。

5. 知识缺乏 缺乏与痛风有关的知识。

【护理措施】

（一）一般护理

1. 休息与活动 急性关节炎期，应卧床休息。可在病床上安放支架支托盖被，抬高患肢，避免受累关节负重，也可减少患部受压。待关节肿痛缓解72 h后，方可下床活动。

2. 饮食 ①控制总热量：1200～1500 kcal/d。②避免进高嘌呤食物，如动物内脏、鱼虾类、蛤蟹、肉类、菠菜、蘑菇、黄豆、扁豆、豌豆等。③鼓励选择碱性食物，如各类蔬菜、鸡蛋、牛奶、马铃薯等。④蛋白质摄入量控制在1 g/(kg·d)。⑤忌饮酒，避免摄入刺激性食物、饮料。

3. 局部护理 关节受累，应适当制动，也可给予25%硫酸镁湿敷，减轻关节肿痛。皮肤溃疡发生时，应做好皮肤护理，避免发生感染。

（二）病情观察

观察疼痛的部位、性质、持续时间，有无午夜痛醒等。受累关节有无红肿和功能障碍。有无过度疲劳、寒冷、潮湿、饮酒等诱因。有无痛风石及其症状。监测体温、尿酸的变化。

（三）用药护理

指导患者正确用药，观察药物疗效，及时处理不良反应。①秋水仙碱：一般为口服，常有胃肠道反应。若患者出现恶心、呕吐、水样腹泻等严重胃肠道反应，应立即停药。②使用丙磺舒、苯溴、马隆者，注意有无皮疹、发热、胃肠道反应等。使用期间，嘱患者多饮水。③餐后服用非甾体抗炎药，观察有无活动性消化性溃疡或消化道出血发生。④使用别嘌醇者观察有无皮疹、发热、胃肠道反应及肝损害、骨髓抑制等不良反应；肾功能不全者，宜减半应用。⑤使用糖皮质激素时，除注意不良反应外还应注意有无“反跳”现象。

（四）心理护理

痛风患者往往由于疼痛及活动受限而表现出焦虑不安、急躁易怒、烦闷失眠等情况，常表现为情绪低落、忧虑，护士应向其讲解痛风的有关知识、饮食与疾病的关系，并给予精神上的安慰和鼓励，让患者积极而安心地配合治疗。

（五）健康指导

1. 疾病知识指导 指导患者保持心情愉快，生活规律，加强体育锻炼。穿鞋应舒适，防止受凉、感染、外伤等诱发因素。肥胖者应减轻体重。严格控制饮食，避免进高嘌呤食物，忌饮酒。每日饮水2000 mL以上。

2. 关节保护指导 ①指导患者如运动后疼痛超过1 h，应暂时停止此项运动。②尽量使用大肌肉群，如能用肩部负重者不用手提，能用手臂者不用手指。③避免长时间持续进行重体力劳动，经常改变姿势，保持受累关节舒适。④若有关节局部温热和肿胀，尽可能避免活动此关节。

3. 病情监测指导 教导患者自我检查，如平时定期触摸耳廓及手足关节处看是否产生痛风石，嘱患者定期复查血尿酸，病情有变化时及时就诊。

在线答题

练习与思考答案

练习与思考

一、单项选择题（在线答题）

二、填空题

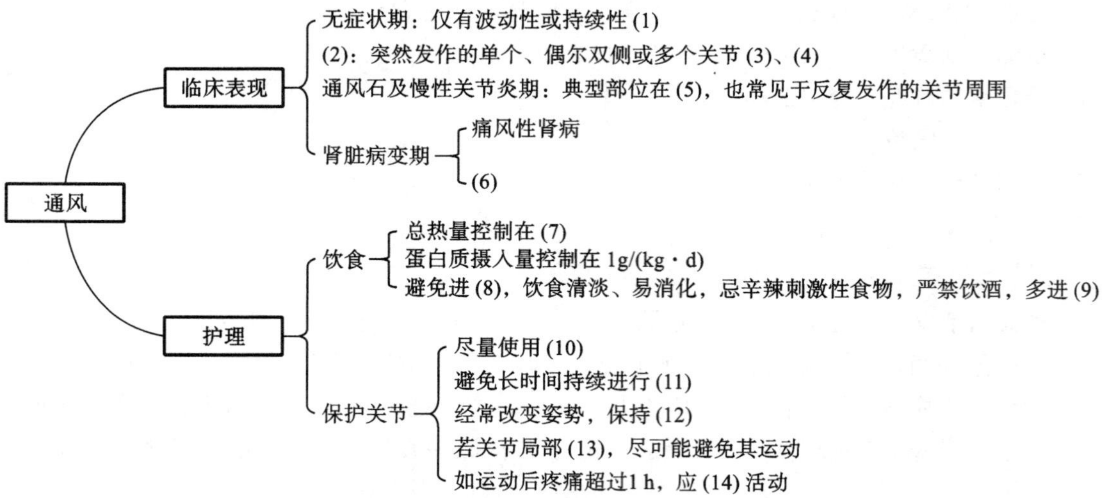

填空题答题处：

(1)______________；(2)______________；(3)______________；(4)______________；

(5)______________；(6)______________；(7)______________；(8)______________；

(9)______________；(10)______________；(11)______________；(12)______________；

(13)______________；(14)______________。

(宁波市第一医院　范学兰)

第六节　骨质疏松症

学习目标

1. 掌握骨质疏松症患者的临床表现、常见护理诊断/问题和护理措施。
2. 熟悉骨质疏松症的治疗要点和健康指导。
3. 了解骨质疏松症的发病机制。
4. 能熟练地对骨质疏松症患者进行健康指导，按护理程序实施整体护理。
5. 热爱护理工作、认真履行护士职责。

案例思考

张某，女性，70岁，患者近2年感腰背疼痛明显，以弯腰和下蹲时加剧，近1个月腰背疼痛加剧，遂来就诊。骨密度检查结果示：T值低于-2.5(即低于正常2.5个标准差)。

请思考：

1. 患者目前的诊断可能是什么？
2. 如需确诊，还应做哪些辅助检查？
3. 对该患者的健康指导内容有哪些？

骨质疏松症(osteoporosis，OP)是一种以骨量低下、骨组织微结构损坏导致骨脆性增高并易发生骨折为特征的全身性骨病。本病可发生于任何年龄，以绝经后女性和老年男性多见。按病因可分为原发性和继发性两类。①原发性骨质疏松症：绝经后骨质疏松症(Ⅰ型)和老年性骨质疏松症(Ⅱ型)。②继发性骨质疏松症：病因明确，由影响骨代谢的疾病(性腺功能减退症、甲亢、甲旁亢、库欣综合征、1型糖尿病)和(或)药物导致的骨质疏松。

2018年国家卫生健康委员会公开发布的首项中国骨质疏松症流行病学调查结果显示：骨质疏松症已成为我国中老年人群的重要健康问题，50岁以上人群骨质疏松症患病率为19.2%，中老年女性骨质疏松问题尤为严重，50岁以上女性患病率达32.1%，远高于同龄男性(6%)，而65岁以上老年女性骨质疏松症患病率更是达到了51.6%。

【病因及发病机制】

原发性骨质疏松症的病因及发病机制仍未完全阐明。凡引起骨量净增加和(或)骨形成减少的因素都会导致骨丢失和骨质量下降，直至发生骨折。更年期后，男性的骨密度下降速度一般慢于女性，因为女性会有雌激素缺乏。

1. 骨吸收因素 ①性激素缺乏：雌激素水平低下削弱了对破骨细胞的抑制，加速了骨的丢失，这是女性绝经后骨质疏松症的主要病因。②由于高龄和肾功能减退等原因致活性维生素D缺乏和甲状旁腺激素(PTH)增高，导致骨转换率加速和骨丢失。③骨组织的IL-1、IL-6、肿瘤坏死因子(TNF)等分泌增加，均有明显促进骨吸收的功能。

2. 骨形成因素 ①峰值骨量降低：骨质疏松症的发生主要取决于骨丢失的量和速度。②骨重建功能衰退：可能是老年性骨质疏松症发病的重要原因。③骨质量下降。④不良的生活方式和环境因素：高龄、吸烟、酗酒、体力活动过少、营养不良、跌倒、长期卧床、长期服用糖皮质激素、光照减少、钙和(或)维生素D缺乏等。

【护理评估】

(一) 健康史

询问患者的年龄、性别、生活环境、饮食习惯；询问是否有内分泌疾病及糖皮质激素使用史，有无家族遗传史。

(二) 临床表现

1. 骨痛和肌无力 轻者一般无症状，较重者常诉腰背疼痛、乏力或全身骨痛。骨痛通常为弥漫性，无固定部位，检查不能发现压痛区(点)。疼痛通常在翻身时、坐起时及长时间行走后出现，夜间或负重活动时疼痛加重，甚至活动受限。

2. 骨折 骨质疏松性骨折属于脆性骨折，常因轻微活动、创伤、弯腰、负重、挤压或摔倒等而发生骨折。脊柱压缩性骨折多见于绝经后骨质疏松症，可引起驼背和身高变矮，多在突发性腰背疼痛后出现。髓部骨折多在股骨颈部，以老年性骨质疏松症多见。

3. 并发症 椎体压缩变形可引起驼背和身高变矮。胸椎压缩性骨折常导致胸廓畸形，可出现胸闷、气短、呼吸困难等，甚至引起心排血量下降，心血管功能障碍等。髋部骨折者常因感染、心血管病或慢性衰竭而死亡。

(三) 辅助检查

1. 骨量的测定 骨矿含量和骨矿密度测量是判断低骨量、确定骨质疏松的重要手段。双能X线吸收测定法(DXA)测量的骨密度是目前通用的骨质疏松症诊断指标。

2. 骨转换的生化测定 多数情况下，绝经后骨质疏松症早期(5年)为高转换型，而老年性骨质疏松症多为低转换型。①骨吸收相关指标：空腹尿钙或24 h尿钙排出量检查是反映骨吸收状态最简易的方法，但结果受钙摄入量、肾功能等因素影响。②骨形成相关指标：血清碱性磷酸酶(ALP)、血清Ⅰ型前胶原羟基前肽和血骨钙素。

3. X线检查 X线检查是一种简单而较易普及的检查骨质疏松症的方法。

(四) 心理-社会状况

骨质疏松症患者常因疼痛加重或担心骨折而产生焦虑、急躁心理；后期由于骨折或手术影响活动时容易产生抑郁、悲观甚至绝望等情绪。

(五) 治疗要点

1. 一般治疗 ①合理膳食和纠正不良生活方式：建议摄入富含钙、低盐和适量蛋白质的均衡膳食，推荐每日蛋白质摄入量为0.8～1.0 g/kg体重，每日摄入300 mL乳制品。戒烟、限酒，避免过量饮用咖啡、浓茶、碳酸饮料等。②补充钙剂和维生素D。③加强运动以降低跌倒和骨折风险。④避免使用如抗癫痫药等致骨质疏松症药物。

2. 对症治疗 有疼痛者给予适量非甾体抗炎药，如阿司匹林或吲哚美辛；发生骨折或遇顽固性疼痛时，可应用降钙素制剂。畸形者应局部固定或采用其他矫形措施。有骨折时应给予牵引、固定、复位或手术治疗。

3. 特殊治疗 ①性激素补充治疗：雌激素用于女性绝经后骨质疏松症。雄激素用于老年男性患者。②二膦酸盐：用于骨吸收明显增强的代谢性骨病、绝经后女性骨质疏松症患者等。其作用机制是抑制破骨细胞生成和骨吸收。常用药物如阿仑膦酸盐、帕米膦酸钠等。用药期间需补充钙剂。有血栓疾病和肾功能不全者禁用。③椎体成形术：一种脊柱微创手术，可重建脊柱稳定性，缓解患者疼痛。

【常见护理诊断/问题】

1. 有受伤的危险 与骨质疏松症导致骨骼脆性增高有关。

2. 疼痛：骨痛 与骨质疏松症有关。

3. 躯体活动障碍 与骨骼变化引起活动范围受限有关。

【护理措施】

（一）一般护理

1. 休息与活动 使用硬板床，取仰卧位或侧卧位，卧床休息数天到 1 周，可缓解疼痛。

2. 饮食护理 ①补充足够的蛋白质，增加富含钙质和维生素 D 的食物。②戒烟、酒，避免摄入过多咖啡、浓茶或碳酸饮料。

（二）预防跌倒

保持房间光线适宜和地面干燥，环境安全，尽量将常用的物品放置在固定位置。选择合适的裤子并穿防滑鞋，行动不便者，在他人的陪同下使用助行器或轮椅。在洗漱、用餐时段，应加强意外的预防。使用利尿剂或镇静剂者应防范意外发生。

（三）用药护理

指导患者正确用药，观察药物疗效，了解药物副作用，及时处理不良反应。①钙剂宜空腹服用，增加饮水量，同时服用维生素 D 时，不可与绿叶蔬菜一起使用。②性激素：遵医嘱用药，与钙剂、维生素 D 同时使用。女性患者定期进行妇科和乳腺检查，阴道出血者应减少用量，甚至停药。男性患者使用雄激素时应定期监测肝功能。③二膦酸盐：空腹服用，同时饮清水 200～300 mL，服药后半小时内不能进食或喝饮料，也不能平卧，以减轻对食管的刺激。④降钙素：观察有无食欲减退、恶心、颜面潮红等不良反应。⑤指导餐后服吲哚美辛等药，以减轻胃肠道反应。

（四）对症护理

疼痛患者可采用如下护理措施：①使用骨科辅助器具，如背架、紧身衣等，限制脊椎活动度和支持脊椎，从而缓解疼痛。②对疼痛部位予湿热敷、按摩，以促进血液循环，减轻肌肉痉挛。

（五）手术护理

1. 术前准备 指导患者练习俯卧位姿势及床上大小便；讲解手术相关知识及注意事项。

2. 术后护理 严密监测生命体征；仰卧休息 2～4 h；观察创口疼痛、渗液及双下肢感觉和运动功能，逐步进行功能锻炼。

（六）心理护理

骨质疏松症患者主要的心理异常包括恐惧、焦虑、抑郁、自信心丧失等。护士应重视和关注骨质疏松症患者的心理异常，主动向其讲解骨质疏松症的有关知识并给予精神上的安慰和鼓励，让患者积极、安心地配合治疗。

（七）健康指导

1. 疾病预防指导 良好生活方式和饮食习惯可延缓骨质疏松症的发生和减轻病情。绝经后骨质疏松症女性患者还应在医生的指导下正确补充雌激素。

2. 饮食指导 指导患者摄入高钙、高蛋白质、富含维生素饮食。少饮碳酸饮料，少吃糖及食盐，戒烟、酒等。

3. 运动指导 指导患者进行慢跑、步行、骑自行车等运动，避免剧烈、有危险的运动。

4. 用药指导 指导患者按时正确服用各种药物，学会观察药物不良反应。

5. 预防跌倒 加强预防跌倒的健康教育和保护措施。

在线答题

练习与思考

一、单项选择题(在线答题)

二、填空题

练习与思考答案

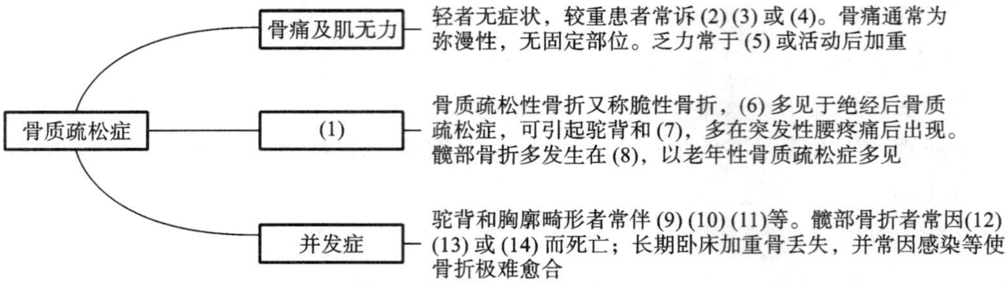

填空题答题处：

(1)________；(2)________；(3)________；(4)________；

(5)________；(6)________；(7)________；(8)________；

(9)________；(10)________；(11)________；(12)________；

(13)________；(14)________。

(宁波市第一医院　范学兰)

课程思政实践活动设计之——内分泌系统篇

第七节　内分泌代谢系统疾病常用诊疗技术及护理

一、快速血糖仪的使用

快速血糖仪是临床常用的一种快速测量血糖水平的电子仪器。快速血糖仪可以实时反映血糖水平，评估生活事件和降糖药物对血糖的影响，及时掌握病情变化。

【适应证】

糖尿病患者及其他血糖异常者。

【方法】

1. 操作前准备

(1) 自身准备：穿戴整洁，戴口罩，规范六步洗手法洗手。

(2) 用物准备：快速血糖仪自检正常，屏幕显示完整，电量正常；一次性物品外包装完整，在有效期内。

(3) 患者准备：保持指端皮肤清洁。

2. 操作方法

(1) 核对解释：核对患者姓名、出生年月日；告知其操作目的及配合要点，取得患者的信任与配合；评估环境，患者病情、进食情况、指端情况。

(2) 消毒皮肤:75%酒精环形消毒指尖(以针刺点为中心由内向外螺旋式消毒皮肤),待干。

(3) 准备血糖仪:正确拿取试纸,平行插入血糖仪试纸端口,血糖仪自动开机。

(4) 再次核对患者身份及相关信息。

(5) 采血:①从患者手腕向指尖挤压按摩 2～3 次;②取出 1 根无菌棉签夹于左手备用;③快速血糖仪显示屏上显示出试纸和闪烁的血滴符号时用一次性采血针采血。用拇指和食指固定采血的指间关节,再用弃去针头帽的采血针紧挨指腹,在指尖一侧刺破皮肤,将试纸贴近血滴进行采血测试。④用无菌棉签按压采血部位。

(6) 读取结果:显示屏上显示血糖结果;弃去试纸,快速血糖仪自动关机。

3. 操作后处理

(1) 观察血糖结果,有异常及时汇报;评估采血部位有无出血、坏死等;血糖结果与病情是否相符。

(2) 告知患者测量结果及相关注意事项、饮食活动指导等。

(3) 安置患者于合适体位,整理用物,洗手并记录。

【注意事项】

(1) 世界卫生组织(WHO)推荐采集左手无名指指端内侧血液,婴幼儿可采集拇趾或足跟内、外侧缘血液,严重烧伤患者可选择皮肤完整处采血。

(2) 彻底清洁并晾干采血部位,以免残留酒精导致血样稀释,影响检测结果。

(3) 为防止交叉感染,每次测试后必须将使用过的试纸和采血器弃置在锐器盒内。

(4) 水肿、感染或者有瘢痕硬茧的部位不宜采血,多次血糖监测的患者应轮换采血部位。

二、胰岛素注射笔的使用和胰岛素泵的使用

胰岛素注射笔是一种笔形胰岛素注射装置;胰岛素泵是采用人工智能来控制胰岛素输入的装置,通过持续皮下输注胰岛素的方式,达到控制血糖的目的。胰岛素泵通过输注管路与身体皮肤连接,是最能模拟人体胰岛 β 细胞生理分泌模式的胰岛素注射方式。

【适应证】

(1) 1 型糖尿病。

(2) 各种严重的糖尿病伴急、慢性并发症或处于应激状态,如急性感染、创伤、手术前后、妊娠和分娩。

(3) 2 型糖尿病经饮食、运动、口服降糖药治疗后血糖控制不满意者,胰岛 β 细胞功能明显减退者,新诊断并伴有明显高血糖者,无明显诱因出现体重显著下降者。

(4) 新发病且与 1 型糖尿病鉴别困难的消瘦糖尿病患者。

【方法】

(一) 操作前准备

1. 自身准备 穿戴规范整洁,戴口罩,规范六步洗手法洗手。

2. 用物准备 核对医嘱,检查胰岛素注射液的名称、质量、有效期;一次性物品外包装完整,在有效期内。

3. 患者准备 注射速效胰岛素者应在注射前备好餐食。

(二) 操作方法

1. 胰岛素注射笔注射

(1) 核对解释:核对患者姓名、出生年月日;告知患者操作目的及配合要点,安置合适体位,取得患者的信任与配合;评估患者是否进食及血糖情况、是否存在胰岛素过敏情况;选择合适的注射部位,检查皮肤是否完整、有无硬结。

(2) 消毒:用75%酒精消毒注射部位皮肤(以针刺点为中心,由内而外螺旋式消毒,直径大于5 cm),共消毒2遍,待干。

(3) 排气:再次核对胰岛素名称、剂型;用75%酒精消毒笔芯前端橡皮膜;沿与胰岛素笔平行方向安装胰岛素笔用针头;排气,调节剂量1 U,针尖垂直向上,手指轻弹笔芯架数次,按压注射键,见一滴胰岛素从针头溢出。若无药液溢出,重复上述操作;旋转剂量调节旋钮,调至所需注射剂量。

(4) 注射。皮下注射:拇指、食指及中指捏起注射部位皮肤,垂直进针。但遇极度消瘦患者时,考虑存在肌内注射风险,应捏皮注射;注射完毕,停留10 s以上;拔针,用干棉签按压针眼30 s;卸下针头,丢入锐器盒。

2. 胰岛素泵持续皮下输注

(1) 安装电池,检查显示屏处于正常状态,调节基础设置(时间、最大剂量、胰岛素输注模式等)。

(2) 抽取药液。

①检查包装密封在有效期内,取出储药器,上下抽动一次后排尽空气。笔芯瓶朝上,缓慢拉动活塞,把胰岛素装入储药器内。

②轻敲储药器的侧壁,使可能存在的气泡上升到储药器顶部,推入笔芯。在抽药过程中若有气泡,则随时排出。

③持储药器逆时针转动,然后垂直向上将其从移液罩和笔芯瓶上拔出。

④把输注管路接头装到储药器上,通过顺时针转动将其固定。

(3) 储药器与管路连接:轻推活塞直到胰岛素进入管内,以排出储药器顶部的气泡;逆时针转动活塞杆,将其从储药器上拆下。切勿前后拉动活塞,导致空气进入。

(4) 泵马达复位、安装储药器:对泵进行马达复位操作;从泵的储药仓顶部插入储药器,顺时针转动使之安装到位。

(5) 排气:胰岛素泵进行手动充盈,直到针尖出现胰岛素液滴再松开,确认输液管内没有气泡。

(6) 消毒:选择注射部位,用75%酒精消毒注射部位皮肤(以针刺点为中心,由内而外螺旋式消毒,直径大于5 cm),共消毒2遍,待干。

(7) 再次核对胰岛素名称、基础量和餐前剂量。

(8) 穿刺:拔除穿刺针外帽,垂直将穿刺针植入皮下;将透明敷料贴于针眼及延长管上,使用高举平台法(目前临床常用的一种方法,固定时使整个导管管腔高于体表的固定方法,用于避免导管相关性压力性损伤的发生)、U形固定延长管。

(三) 操作后处理

(1) 观察针刺部位有无出血、血肿形成,有无其他并发症。

(2) 告知患者进餐时间、低血糖表现及处理,胰岛素泵注意事项,正确识别胰岛素泵警报。

(3) 安置患者于合适体位;整理用物,评估胰岛素剩余量;洗手并记录。

【注意事项】

(1) 无菌操作,注射针头一针一换。

(2) 若为预混胰岛素,注射前必须正确摇匀。

(3) 注射部位选择正确(腹部:耻骨联合上约1 cm,最低肋缘下约1 cm,脐周2.5 cm以外的双侧腹部,每次注射点的间距应在1 cm以上,避开硬结、瘢痕、感染处。上臂:双上臂外侧的中1/3,三角肌下外侧。大腿:双大腿前外侧上1/3,避开大腿内侧。臀部:双侧臀部外上侧,髋骨上缘下10 cm)。

(4) 胰岛素的储存及开瓶后使用时间:未开封的胰岛素应放在2~8 ℃环境中保存;已开封的胰岛素注射液可以室温保存,在温度25~28 ℃的情况下,可保存28天左右。

三、口服葡萄糖耐量试验

口服葡萄糖耐量试验(oral glucose tolerance test,OGTT)是一种通过口服一定量的葡萄糖,观察不同时间点血糖浓度变化的葡萄糖负荷试验,可用于了解胰岛β细胞功能和机体对血糖的调节能力,临床上应用广泛。

【适应证】

(1) 怀疑妊娠糖尿病的患者。

(2) 原有糖耐量减低的人群。

(3) 有糖尿病家族遗传史的患者。

(4) 曾经有过自发性流产、死胎和早产史的人群。

(5) 进行尿糖检查,结果为阳性的人群。

(6) 因为其他原因,而导致血糖过高的人群。

【禁忌证】

(1) 胃肠道手术或胃肠功能紊乱影响糖吸收的患者。

(2) 处于应激状态(如感染、创伤、手术等)的人群。

【方法】

1. 操作前准备

(1) 自身准备:穿戴整洁,戴口罩,规范六步洗手法洗手。

(2) 用物准备:75 g 无水葡萄糖,在有效期内;一次性物品外包装完整,在有效期内。

(3) 患者准备:试验前 3～7 天停服利尿剂、避孕药等药物,且试验前 3 天每天进碳水化合物至少 150 g;试验前禁食 8～10 h。

2. 操作方法

(1) 核对解释:①核对患者姓名、出生年月日;②告知其试验目的及配合要点;③评估采血部位血管及皮肤。确认患者为空腹状态。

(2) 根据静脉血标本采集技术规范采集空腹静脉血。

(3) 协助口服葡萄糖水:将 75 g 无水葡萄糖(儿童为 1.75 g/kg 体重,总量不超过 75 g)溶于 300 mL 温水中,从饮第一口葡萄糖水开始计时,于 5 min 内饮完。

(4) 妥善安置患者,告知其饮后 0.5 h、1 h、2 h、3 h 抽取静脉血。

(5) 根据静脉血标本采集技术规范采集患者饮葡萄糖水后 0.5 h、1 h、2 h、3 h 静脉血。

3. 操作后处理 按规范整理用物,洗手并记录。

【注意事项】

(1) 试验过程中禁止吸烟、饮酒,避免剧烈运动。

(2) 若患者正在进行静脉输液、输注血液或血制品,不宜在同侧手臂采血。

(3) 采集血标本后及时送检。

(4) 试验当天晨间禁止注射胰岛素。

(宁波市鄞州第二医院 谢凌平)

第七章　风湿性疾病患者的护理

风湿性疾病简称风湿病，泛指病变累及骨、关节及其周围软组织，如肌肉、滑膜、肌腱、筋膜、神经等的一组疾病。主要临床表现是关节疼痛、肿胀、活动功能障碍，部分患者可发生脏器功能损害，甚至功能衰竭。风湿性疾病属自身免疫性疾病，且病因复杂，主要与感染、免疫、代谢、内分泌、地理环境、遗传、退行性变、肿瘤等因素有关，但目前发病机制未明。

近年来随着链球菌感染的有效控制，与之相关的风湿热已明显减少。但由于人口老龄化和环境变化等原因，其他风湿性疾病患病率呈逐年上升趋势。我国不同地区流行病学调查显示，类风湿关节炎的患病率为0.32%～0.36%，强直性脊柱炎约为0.25%，系统性红斑狼疮为0.03%～0.07%，原发性干燥综合征约为0.3%，全国40岁以上人群骨关节炎为46.3%，痛风性关节炎也日渐增多。本组疾病多为发作与缓解相交替的慢性病程，具有异质性，可引起免疫学异常和生化改变，从而累及多个器官和系统。早期诊断、合理治疗能改善其预后。随着细胞生物学及免疫学研究的进展，尤其是相关易感基因及高特异性自身抗体的发现，某些风湿性疾病的早期诊断和鉴别诊断有了新的突破。

第一节　风湿性疾病患者常见症状与体征

学习目标

1. 掌握风湿性疾病患者的常见护理诊断/问题和护理措施。
2. 熟悉风湿性疾病患者的护理评估。
3. 了解关节疼痛与肿胀的概念、发病特点。
4. 能判断风湿性疾病的严重程度，能判断风湿性疾病的发病特点，为关节疼痛与肿胀患者提供关节保护措施，为关节僵硬患者提供恢复护理，能运用护理程序及时实施整体护理。
5. 具有尊重患者、爱护患者、保护患者隐私、科学严谨的职业精神。

案例思考

李某，女性，44岁。关节疼痛、僵硬2个月，加重半个月。2个月前因过度劳累出现双手小关节疼痛，每天晨僵约2 h。实验室检查：类风湿因子(+)。初步诊断为类风湿关节炎。

请思考：

1. 该患者存在哪些护理诊断？
2. 针对患者的首优护理诊断是什么？应该如何护理？

一、关节疼痛与肿胀

关节疼痛是关节受累最常见的首发症状，也是风湿性疾病患者就诊的主要原因。评估关节疼痛的起病形式、部位、性质等特点有助于诊断和鉴别诊断。一般疼痛的关节均可有肿胀和压痛，多为关节腔积液或滑膜增生所致，是滑膜炎或周围组织炎的重要体征。常见风湿性疾病的特点见表 7-1-1。

表 7-1-1 常见风湿性疾病的特点

风湿性疾病类型	类风湿关节炎	强直性脊柱炎	骨关节炎	痛风	系统性红斑狼疮
周围关节炎	有	有	有	有	有
起病	缓	缓	缓	急骤	不定
首发	PIP、MCP、腕	膝、髋、踝	膝、腰、DIP	第一跖趾关节	手关节或其他部位
疼痛性质	持续性、休息后加重	休息后加重	活动后加重	疼痛剧烈、夜间重	不定
肿性质	软组织为主	软组织为主	骨性肥大	红、肿、热	少见
畸形	常见	部分	小部分	少见	偏见
演变	对称性多关节炎	不对称下肢大关节炎，少关节炎	负重关节症状明显	反复发作	
脊柱炎和(或)骶髂关节病变	偶有	必有，功能受限	腰椎增生，唇样变	无	无

注：PIP 全称为 proximal interphalangeal joint，意思是近侧指间关节，位于第一指骨(近节)和第二指骨(中节)之间。MCP 全称为 metacarpophalangeal joint，意思是掌指关节，由掌骨小头与近节(第 1 节)指骨底构成，共 5 个。DIP 为远侧指间关节，属于指间关节之一。指间关节有两组(拇指除外)，除近侧指间关节外，另一关节为远侧指间关节（distal interphalangeal joint，简称 DIJ 或 DIP)，位于第二指骨(中节)和第三指骨(远节)之间。

【致病因素】

(1) 自身免疫性：最多见，绝大多数风湿性疾病与此有关。

(2) 感染性：如链球菌感染直接引起风湿热。

(3) 内分泌性：如生长激素分泌过多引起肢端肥大症。

(4) 代谢性：如尿酸代谢异常引起痛风性关节炎。

(5) 其他：退化性(如骨关节炎)、环境性(如大骨节病)、肿瘤性(如多发性骨髓瘤)及遗传性(如黏多糖病)等。

【护理评估】

(一) 健康史

询问关节疼痛与肿胀时应注意：①疼痛的起始时间、起病特点，发病年龄，是缓慢发生还是急骤发作，是游走还是部位固定；②疼痛呈发作性还是持续性，有无明确诱发因素或缓解方法；③疼痛的严重程度、与活动的关系；④具体受累的关节，是多关节还是单关节；⑤疼痛是否影响关节的附属结构(肌腱、韧带、滑囊等)；⑥有无关节畸形和(或)功能障碍；⑦有无晨僵，晨僵持续时间、缓解方法等；⑧是否伴随其他症状，如长期低热、乏力、食欲减退、皮肤日光过敏、皮疹、蛋白尿、少尿、血尿、心血管或呼吸系统症状、口眼干燥等；⑨评估疼痛对患者的影响；⑩评估患者的精神状态，有无焦虑、抑郁、失望及其程度。

(二) 身体状况

患者的营养状况、生命体征、关节肿胀程度，受累关节有无压痛、触痛、局部皮肤温度升高、活动受限及畸形等。

(三) 辅助检查

了解自身抗体测定结果、滑液检查及关节 X 线检查结果，以明确导致关节疼痛的原因、病变严重程度，判断是否处于活动期及预后等。

（四）心理-社会状况

询问患者对关节疼痛、活动受限的反应，有无紧张、焦虑或恐惧的心理反应；了解患者及其家属对疾病的了解程度等。

【常见护理诊断/问题】

1. 疼痛：慢性关节疼痛 与局部炎症反应有关。

2. 躯体活动障碍 与关节持续疼痛有关。

3. 焦虑 与疼痛反复发作、病情迁延不愈有关。

【护理措施】

1. 疼痛：慢性关节疼痛

（1）休息与体位：根据患者的全身情况和受累关节的病变性质、部位、数量及范围，选择不同的休息方式与体位。急性期伴发热、倦怠时，应卧床休息；采取舒适体位，保持关节于功能位。按摩肌肉、活动关节，防止肌肉挛缩和关节活动障碍。

（2）协助患者减轻疼痛：①避免环境过于嘈杂或过于寂静，以免患者因感觉超负荷或感觉剥夺而疼痛感加重。②合理应用非药物性止痛措施，如松弛术、皮肤刺激疗法（冷敷、热敷、加压等）、分散注意力等。③根据病情使用水疗、磁疗、红外线等物理治疗方法缓解疼痛。④指导患者遵医嘱用药，观察药物疗效和不良反应，常用非甾体抗炎药有布洛芬、萘普生、阿司匹林、吲哚美辛等。

2. 躯体活动障碍

（1）功能锻炼：向患者及其家属讲解活动对恢复和维持关节功能的作用，鼓励缓解期患者参与各种力所能及的活动；根据受累关节的部位及病变特点，指导患者进行针对性功能锻炼。运动须循序渐进，在减轻关节疼痛后，逐渐增强关节活动度训练，然后做肌力训练，最后加强耐力训练。活动中患者感到短时间疼痛属正常反应；若活动后疼痛持续数小时（2 h 以上），说明活动过量，应调整活动量，以患者能够忍受为度。

（2）日常生活活动能力锻炼：鼓励患者生活自理。根据日常生活需要选择适宜的锻炼方式；由易到难，循序渐进，突出重点；锻炼时间以不影响正常作息为宜。

二、关节僵硬与活动受限

早晨起床后自觉病变关节及其周围有僵硬感，称为晨僵（morning stiffness），日间长时间静止不动时也可出现此现象。晨僵常被作为观察滑膜关节炎症活动性的指标之一，其持续时间与炎症的严重程度一致，晨僵持续 1 h 以上者意义较大。

【致病因素】

早期关节活动受限主要由肿胀、疼痛引起，晚期则主要由关节骨质破坏、纤维骨质粘连和关节半脱位引起，此时关节活动严重障碍，最终导致功能丧失。

【护理评估】

（一）健康史

评估关节僵硬与活动受限发生的时间、部位、持续时间、缓解方式，关节僵硬与活动的关系，活动受限是突发的还是渐进的，关节僵硬对患者生活的影响，曾采取的措施及其效果。评估患者生活自理能力、活动能力及活动的安全性，患者及其家属对疾病相关知识的了解程度。注意评估患者有无因不能活动或活动受限而产生不良的心理反应，如紧张、恐惧等。

（二）身体状况

评估患者的全身状况；僵硬关节的分布，活动受限的程度，有无关节畸形和功能障碍；患者的肌力情况，是否伴有肌萎缩；皮肤的完整性，耳廓、肩胛、肘、骶骨等骨突处有无发红，有无局部缺血；有无血栓性静脉炎、腓肠肌痛、肢体发红、局部肿胀、温度升高等。

（三）辅助检查

自身抗体检测、影像学检查等检查结果。

（四）心理-社会状况

了解患者有无因活动受限而产生紧张、焦虑心理，了解患者对疾病的了解程度等。

【常见护理诊断/问题】

躯体活动障碍 与关节疼痛、僵硬以及关节、肌肉功能障碍有关。

【护理措施】

（一）一般护理

(1) 基础护理：根据活动受限程度，协助患者洗漱、进食、如厕等，将常用物品放在患者健侧伸手可及之处，鼓励患者从事自我照顾的活动，尽可能帮助患者恢复生活自理能力。

(2) 休息与锻炼：夜间睡眠时注意对病变关节保暖，预防晨僵。关节肿痛时，限制活动。急性期后，鼓励患者坚持每天定时进行被动和主动的全关节活动及功能锻炼，以逐步恢复受累关节功能；同时注意加强相邻肌肉的力量与耐力锻炼。活动量以患者能够忍受为度，如活动后出现疼痛或不适持续 2 h 以上，应减少活动量。必要时给予帮助或提供适当的辅助工具，如拐杖、助行器、轮椅等，并指导患者关注个人安全，了解相关注意事项，指导患者及其家属正确使用辅助性器材，使患者能在活动时掌握安全措施，避免损伤。

（二）心理护理

帮助患者接受活动受限的事实，使其重视发挥自身残存的活动能力。允许患者以自己的速度完成工作，并予以鼓励，增进患者信心。鼓励患者表达感受，注意给予疏导、理解、支持和关心。

（三）病情观察及预防并发症

(1) 评估患者的营养状况，注意有无热量摄入不足或负氮平衡。

(2) 严密观察患病肢体的情况，并进行肢体按摩，防止肌肉萎缩。

(3) 对于卧床患者应鼓励其进行有效咳嗽和深呼吸，防止肺部感染。

(4) 加强保护措施，尤其是在患者活动初期应有人陪伴，防止受伤。

(5) 保持肢体在功能位，如用枕头、沙袋或夹板保持足背屈曲，以防止足下垂。

(6) 协助患者定时翻身，适当使用气垫等抗压力器材，以预防压疮。

(7) 多饮水，进富含纤维的食物，适当活动，按摩腹部等，必要时给予缓泻药，以预防便秘。

三、皮肤损害

风湿病常见的皮肤损害有皮疹、红斑、水肿、溃疡及皮下结节等，多由血管炎症反应引起。系统性红斑狼疮患者最具特征性的皮肤损害为颊部蝶形红斑。类风湿关节炎患者可有皮下结节，多位于肘鹰嘴附近、枕、跟腱等关节隆突及受压部位；结节呈对称分布，质硬无压痛，大小不一，直径数毫米至数厘米不等。皮肌炎皮损为对称性的眼睑、眼眶周围紫红色斑疹及实质性水肿。部分患者可因受寒冷或紧张刺激后，肢端细动脉痉挛，手指(足趾)皮肤突然出现苍白，相继出现皮肤变紫、变红，伴局部发冷、感觉异常和疼痛，这种现象称为雷诺现象(Raynaud phenomenon)。

【致病因素】

多由各种风湿性结缔组织疾病的血管炎症反应引起，如系统性红斑狼疮、类风湿关节炎、风湿热及痛风等。

【护理评估】

（一）健康史

评估患者的生命体征；皮损的出现时间、部位、形态、范围、演变特点等；了解患者皮肤损害的起始时间、演变特点；有无溃疡；肢端皮肤的颜色和温度；有无甲床瘀点或瘀斑。有无日光过敏、口眼干燥、胸痛等伴随症状。若疑为雷诺现象，还应注意评估其诱因、发作频率、持续时间和范围等。

（二）身体状况

常见的皮肤损害有皮疹、红斑、水肿和溃疡等。系统性红斑狼疮患者最具特征性的皮肤损害为颊部蝶形红斑，口腔、鼻腔黏膜主要表现为溃疡或糜烂。类风湿关节炎较特异的皮肤表现为类风湿结节，伴有类风湿血管炎时皮肤可出现棕色皮疹，甲床有瘀点或瘀斑，伴有巩膜炎、虹膜睫状体炎和视网膜炎。

（三）辅助检查

可进行皮肤狼疮带试验、肾活检、肌肉活检等，以协助诊断。

（四）心理-社会状况

了解患者发病后有无焦虑、抑郁等心理反应，了解患者及其家属对疾病的认识情况。

【常见护理诊断/问题】

1. 皮肤完整性受损　与血管炎症反应及应用免疫抑制剂等因素有关。

2. 社交孤立　与皮肤损害影响容貌不愿与人接触有关。

【护理措施】

（一）一般护理

1. 合理饮食　指导患者摄入高蛋白质、富含维生素、营养丰富、清淡、易消化食物，避免进诱发皮肤损害的食物，如芹菜、无花果、烟熏食物及蘑菇等。

2. 皮肤护理　①保持皮肤清洁、干燥，每日用 30 ℃左右的温水擦洗。②皮疹、红斑处避免接触各类化学物质，如碱性肥皂、护肤品、化妆品等，可遵医嘱涂药物性软膏。③避免阳光直射，对光敏感、有皮疹者外出时采取遮阳措施。④局部溃疡感染者，予抗生素和无菌操作下行局部清创换药。⑤避免接触染发剂、发胶等刺激性物品。⑥避免服用容易诱发风湿性疾病的药物，如普鲁卡因胺、异烟肼和氯丙嗪等。⑦避免寒冷刺激等以免诱发雷诺现象。

（二）用药护理

（1）非甾体抗炎药（non-steroidal anti-inflammatory drug，NSAID）：常用的抗风湿药物，包括布洛芬、萘普生、阿司匹林等。本类药物具有抗炎、解热、镇痛作用，能迅速减轻炎症引起的症状。最主要的不良反应为胃肠道反应，表现为消化不良、上腹部痛、恶心、呕吐等，严重者可致出血性糜烂性胃炎，因此，应指导患者于饭后服药或同时服用胃黏膜保护剂、H_2受体拮抗剂或抗酸药米索前列醇等，以减轻损害；此外，可出现神经系统不良反应，如头痛、头晕、精神错乱等；长期使用此类药物可出现肝肾毒性、抗凝作用以及皮疹等，故用药期间应严密观察有无不良反应，监测肝肾功能。选择性 COX-2 抑制剂塞来昔布等药物可减少胃肠道不良反应，疗效相似，目前临床应用广泛。

（2）糖皮质激素（glucocorticoid，GC）：有较强的抗炎和免疫抑制作用，能迅速缓解症状，是治疗多种结缔组织病的一线药物。长期服用糖皮质激素可引起医源性库欣综合征，加重或引起消化性溃疡、骨质疏松，可诱发精神失常。在服药期间，应给予低盐、高蛋白质、高钾、高钙饮食，补充钙剂和维生素 D；定期测量血压，监测血糖、尿糖的变化。做好皮肤和口腔黏膜的护理。强调按医嘱服药的必要性，不能自行停药或减量过快，以免引起"反跳"现象。

（3）缓解病情抗风湿药（disease-modifying anti-rheumatic drug，DMARD）：此类药物通过不同途径改善病情和延缓进展，可以防止和延缓关节骨结构破坏，起效慢，常在用药 2 个月后才显效。主要的不良反应有白细胞减少，可引起胃肠道反应、黏膜溃疡、皮疹、肝肾功能损害、脱发、出血性膀胱炎等。应鼓励患者多饮水，观察尿液颜色，及早发现出血性膀胱炎。育龄女性服药期间应避孕。脱发者，建议戴假发，以保护自尊，并做好心理护理。

(4) 生物制剂：目前应用于类风湿关节炎、脊柱关节病、系统性红斑狼疮等的治疗。主要的不良反应是感染、过敏反应，部分药物可能增高肿瘤发病风险。远期疗效仍有待评估。应注意筛查有无感染，以免出现严重不良反应。

(三) 心理护理

鼓励患者表达内心感受，以取得亲友的理解和支持，从而增强患者战胜疾病的信心。

练习与思考

在线答题

练习与思考答案

一、单项选择题(在线答题)

二、填空题

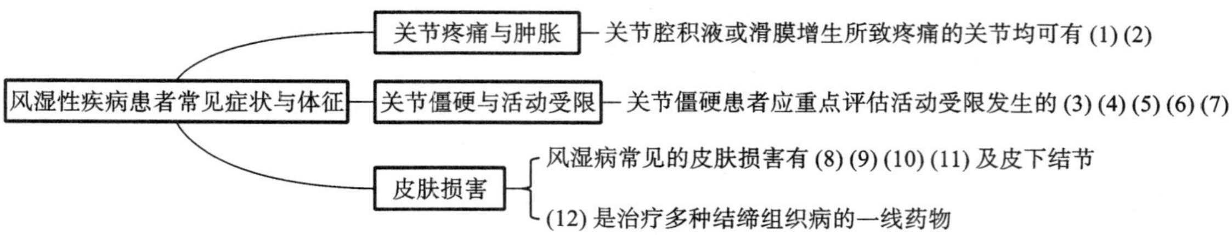

填空题答题处：

(1)____________；(2)____________；(3)____________；(4)____________；
(5)____________；(6)____________；(7)____________；(8)____________；
(9)____________；(10)____________；(11)____________；(12)____________。

三、名词解释

雷诺现象

(南阳科技职业学院　李硕)

第二节　皮　肌　炎

学习目标

1. 掌握皮肌炎患者的评估要点、常见护理诊断/问题和护理措施。
2. 熟悉皮肌炎的概念、病因、临床特征和诊治要点。
3. 了解皮肌炎的发病机制。
4. 能评估皮肌炎患者的病情，能与患者进行有效沟通，按护理程序实施整体护理。
5. 关爱患者，具备敬畏生命的职业精神和社会责任感。

案例思考

邱某，女性，45 岁，近期出现眼周水肿性紫红色斑，膝关节伸面和内踝出现紫红色丘疹，上覆细小鳞屑。手掌皮肤粗糙，呈“技工手”，诊断为皮肌炎。

请思考：

1. 患者目前的护理诊断/问题有哪些？

2. 如需确诊，还应做哪些辅助检查？

3. 如何为该患者护理？

皮肌炎(dermatomyositis,DM)是一种主要累及横纹肌，以淋巴细胞浸润为主的非化脓性炎症病变，可伴有或不伴有多种皮肤损害。临床上以对称性肢带肌、颈肌及咽肌无力为特征，常累及多种脏器，亦可伴发肿瘤和其他结缔组织病。

知识链接

皮肌炎患者的“福音”

为适应我国不同等级和不同地区医院医师水平，提高医疗质量，切实保障我国广大人民群众的身体健康，在中华人民共和国卫生部(现为中华人民共和国卫生健康委员会)、中华医学会的直接领导下，中华医学会风湿病学分会组织了风湿病学专家编写了《22 种常见风湿性疾病的诊治指南》(下简称《指南》)。各位专家在撰写过程中倾注了大量心血，以严肃认真、严谨求实的态度，历时 1 年余，几易其稿，终于完成了《指南》的编写。《指南》既代表了当前国际上的诊治水平，又符合我国的国情，具有很高的临床实用性。

《指南》的编写及广泛应用使我国皮肌炎患者得到了更好的治疗和护理，约 90%的病例病情明显改善。本节的主要内容重点参考了《指南》，希望各位学生在学习过程中能够积累更多的临床经验，使我国广大人民群众得到更好的治疗。

【致病因素】

皮肌炎的病因及发病机制目前尚不清楚，目前多认为在某些遗传易感个体中，由感染与非感染环境因素诱发、免疫介导所致。研究发现，具有 HLA-DR3 的人群患炎症性肌病的风险高；抗 Jo-1(组氨酸 tRNA 合成酶)抗体阳性的患者均有 HLA-DR52；包涵体肌炎可能与 HLA-DR、HLA-DR6 和 HLA-DQ1 关系密切；特发性炎性肌病(IIM)还可能与其他非 HLA 免疫反应基因(如细胞因子及其受体，包括 TNF-α、IL-1、TNF 受体-1 等)，补体 C4、C2 等有关。研究提示，IIM 发病可能与病毒感染有关，其证据包括：从患者的血清、肌肉中查到柯萨奇病毒 B 组；IIM 患者有细胞免疫和体液免疫异常，多数患者体内可检测到高水平的自身抗体，如肌炎特异性抗体、抗核抗体、抗 Jo-1 抗体、抗肌浆球蛋白抗体和抗肌红蛋白抗体等。其中 Jo-1 抗体最常见。

【护理评估】

(一) 健康史

应询问患者有无对称性四肢近端肌无力，可有发热、关节痛、乏力、厌食和体重减轻等全身症状。

(二) 身体状况

在多发性肌炎临床表现基础上，出现典型皮疹即可诊断为皮肌炎。

皮疹与肌肉受累程度常不同步，有时皮疹可非常广泛而仅有轻度肌炎。皮疹可为多样性，典型皮疹主要如下：①以上眼睑为中心的眶周水肿性紫红色斑；②四肢肘、膝关节伸面和内踝附近、掌指关节、指间关节伸面出现紫红色丘疹，逐渐融合成斑片，有毛细血管扩张、色素减退，上覆细小鳞屑，称 Gottron 征(图 7-2-1)；③颈前及上胸部呈“V”形红色皮疹，肩颈后的皮疹则呈披肩状(披肩征)(图 7-2-2)；④“技工手”(图 7-2-3)，即手掌和手指纹污黑肮脏，甲根皱襞可见不规则增厚，甲周有毛细血管扩张，其上常见瘀点，此征具有一定特征性，有助于诊断。本病皮疹常无瘙痒及疼痛，缓解期皮疹可完全消失或遗留皮肤萎缩、色素沉着或脱毛、毛细血管扩张或皮下钙化,可反复发作。

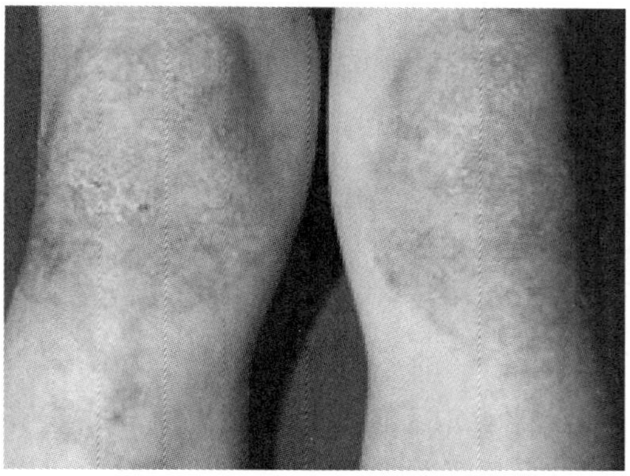

图 7-2-1 Gottron 征

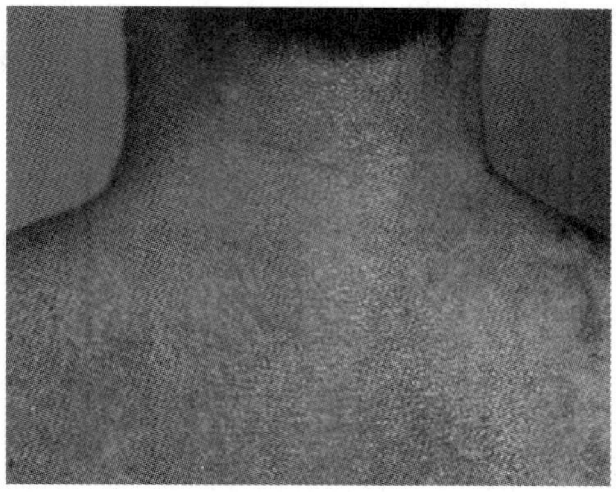

图 7-2-2 披肩征

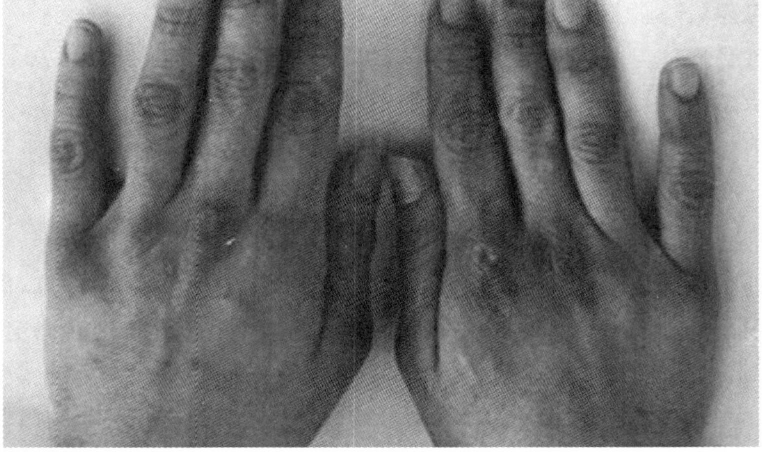

图 7-2-3 “技工手”

(三)辅助检查

1. 一般检查 可有贫血,白细胞计数增高,红细胞沉降率增快,血肌酸增高,肌酐下降,血清肌红蛋白增高,尿肌酸排泄增多。

2. 血清肌酶谱 肌酸激酶(CK)、醛缩酶、天冬氨酸转氨酶(AST)、丙氨酸转氨酶(ALT)、乳酸脱氢酶(LDH)增高,尤以肌酸激酶升高最敏感,可以用来判断病情的进展情况和治疗效果,但是与肌无力的严重性并不完全平行。由于上述血清肌酶广泛存在于心脏、肝、肾等脏器,因此对肌炎的诊断虽然敏感性高,但特异性不强。

3. 自身抗体检查 大部分患者抗核抗体(ANA)阳性,部分患者类风湿因子(RF)阳性。近年研究发现了一组肌炎特异性抗体(MSA):①抗氨酰 tRNA 合成酶抗体(抗 Jo-1、EJ、PL-12、PL-7 和 OJ 抗体等):其中检出率较高的是抗 Jo-1 抗体。此类抗体阳性者常表现为肺间质病变、关节炎、“技工手”和雷诺现象,称为“抗合成酶综合征”。②抗信号识别颗粒自身抗体(抗 SRP 抗体):阳性者常表现为严重肌炎,常伴有心脏受累,可无皮肤症状,肺间质病变少见,关节炎和雷诺现象极少见,对激素反应不佳。此抗体阳性虽对多发性肌炎(PM)更具特异性,但敏感性很差。③抗 MI-2 抗体:对 DM 特异的抗体,此抗体阳性者 95%可见皮疹,但少见肺间质病变,预后较好。

4. 肌电图 对鉴别肌源性和神经源性损害和早期发现肌源性病变有参考价值。本病约 90%

的患者出现肌电图异常，典型肌电图呈肌源性损害：低波幅，短程多相波；插入(电极)性激惹增强，肌肉自发性纤颤，表现为高尖的正锐波，自发性纤颤波；自发性、杂乱、高频放电。

5. 肌活检 约 2/3 的患者呈典型肌炎病理改变；另外 1/3 的患者肌活检呈非典型变化，甚至正常。免疫病理学检查有利于进一步诊断。

(四) 心理-社会状况

了解患者发病后有无焦虑、抑郁等心理反应；了解患者及其家属对疾病的认识情况。

(五) 治疗要点

遵循个体化原则，治疗首选糖皮质激素，疗程 1 年以上，约 90%的病例病情可明显改善，部分可完全缓解，但易复发。对重症者可用甲泼尼龙静脉滴注，对激素反应不佳者可加用甲氨蝶呤或硫唑嘌呤。重症者可联合应用免疫抑制剂(环磷酰胺)，但远期疗效及肺间质病变者疗效不肯定。皮肤损害者可加用羟氯喹；对危重症可用大剂量免疫球蛋白静脉冲击治疗。近年来，生物制剂如 CD20 单抗等应用于少数病例已取得较好疗效，但还需要进一步临床验证。

【常见护理诊断/问题】

1. 躯体活动障碍 与肌无力、肌萎缩和关节疼痛有关。

2. 皮肤完整性受损 与血管炎症反应、免疫功能缺陷引起的皮肤损害有关。

3. 低效性呼吸型态 与呼吸肌无力、间质性肺炎等有关。

4. 便秘 与消化道平滑肌受累、肠蠕动减慢、腹肌及肛门括约肌病变有关。

【护理措施】

(一) 一般护理

1. 休息与活动 急性期有肌痛、肌肉肿胀和关节疼痛者，应绝对卧床休息，以减轻肌肉负荷和损伤。对肌无力的肢体应协助早期进行被动运动和功能训练。随病情逐渐稳定，应有计划地进行锻炼，活动量由小到大，以促进肌力恢复。

2. 饮食护理 对吞咽困难者给予半流质或流质饮食，少量缓慢进食，以免呛咳或引起吸入性肺炎，必要时给予鼻饲。

(二) 病情观察

评估患者的肌力情况。注意观察疼痛肌肉的部位、关节症状，是否伴有发热、呼吸困难、心律失常等，若有明显异常应做好急救准备。心、肺受累者预后较差，应予相应的治疗。

(三) 皮肤护理

本病急性期患者皮肤红、肿，局部应保持清洁、干燥，避免擦伤。有水疱时可涂抹炉甘石洗剂；有渗出时可用 3%硼酸溶液湿敷；伴感染者，根据情况进行消炎、清创、换药处理。

(四) 心理护理

帮助患者及其家属掌握本病的有关知识，讲明该病可能出现的一些症状，以解除患者的心理障碍，使其精神得到安慰。

【健康指导】

1. 疾病知识指导 向患者及其家属说明本病有关知识，使患者正确对待疾病，配合治疗。合理安排生活，劳逸适度。避免一切诱因，如感染、寒冷、创伤、情绪受挫等；有皮损者避免日光照射；育龄女性患者应避孕，以免病情复发或加重；避免一切免疫接种。

2. 用药指导与病情监测 患者出院后，应继续执行治疗方案，规律用药，告知患者即使症状减轻也勿擅自停止服药。定期门诊随诊。告知患者及其家属病情危重的征象，如呼吸肌、咽肌无力等，一旦发生病情变化，应及时就医。

练习与思考

一、单项选择题（在线答题）

在线答题

二、填空题

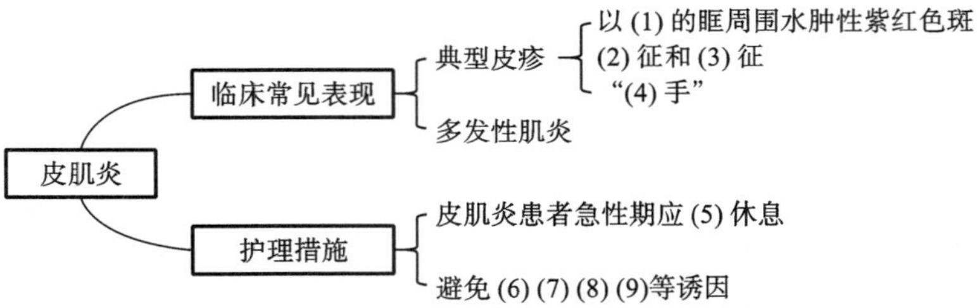

练习与思考答案

填空题答题处：

（1）________；（2）________；（3）________；（4）________；

（5）________；（6）________；（7）________；（8）________；

（9）________。

三、名词解释

Gottron 征

（南阳科技职业学院　李硕）

第三节　系统性红斑狼疮

学习目标

1. 掌握系统性红斑狼疮的概念、评估要点、常见护理诊断/问题和护理措施。
2. 熟悉系统性红斑狼疮的病因、临床特征和诊治要点。
3. 了解系统性红斑狼疮的发病机制。
4. 能评估患者病情，能与患者进行有效沟通，按护理程序实施整体护理。
5. 尊重、关爱患者，具备敬畏生命的职业精神和社会责任感。

案例思考

王某，女性，17 岁。无明显诱因出现食欲减退、乏力、咳嗽、脱发、掌指关节疼痛 1 个月。查体：体温 37.6 ℃，心率 100 次/分，呼吸 22 次/分，血压 170/100 mmHg。颊部蝶形红斑，双手关节肿胀。辅助检查：红细胞 4.6×10^{12}/L，血红蛋白 120 g/L，白细胞 8.2×10^{9}/L，血小板 95×10^{9}/L，尿蛋白（+），抗 Sm 抗体（+），抗双链 DNA 抗体（+）。入院诊断：系统性红斑狼疮。

请思考：

1. 该患者目前存在哪些主要的护理诊断？

2. 如何对该患者进行皮肤护理?

系统性红斑狼疮(systemic lupus erythematosus,SLE)是一种由多种病因引起的累及多系统、多脏器的慢性自身免疫性疾病。患者血清中含有多种自身抗体,主要表现为皮肤、肌肉、骨骼、肾、心血管、神经系统等多系统损害,有内脏损害者预后较差。颊部蝶形红斑是SLE的典型症状。本病多发于青年女性,以20～40岁的育龄女性最多见。

"多幸福生活60年"

【病因】

SLE病因未明,目前认为与遗传因素、雌激素、环境因素等有关。

1. 遗传因素 流行病学及家系调查资料表明,SLE发病有家族聚集倾向。

2. 雌激素 患者多为育龄女性,妊娠可诱发本病或使病情加重。

3. 环境因素 日光、感染、食物、药物等因素与SLE的发病有关。40%患者对日光中的紫外线过敏。某些药物(如青霉胺、普鲁卡因胺、氯丙嗪等)可引起药物性狼疮,停药后症状可消失。病毒感染、某些含补骨脂素食物(如芹菜、无花果等)可能增高患者对紫外线的敏感性;含联氨基团(蘑菇、烟熏食物等)也可诱发本病。

【发病机制与病理】

易感者免疫耐受减弱,各种病原体、药物等外来抗原引起人体B细胞活化,与自身抗原相结合,呈递给T细胞并使之活化,从而使B细胞产生大量不同类型的自身抗体,造成组织损伤。本病基本病理变化为炎症反应和血管异常。受损器官的特征改变有苏木紫小体(特征性依据为细胞核受抗体作用变性形成嗜酸性团块)、"洋葱皮样病变"(以脾中央动脉明显)、狼疮性肾炎。

【护理评估】

(一) 健康史

评估患者有无皮疹、红斑、口腔溃疡等;观察患者有无感染症状,如发热、咳嗽等。

(二) 身体状况

早期症状多不典型。

1. 全身症状 活动期约有90%患者可出现各种类型的发热,以低中度发热多见,可伴有疲倦、乏力、消瘦等,其中疲倦及乏力是SLE活动的先兆。

2. 皮肤与黏膜 约80%患者可出现皮肤损害,包括颊部蝶形红斑(图7-3-1)、盘状红斑、指掌部和甲周红斑、指端缺血(图7-3-2)、面部及躯干皮疹等,其中以颊部蝶形红斑最具有特征性。此外,还可出现口腔溃疡、日光过敏、脱发、雷诺现象等。

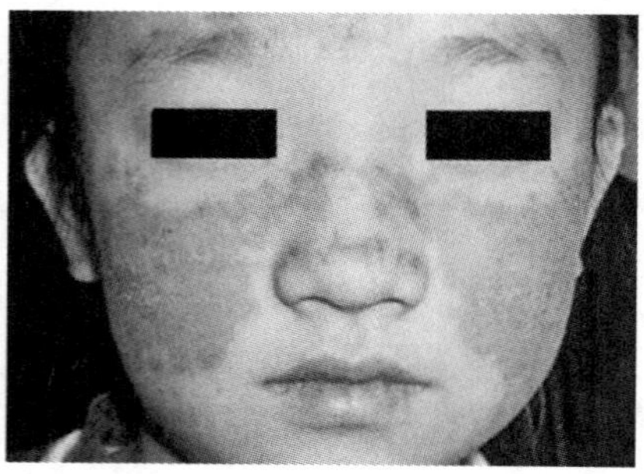

图7-3-1 颊部蝶形红斑

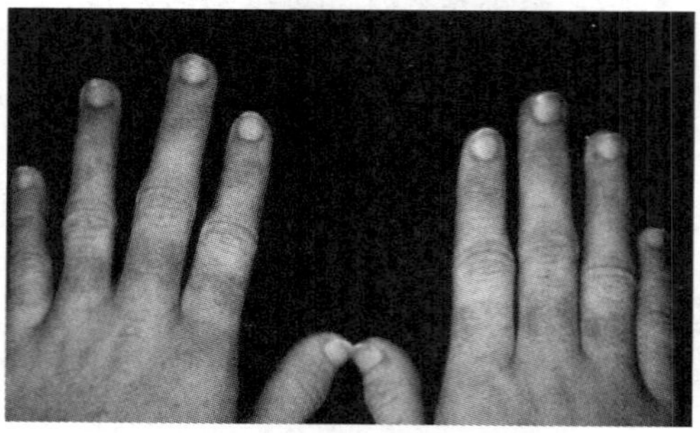

图7-3-2 甲周红斑、指端缺血

3. 关节与肌肉 关节疼痛是首发症状,约85%患者有关节疼痛,以对称性的指、腕、膝等多关节肿痛常见,一般不引起关节畸形。

4. 脏器损害

(1) 肾:几乎所有患者的肾组织有病理变化,但仅有75%患者有临床表现,其中狼疮性肾炎是SLE最常见和严重的临床表现。早期多表现为蛋白尿和血尿,随病程的发展可出现大量蛋白尿、血尿、肾性高血压及肾衰竭等，晚期可发展为尿毒症，是SLE患者死亡的常见原因。

(2) 心血管：约30%患者有心血管表现，以心包炎最常见，可有心前区疼痛或无症状。约10%患者有心肌损害，可出现心悸、气促、心前区不适、心律失常等表现，重者可发生心力衰竭而死亡。约10%患者可发生周围血管病变，如血栓性血管炎等。

(3) 肺与胸膜：约35%患者有胸腔积液，约10%患者可发生狼疮性肺炎，表现为发热、干咳、气促、低氧血症等，少数患者可表现为肺间质病变。

(4) 消化系统：约30%患者表现为食欲减退、呕吐、腹痛、腹泻、腹水等，少数患者可并发急腹症，如急性腹膜炎、胰腺炎、胃肠炎，严重者可引起肠出血、肠穿孔或肠梗阻等。

(5) 神经系统：约25%患者累及神经系统，以脑损害最多见，称为神经精神狼疮(又称系统性红斑狼疮性脑病)。轻者出现偏头痛、记忆力减退、性格改变、轻度认知障碍，重者表现为昏迷、脑血管意外、癫痫等，出现中枢神经损害提示病情活动且严重，预后差。

(6) 血液系统：活动期患者可有血红蛋白下降、白细胞和(或)血小板减少，约10%患者为溶血性贫血，约15%患者脾大。

(7) 眼：约15%患者可有眼底出血、视乳头水肿、视网膜渗血等表现。因视网膜血管炎可影响视力，严重者可在数日内致盲。及时治疗，多数可逆。

(三) 辅助检查

1. 一般检查

(1) 血常规：可出现红细胞计数、血红蛋白浓度、白细胞计数、血小板计数减少，活动期红细胞沉降率增快。

(2) 尿常规：可出现蛋白尿、血尿、管型尿。

2. 免疫学检查　本病存在多种自身抗体，是SLE诊断的标志及疾病活动性的指标。

(1) 抗核抗体(ANA)：本病目前最佳的筛选抗体，阳性率可达95%，但特异性低。

(2) 抗双链DNA(ds-DNA)抗体：诊断本病的标记抗体之一，阳性率约为70%，特异性高达95%，其含量与疾病活动性密切相关。

(3) 抗Sm抗体：诊断本病的标记抗体之一，阳性率为25%，特异性高达99%，其含量与疾病活动性无关。

(4) 补体：CH50(血清总补体)、C3、C4下降，有助于SLE的诊断，常提示本病处于活动期。

3. 免疫病理学检查

(1) 皮肤狼疮带试验：在患者正常皮肤暴露部位的阳性率为50%～70%，皮损部位达90%以上，阳性提示本病处于活动期。

(2) 肾活检：对狼疮性肾炎的诊断、治疗、预后估计均有价值。

(四) 心理-社会状况

了解患者发病后有无焦虑、抑郁等心理反应，了解患者及其家属对疾病的认识情况。

(五) 治疗要点

SLE目前尚不能根治，主要治疗方案是糖皮质激素加免疫抑制剂。治疗原则是急性期积极用药诱导缓解，控制病情活动；缓解后给予维持性缓解治疗。SLE患者宜早期诊断、早期治疗，且应在防治病因及一般治疗的基础上，根据病情选择个体化的治疗方案。

1. 糖皮质激素　糖皮质激素是目前治疗重症自身免疫性疾病的首选药物，可显著抑制炎症反应，抑制抗原抗体反应。诱导缓解期，根据病情用泼尼松0.5～1 mg/(kg·d)，晨起顿服，病情稳定后2周或疗程6周内缓慢减量，随后小剂量长期维持治疗。对于有重要脏器急性进行性损伤(如肺泡出血、明显精神症状、严重溶血性贫血等)时，可用激素冲击治疗，用甲泼尼龙500～1000 mg缓慢静脉滴注，每天1次，连用3～5天为1个疗程，如需要可于1周后重复使用。这样可较快控制病情活动，达到诱导缓解的目的。由于用药量大，应严密观察药物的不良反应。

2. 免疫抑制剂 加用免疫抑制剂有利于更好地控制 SLE 活动，保护脏器功能，减少复发以及减少激素的剂量和不良反应。有重要脏器受累的 SLE 患者，诱导缓解期首选环磷酰胺（CTX）或霉酚酸酯（MMF）治疗，如无明显不良反应，至少应用 6 个月。根据病情选择 1～2 种免疫抑制剂长期维持。目前认为羟氯喹（HCQ）应作为 SLE 的背景治疗，可全程长期应用。

3. 生物制剂 治疗 SLE 的生物制剂根据作用方式可分为以下几种：①改变细胞因子活化和调节的生物制剂；②抑制 T 细胞活化并诱导 T 细胞耐受、阻断 T-B 细胞相互作用的生物制剂；③作用于 B 细胞以减少 B 细胞产生抗 ds-DNA 抗体的生物制剂；④抑制补体活化的生物制剂。目前用于临床和临床试验治疗 SLE 的生物制剂主要有抗 CD20 单抗（利妥昔单抗）和贝利木单抗（belimumab）。

4. 其他 对于病情危重或治疗困难病例，可根据情况静脉注射大剂量免疫球蛋白或进行血浆置换、干细胞移植等。

【常见护理诊断/问题】

1. 皮肤完整性受损 与疾病所致的血管炎症反应等因素有关。

2. 疼痛：慢性关节疼痛 与自身免疫反应有关。

3. 口腔黏膜受损 与自身免疫反应、长期使用激素等因素有关。

4. 潜在并发症 慢性肾衰竭。

5. 焦虑 与病情反复发作、迁延不愈、面容毁损及多脏器功能损害等有关。

【护理措施】

（一）一般护理

1. 活动与休息 急性期以卧床休息为主，若有关节和肌肉疼痛，应限制受累关节活动，保持关节功能位。缓解后可适当活动，避免过度劳累。

2. 饮食 给予高热量、高蛋白质、富含维生素、清淡、易消化饮食。避免进食刺激性食物，禁食芹菜、无花果、香菜、烟熏食物、蘑菇及辛辣食物等；有肾衰竭者应适当限制蛋白质摄入量；有水肿、心功能衰竭的患者，应适当限制钠盐摄入，并记录 24 h 液体出入量；有意识障碍者，可进行鼻饲，必要时遵医嘱静脉补充营养。

3. 环境 病室内温、湿度要适宜，悬挂窗帘，避免阳光直射。病室内避免紫外线消毒。避免在烈日下活动，必要时可用遮阳伞、戴太阳帽、穿长袖衣裤等，禁忌日光浴。

（二）病情观察

观察关节疼痛的情况，皮肤、黏膜的改变，有无皮疹、红斑、口腔溃疡等；监测生命体征，观察有无感染症状，如发热、咳嗽、胸痛等；观察水肿的程度、尿量、尿色及尿液检查结果的变化，监测血清电解质、血肌酐、血尿素氮的改变。

（三）对症护理

1. 保持皮肤清洁卫生 具体措施见本章第一节中“皮肤损害”的护理措施。

2. 保持口腔黏膜完整 保持口腔清洁，预防感染。晨起、睡前及进食前后均用漱口液漱口，根据病因选用合适的漱口液，如细菌感染可选择 0.02%呋喃西林液漱口，真菌感染可用 1%～4%碳酸氢钠液漱口。有口腔溃疡者，在漱口后用冰硼散或锡类散涂敷溃疡处。

3. 脱发患者的护理 避免引起脱发加重的因素，如染发、烫发、卷发等；减少洗发次数，每周温水洗发 2 次，边洗边按摩；也可用梅花针轻刺头皮，每天 2 次，每次 15 min 左右。指导脱发严重的患者用适当方法修饰，如戴头巾、帽子、假发等。

（四）用药护理

1. 糖皮质激素 指导患者遵医嘱服药，不得随意增减药量、停药，待病情缓解后，逐渐减量至维持量，减量速度不宜过快，以免引起“反跳”现象。长期使用糖皮质激素可导致向心性肥胖、血糖升高、血压升高、继发感染、消化性溃疡和骨质疏松等，用药期间应给予低盐、高蛋白质、高钾、高钙饮食，定期监测体重、血压、血糖变化。

2. 免疫抑制剂 常用药物有环磷酰胺、硫唑嘌呤等。可致白细胞减少、胃肠道反应、肝功能损害、黏膜溃疡、脱发、出血性膀胱炎等不良反应。用药期间鼓励患者多饮水，定期检查血常规、尿常规、肝功能和肾功能等，注意观察尿液颜色，及早发现出血性膀胱炎。

3. 非甾体抗炎药(NSAID) 常用药物有阿司匹林、吲哚美辛、双氯芬酸、布洛芬等，主要的不良反应是胃肠道反应，如胃部不适、上腹部痛、恶心、泛酸、呕吐等，因此本类药物应于餐后服用，同时服用胃黏膜保护剂。长期应用可出现肝肾毒性等，应注意检测肝肾功能。

4. 抗疟药 长期应用可引起视网膜退行性病变，应定期检查眼底。

(五) 心理护理

向患者说明病情并介绍 SLE 的有关知识，告诉患者治疗成功的病例及治疗进展，让患者参与护理计划的制订，在病情许可条件下鼓励患者进行自我护理，鼓励患者坚持治疗，树立战胜疾病的信心。鼓励患者家属和朋友关心、照顾患者，给患者以情感支持。

【健康指导】

1. 生活指导 避免一切诱发因素，注意劳逸结合，避免过度劳累。注意保持个人卫生，保持口腔、皮肤的清洁，预防感染。定期复查，随时发现病情变化。指导育龄女性避孕，不宜使用含雌激素的避孕药；待病情稳定后在医生指导下再考虑生育。

2. 疾病知识指导 向患者及其家属介绍 SLE 的病因、诱因、治疗方法及预后，告知患者 SLE 虽然不能根治，若能及时治疗，疾病可得到长期缓解。介绍所用药物的名称、剂量、给药时间及不良反应，告知患者要严格遵医嘱用药，服用糖皮质激素时，不可擅自停药、减量或加量。

练习与思考

一、单项选择题(在线答题)

在线答题

练习与思考答案

二、填空题

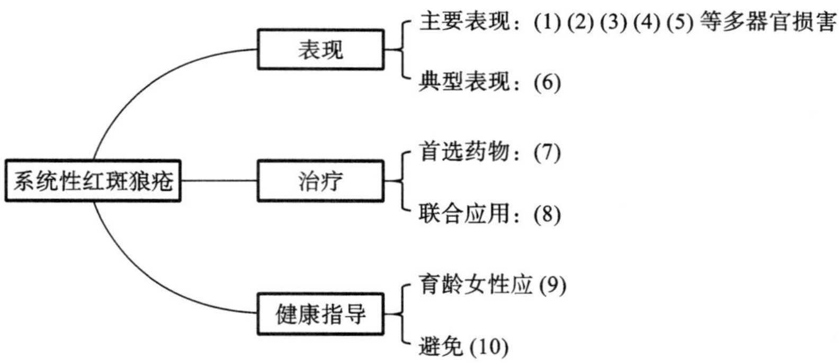

填空题答题处：

(1)__________；(2)__________；(3)__________；(4)__________；
(5)__________；(6)__________；(7)__________；(8)__________；
(9)__________；(10)__________。

三、判断题

1. 系统性红斑狼疮者应多晒太阳。(　　)
2. 抗疟药对 SLE 皮疹、关节痛及轻型患者有效。(　　)
3. ANA 对 SLE 诊断特异性很高。(　　)
4. 抗 ds-DNA 抗体对 SLE 诊断特异性很高。(　　)

(南阳科技职业学院　李硕)

第四节　类风湿关节炎

学习目标

1. 掌握类风湿关节炎患者的评估要点、常见护理诊断/问题和护理措施。
2. 熟悉类风湿关节炎的概念、病因、临床特征和诊治要点。
3. 了解类风湿关节炎的发病机制。
4. 能评估患者病情，能与患者进行有效沟通，按护理程序实施整体护理。
5. 关爱患者，具备敬畏生命的职业精神和社会责任感。

案例思考

刘某，女性，48岁。半年前出现双手小关节疼痛肿胀，时轻时重，晨起时双手屈伸不利，活动后逐渐缓解，近1个月来晨僵加重，时间明显增长。患者沮丧、忧愁，担心自己会丧失自理能力。查体：双手近端指间关节梭形肿胀，有压痛。辅助检查：血红蛋白98 g/L，红细胞沉降率96 mm/h，类风湿因子(RF)(+)。X线检查：双手指间关节周围软组织肿胀阴影，关节端骨质疏松。

请思考：

1. 患者目前存在哪些护理诊断？
2. 应如何缓解患者的晨僵？

类风湿关节炎(rheumatoid arthritis，RA)是以累及周围关节为主的多系统性炎症性自身免疫性疾病，以对称性、多个周围关节的慢性炎症性病变为主要特征，病变呈持续、反复发作的过程。本病可见于任何年龄，以30～50岁居多，女性发病率为男性的2～3倍。

中国类风湿关节炎发展年度报告诞生的意义

【病因】

本病病因尚未明确，属于自身免疫性疾病。其发生可能与以下因素有关。

1. 感染因子　临床研究表明，一些感染因子如病毒、支原体、细菌等都可能通过某些途径影响RA的发病和进展。

2. 遗传易感性　流行病学调查显示，单卵双生子同时患RA的概率为12%～13%，而双卵双生子同时患RA的概率只有4%，故RA的发病与遗传密切相关。

3. 环境等其他因素　潮湿、寒冷的环境及过度劳累、创伤、精神刺激等常可诱发本病。

【发病机制与病理】

免疫紊乱是RA主要的发病机制。滑膜炎和血管炎是RA的基本病理改变，滑膜炎是关节表现的基础；血管炎是关节外表现的基础，类风湿结节就是血管炎的一种表现。

【护理评估】

(一) 健康史

评估患者有无疲倦乏力、食欲减退等消化道表现及有无低热、手足发冷等全身症状，观察患者有无关节疼痛、僵硬、肿胀、功能障碍等。

(二) 身体状况

RA起病多缓慢、隐匿，在出现明显关节症状前可有数周的低热，少数患者可有高热、乏力、全身不适、体重下降等症状，之后逐渐出现关节症状。少数患者急性起病，于数日内出现多个关节症状。

1. 关节表现 典型表现为对称性多关节炎。主要侵犯小关节，以腕关节、近端指间关节、掌指关节最常见，其次为足趾、膝、踝、肘、肩等关节。远端指间关节、脊柱、腰骶关节极少受累。可有滑膜炎症状和关节结构破坏的表现，前者经治疗后有一定可逆性，但后者很难逆转。具体的关节表现如下。

(1) 关节疼痛与压痛：关节痛常是 RA 最早的症状。最常出现的关节是腕关节、掌指关节、近端指骨间关节，多呈对称性、持续性，时轻时重，常伴有压痛。

(2) 关节晨僵：95%以上的 RA 患者可出现晨僵。受累关节因炎症所致的充血水肿和渗液而肿胀、僵硬、疼痛，不能握紧拳头或持重物，活动后可减轻。持续时间超过 1 h 者意义较大。晨僵常被作为观察本病活动的指标之一，但主观性很强。其他原因的关节炎也可出现晨僵，但不如本病明显和持久。

(3) 关节肿胀：凡受累的关节均可肿胀，多由关节腔内积液或关节周围软组织炎症引起，病程较长者可因慢性炎症后肥厚而引起肿胀，常见部位为腕、掌指关节、近端指间关节、膝关节等，多呈对称性，其中指间呈梭形肿胀是 RA 的特征(图 7-4-1)。

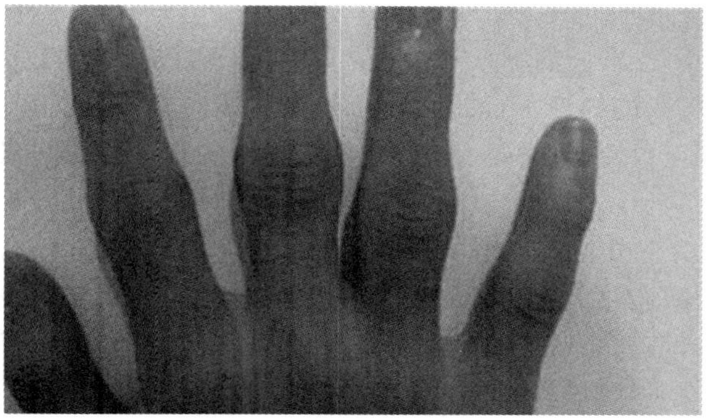

图 7-4-1　梭形肿胀

(4) 关节畸形：多见于较晚期患者，因滑膜炎的绒毛破坏软骨和软骨下的骨质结构而造成关节纤维性或骨性强直，又因关节周围肌肉的萎缩、痉挛而使畸形更为严重。常见的关节畸形：腕和肘关节强直；掌指关节半脱位；手指向尺侧偏斜，呈“天鹅颈(swan neck)”样及“纽扣花(boutonniere)”样(图 7-4-2)畸形。重症者关节呈纤维性或骨性强直，失去关节功能，日常生活不能自理。

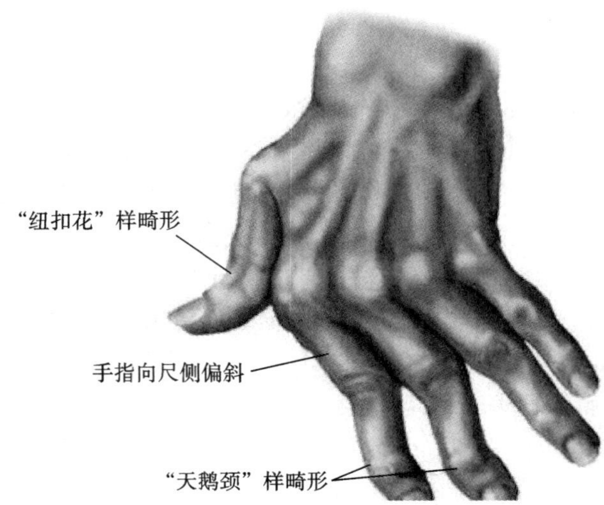

图 7-4-2　手指“天鹅颈”样和“纽扣花”样畸形

(5) 特殊关节症状:①颈椎的可动小关节及周围腱鞘受累,出现颈痛、活动受限,有时甚至因颈椎半脱位而出现脊髓压迫。②肩、髋关节周围有较多肌腱等软组织包围,很难发现肿胀,常出现局部疼痛和活动受限,髋关节受累往往表现为臀部和下腰部疼痛。③约 1/4 的 RA 患者可出现颞颌关节受累症状,早期表现为讲话或咀嚼时疼痛加重,严重者张口受限。

(6) 功能障碍:关节肿痛、结构破坏和畸形都会引起关节的活动障碍。美国风湿病学会认为的 RA 所致关节运动障碍分级见表 7-4-1。

表 7-4-1 RA 所致关节运动障碍分级

分 级	判断标准
Ⅰ级	能照常进行日常生活与各项工作
Ⅱ级	可进行一般日常生活和某种职业工作,但参与其他项目活动受限
Ⅲ级	可进行一般日常生活,但参与某种职业工作或其他项目活动受限
Ⅳ级	日常生活的自理和参与工作的能力均受限

2. 关节外表现

(1) 类风湿结节:20%~30%的 RA 患者有类风湿结节,常提示本病活动。类风湿结节常位于关节隆突部以及经常受压部位的皮下,如前臂伸面、肘鹰嘴突附近、枕、跟腱等处。数量不等,大小不一,其直径可为数毫米至数厘米,质硬、无压痛,呈对称性分布。也可累及心、肺、眼等实质组织及脏器。

(2) 类风湿血管炎:关节外损害的病理基础,系统性血管炎少见,可见指甲下或指端的小血管炎,少数引起局部组织的缺血性坏死。眼受累多为巩膜炎,严重者因巩膜软化而影响视力。类风湿因子阳性者可出现亚临床型的血管炎,如无临床表现的皮肤和唇腺活检可有血管壁免疫物质的沉积,远期预后尚不明确。

(3) 器官系统受累。①呼吸系统:肺受累常见,男性多于女性,有时可为首发症状。可出现胸膜炎、肺间质性病变及肺动脉高压等。肺尘埃沉着病(尘肺)患者合并 RA 时易出现大量肺结节,称为卡普兰(Caplan)综合征,也称类风湿尘肺。肺内可出现单个或多个结节,为肺内的类风湿结节表现,结节有时可液化,咳出后形成空洞。②循环系统:心包炎最常见,伴类风湿因子阳性,多数无相关临床表现,约 30%的患者超声心动图可见少量心包积液。③神经系统:神经受压是 RA 患者出现神经系统病变的常见原因。受压的周围神经病变与相应关节滑膜炎的严重程度相关。常见受累的神经有正中神经、尺神经以及桡神经。神经系统的受累可以根据临床症状和神经定位来诊断,如正中神经在腕关节处受压而出现腕管综合征。脊髓受压表现为双手感觉异常和力量减弱,腱反射多亢进,病理反射阳性。多发性单神经炎多由小血管炎的缺血性病变所致。④血液系统:RA 患者的贫血程度通常与病情活动度(尤其是与关节的炎症程度)相关,多为正细胞正色素性贫血。如果出现小细胞低色素性贫血,可能由病变本身或因服用非甾体抗炎药而造成胃肠道长期少量出血所致。活动期 RA 患者常见血小板增多,病情缓解后可下降。RA 患者可伴有脾大、中性粒细胞减少,甚至出现贫血和血小板减少,称为费尔蒂(Felty)综合征,此时患者并非都处于关节炎活动期,其中很多患者合并有下肢溃疡、色素沉着、皮下结节、关节畸形以及发热、乏力、食欲减退和体重下降等全身表现。

(4) 其他:30%~40%患者在病程各个时期可有干燥综合征,表现为口干、眼干。RA 很少累及肾脏,长期 RA 偶见轻微膜性肾病、肾小球肾炎、肾内小血管炎以及肾淀粉样变等。

(三) 辅助检查

1. 血液检查 一般有轻、中度贫血,活动期红细胞沉降率增快。

2. 免疫学检查 C 反应蛋白升高。70%患者类风湿因子呈阳性,IgM 型类风湿因子滴度一般与本病的活动性和严重性相关，是判断 RA 活动性的指标之一。

3. 关节滑液检查 关节有炎症时，关节腔内滑液量增多，为不透明草黄色渗出液，其中白细胞增多，以中性粒细胞为主。细菌培养呈阴性。

4. 关节影像学检查 对监测疾病的进展、判断疾病的分期很重要。其中以手指、腕关节的 X 线检查最有价值，可分为 4 期（表 7-4-2）。

表 7-4-2 类风湿关节炎(RA)X 线检查分期

分期	判断标准
Ⅰ期	关节周围软组织肿胀阴影，关节端骨质疏松
Ⅱ期	关节间隙因软骨破坏而变得狭窄
Ⅲ期	关节表面表现出虫蚀样破坏性改变
Ⅳ期	关节脱位，关节破坏后的纤维性和骨性强直

（四）心理-社会状况

了解患者发病后有无焦虑、抑郁等心理反应，了解患者及其家属对疾病的认知情况。

（五）治疗要点

RA 目前尚不能根治。治疗目的是减轻关节症状，防止和减少关节的破坏，延缓关节畸形的发生，提高患者生存质量；早期、达标、个体化为治疗原则，控制炎症，缓解症状，保持受累关节功能并防止畸形；治疗方法包括一般治疗、药物治疗、外科手术治疗，以药物治疗最为重要。

1. 一般治疗 急性期关节制动，恢复期进行关节功能锻炼，应用物理疗法等。卧床休息仅适合急性期、发热及脏器受累的患者。

2. 药物治疗

(1) 非甾体抗炎药(NSAID)：具有镇痛消肿、改善关节症状的作用，为非特异性的对症治疗药物。常用药物有阿司匹林、吲哚美辛、布洛芬等。

(2) 抗风湿药：多与非甾体抗炎药联合应用，具有控制疾病发展和抗炎作用。常用药物有甲氨蝶呤、柳氮磺胺吡啶、青霉胺、雷公藤、环磷酰胺、环孢素等。

(3) 糖皮质激素：有较强的抗炎作用，但不能根本控制疾病，停药后易复发，长期用药易出现不良反应，故不作为首选药。常用药物有泼尼松等。

3. 外科手术治疗 外科手术治疗包括滑膜切除术和关节置换术。药物治疗效果不佳的非晚期患者应选择滑膜切除术，可以使病情得到一定的缓解，但当滑膜再次增生时病情又会复发；晚期关节畸形且失去功能的患者须进行关节置换术。

【常见护理诊断/问题】

1. 疼痛：关节疼痛 与关节滑膜炎症所致关节肿胀、肌肉痉挛有关。

2. 躯体活动障碍 与关节疼痛、僵硬及功能障碍有关。

3. 有失用综合征的危险 与关节肿痛、畸形引起的功能障碍有关。

4. 焦虑 与疾病迁延不愈、影响生活质量有关。

【护理措施】

（一）一般护理

(1) 休息与运动：急性期应卧床休息（但不宜绝对卧床），限制受累关节活动，同时避免受压及寒冷刺激，保持关节在功能位，如膝下放一平枕，使膝关节保持在伸直位；足下放置护足板，定时给予按摩和被动运动，避免足下垂。缓解期鼓励患者及早下床活动，逐渐增加活动量，延缓肢体功能障碍的发生，提高生活质量。

(2) 饮食：一般给予高热量、高蛋白质、高钙、富含维生素的清淡、易消化饮食。

（二）病情观察

观察患者关节疼痛程度、晨僵持续时间、肿胀、畸形程度、活动受限情况，有无关节外表现，如胸痛、心前区疼痛、发热、咳嗽及气急等。一旦出现，及时报告医生并协助处理。

（三）对症护理

（1）关节损害的护理：急性期关节肿痛时，嘱患者休息，限制关节活动，夜间睡眠时注意病变关节的保暖，如戴手套等，预防晨僵。缓解期，鼓励患者坚持每日进行关节功能锻炼，以恢复关节功能。功能锻炼时，活动量以患者能够忍受为度，必要时可提供辅助工具，如拐杖、助行器、轮椅等，并指导患者及其家属正确使用辅助器材，指导患者合理安排休息与活动时间，鼓励患者生活自理。

（2）晨僵的护理：鼓励患者晨起后洗温水浴或用热水浸泡僵硬的关节，而后活动关节。夜间睡觉时戴弹力手套保暖，可减轻晨僵的程度。

（四）用药护理

遵医嘱用药，观察药物疗效及不良反应。抗风湿药常见的不良反应有胃肠道反应、脱发、肝损害、肾损害、骨髓抑制、出血性膀胱炎等，指导患者于餐后服药，以减轻胃肠道反应，用药期间指导患者多饮水，同时监测血常规及肝肾功能等。

（五）心理护理

关心、尊重患者，鼓励患者自我护理，指导其自我调整心态，保持乐观情绪；介绍疗效好的病例，鼓励患者家属多关心、理解、照顾患者，使其获得情感上的支持，满足生活需求。

【健康指导】

1. 生活指导 向患者强调休息和治疗性锻炼的重要性，嘱患者养成良好的生活习惯，保持心情愉悦。指导患者合理安排膳食与休息，急性期以休息为主，缓解期鼓励患者适当锻炼；避免潮湿、寒冷的环境、过度劳累、创伤、精神刺激等诱发因素。

2. 疾病知识指导 告知患者 RA 虽然目前尚无根治的方法，但积极治疗能延缓病情进展，不可轻信“偏方”“秘方”而延误治疗；介绍疾病基础知识，强调合理的治疗与锻炼可延缓致残；嘱患者遵医嘱用药，指导用药方法和注意事项，不要随便停药、换药、增减药量。定期复查，病情复发时，应及早就医，以免重要脏器受损。

在线答题

练习与思考答案

练习与思考

一、单项选择题(在线答题)

二、填空题

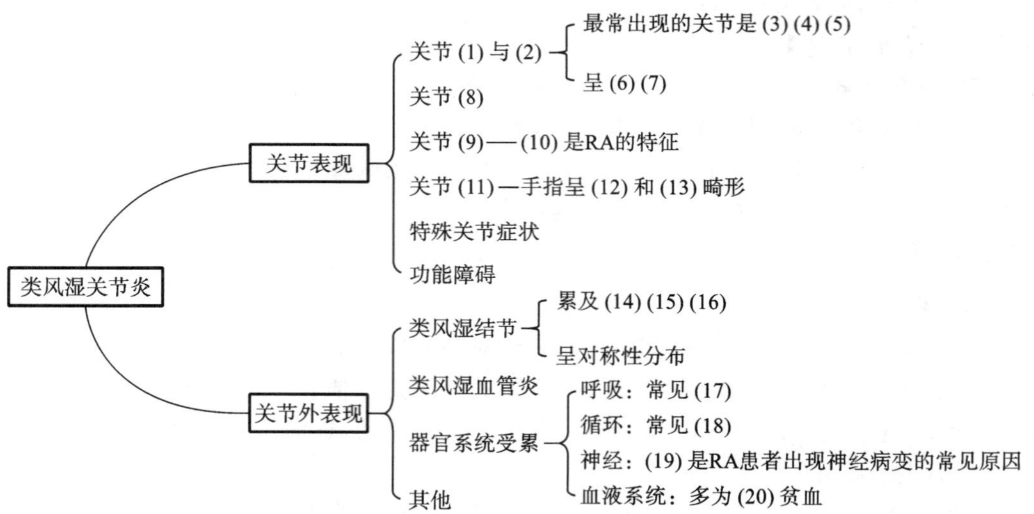

填空题答题处：

(1)________；(2)________；(3)________；(4)________；
(5)________；(6)________；(7)________；(8)________；
(9)________；(10)________；(11)________；(12)________；
(13)________；(14)________；(15)________；(16)________；
(17)________；(18)________；(19)________；(20)________。

三、名词解释

1. 类风湿关节炎

2. 关节晨僵

四、简答题

1. 简述类风湿关节炎的治疗目的。

2. 类风湿关节炎主要的关节外表现有哪些？

课程思政实践活动设计之——风湿性疾病篇

(南阳科技职业学院 李硕)

第八章　神经系统疾病患者的护理

神经系统疾病是指神经系统和骨骼肌由于血管病变、感染、肿瘤、外伤、中毒、遗传、免疫异常、先天发育异常、代谢障碍等所导致的疾病。

神经系统是人体最精细、结构和功能最复杂的系统，按解剖结构分为中枢神经系统和周围神经系统。前者包括脑和脊髓，后者包括脑神经和脊神经，二者相互配合，共同完成机体的统一协调活动，以保持人体内环境稳定和外环境的协调平衡。

神经系统是人体具有主导作用的调节系统，人体的各个系统和各种功能均受神经系统的支配。神经系统疾病具有起病急、病情重、症状广泛而复杂的特点，表现为运动、感觉和反射障碍，如病变累及大脑时，常常出现意识障碍和精神症状。

近年来，随着生活方式的改变和环境的变化，脑血管疾病的发病有年轻化趋势。但随着医学科学的发展，重症肌无力和出血性脑卒中等疾病的抢救成功率越来越高。尽管如此，我们仍然面临许多问题，比如，如何提高患者生活质量，减少神经系统疾病的发生和复发等，这都给护理工作带来巨大挑战，需要我们共同努力。

第一节　神经系统疾病患者常见症状与体征

学习目标

1. 掌握神经系统疾病患者常见症状与体征的概念、护理评估和护理措施。
2. 熟悉神经系统疾病患者常见症状与体征的常见护理诊断/问题。
3. 了解神经系统疾病患者常见症状与体征的护理目标和护理评价。
4. 学会运用护理程序对头痛、运动障碍、感觉障碍、意识障碍和言语障碍的患者实施整体护理。

案例思考

丁某，男性，65 岁，油漆工人。2 h 前在家突然倒地，剧烈头痛伴呕吐，随即出现意识不清，急诊入院。

请思考：

1. 该患者目前存在哪些护理诊断/问题？
2. 针对该患者目前的状况，主要护理措施有哪些？

一、头痛

头痛(headache)是临床常见症状之一，指局限于头颅上半部，眉弓、耳轮上缘至下枕部之间的疼痛。颅内的血管、神经和脑膜，颅外的骨膜、血管、头皮、颈肌、韧带等均为对疼痛敏感的结构，这些敏感结构受挤压、牵拉、移位或出现炎症，血管扩张或痉挛、肌肉的紧张性收缩等均可引起头痛。临床常见的头痛类型及表现如表 8-1-1 所示。

表 8-1-1　临床常见的头痛类型及表现

头痛分类	类　型	表　现
原发性头痛	偏头痛	一侧或两侧头部剧烈的波动性疼痛，同时可伴有恶心、呕吐等症状
	紧张性头痛	头部两侧持续性钝痛，有压迫感，可伴有头颈部或肩部压痛
	丛集性头痛	疼痛剧烈，常表现为眼球后方或眶周强烈的灼痛或刺痛，并伴有流泪、鼻塞等症状
	其他原发性头痛	部分人群用力咳嗽、接触冷空气时会出现头痛
继发性头痛	外伤相关性头痛	有明确的外伤相关病史，可伴有头晕、恶心、呕吐等症状
	血管性疾病相关性头痛	颅内压增高导致头痛，可能伴有恶心、呕吐等症状
	感染相关性头痛	头痛，同时伴有发热、颈项强直等表现
	高血压性头痛	头部闷痛、胀痛、沉重感，血压下降后疼痛即可消失
痛性脑神经病和其他面部疼痛	三叉神经痛	一侧面部三叉神经分布区内反复发作的阵发性、电击样剧烈疼痛

【护理评估】

（一）健康史

询问患者头痛的部位、性质、程度、规律和先兆表现；了解有无颅内、颅外疾病史；了解有无诱发因素，如咳嗽、打喷嚏、睡眠不足、噪声影响、气候变化，女性月经前期或经期情绪紧张等。

（二）身体状况

（1）头痛发生的症状：急性头痛伴发热者，常见于急性感染。青壮年突然头痛而无发热，伴有意识障碍与呕吐，提示颅内动脉瘤、脑血管畸形出血或蛛网膜下腔出血；头痛进行性加剧并有颅内压增高者，常见颅内占位性病变；慢性复发性头痛是偏头痛的特征之一；不伴颅内压增高的头痛，以紧张性头痛和鼻源性头痛多见。

（2）头痛发生的部位：颅内病变所致的头痛多为整个头部疼痛，呈弥漫性；浅在性头痛常见于眼源性、鼻源性及牙源性；深在性头痛多为脑脓肿、脑肿瘤、脑膜炎、脑炎等，疼痛多向病灶同侧的外面放射。

（3）头痛发生的时间与规律：晨间加剧性头痛见于颅内占位性病变，规则的晨间头痛也可见于鼻窦炎；夜间发作性头痛常为丛集性头痛；长时间阅读后发生的头痛为眼源性；偏头痛呈周期性反复发作；脑外伤性头痛的发病时间相当明确；间歇性与变化明显的头痛常见于紧张性头痛。

（4）头痛程度：三叉神经痛、偏头痛、脑膜刺激所致的头痛最为剧烈。脑肿瘤所致的疼痛在相当长的时间内为轻度或中度；神经症性头痛也相当剧烈；眼源性、鼻源性及牙源性头痛为中度疼痛；搏动性头痛见于高血压、血管性疾病、发热、脑肿瘤和神经疾病等。

（三）辅助检查

头颅 CT、MRI 检查可确定颅内病灶，脑脊液检查可了解头痛性质，TCD 可确定脑血管状况。

（四）心理-社会状况

由于长期反复头痛，或因病因不明，疗效不明显，患者容易出现焦虑、绝望等心理。

【常见护理诊断/问题】

1. 疼痛:头痛 与颅内外血管收缩或舒张功能障碍或脑部器质性病变有关。

2. 焦虑 与头痛不适、担心预后有关。

【护理措施】

（一）一般护理

保持环境安静、舒适、光线柔和，室内空气新鲜，温、湿度适宜；器质性头痛患者应绝对卧床休息，采取舒适体位，减少头部活动，以免加重病情。

（二）病情观察

密切观察患者意识、瞳孔、有无眼睑下垂、有无脑膜刺激征等情况发生。

（三）用药护理

指导患者遵医嘱服药，告知药物的不良反应，如长期大量使用镇痛药，可产生药物依赖。

（四）缓解疼痛

指导患者做缓慢深呼吸，采用冷、热疗法及按摩等方法缓解疼痛；避免加重头痛的诱发因素，如情绪紧张、饮酒、做用力性动作等；必要时遵医嘱合理应用镇痛药。

（五）心理护理

长期反复发作的头痛可导致患者出现焦虑、紧张等心理，要理解患者的痛苦，指导患者保持身心放松，鼓励患者树立信心，积极配合治疗。

（六）健康教育

告知患者头痛加重的诱因，指导其遵医嘱用药，不可滥用镇痛药，防止产生药物依赖。

二、运动障碍

运动障碍(movement disorder)是指运动系统中任何部位受损所导致的骨骼肌活动异常，如瘫痪、僵硬、共济失调、不自主运动等。

【护理评估】

（一）健康史

了解患者既往有无脑和脊髓的占位性病变；有无类似发作病史；询问患者是否有脑先天畸形、高血压脑病、低血糖等病史。评估患者的肌力以及是否存在不自主运动或共济失调等。

（二）身体状况

瘫痪是指肌力下降或丧失而导致的运动障碍。肌力是指肌肉收缩的力量。瘫痪的程度取决于肌力下降的程度，肌力的评估采用 0～5 级共 6 级肌力记录法(表 8-1-2)。

表 8-1-2　肌力的分级

级　别	临床表现
0 级	肌肉无收缩(完全性瘫痪)
1 级	肌肉可轻微收缩，但不能产生动作(不能活动关节)
2 级	肌肉收缩可引起关节活动，但不能抵抗自身重力，即无力抬起
3 级	肢体可抵抗重力抬离床面，但不能抵抗阻力
4 级	肢体能做抗阻力运动，但未达正常范围
5 级	正常肌力

(1) 按病变部位和瘫痪的性质，瘫痪可分为上运动神经元性瘫痪和下运动神经元性瘫痪(表 8-1-3)，

在大脑皮质中央前回的是第一级运动神经元，位于脑干神经核和脊髓前角的是第二级运动神经元。所有二级运动神经元以上部位的传导束或一级运动神经元发生病变所导致的瘫痪称为上运动神经元性瘫痪。由二级运动神经元及其发出的神经纤维病变所导致的瘫痪称为下运动神经元性瘫痪。

表 8-1-3 上、下运动神经元性瘫痪的鉴别

鉴　别　点	上运动神经元性瘫痪	下运动神经元性瘫痪
瘫痪分布	整个肢体为主	肌群为主
肌张力	增高，呈痉挛性瘫痪	降低，呈弛缓性瘫痪
腱反射	增强	减弱或消失
病理反射	阳性	阴性
肌萎缩	无或轻度失用性萎缩	明显
肌束颤动	无	有
肌电图	神经传导正常，多无失神经电位	神经传导异常，有失神经电位
皮肤营养障碍	多无	常有

（2）瘫痪的类型：临床表现为以下几种形式（图 8-1-1）。

①单瘫：单个肢体不能运动或运动无力，多表现在一个上肢或一个下肢。病变部位多表现在一侧大脑半球、周围神经或肌肉等。

②截瘫：双下肢瘫痪，多见于脊髓胸腰段的炎症、外伤、肿瘤等引起的脊髓横贯性伤害。

③交叉性瘫痪：病变侧脑神经麻痹和对侧肢体瘫痪，常见于脑干肿瘤、炎症和血管性病变。

④偏瘫：一侧面部和肢体瘫痪，并伴有瘫痪侧肌张力增高、腱反射亢进和病理征阳性等，多见于一侧大脑半球病变，如内囊出血、脑梗死等。

⑤四肢瘫：四肢不能运动或肌力减退，见于高颈段脊髓病变和周围神经病变（如吉兰-巴雷综合征）。

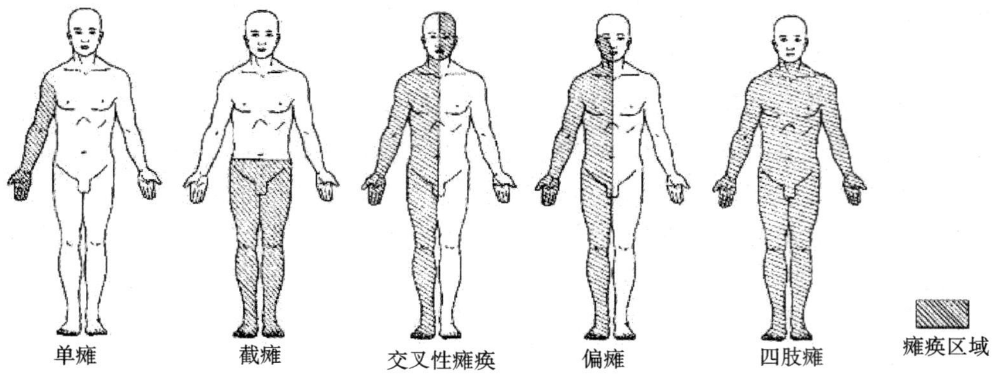

图 8-1-1 瘫痪的类型

（3）不自主运动：患者在意识清醒情况下，出现不受主观控制的无目的的异常运动。临床上常分为震颤、舞蹈、手足徐动、扭转、痉挛、做投掷动作等。所有不自主运动的症状都可随睡眠而消失。

（4）共济失调：由小脑和本体感觉以及前庭功能障碍而导致的运动笨拙和不协调所产生的临床综合征。根据病变部位，可分为小脑性共济失调（闭目或黑暗环境中症状不加重）、大脑性共济失调和脊髓性共济失调。

（三）辅助检查

头颅 CT、MRI 检查可了解病灶状况；肌电图检查可了解神经传导和肌肉异常；神经肌肉活检可鉴别各种肌病和周围神经疾病。

（四）心理-社会状况

因瘫痪、僵硬、不能随意运动等导致生活不能自理，患者会出现烦躁、自卑、消极的心理。患者家属因长期照顾患者，容易产生厌烦情绪，同时对疾病所带来的经济负担感到担忧。

【常见护理诊断/问题】

1. 躯体活动障碍 与神经运动元受损引起的瘫痪有关。

2. 潜在并发症 压疮、感染、肌肉萎缩、关节畸形等。

【护理措施】

（一）一般护理

保持环境温湿度适宜、床单位整洁和皮肤、口腔清洁，预防压疮、尿路感染等并发症；勤擦洗，促进肢体血液循环。步态不稳者，选用合适的辅助工具或由家属陪伴防止跌倒；拉上床挡，确保患者安全；走廊、厕所等处安装扶手，方便患者起坐、扶行。

（二）运动训练

运动训练应考虑患者的年龄、性别、体能、疾病性质及程度，选择合适的运动方式、持续时间、运动频率和进展速度。其原则是主动锻炼与被动锻炼相结合、床上锻炼与床下锻炼相结合、肢体功能锻炼与其他功能锻炼相结合，合理适度、循序渐进、时间由短到长。瘫痪患者肌力训练应从助力活动开始，当肌力小于2级时，选择助力活动；当肌力达到3级时，训练患肢独立完成全范围关节活动；当肌力达到4级时应给予渐进抗阻训练。在训练前要告知患者并帮助其做好准备，训练过程中应分步解释动作顺序和配合要求，要注意保护或辅助，并逐渐减少保护和辅助量。

（三）安全护理

训练场所要宽敞、无障碍物，走廊和厕所要安装扶手，地面要保持平整、干燥，防滑，去除门槛。护理运动障碍者的重点是防止坠床和跌倒，确保安全。患者最好穿防滑软橡胶底鞋，衣着宽松。患者在行走时不要在其身旁擦过或在其面前穿过，同时避免突然呼叫患者。上肢肌力下降的患者不要自行接开水或用热水瓶倒水，以防烫伤。行走不稳或步态不稳者，可选用合适的辅助工具，并有人陪伴在旁，防止跌倒。

（四）预防失用综合征

告知患者及其家属早期康复锻炼的重要性，能预防并发症、促进康复、减轻残疾和提高生活质量。缺血性脑卒中患者在病情不再发展后48 h可进行。脑出血者可在病后10～14天进行。具体措施：①重视患侧刺激：协助患者洗漱等应在患侧，手机等物品放在患侧，尽量不在患侧肢体输液，患侧慎用热水袋。②保持良好体位，减轻患肢痉挛、水肿。避免床褥过重或过紧。③指导正确翻身。④鼓励床上、坐位、站立、步行运动训练。⑤合理选择针灸、理疗等。

（五）心理护理

加强与患者交流，鼓励患者表达自己的感受。避免任何刺激和伤害患者自尊的言行，正确对待康复训练过程中患者所出现的情况。鼓励患者克服困难，增强自我照顾的能力与信心。

（六）健康教育

向患者及其家属介绍原发病知识，建立健康生活方式，避免诱因；指导患者坚持肢体康复训练，避免发生跌倒、坠床和烫伤等；每天用温水擦浴2～3次，促进肢体血液循环和感觉恢复。

三、感觉障碍

感觉障碍(sensation disorder)是指机体对各种形式的刺激均无感知、感知减退或异常的一组综合征。解剖学将感觉分为内脏感觉（由自主神经支配）、特殊感觉（指由脑神经支配的视、听、嗅和味觉)和一般感觉。一般感觉分为浅感觉(痛觉、温觉和触觉)、深感觉(运动觉、位置觉和振动觉)和复合感觉(两点辨别觉、图形觉和实体觉)等。

【护理评估】

(一) 健康史

评估患者的意识、精神状况,询问其有无情绪激动、睡眠不足、过度疲劳等诱发因素。

(二) 身体状况

根据感觉障碍的特点,身体状况可分为抑制性症状和刺激性症状两大类。

(1) 抑制性症状:感觉传导通路受到破坏或功能受到抑制时,出现感觉缺失或感觉减退。同一部位各种感觉均消失,为完全性感觉缺失;若在同一部位仅有某种感觉障碍而其他感觉保存,则称为分离性感觉障碍。

(2) 刺激性症状:感觉传导通路受刺激或兴奋性增高时出现。常表现如下:①感觉过敏:轻微刺激引起强烈的感觉。见于浅感觉障碍。②感觉过度:一个轻微的刺激即引起强烈感觉,反应剧烈,时间延长。如带状疱疹疼痛等。③感觉异常:没有任何外界刺激而出现的感觉。常见的感觉异常有麻木感、痒感、沉重感、蚁行感、电击感等。④感觉倒错:热觉刺激引起冷感觉,非疼痛刺激而出现疼痛感觉。⑤疼痛:临床上最常见的症状,包括局部疼痛、放射性疼痛、扩散性疼痛、牵涉性疼痛等。

各种感觉障碍的分布图

不同部位的病变会导致不同类型的感觉障碍。

(1) 末梢型感觉障碍:表现为袜子或手套型疼痛觉、温度觉、触觉减退,见于多发性周围神经疾病。

(2) 节段型感觉障碍:脊髓某些节段的神经根病变,产生受累节段的感觉缺失;脊髓空洞症导致的节段型痛觉缺失、触觉存在,称为分离性感觉障碍。

(3) 传导束型感觉障碍:感觉传导束受损时,出现受损以下部位的感觉障碍,可分为感觉缺失和感觉分离。

(4) 交叉型感觉障碍:脑干病变为交叉型感觉障碍。常出现病变同侧的面部和对侧肢体的感觉缺失或减退。

(5) 皮质性感觉障碍:病变损害大脑皮质感觉中枢的一部分,会产生对侧的一个上肢或一个下肢分布的感觉障碍,为单肢感觉缺失,此型感觉障碍的特点为精细性感觉障碍。如为刺激性病灶,则出现局限性感觉性癫痫(癔症性感觉障碍)。

(6) 内囊型感觉障碍:偏身型感觉障碍,即病灶对侧偏身(包括面部)感觉缺失或减退,常伴有偏瘫或偏盲,称三偏征。

(三) 辅助检查

可通过 MRI、诱发电位、CT 检查有无异常。

(四) 心理-社会状况

由于感觉障碍,患者会出现紧张、焦虑甚至恐惧的情绪,可增高发生外伤的风险。

【常见护理诊断/问题】

1. 感知觉紊乱 与中枢神经和周围神经受损有关。

2. 有受伤的危险 与神经受损导致感觉障碍有关。

【护理措施】

(一) 生活护理

保持床单位整洁、干燥,防止感觉障碍部位受压或机械性刺激。肢体保暖需用热水袋时,应外包毛巾,水温不宜超过 50 ℃,并且每半小时查看、更换一次部位。

（二）感觉训练

进行肢体的拍打、被动运动、按摩、针灸等促进恢复本体感觉。被动活动关节时，反复挤压关节，牵拉肌肉、韧带，让患者注意患肢并认真体会其位置、方向以及运动感觉。上肢运动感觉功能训练可使用木钉盘，当患者抓木钉时，通过各种材料对患者肢体末梢进行感觉刺激，提高感知能力。还可以通过患侧上肢的负重训练，改善上肢的感觉和运动功能。

（三）心理护理

加强与患者的沟通，耐心听取患者对感觉异常的叙述。缓解紧张和焦虑情绪，使患者能够正确面对疾病，积极配合治疗和训练。

（四）健康教育

指导患者坚持感觉训练，鼓励家属积极配合练习，循序渐进。建立感觉训练与日常生活能力训练一体化的意识。

四、意识障碍

意识障碍（consciousness disorder）是指机体对外界环境刺激缺乏反应的一种精神状态，可通过患者的言语反应、瞳孔对光反射、对针刺的痛觉反应、吞咽反射和角膜反射等来判断意识障碍的程度。

【护理评估】

（一）健康史

询问患者有无颅内感染、颅内占位性病变、脑炎等颅内病变，有无心血管病、败血症、代谢性疾病、中毒性疾病等颅外病变。

（二）身体状况

1. 以觉醒度改变为主的意识障碍

（1）嗜睡：意识障碍的早期表现，患者表现为被唤醒后可勉强配合检查及回答简单问题，刺激停止后患者又继续入睡。

（2）昏睡：患者处于沉睡状态，正常外界刺激不能唤醒，需强烈的刺激才能使其觉醒，醒来可做简单而不完全的回答，停止刺激后很快入睡。

（3）昏迷：按昏迷程度可分为浅昏迷、中昏迷和深昏迷。①浅昏迷：意识完全丧失，可有较少的无意识自发动作，对强烈的疼痛刺激可有回避动作及痛苦表情，但不能觉醒。吞咽反射、咳嗽反射、角膜反射及瞳孔对光反射存在，生命体征发生变化。②中昏迷：对强烈刺激的防御、角膜反射等减弱，大小便失禁或潴留。③深昏迷：对外界刺激均无反应，无任何自主运动，眼球固定，各种反射均消失，大小便失禁。生命体征明显变化，如呼吸不规则、血压下降等。

2. 以意识内容改变为主的意识障碍　表现为意识模糊和谵妄。

（1）意识模糊：表现为情感反应淡漠，语言缺乏连贯性，对外界刺激反应低于正常水平。

（2）谵妄：一种急性的脑高级功能障碍，患者对周围环境的认识及反应能力均下降，思维推理迟钝，语言功能障碍，错觉、幻觉，可表现为紧张、恐惧和兴奋不安，甚至有冲动和攻击行为。

3. 特殊类型的意识障碍　去皮质综合征、无动性缄默症（睁眼昏迷）和植物状态。

（三）辅助检查

血生化检查（血糖、血脂、电解质）及血常规是否正常，头部CT、磁共振检查有无异常。

（四）心理-社会状况

急性意识障碍患者常常给家属带来不安及恐惧；慢性意识障碍患者因为行为和意识紊乱，给家庭增加负担，家属可能会产生厌烦心态和不耐心的言行。

【常见护理诊断/问题】

1. 意识障碍 与脑组织受损、功能障碍有关。

2. 潜在并发症 压疮、感染等。

【护理措施】

（一）生活护理

拉上床挡，保持床单位整洁，定时翻身、拍背；做好大小便护理，保持肛周、外阴清洁、干燥；不能经口进食者应每天进行口腔护理2～3次；应给予富含维生素、高热量饮食，补充足够水分；鼻饲者要保证足够的营养供给；进食后30 min抬高床头，防止食物反流。

（二）病情监测

严密观察患者的生命体征及意识、瞳孔变化；观察患者皮肤，预防压疮的出现。长期卧床患者注意被动运动和抬高肢体，预防下肢深静脉血栓形成。

（三）心理护理

向患者及其家属做好解释工作，提供相关疾病的可靠信息；指导家属安慰患者、陪伴患者，提高患者战胜疾病的信心。

（四）健康教育

针对患者的日常生活护理，教会家属相关方法和注意事项，采取有效措施，积极预防并发症。

五、言语障碍

言语障碍(language disorder)分为失语症和构音障碍。失语症是由脑损害导致的语言交流能力障碍。构音障碍是由神经肌肉器质性病变所导致的。

【护理评估】

（一）健康史

了解患者之前和目前的语言能力；询问患者的职业、文化水平和语言背景；了解患者的发音器官，如喉、口、咽等有无肌肉瘫痪及构音障碍。

（二）身体状况

1. 失语症的类型及特点

(1) 运动性或表达性失语症(Broca失语症)：以患者口语表达障碍为突出特点，表现为不能说话，或者只能讲一两个简单的字，呈电报样言语，但能理解他人言语的意思。

(2) 感觉性或听觉性失语症(Wernicke失语症)：以患者口语理解障碍为突出特点，表现为发音清晰，语言流畅，但内容不正确，如将“帽子”说成“袜子”；患者无听力障碍，却不能理解别人和自己所说的话。

(3) 传导性失语：患者口语清晰，能自发讲出语意完整、语法结构正常的句子但不能复述出在自发谈话时较容易说出的词、句子或错误复述，如将“铅笔”说成“先北”。

(4) 命名性失语：又称遗忘性失语。患者不能说出物件的名称及人名，但可说出该物件的用途及如何使用。当别人提示物件名称时，能判断是否正确。

(5) 完全性失语：患者所有语言功能均有明显障碍，其口语障碍明显，多表现为刻板性语言，理解、复述、命名、阅读和书写能力均有严重障碍，预后差。

(6) 失写：患者无手部肌肉瘫痪，却不能书写或者写出的句子常有遗漏性错误，但仍保存抄写能力。

(7) 失读：患者对视觉性符号丧失认知能力，因此不能识别文字、语句、图画。失读和失写常同时存在。

2. 构音障碍的特点　构音障碍是一种纯语言障碍，表现为发音困难，发音不清但用词准确，声音、音调及语速均异常。

（三）辅助检查

新斯的明试验是否为阳性反应，头部 CT、MRI 检查及肌电图检查有无异常。

（四）心理-社会状况

患者常因无法表达自己的需要和情感，影响正常交流和社交活动，因此容易出现焦虑、烦躁、自卑等心理。

【常见护理诊断/问题】

语言沟通障碍　与大脑中枢病变或发音器官神经受损有关。

【护理措施】

（一）语言康复训练

语言训练原则：由少到多、由易到难、由简单到复杂。

1. 肌群运动训练　包括缩唇、伸舌、卷舌、鼓腮、吹起等活动。

2. 发音训练　先训练张口诱发唇音、唇齿音、舌音，再反复练习单音音节，患者能够完成单音音节发音后，让其复诵简单句。

3. 复述训练　复述单词和词汇，让患者每次复述 3～5 遍，轮回训练，巩固效果。

4. 命名训练　让患者指出常用的物品名称及说出家人的姓名等。

5. 刺激训练　用患者熟悉的、有意义的内容进行刺激，要求语速、语调和词汇长短合适。

（二）心理护理

鼓励患者克服羞怯心理，大声说话；鼓励家属多与患者交流，营造一种和谐的语言交流环境；鼓励患者向医护人员和家属表达自己的需求。

（三）健康教育

指导患者放松身心，坚持语言康复训练，循序渐进。当患者进行尝试和取得进步时，家属应及时给予表扬，以增强患者康复信心。

练习与思考

在线答题

练习与思考答案

一、单项选择题（在线答题）

二、填空题

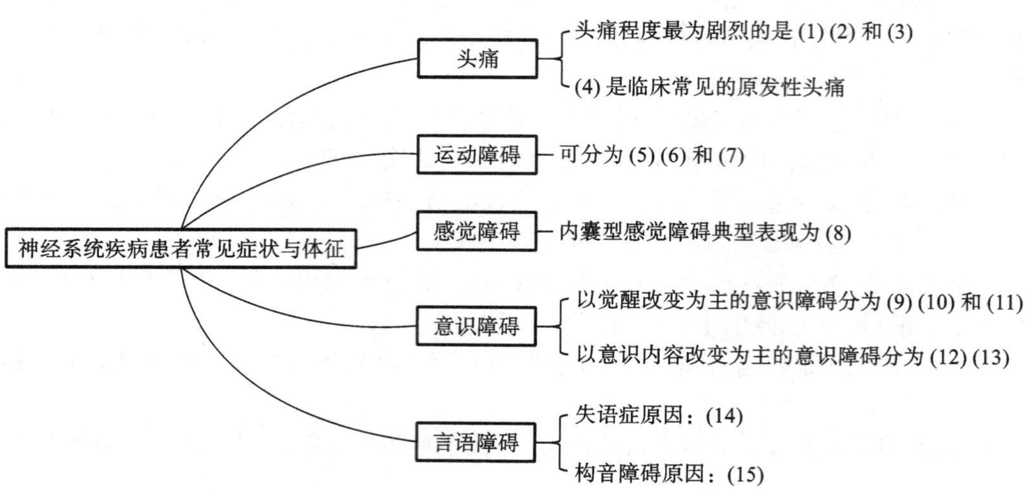

填空题答题处：

(1)________；(2)________；(3)________；(4)________；
(5)________；(6)________；(7)________；(8)________；
(9)________；(10)________；(11)________；(12)________；
(13)________；(14)________；(15)________。

三、名词解释

1. 感觉障碍
2. 意识障碍

（南阳科技职业学院　刘淼鑫）

第二节　周围神经疾病

学习目标

1. 掌握周围神经疾病的概念、护理评估和护理措施。
2. 熟悉周围神经疾病的常见护理诊断/问题。
3. 了解周围神经疾病的护理目标和护理评价。
4. 学会运用护理程序对周围神经病患者实施整体护理，尊重、关心患者。

案例思考

孙某，男性，37岁，因“双下肢无法活动”入院。主诉：12天前受凉感冒，现四肢无力，且自觉呼吸费力。查体：意识清楚，四肢肌力1～2级，肌张力减退，腱反射消失，肢体呈手套-袜套样感觉消失。腰椎穿刺结果显示：脑脊液细胞计数正常，蛋白质含量明显增高。

请思考：

1. 患者呼吸费力的原因可能是什么？
2. 若发现患者呼吸费力进一步加重，可采取的最有利的措施是什么？

一、面神经炎

面神经炎(facial neuritis)是由茎乳孔内面神经非特异性炎症所导致的周围性面瘫。本病可发生于任何年龄、任何季节，多见于20～40岁的男性。

【病因及发病机制】

面神经炎的病因尚未完全明确。面部受凉、病毒感染、中耳炎以及面神经在面神经管出口处受压、缺血、水肿等均可引起本病。

【护理评估】

（一）健康史

多数患者发病前有病毒感染或面部受凉史，因此，询问患者1周内是否有面部受凉、病毒感染等情况；了解既往健康状况。

（二）身体状况

一般为急性发病，常在发病后数小时或发病后1～3天症状达高峰。

1. 表情肌瘫痪 多表现为单侧，患侧表情肌瘫痪，额纹消失，不能皱眉，眼裂不能闭合或闭合不完全；患侧闭眼时双眼球向外上方转动，露出白色巩膜，称为贝尔征；患侧鼻唇沟变浅，口角歪向健侧；因口轮匝肌瘫痪，会出现吹口哨、鼓腮漏气；因颊肌瘫痪，食物易滞留于患侧，口水或汤水易从患侧漏出。

2. 其他表现 患者起病前1～2天可有患侧耳后持续疼痛或乳突部压痛；中耳鼓室段病变者可出现说话时回响过度；除上述表现外，部分患者还可出现患侧耳廓与外耳道感觉减退，外耳道或鼓膜出现疱疹，称为肌阵挛性小脑协调障碍(Ramsay-Hunt 综合征)。

（三）辅助检查

1. 面神经传导检查 有助于对早期(起病后5～7天)完全面瘫者进行预后判断。

2. 其他检查 脑脊液、脑 CT 及内耳道摄片均无异常。

（四）治疗要点

治疗原则是改善局部血液循环，减轻面神经水肿，缓解神经受压，促使功能恢复。

1. 急性期治疗 应尽早使用糖皮质激素，可用泼尼松口服，或静脉滴注地塞米松，疗程1周左右，并肌内注射维生素 B_1、维生素 B_{12}。也可局部用热敷、红外线照射或超短波透热疗法。如有带状疱疹，可口服阿昔洛韦。眼裂不能闭合者，根据情况使用眼罩、眼膏等以保护角膜。

2. 恢复期康复治疗 进行面肌的被动或主动运动训练，也可用针灸、高压氧治疗等。

3. 手术治疗 约80%的患者可在1～2个月恢复，对自愈较差的高危患者或发病1年后仍未恢复者，可考虑手术治疗。

【常见护理诊断/问题】

1. 自我形象紊乱 与面神经麻痹所致口角歪斜有关。

2. 疼痛：下颌角或乳突部疼痛 与面神经病变累及膝状神经节有关。

【护理措施】

（一）一般护理

急性期患者注意休息，避免面部直吹冷风，外出注意保暖；饮食清淡，避免摄入粗糙、干硬、辛辣食物，有味觉障碍者应注意食物温度，以防烫伤；保持口腔清洁，预防口腔感染。

（二）用药护理

急性期应及早使用糖皮质激素，如静脉滴注地塞米松或口服泼尼松；Ramsay-Hunt 综合征者可口服阿昔洛韦。指导遵医嘱用药，观察药物疗效和不良反应。

（三）心理护理

患者因自我形象突然改变，可出现焦虑、急躁情绪。指导其克服焦虑和害羞情绪，积极配合治疗。与患者交流时，态度要温和，避免任何伤害患者自尊的言行。

（四）健康教育

告知患者面神经炎的常见诱因和防治知识，指导患者保持积极向上的心态，生活有规律，避免面部长时间吹冷风，嘱咐患者每日坚持面部按摩和运动。

二、三叉神经痛

三叉神经痛(trigeminal neuralgia)是一种原因未明的三叉神经分布区内短暂的反复发作的剧痛。

【病因及发病机制】

原因尚未完全明确，可能是由于邻近的血管如小动脉压迫三叉神经根，挤压神经纤维，多方叠加造成剧痛；继发性三叉神经痛多为脑桥小脑三角占位性病变压迫三叉神经以及多发性硬化等所致。

知识链接

“天下第一痛”的研究

三叉神经痛被称为“天下第一痛”。世界卫生组织最新调查数据显示，三叉神经痛已经不再是中老年人的“专利”，而是趋向年轻化。年轻人不规律的生活作息、暴饮暴食等因素使得三叉神经痛的患病率正在增高。三叉神经痛患病率约为182/10万，年发病率为(3～5)/10万，多发生于成人及老年人，发病年龄为28～89岁，70%～80%病例发生于40岁以后，高峰年龄为48～59岁，平均年龄为55岁，男女患病比例为1∶1.5。发病部位大多为单侧，右侧痛占61%，左侧痛占38%，双侧为1%。

三叉神经痛患者的首选治疗是药物治疗，若药物控制效果不佳，可考虑针刺及手术治疗，各种手术方式均有利弊，应根据患者的个体化差异选择合适的手术方式，这对于临床医护人员是一项挑战。

【护理评估】

（一）身体状况

1. 疼痛部位 多局限于三叉神经1或2分支，以上颌支和下颌支最常见。口角、鼻翼、颊部和舌等处最为敏感，轻触、轻扣即可诱发，因此这些位置又被称为“触发点”或“扳机点”。严重者洗脸、刷牙、说话、咀嚼即可诱发，导致患者面部卫生差、面色憔悴、情绪低落。发作时患者常常双手紧握拳或握物，或用力按压痛部，或用手摩擦痛部，以减轻疼痛。

2. 疼痛性质 发作时表现为面颊、上下颌及舌部明显的剧烈电击样、针刺样、刀割样或撕裂样疼痛。持续数秒或一两分钟，疼痛部位固定，突发突止，间歇期完全正常。

（二）辅助检查

周围血常规、脑积液等检查均无明显改变。牙部X线及鼻咽部活检等检查用于鉴别诊断。

（三）心理-社会状况

患者因突然发生剧烈疼痛而焦虑，长时间疼痛使患者出现抑郁、情绪低落等心理。

（四）治疗要点

迅速有效的止痛是治疗三叉神经痛的关键。

1. 药物治疗 卡马西平是首选治疗药物，也可选用苯妥英钠、氯硝西泮等。

2. 封闭治疗 对于服药无效者，可行三叉神经纯酒精或甘油封闭治疗。

3. 经皮半月神经节射频电凝疗法 对大多数患者有效，可缓解疼痛数月至数年。

4. 手术治疗 以上治疗无效且疼痛难忍者，可考虑三叉神经感觉根部分切断等手术。

【常见护理诊断/问题】

1. 疼痛：面颊、上下颌及舌疼痛 与三叉神经受损有关。

2. 焦虑 与疼痛反复发作有关。

【护理措施】

（一）生活护理

环境安静，饮食清淡，避免粗糙、干硬、辛辣等刺激性食物。吃饭、漱口、说话、刷牙、洗脸等动作应轻柔，注意头面部保暖。指导患者规律生活，保证充分休息。

（二）药物治疗

迅速有效止痛是治疗本病的关键。卡马西平是首选治疗药物，开始剂量为0.1 g，每日2次，以后每日增加0.1 g，有效维持量一般为每日0.6～0.8 g，直到疼痛消失。疼痛停止后逐渐减量。遵医嘱用药，观察有无头晕、口干、嗜睡、恶心、消化不良等不良反应，一般数日后可消失。若出现步态不稳、白细胞减少、皮疹、精神症状等，立即停药，并及时就医。对于服药无效者，可行三叉神经纯酒精或甘油封闭治疗。

（三）心理护理

由于本病发作时疼痛剧烈，患者非常痛苦，可能会出现精神抑郁、情绪低落。应指导患者规律生活，保持心情愉快。教会患者自我护理的方法。

（四）健康教育

指导患者规律生活，合理休息，培养兴趣爱好，适当分散注意力。饮食宜清淡，营养丰富。遵医嘱用药，指导识别药物的不良反应。服用卡马西平者，每1～2个月检查肝功能和血常规，若出现不良症状，立即停药并及时就医。

三、急性炎性脱髓鞘性多发性神经病

急性炎性脱髓鞘性多发性神经病（AIDP），又称吉兰-巴雷综合征（GBS），是一种自身免疫介导的周围神经病。临床表现为多发神经根及周围神经损害，常有脑脊液蛋白-细胞分离现象，静脉注射免疫球蛋白和血浆置换治疗有效。病情严重者可因延髓和呼吸肌麻痹而危及生命。各个年龄组均可发病，以儿童和青壮年多见，男性多于女性，夏秋季是多发季节。

【病因及发病机制】

本病的病因不明。众多证据提示本病为免疫介导的周围神经病。感染、疫苗接种、外科手术等可启动免疫反应。主要的感染因子有空肠弯曲杆菌（前驱症状为腹泻）、多种病毒及支原体等。

【护理评估】

（一）健康史

多数患者在发病前1～4周有上呼吸道、消化道感染症状，少数有疫苗接种史，症状常于2周左右达到高峰。

（二）身体状况

1. 弛缓性瘫痪 首发症状常为四肢对称性无力，可自远端向近端发展或相反，也可同时受累，并可累及躯干。病情危重者1～2天迅速加重，出现四肢完全性瘫痪、呼吸肌麻痹。

2. 感觉障碍 发病时多有肢体感觉异常，如灼烧感、麻木、刺痛和不适感，感觉缺失或减退呈手套-袜套样分布。

3. 脑神经损害 以双侧周围性面瘫多见，尤其见于成人，部分可为首发症状。延髓麻痹以儿童多见，可出现吞咽困难、饮水呛咳。

4. 自主神经症状 有多汗、皮肤潮红、手足肿胀及营养障碍，严重者可出现心动过速、直立性低血压。

（三）辅助检查

主要是腰椎穿刺脑脊液检查和肌电图检查。典型脑脊液改变为细胞计数正常，而蛋白质含量明显增高（为神经根广泛炎症所致），称蛋白-细胞分离现象，是本病重要特征，通常在病后2～4周最明显。肌电图检查早期可见F波或H反射延迟，提示神经近端或神经根损害。

（四）心理-社会状况

本病病情凶险、突发且进展迅速，肢体运动障碍，皮肤感觉异常，使患者情绪紧张、焦虑不安。当病情加重，出现呼吸困难、吞咽功能障碍时，患者可产生极度恐惧、悲观失望等心理。

（五）治疗要点

1. 对因治疗 ①血浆交换及免疫球蛋白静脉滴注：AIDP的一线治疗，可消除外周血免疫活性细胞、细胞因子和抗体等，减轻神经损害。一般在发病后2周内进行，可降低并发症的发生率。②糖皮质激素的应用：在无条件应用血浆交换治疗及免疫球蛋白治疗时，可试用糖皮质激素治疗。③辅助治疗：应用B族维生素、辅酶A、ATP、加兰他敏及地巴唑等。

2. 辅助呼吸 AIDP最主要的危险是呼吸肌麻痹，防止患者因呼吸肌麻痹而死亡的最有力措施为使用呼吸机，对有呼吸困难者应及早进行气管插管、气管切开和机械通气。

【常见护理诊断/问题】

1. 躯体活动障碍 与四肢肌肉进行性瘫痪有关。

2. 低效性呼吸型态 与周围神经损害、呼吸肌麻痹有关。

3. 吞咽困难 与神经受损所致延髓麻痹、咀嚼肌无力等有关。

4. 清理呼吸道无效 与呼吸肌麻痹致咳嗽无力、肺部感染所致分泌物增多等有关。

5. 潜在并发症 营养失调、深静脉血栓形成。

【护理措施】

（一）一般护理

1. 休息与活动 环境安静、光线柔和，协助取舒适卧位。定时拍背、按摩、翻身，预防并发症。指导患者学会和配合使用便器，取用便器时动作轻柔，以免损伤皮肤。

2. 饮食护理 给予高热量、富含维生素、易消化饮食。吞咽困难者，喂食速度要慢，温度适宜，避免发生呛咳。吞咽困难严重者，及早给予鼻饲饮食，保证摄入足够营养。进食时和进食30 min内抬高床头，防止窒息。

（二）对症护理

1. 保持呼吸道通畅 鼓励患者深呼吸和有效咳嗽，协助翻身拍背，及时清除口鼻、呼吸道分泌物，必要时吸痰。

2. 氧疗 持续低流量吸氧，若血氧饱和度下降，应增大氧流量。

3. 预防并发症 保持皮肤和床单位整洁，定时翻身，预防压疮，保持瘫痪肢体功能位。早期做好关节的主动和被动交叉训练，预防肌肉失用性萎缩及肢体关节畸形。

（三）病情观察

(1) 严密观察患者呼吸的频率、节律、深度等。观察有无呼吸困难及咳嗽是否有力。

(2) 观察患者有无烦躁不安、出汗、皮肤黏膜发绀等缺氧表现，检测动脉血氧分压和血氧饱和度。当患者出现呼吸费力、烦躁、口唇发绀等缺氧症状，血氧饱和度降低，动脉血氧分压$<$70 mmHg时，应先行气管插管。若24 h无好转，行气管切开，外接呼吸机。

(3) 观察是否有呼吸肌麻痹迹象，观察吞咽和进食情况。观察脉搏、心率和血压，必要时行心电监护。

（四）心理护理

因为本病来势凶险突然，进展快，恢复期长，因此患者容易产生恐惧、焦虑等情绪，而长期的情绪低落不利于康复。所以，要及时了解患者的心理状况，关心、尊重患者，耐心倾听患者的感受。鼓励家属关心、陪伴患者，提高患者战胜疾病的信心和勇气。

（五）健康教育

指导患者建立健康的生活方式，加强运动锻炼，增强体质和机体抵抗力。避免受凉、感冒等诱因；鼓励患者保持心情愉悦和情绪稳定。向患者及其家属解释翻身拍背的重要性。运动障碍的患者注意防止跌倒，确保安全；指导患者掌握自我护理方法，并认识到肢体功能锻炼的重要性。

在线答题

练习与思考答案

练习与思考

一、单项选择题（在线答题）

二、填空题

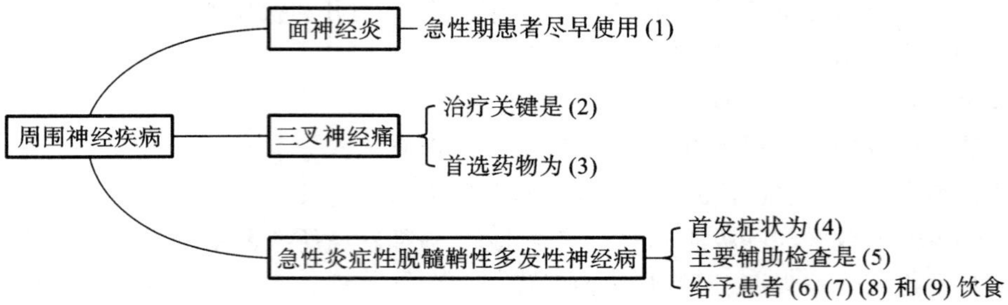

填空题答题处：

(1)________________；(2)________________；(3)________________；(4)________________；

(5)________________；(6)________________；(7)________________；(8)________________；

(9)________________。

三、案例分析题

患者，男性，43 岁。咽痛、咳嗽、发热 1 周，进行性呼吸困难，伴四肢无力、末端感觉下降 1 天。护理检查：四肢末梢呈手套-袜套样感觉异常。

请思考：

1. 该患者目前存在哪些护理诊断/问题？

2. 针对该患者目前情况，主要的护理措施有哪些？

（南阳科技职业学院　刘淼鑫）

第三节　脑血管疾病

学习目标

1. 掌握脑血管疾病的危险因素，常见护理诊断/问题、护理措施以及健康指导。
2. 熟悉常见脑血管疾病的临床表现、诊断要点和救治原则。
3. 能正确评估病情，应用护理程序对急性脑血管疾病患者实施整体护理。
4. 培养敬佑生命、科学严谨的职业精神，尊重、关心患者。

案例思考

患者，男性，50岁，因“反复右上肢无力4天，加重伴说话困难半天”入院。4天前，患者无明显诱因反复出现右侧上肢无力。今晨起，右侧肢体无力，不能行走，说话困难，家属发现后急送入院。

查体：血压172/100 mmHg，意识清楚，右侧口角低垂，口角明显偏向左侧，伸舌时舌尖偏右。右上肢肌力2级，下肢肌力3级。右侧偏身痛、温觉迟钝，右侧巴宾斯基征(+)。入院后头颅CT未见异常。家属告知医生，患者既往有高血压、冠心病、糖尿病病史。

请思考：

1. 根据患者目前的病情，存在的主要护理诊断是什么？
2. 待患者病情稳定后，如何进行康复护理？

一、概述

脑血管疾病(cerebrovascular disease，CVD)是神经系统常见病和多发病，也是可以严重致残的一种疾病。

脑卒中是指各种原因引起的脑血管疾病急性发作，造成脑供血动脉狭窄或闭塞，或非外伤性的脑实质出血，并引起相应症状与体征。脑卒中发病率与年龄呈正相关，老年人多发；我国脑卒中发病率有北方高于南方、西部高于东部的特征，且寒冷季节发病率高，男性发病率高于女性。有研究表明，脑血管疾病的发生与社会经济状况、职业、种族等因素有关。

(一) 脑血管疾病的分类

按症状持续时间，脑血管疾病可分为短暂性脑缺血发作和脑卒中。根据病理性质，脑卒中可分为缺血性脑卒中和出血性脑卒中，前者包括脑血栓形成和脑栓塞，统称脑梗死；后者包括脑出血和蛛网膜下腔出血。依据发病缓急，脑血管疾病可分为急性脑血管疾病和慢性脑血管疾病，前者包括短暂性脑缺血发作、脑梗死、脑出血、蛛网膜下腔出血，后者指脑动脉硬化症和血管性痴呆。

(二) 脑血管疾病的病因

1. 血管壁病变 高血压性动脉硬化和动脉粥样硬化(最常见)、动脉炎、先天性血管病(动脉瘤、动静脉畸形)、血管损伤(外伤、手术、穿刺)等。

2. 血液流变学及血液成分异常 高脂血症、高血糖等所致血液黏度增高；血友病、血小板减少性紫癜等所引起的凝血功能异常。

3. 心血管病和血流动力学异常 高血压、低血压或血压急骤波动、风湿性心脏病、心律失常(尤其是心房颤动)、心功能障碍等。

4. 其他 颈椎疾病压迫邻近大血管、颅外栓子(空气、脂肪等)进入颅内。

(三) 脑血管疾病的危险因素

脑血管病的危险因素与脑血管疾病的发生和发展有直接关系。

1. 不可干预因素 年龄、性别、性格、种族、遗传等。

2. 可干预因素 高血压(各类脑卒中最重要的独立危险因素)、高血脂、心血管病、糖尿病、高同型半胱氨酸血症、吸烟、酗酒、体力活动少、高盐饮食、体重超重、感染等。

(四) 脑血管疾病的预防

1. 一级预防 一级预防指发病前预防。可干预因素是脑卒中一级预防主要针对的目标，包括改变不健康的生活方式，积极防治高血压、心脏病、血脂异常、糖尿病等各种危险因素，戒烟限酒、控制体重指数等，使脑血管疾病不发生或推迟发生。

2. 二级预防 二级预防是针对已经发生脑卒中的患者，通过寻找并预防病因、抗血小板聚集等措施，治疗所有可干预的危险因素，减轻残疾程度，并降低再次发生脑卒中的危险。

二、短暂性脑缺血发作

短暂性脑缺血发作(transient ischemic attack，TIA)是由于局部脑组织或视网膜缺血引起的短暂性、局限性脑和视网膜功能障碍。每次发作症状持续数分钟，一般不超过 1 h，最长可于 24 h 内完全恢复，且不遗留神经功能缺失症状。

【病因及发病机制】

1. 血流动力学改变 在动脉粥样硬化或管腔狭窄的基础上，当发生低血压或血压波动时，导致病变血管的血流减少，出现一过性脑缺血症状。当血压回升时，局部脑血流恢复正常，TIA 的症状消失。

2. 脑血管狭窄或痉挛 颅内外动脉因粥样硬化导致管腔狭窄或受各种刺激发生痉挛而产生临床症状。

3. 微栓塞 来源于颈部和颅内大动脉的微栓子随血流进入颅内，引起相应动脉闭塞而产生临床症状。当微栓子崩解或移向远端血管时，局部血流恢复，临床症状消失。

【护理评估】

(一) 健康史

询问患者有无动脉粥样硬化病史，有无高血压、糖尿病、高脂血症等病史。发病前有无血压明显升高、急速头部转动以及严重失水等情况。

(二) 身体状况

中老年人多见，男性多于女性，常伴有脑血管疾病的高危因素。本病发病突然，迅速出现局限性神经功能或视网膜功能障碍。

1. 颈内动脉系统 TIA 常见症状：病灶对侧单瘫、偏瘫和面瘫，单肢或偏身麻木。特征性表现：病侧单眼一过性黑矇或失明，对侧偏瘫及感觉障碍，可能出现病变对侧同向偏盲。

2. 椎基底动脉系统 TIA 常见症状：一过性眩晕、恶心、呕吐、平衡失调。特征性表现：①跌倒发作：转头时双下肢无力跌倒。②短暂性全面遗忘症：发作时短时间记忆丧失，无意识障碍，持续数分钟或数小时，还可出现吞咽功能障碍、构音不清、共济失调及交叉性瘫痪等。

知识链接

TIA 的严重性

短暂性脑缺血发作，简称 TIA，指在短时间内脑血流量减少引起的脑功能障碍，每次发病的时间通常是数秒、数分钟或数小时，最长不超过 24 h。往往因症状轻、消失快、不留任何后遗症而易被人忽视。实际上，TIA 后果严重。据统计，有 25%～40%的 TIA 患者在5 年内会发生严重的脑梗死。因此，医学家们常常把它看成是脑血管疾病的先兆或危险信号。

(三) 辅助检查

1. 影像学检查 磁共振血管成像可见颅内动脉狭窄，数字减影血管造影(DSA)可明确颅内外动脉狭窄程度。

2. 经颅多普勒超声(TCD)检查 可见动脉狭窄、粥样硬化斑等。

3. 其他 血流动力学、血常规、血脂等检查有助于发现病因。

（四）心理-社会状况

患者因突然发病或症状反复发作，担心出现严重后遗症而产生焦虑、恐惧心理。部分患者因为对疾病缺乏认识而麻痹大意，容易发展为更严重的疾病。

（五）治疗要点

TIA的治疗目的是消除病因、减少及预防复发、保护脑功能，对短时间内反复发作者，应采取有效治疗，防止发生脑梗死。

1. 对因治疗 病因明确者应进行对因治疗，如动脉粥样硬化、高血压、心血管病、糖尿病、高脂血症等，消除微栓子的来源和血流动力学障碍，戒烟、限酒，坚持体育锻炼，控制脑卒中的危险因素。

2. 药物治疗

(1) 抗血小板聚集药：可减少微栓子及TIA复发。常用药物有阿司匹林、盐酸噻氯匹定（预防TIA和脑卒中较阿司匹林有效）、氯吡格雷（可降低缺血性脑卒中发病率）、双嘧达莫（与阿司匹林合用，可预防脑卒中）。

(2) 抗凝药物：首选肝素（根据凝血活酶时间调整剂量）、低分子肝素（腹壁皮下注射）或口服华法林等抗凝剂。

(3) 钙通道阻滞剂：可扩张血管防止脑血管痉挛，抑制血小板聚集，保护脑组织，常用药物有盐酸氟桂利嗪、尼莫地平等。

(4) 其他：低分子右旋糖酐静脉滴注，可扩充血容量、稀释血液和改善微循环。

3. 手术治疗 患者血管造影证实为中至重度（50%～99%）狭窄病变，颈动脉内膜切除术可减少TIA或降低脑卒中风险。血管成形术和血管内支架植入术对颈动脉狭窄有效。

【常见护理诊断/问题】

1. 有受伤的危险 与突发眩晕、平衡失调和一过性失明有关。

2. 知识缺乏 缺乏疾病的防治知识。

3. 潜在并发症 脑卒中。

【护理措施】

（一）一般护理

给予低脂、低盐、低胆固醇、高蛋白质、富含维生素饮食，多吃新鲜蔬菜水果。忌辛辣、油炸食物，少进甜食，少量多餐，戒烟限酒。病室定时通风，保持空气新鲜，室内温、湿度适宜，适当活动。

（二）安全护理

指导患者发作时卧床休息，枕头不宜过高（15°～20°为宜），以免影响脑部供血。转头、仰头等活动时应动作缓慢且幅度不宜过大。频繁发作者外出时应有人陪伴，避免重体力活动。适当活动，如慢跑、散步等，以改善心功能，增加脑部供血。

（三）用药护理

指导患者遵医嘱用药，观察有无药物不良反应。①抗血小板聚集药物：可减少微栓子，预防TIA复发。常用药物有阿司匹林、双嘧达莫、氯吡格雷等。观察有无恶心、腹痛、腹泻、黑便等不良反应。②抗凝药物：抗凝治疗对TIA频繁、持续时间长、症状逐渐加重且无出血倾向和严重高血压患者有效，常用的药物有肝素和华法林等。定期检测凝血功能，观察有无牙龈出血、皮肤瘀点和瘀斑、粪便颜色变黑等出血表现。

（四）心理护理

对患者及其家属讲解疾病特点，让其重视和积极预防 TIA，多沟通，关心、安慰、尊重患者，耐心解答患者及其家属提出的问题，鼓励患者主动参与治疗和护理活动。

（五）健康教育

解释不良生活方式与疾病的关系，指导患者选择低盐、低脂、高蛋白质和富含维生素饮食，限制钠盐和甜食的摄入量；指导患者监测血压，定期门诊检查，若出现头晕、头痛、一侧肢体麻木无力、吐字不清等症状，应及时就诊。

三、脑血栓形成

脑血栓形成又称动脉粥样硬化性血栓性脑梗死，是在脑动脉粥样硬化等动脉壁病变的基础上，脑动脉主干或分支管腔狭窄、闭塞或形成血栓，导致该动脉供血区局部血流中断而发生缺血缺氧性坏死，表现为偏瘫、失语等相应的神经症状和体征。脑血栓形成是临床最常见的脑血管疾病，也是脑梗死最常见的临床类型，约占全部脑梗死的 60%。

【病因及发病机制】

1. 脑动脉粥样硬化　脑血栓形成最常见、最基本的病因，常伴有高血压。

2. 脑动脉炎　结缔组织疾病、细菌等感染可致脑动脉炎，使管腔狭窄或闭塞。

3. 其他　血小板增多症、弥散性血管内凝血、颅内外夹层动脉瘤等。

睡眠、心力衰竭、心律失常和失水等致心排血量减少、血压下降、血流缓慢，可促使血栓形成。血栓形成后，动脉供血减少或完全中断，若侧支循环不能代偿，使由病变动脉供血的脑组织缺血、水肿、坏死等，出现相应神经功能缺损表现。

【护理评估】

（一）健康史

询问患者是否有颈动脉狭窄、高血压、高血脂、TIA 病史；有无脑血管疾病的家族史；是否长期高盐、高脂饮食，是否有烟酒嗜好；是否进行体育锻炼等。是否遵医嘱正确服用降压药、降糖药、降脂药以及抗血小板聚集药物。

（二）身体状况

1. 临床特点　好发于 50～60 岁中年老人，有动脉粥样硬化、高血压、高血脂、糖尿病等基础疾病患者。一般患者有前驱症状，部分发病前有 TIA 病史。多数患者在安静休息时或睡眠中突然发病，次日早晨醒来出现语言障碍、一侧肢体瘫痪，多数患者意识清楚，病情多在几小时或几天内达到高峰，症状进行性加重或波动。病情较轻的患者经治疗可在短期内缓解，不留后遗症，若病情严重、进展快，则会出现昏迷、颅内压增高等并发症。

2. 临床分类　①完全性脑卒中：症状常于 6 h 内达到高峰，表现为一侧肢体完全性瘫痪，甚至昏迷。②进展性脑卒中：症状常在 48 h 内逐渐进展或呈阶梯式加重。③缓慢进展型：在起病 2 周后仍逐渐发展。④可逆性缺血性神经功能缺失：发病后症状较轻，持续 24 h 以上，于 3 周之内恢复，不留后遗症。

（三）辅助检查

1. 血液检查　血常规、血糖、血脂、凝血功能等检查，有助于发现本病的危险因素并鉴别病因。

2. 头颅 CT　最常用的检查，脑梗死发生 24 h 后梗死区呈低密度影。

3. 头颅 MRI　可发现脑干、小脑梗死及较小的梗死灶。

4. 数字减影血管造影(DSA)　脑血管病变检查的金标准。可发现血管狭窄、闭塞等病变。

5. 经颅多普勒超声(TCD)检查　评估血管狭窄、闭塞、痉挛或侧支循环建立情况。可帮助溶栓治疗监测和判断预后。

（四）心理-社会状况

患者因疾病会出现焦虑等心理问题，告知患者及其家属对疾病的治疗措施和护理方法，提高患者对疾病及预防复发等知识的认知程度，分享恢复良好的病例以增强其治疗信心。

（五）治疗要点

1. 急性期治疗

（1）溶栓治疗：发病后 3～4 h 溶栓使血管再通，及时恢复血流和改善脑组织代谢，可挽救梗死区周围的缺血组织。我国目前常用溶栓药有尿激酶（UK，可局部加全身溶栓）、重组组织型纤溶酶原激活剂（rt-PA，只局部溶栓，不产生全身溶栓作用），应用此类药物时应监测凝血时间、凝血酶原时间等。

（2）防治脑水肿：发病后 2～5 日为脑水肿高峰期，多见大面积梗死。严重脑水肿和颅内压增高是急性重症脑梗死常见并发症和主要死因。常用药物有 20%甘露醇、呋塞米等。

（3）血压的调控：急性期维持患者血压在较平时稍高水平，以保证脑血流灌注，防止梗死区扩大。血压过高（收缩压＞220 mmHg，舒张压＞120 mmHg）者可用降压药，如卡托普利，切忌降压过低过快而降低脑血流灌注压力，导致脑缺血加剧。针对导致血压升高的因素（如头痛、呕吐等应激状态）采取相应措施。

（4）抗血小板聚集治疗：未行溶栓治疗的患者发病 48 h 内用阿司匹林 100～300 mg/d，可降低死亡率和复发率。

（5）其他治疗：为防止血栓进展等，可短期应用抗凝治疗，如肝素、华法林等；也可用巴曲酶和降纤酶等抑制血栓形成的药物治疗；血糖升高者用胰岛素控制血糖；银杏制剂、丹参、川芎嗪等中药制剂有活血化瘀作用；用胞二磷胆碱、钙通道阻滞剂等药物或低温治疗保护脑组织；呼吸正常、呼吸道无明显分泌物、无抽搐等患者尽早配合高压氧治疗，促进侧支循环形成，使正常脑血管收缩，出现“反盗血”现象以增加病变部位脑血流灌注。

2. 康复治疗 主张早期介入，一般认为患者生命体征平稳、神经系统症状不再进展后 48～72 h 即可进行康复护理。目的是促进神经功能的恢复，包括患肢运动和语言功能等训练和康复治疗，应遵循早期介入，贯穿始终，由替代护理逐渐变为自我护理，功能训练与日常生活活动相结合的原则。

【常见护理诊断/问题】

1. 躯体活动障碍 与运动中枢损害导致肢体瘫痪有关。

2. 语言沟通障碍 与语言中枢损害有关。

【护理措施】

（一）一般护理

1. 休息与活动 急性期应卧床休息，采取平卧位，协助患者做好日常生活护理，保持皮肤清洁、干燥；恢复期应尽量鼓励患者生活自理，增强其自我照顾的能力和信心。

2. 环境与安全 病室通风，保持空气清新，室内温、湿度适宜，保证床单位整洁。卫生间、走廊以及楼梯要设置扶手，头部禁止冷敷，以防血管收缩、血流减少而加重病情。

3. 饮食护理 给予低盐、低脂、低胆固醇、富含维生素饮食。多用新鲜蔬菜、水果、鱼类和豆类，禁辛辣食物，少量多餐，禁烟禁酒。若有吞咽困难、呛咳等症状，要缓慢进食，必要时给予鼻饲饮食。

（二）用药护理

1. 溶栓抗凝药物 严格掌握药物剂量，监测出凝血时间、凝血酶原时间，观察生命体征、有无皮肤及消化道等出血情况。若患者原有症状和体征加重，或出现严重头痛、血压增高、脉搏减慢、恶心呕吐等，应考虑继发颅内出血。应立即告知医生并停用溶栓抗凝药物，协助行头颅CT检查。

2. 钙通道阻滞剂　该药有明显的扩血管作用，患者会出现头部胀痛、面部发红、血压降低等，应监测血压、减慢输液速度（30滴/分以下）。

3. 甘露醇　应快速给药（125 mL在15～30 min输入）。大量应用甘露醇可导致急性肾功能损害以及水、电解质紊乱，应监测肾功能、尿量和尿液颜色。治疗期间保护心肺功能。

4. 抗血小板药物　此类药物宜长期服用，治疗期间应监测药物疗效、不良反应和血常规。

（三）心理护理

多关心、安慰患者，鼓励患者采用各种方式表达自身感受，避免任何刺激和伤害患者的言行，为患者提供心理、精神和安全上的支持，重视患者的精神情绪变化。

（四）健康教育

(1) 向患者及其家属说明肥胖、抽烟、酗酒等不良生活方式与疾病的关系，遵医嘱服用降压、降糖、降脂以及抗凝等药物，定期复查，若患者出现头晕、肢体麻木等症状，应及时就诊。

(2) 指导患者选择低盐、低脂、足量蛋白质和富含维生素饮食，鼓励患者培养兴趣爱好，参加有益身心的社交活动。指导患者动态监测血压、血脂等变化，定期门诊检查。

四、脑栓塞

脑栓塞(cerebral embolism)是血液中各种栓子随血流进入脑动脉而阻塞脑血管，当侧支循环不能代偿时，引起该区域脑组织缺血性坏死，从而出现局灶性神经功能缺损的疾病。

【病因及发病机制】

脑血栓的栓子来源分为3类。

1. 心源性栓子　脑栓塞最常见病因。常见风湿性心脏病二尖瓣狭窄合并心房颤动的患者。

2. 非心源性栓子　常见原因：①动脉粥样硬化斑块脱落性栓塞。②脂肪栓塞：常见于长骨骨折或手术后。③空气栓塞：见于静脉穿刺等。④感染性栓塞：败血症的菌栓或脓栓等。

3. 来源不明的栓子　部分患者栓子来源不明。

【护理评估】

（一）健康史

询问患者发病的时间、方式以及有无动脉狭窄、高血压、糖尿病病史；有无风湿性心脏病、感染性心内膜炎等病史。是否长期高盐、高脂肪饮食；有无家族性脑卒中病史。

（二）身体状况

(1) 脑栓塞发生于任何年龄段，多见于患风湿性心脏病的青壮年、冠心病及动脉粥样硬化的老年人。

(2) 安静与活动状态下均可发病，多见活动中突然发病。发病前无明显诱因和前驱症状，起病急，以偏瘫、失语等局灶症状为主，严重者可昏迷、抽搐，因高颅压继发脑疝而死亡。

（三）辅助检查

1. 头颅CT　显示脑栓塞的部位和范围。在发病后24～48 h，病变部位呈低密度影；发生出血性梗死时，在低密度梗死区可见一个或多个高密度影。

2. 数字减影血管造影(DSA)　脑血管病变检查的金标准，为脑卒中的血管内治疗提供依据。

3. 脑脊液检查　大面积梗死时脑脊液压力增高，如非必要，应尽量避免进行此项检查。亚急性感染性心内膜炎所导致的脑脊液含细菌栓子，白细胞增高；脂肪栓塞所致脑脊液可见脂肪球；出血性脑梗死时脑脊液呈血性或镜检可见红细胞。

（四）心理-社会状况

脑栓塞所导致的脑梗死常在几小时或几天内出现肢体瘫痪或语言障碍，患者及其家属很难接受，且本病需要长期康复治疗，严重影响患者的生活和工作。因此，要正确评估患者及其家属对疾病的认识程度，了解患者的经济状况，家庭对患者的关心、支持程度等。

（五）治疗要点

1. 脑栓塞治疗 ①心源性栓塞：易复发。急性期患者卧床休息数周，避免活动量过大，降低再发的危险。②感染性栓塞：用足量、有效的抗生素，禁用溶栓或抗凝治疗，预防颅内感染扩散。③脂肪栓塞：用肝素、低分子右旋糖酐、脂溶剂等静脉滴注溶解脂肪。④空气栓塞：指导患者采取头低左侧卧位，进行高压氧治疗。

2. 原发病治疗 心脏瓣膜病者行手术治疗、感染性心内膜炎者行抗生素治疗和控制心律失常等，可消除栓子来源，防止复发。

3. 抗凝和抗血小板聚集治疗 肝素、华法林、阿司匹林能防止被栓塞的血管发生逆行性血栓形成。当发生出血性梗死时，应立即停用溶栓、抗凝和抗血小板聚集的药物，防止出血加重。并适当应用止血药物、脱水药物降颅内压、调节血压药物等。脱水治疗期间注意保护心功能。

【常见护理诊断/问题及措施】

见本节“脑血栓形成”。

五、脑出血

脑出血(intracerebral hemorrhage，ICH)也称自发性脑出血，指原发性非外伤性脑实质内出血，占急性脑血管疾病的20%～30%，病死率(30%～40%)是急性脑血管疾病中最高的。

知识链接

我国李琦教授为脑出血治疗找到新突破口

2022年5月17日，美国心脏协会/美国卒中协会发布了新版自发性脑出血/出血性脑卒中治疗指南，引起了全世界神经外科医生的关注。自发性脑出血是发病率高、死亡率高、致残率高的一类疾病，如何让这部分患者不仅能够存活，而且获得较好的功能预后，一直是全世界神经外科、神经内科、重症医学科、康复科医生共同的努力方向。我国的脑出血患者基数大，医疗资源分布不够均衡，部分治疗细节仍有待规范。我国李琦教授多项脑出血原创性研究成果作为新的推荐被写入指南，改变了既往脑出血诊治方式，为该疾病的诊断和治疗找到新突破口。

作为医护人员，我们必须清醒地认识到，改善自发性脑出血的功能预后仍然是世界性难题。临床有争议的治疗方案仍然需要更加严谨的大样本多中心前瞻性随机对照研究、大数据和疗效比较研究才能做出更明确的回答。我们期待更多来自中国的高质量临床研究，为国际救治指南提供中国证据，发出中国声音，造福世界人民。

【病因及发病机制】

1. 病因 ①高血压合并细小动脉硬化：脑出血最常见的病因。②颅内动脉瘤：主要为先天性动脉瘤，少数是动脉硬化性动脉瘤和外伤性动脉瘤。③其他：脑动脉粥样硬化、脑动静脉畸形、脑动脉炎、脑底异常血管网病(烟雾病)、抗凝及溶栓治疗等。

2. 发病机制 ①血管壁病变在血流冲击下导致脑小动脉形成微动脉瘤，当血压剧烈波动时，微动脉瘤破裂出血。②脑动脉外膜及中层在结构上较其他器官的动脉薄弱，血压升高时血管容易破裂。③基底核区出血占脑出血的70%(以壳核出血最为常见),此区供血的豆纹动脉从大脑中动脉成直角发出,在原有病变基础上,当受到压力较高的血流冲击时易发生血管破裂。壳核、丘脑出血常累及内囊,并以内囊损害为突出表现,又称内囊区出血。④脑出血后,出血形成的血肿和血肿周围脑组织水肿引起颅内压增高,使脑组织受压移位,形成脑疝。脑疝是导致患者死亡的直接原因。

【护理评估】

（一）健康史

询问患者既往有无高血压、动脉粥样硬化等病史;了解起病的方式、速度以及有无明显诱因;了解患者是否使用抗凝药物、降压药等。

（二）身体状况

本病多见于50岁以上有高血压病史者,男性较女性多见,冬季好发;多于体力活动或情绪激动时发病,多无前驱症状;起病急,症状可于数分钟或数小时达高峰;有肢体瘫痪、失语等神经局灶症状和剧烈头痛、喷射性呕吐、意识障碍等全脑症状,伴血压增高。由于出血部位和出血量的不同,临床表现也不同。

(1) 壳核出血:高血压性脑出血最常见的部位,属于基底核区出血,占脑出血的50%～60%。典型症状为三偏征——病灶对侧偏瘫、偏身感觉障碍和同向性偏盲。出血量小的患者症状较轻,预后较好,出血量大的患者可出现意识障碍,也可引起脑疝,甚至死亡。

(2) 丘脑出血:属于基底核区出血,占脑出血的20%,常有三偏征,通常感觉障碍重于运动障碍,可出现双眼不能凝视鼻尖、眼球会聚障碍等特征性眼征或丘脑性失语。

(3) 脑干出血:约占脑出血的10%,绝大多数为脑桥出血。少量出血可表现为无意识障碍,患者出现头痛、呕吐、眩晕、交叉性瘫痪和偏瘫,两眼向病灶侧凝视麻痹或核间性眼肌麻痹。大量出血(5 mL以上)患者迅速出现昏迷,双侧针尖样瞳孔、呕吐咖啡样内容物(应激性溃疡)、中枢性高热、四肢瘫痪、呼吸衰竭,多在24～48 h死亡。

(4) 小脑出血:约占脑出血的10%,起病突然,出现头痛、呕吐、眩晕和共济失调、枕部疼痛。小量出血者无肢体瘫痪,大量出血者颅内压迅速增高,可因枕骨大孔疝而死亡。

(5) 脑室出血:占脑出血的3%～5%,小量出血患者会出现头痛、呕吐,大量出血患者可出现意识障碍、脑膜刺激征、针尖样瞳孔。

（三）辅助检查

1. 头颅CT 确诊脑出血的首选方法,可显示出血部位、出血量大小、血肿形态等。

2. 头颅MRI 可发现脑血管畸形、肿瘤及血管瘤等病变,可明确脑出血病因。

3. 脑脊液检查 脑出血患者在无CT检查条件且临床无明显颅内压增高表现时,可行脑脊液检查,多有脑脊液压力增高、血性脑脊液。

4. 数字减影血管造影(DSA) 可显示脑血管位置、形态和分布等,易于发现脑动脉瘤、脑血管畸形等病因。

（四）心理-社会状况

由于发病突然,死亡率高,患者容易产生焦虑、恐惧、绝望等心理反应;评估患者及其家属对脑血管疾病的病因、防治和预后的了解程度,能否接受偏瘫、失语等表现;评估患者的家庭环境、经济状况以及家属对患者的关心和支持程度。

（五）治疗要点

急性期治疗原则:防止再出血、控制脑水肿、降低颅内压、维持生命功能和防治并发症。

1. 控制血压 颅内压下降时血压也随之下降,所以急性期以脱水降颅内压治疗为基础。若血压过高,应及时控制血压,但降压不宜过快过低,以免影响脑血流量,导致低灌注或脑梗死,一般将血压维持在略高于发病前水平。

2. 控制脑水肿 脑出血后48 h脑水肿达高峰,脑水肿可使颅内压增高并导致脑疝,是脑出血主要死因。常用药物有20%甘露醇、甘油果糖、呋塞米等。

3. 止血和凝血治疗 仅用于并发消化道出血或有凝血功能障碍时,对高血压性脑出血无效。常用6-氨基己酸、氨甲苯酸等药物。发生应激性溃疡时,可用奥美拉唑等抗酸药物。

4. 维持生命功能 保证营养和维持水、电解质平衡,患者每日液体入量按前一日尿量+500 mL计算。高热、多汗、呕吐或腹泻患者需适当增加液体入量。可采用亚低温疗法促进神经功能恢复。

5. 手术治疗 对于大脑半球出血量≥30 mL和小脑半球出血量≥10 mL,颅内压增高,使脑干受压者,可考虑行小脑减压术、开颅血肿清除术或钻孔微创颅内血肿清除术等手术治疗。

【常见护理诊断/问题】

1. 意识障碍 与脑出血、脑水肿有关。

2. 潜在并发症 脑疝、上消化道出血。

【护理措施】

（一）一般护理

1. 休息与体位 脑出血后24～48 h避免搬动。急性期患者应取平卧位,头偏向一侧或取侧卧位,绝对卧床休息2～4周,床头抬高15°～30°以减轻脑水肿。病室保持安静,限制探视,避免各种引起颅内压增高的因素,对谵妄躁动的患者可加床挡,必要时给予约束带,对过度烦躁的患者可遵医嘱适量应用镇静剂,禁用吗啡。

2. 饮食 急性期患者在发病24 h内应禁食;吞咽功能正常、无颅内压增高症状及严重消化道出血者,可进高蛋白质、富含维生素、低盐、低脂及富含纤维素的半流质食物;发病3日后仍昏迷者,应鼻饲流质饮食,保证营养供给,有消化道出血者改为胃肠外营养。

（二）对症护理

(1) 脑疝是脑出血患者最常见的死亡原因。若患者出现剧烈头痛、频繁呕吐、烦躁、血压升高、呼吸不规则、意识障碍进行性加重及两侧瞳孔大小不等,提示为脑疝先兆,应立即报告医生,迅速建立静脉通路,遵医嘱快速输注甘露醇或呋塞米,准备好气管切开包、呼吸机、监护仪和抢救药品等。

(2) 若患者出现呕血、黑便、尿量减少等症状与体征,提示发生上消化道出血,严密观察并警惕发生失血性休克,遵医嘱迅速建立静脉通路,遵医嘱行补充血容量、纠正酸中毒、抗酸等治疗。

(3) 中枢性高热患者给予物理降温措施,不宜物理降温者可行人工冬眠。

（三）用药护理

遵医嘱用药,注意观察降压药、止血药的疗效和不良反应。①硫酸镁:静脉注射速度不可过快,以免导致一过性头晕、头痛和视物模糊。②甘露醇:快速静脉滴注,避免药物外渗,长期大量应用易出现肾损害,水、电解质紊乱等,应注意尿常规和肾功能检查结果。③尼莫地平:可能出现皮肤发红、多汗、心动过缓或过速、胃肠不适等反应,应控制输液速度。④6-氨基己酸:观察患者有无消化道反应、直立性低血压等。

（四）心理护理

多与患者沟通,及时发现其情绪变化,有效实施心理疏导;鼓励患者力所能及地完成部分自理,降低其依赖性,指导患者家属充分理解患者,关心支持患者,使患者树立战胜疾病的信心。

（五）健康教育

指导患者避免使血压骤然升高的各种因素;保持充足的睡眠,适当运动,戒烟、酒,低盐、低脂、高蛋白质、富含维生素饮食;指导保持排便通畅的方法;告知患者及其家属疾病的基本病因、主要危险因素和防治原则；教会患者及其家属测量血压、自我护理方法及语言、感觉、肢体运动等康复训练技巧，若血压异常波动或出现剧烈头痛、呕吐、肢体麻木等不适，应及时就医。

六、蛛网膜下腔出血

蛛网膜下腔出血（subarachnoid hemorrhage，SAH）是多种病因所致脑底部或脑表面血管破裂的急性出血性脑血管病，血液流入蛛网膜下腔引起相应临床症状，又称原发性 SAH。SAH 约占急性脑卒中的 10%，占出血性脑卒中的 20%。各年龄组均可发病，中青壮年常见，女性多于男性。颅内动脉瘤破裂多见于 20～40 岁成人，50 岁以上发病者以动脉硬化多见。

【病因及发病机制】

（一）病因

常见病因为颅内动脉瘤（50%～85%），其中 75%为先天性动脉瘤，其次是高血压和动脉粥样硬化所致动脉瘤。此外，与动静脉畸形、脑底异常血管网病和血液病、脑动脉炎等有关。

（二）发病机制

①脑动脉瘤好发于动脉分叉处，80%位于基底动脉环前部。②脑血管畸形的血管壁，先天性发育不全、变性、厚薄不一。③脑动脉硬化时，内弹力层变性断裂和胆固醇沉积于内膜，经过血流冲击，逐渐扩张而形成动脉瘤。④在上述病变基础上，当重体力劳动、情绪变化、血压突然升高、饮酒（特别是酗酒）时，脑底部及脑表面血管发生破裂，血液流入蛛网膜下腔。

【护理评估】

（一）健康史

询问患者有无先天性动脉瘤、颅内血管畸形以及高血压、动脉粥样硬化等病史；了解发病前有无突然用力、情绪激动及酗酒等诱因；了解既往有无类似发作及诊治情况。

（二）身体状况

1. 一般症状 表现差异较大，轻者一般没有明显表现，重者突然昏迷，甚至死亡。以中青年发病居多。起病急骤，数秒或数分钟内发生，多数患者发病前有剧烈运动、过度疲劳、用力排便、情绪激动等明显诱因。

2. 头痛 典型表现为突发剧烈头痛，可持续数日不变，2 周后逐渐减轻。如头痛再次加重，常提示动脉瘤再次出血。多伴短暂意识障碍、面色苍白、全身冷汗、恶心、呕吐等症状。

3. 脑膜刺激征 最具特征性体征为脑膜刺激征阳性，以颈项强直多见。老年人或出血量少者，脑膜刺激征不明显，常于发病后数小时出现，3～4 周消失。

4. 眼部症状 约 20%的患者眼底可见玻璃体下片状出血，发病 1 h 内即可出现，是急性颅内压增高和眼静脉回流受阻所致。

5. 精神症状 约 25%的患者出现烦躁、谵妄、幻觉等精神症状，2～3 周自行消失。

6. 并发症 ①再出血：SAH 急性严重并发症，起病第 2 周发生率最高，颅内动脉瘤发病后 24 h 内再出血的风险最高。表现为病情稳定情况下，再次出现剧烈头痛、呕吐、意识障碍加深或原有症状与体征加重。②脑血管痉挛：引起迟发性缺血性损伤，继发脑梗死而出现偏瘫、失语等局灶性神经体征，是 SAH 患者死亡和致残的原因，常在出血后 3～5 天开始。③部分患者出血后 1 周内可发生急性梗阻性脑积水。

（三）辅助检查

1. 头颅 CT 确诊 SAH 的首选方法。表现为蛛网膜下腔高密度影，判断动脉瘤位置等。

2. 数字减影血管造影（DSA） 确诊 SAH 病因（尤其动脉瘤）最有价值的方法，宜在发病 3 天内或 3 周后进行，以避开脑血管痉挛和再出血的高峰期。

3. 脑脊液检查 均匀一致的血性脑脊液且压力增高是 SAH 的特征性表现。

（四）心理-社会状况

患者多为青壮年，突然发病，头部剧烈疼痛、接受损伤性检查及手术治疗等，会使患者产生紧张、焦虑、恐惧等心理反应。

（五）治疗要点

本病治疗要点是去除引起蛛网膜下腔出血的病因，防治继发性脑血管痉挛，制止继续出血和预防复发。对于急性蛛网膜下腔出血的一般处理与高血压性脑出血相同，应绝对卧床休息 4～6 周，避免一切可能使血压和颅内压增高的因素。对剧烈头痛和躁动不安者，可应用镇痛剂、镇静剂，并注意观察病情变化。

蛛网膜下腔出血后形成的血凝块由于酶的作用可分解自溶而导致再出血。为制止继续出血和预防再出血，一般主张在急性期使用大剂量止血药，常用的止血剂有 6-氨基己酸、氨甲环酸、酚磺乙胺等。降低颅内压可用甘露醇等。维持血容量和血压，应用钙通道阻滞剂以防止脑血管痉挛。如经检查发现动脉瘤，早日手术切除或血管内介入治疗，是防止再出血的最根本方法。

【常见护理诊断/问题】

1. 急性疼痛：头痛 与脑血管破裂、颅内压增高、脑血管痉挛有关。

2. 潜在并发症 再出血、脑疝。

3. 自理缺陷 与长期卧床（医源性限制）有关。

4. 恐惧 与剧烈头痛、担心再出血有关。

【护理措施】

（一）一般护理

1. 休息与活动 绝对卧床休息 4～6 周，抬高床头 15°～30°以减轻脑水肿；告知患者和家属绝对卧床的重要性，急性期避免搬动和过早下床活动。

2. 环境与安全 环境保持安静、安全、舒适，避免不良声、光刺激，严格限制探视，治疗护理尽量集中进行。躁动者加保护性床挡，必要时使用约束带。

3. 饮食护理 急性发病 24 h 内禁食。生命体征平稳、无颅内压增高和严重消化道出血者，给予高蛋白质、富含维生素、清淡、易消化、营养丰富的流质或半流质饮食，保证安全进食；昏迷或吞咽功能障碍者，给予鼻饲饮食。

（二）用药护理

见本节“脑出血”用药护理。

（三）再出血的预防与病情监测

1. 避免诱因 告知患者及其家属绝对卧床的重要性，指导避免精神紧张、情绪激动、剧烈咳嗽、用力排便、屏气等可能导致血压和颅内压增高从而诱发再出血的危险因素；必要时遵医嘱用镇静剂、缓泻药等。

2. 病情监测 观察患者在病情稳定、症状与体征好转情况下，有无再次出现剧烈头痛、呕吐、意识障碍加深或原有症状与体征重新出现或加重等表现，若发现异常，及时报告医生处理。

（四）脑疝护理

脑疝是脑出血最常见的死亡原因。严密观察脑疝的先兆表现，一旦出现，立即报告医生并进行抢救，协助患者头偏向一侧，防止舌后坠和窒息，及时清除呕吐物和口鼻分泌物；保持呼吸道通畅，迅速给予高流量吸氧，建立静脉通路，遵医嘱快速给予脱水、降颅内压药物，如 20%甘露醇在 15～30 min 滴完，或静脉注射 50%高渗葡萄糖。

（五）心理护理

随时向患者及其家属通报疾病好转的信息，鼓励患者做自己力所能及的事情。鼓励家属关心、理解患者，减轻患者的心理负担，使患者树立战胜疾病的信心。

（六）健康教育

向患者及其家属介绍疾病的病因、诱因、临床表现和 DSA 相关知识。指导建立健康的生活方式，充足睡眠，恰当运动，避免酗酒、过度劳累和突然用力过猛。养成定时排便的习惯，保持大便通畅。女性 2 年内避免妊娠及分娩。说明再出血的临床表现，若有异常及时就诊。

在线答题

练习与思考答案

练习与思考

一、单项选择题（在线答题）

二、填空题

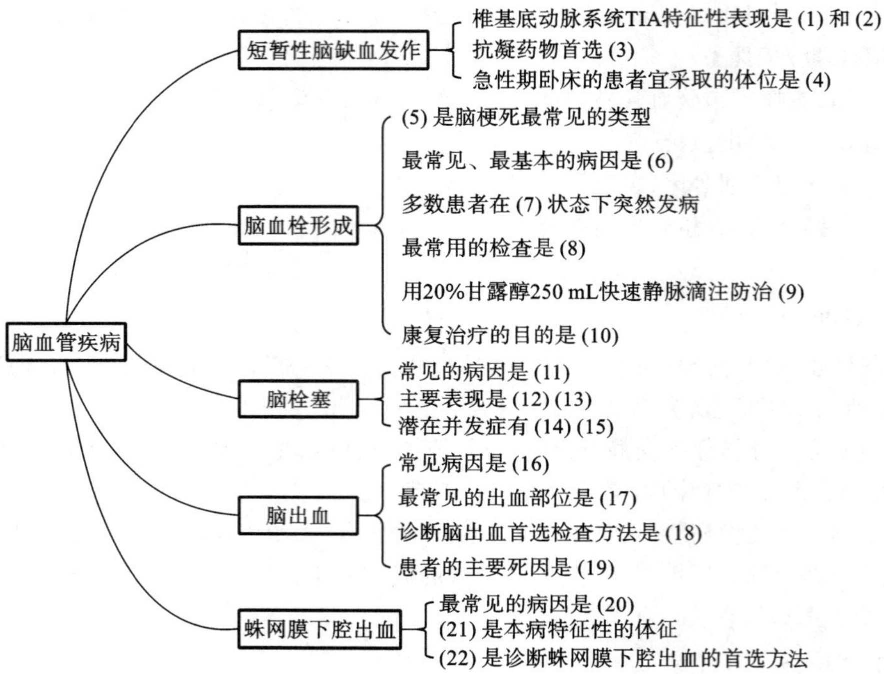

填空题答题处：

(1)________；(2)________；(3)________；(4)________；
(5)________；(6)________；(7)________；(8)________；
(9)________；(10)________；(11)________；(12)________；
(13)________；(14)________；(15)________；(16)________；
(17)________；(18)________；(19)________；(20)________；
(21)________；(22)________。

三、案例分析题

患者，女性，50 岁，早餐后做家务时突然出现剧烈头痛、恶心、喷射性呕吐，随后意识模糊，被其儿子送到医院，急行头颅 CT 检查显示高密度影，查体示脑膜刺激征阳性，无肢体瘫痪，既往患者体健。诊断：蛛网膜下腔出血。

请思考：

1. 该患者病情观察的重点是什么？

2. 主要的护理诊断有哪些？
3. 蛛网膜下腔出血的病因是什么？

（南阳科技职业学院　刘淼鑫）

第四节　帕金森病

学习目标

1. 掌握帕金森病患者的身体状况及护理措施。
2. 熟悉帕金森病的临床特征、常用治疗药物。
3. 了解帕金森病的病因及发病机制。
4. 学会应用护理程序对帕金森病患者实施整体护理。
5. 尊重、关心患者，能制订适当的护理措施并对患者进行健康指导。

案例思考

丁某，男性，65岁，1年前出现走路缓慢，并且开始走路后越走越快，停不下来，拿东西时手不由自主地抖动。查体：意识清楚，步态慌张，记忆力和计算能力减退，右手动作性震颤。

请思考：

1. 该患者的初步诊断是什么？
2. 该病的典型临床表现是什么？

帕金森病（Parkinson's disease，PD）又称震颤麻痹，以静止性震颤、运动迟缓、肌强直、步态异常和姿势平衡障碍为主要特征，是中老年人常见的神经系统变性疾病。高血压脑动脉硬化、脑炎、外伤、中毒、基底核附近肿瘤以及药物等所产生的震颤、肌强直等症状称为帕金森综合征。本病多见于中老年人，男性多于女性。

【病因及发病机制】

本病的病因及发病机制尚未明了，主要病理改变是黑质多巴胺能神经元变性和路易小体形成。一般认为与以下因素有关。

1. 年龄老化　多数患者在60岁后发病。

2. 环境因素　长期接触杀虫剂、除草剂或某些工业化学品等，可能是帕金森病发病的因素。

3. 遗传因素　报道显示，约10%的帕金森病患者有家族史。

【护理评估】

（一）健康史

询问患者发病前有无心脑血管疾病、脑外伤、中毒、脑肿瘤等病史；询问患者的职业、生活环境、家族史等，疾病随年龄增长有无明显变化，以及用药效果等。

（二）身体状况

本病起病缓慢，呈进行性发展。首发症状多为震颤，其次为步行障碍、肌强直和运动迟缓。

1. 静止性震颤 静止性震颤常为首发症状，多从一侧上肢开始，表现为有规律的拇指对掌和手指屈曲的不自主震颤，类似"搓丸"样动作。有静止时明显、活动时减轻、入睡后消失等特征，故称为静止性震颤。随病程进展，震颤逐步扩展到下颌、唇、面和四肢。少数患者可无震颤。

2. 肌强直 多从一侧上肢或下肢近端开始，逐渐蔓延至远端、对侧和全身的肌肉。被动运动关节时，始终保持阻力增高，称"铅管样肌强直"。多数因肌强直与静止性震颤叠加，检查时感到均匀的阻力中出现断续停顿，称"齿轮样肌强直"。

3. 运动迟缓 随意动作减少、主动运动减慢。多数表现为开始的动作困难和缓慢；面肌强直使面部表情呆板，双眼凝视动作减少、笑容出现和消失减慢，如同"面具脸"。手指很难完成精细动作，如系鞋带等；书写时字越写越小，称"写字过小征"。

4. 姿势步态异常 早期走路时身体前倾，行走步距缩短，患者站立时呈特殊屈曲姿势，行走时上肢协同摆动的联合动作减少；晚期坐、卧位时起立比较困难。迈步后碎步、向前冲、越走越快、不能立刻停步，称为"慌张步态"。有时行走时会有全身不能动弹的"冻结"现象。

（三）心理-社会状况

患者因动作迟钝笨拙、表情淡漠、语言断续、流涎，往往自卑、脾气暴躁及忧郁，躲避人际交往，拒绝社交活动；随着病程进展，病情进行性加重，患者逐渐丧失劳动和生活自理能力，容易产生焦虑、恐惧甚至绝望心理。

知识链接

世界帕金森病日

欧洲帕金森病联合会从1997年开始，将每年的4月11日定为"世界帕金森病日"，以纪念最早描述这种疾病的英国内科医生詹姆斯·帕金森博士，这天是他的生日。世界卫生组织（WHO）赞助并全力支持了世界帕金森病日及欧洲联合会纲领。世界卫生组织还与一些国家政府部门、国际和地区医学团体合作，共同推动帕金森病的研究与治疗。

据统计，全球有大约450万帕金森病患者，其中近一半在中国。60岁以上的老年人超过1%患有帕金森病，65岁以上的老年人约有1.7%患有帕金森病，70岁以上帕金森病患病率达3%～5%，是继肿瘤、心脑血管疾病之后中老年人的"第三杀手"，而且每年新发病例近十万。世界卫生组织专家预测，中国2030年的帕金森病患者人数将达到500万。目前，帕金森患者正趋于年轻化，"青少年型帕金森病"患者约占总患病人群的10%。

为了提高公众对帕金森病的关注度，专业医护人员和帕金森病患者及其家属纷纷在纪念日这一天举办相应的宣教活动。

（四）辅助检查

1. 影像学检查 CT、MRI检查无特征性改变，PET或SPECT检查有辅助诊断价值。

2. 血、脑脊液检查 常规化验检查均无异常。

（五）治疗要点

采取综合治疗，包括药物、手术、康复、心理治疗等，以药物治疗为主。

1. 药物治疗 复方左旋多巴为最基本、最有效的治疗药物，常用药物为多巴丝肼（美多巴）。还可用多巴胺受体激动剂（如溴隐亭）、抗胆碱能药（如盐酸苯海索）及金刚烷胺等。服药遵循从小剂量开始、缓慢递增的原则，尽量以较小剂量取得较满意的效果。

2. 手术治疗 对药物治疗效果差或不能耐受，且伴有异动症者，可选择手术治疗以改善症状，术后仍需药物治疗。

3. 康复治疗 指导进行肢体运动、进食、语言等训练以提高患者生活质量。心理疏导与疾病教育也是帕金森病的重要综合治疗措施。

【常见护理诊断/问题】

1. 躯体活动障碍 与锥体外系功能障碍所致震颤、肌强直、体位不稳、随意运动有关。

2. 自尊低下 与震颤、流涎、面肌强直等身体形象改变和生活依赖他人有关。

3. 便秘 与活动量减少有关。

【护理措施】

(一)一般护理

1. 日常生活护理 指导并鼓励患者生活尽量自理,协助洗浴等并做好安全防护;下肢行动不便、起坐困难者,配备高位坐厕、高脚椅、手杖、床铺护栏、扶手等辅助设施;保证床的高度适中;将呼叫器置于床边,生活日用品固定放置于患者伸手可及处,以方便取用。

2. 饮食护理 给予高热量、富含维生素、富含纤维素、低盐、低脂、适量优质蛋白质的易消化饮食,鼓励多食新鲜蔬菜、水果,多喝水,戒烟、酒。由于高蛋白质饮食会降低左旋多巴类药物的疗效,故不宜盲目给予过多蛋白质。

3. 安全护理 上肢震颤不能控制、动作笨拙者,谨防烧伤、烫伤,准备大把手的餐具,选用不易打碎的不锈钢餐具;有幻觉、抑郁、精神错乱、意识模糊者,应有专人陪护;严格交接班,禁止患者自行使用锐利器械和危险品,避免发生自伤、伤人等意外。

4. 皮肤护理 因震颤和不自主运动,患者出汗多,应保持皮肤清洁。中晚期患者因运动障碍,卧床时间增多,要勤翻身、擦洗,预防压疮。

(二)用药护理

告知患者需要长期或终身服药治疗。指导患者遵医嘱用药,疗效及不良反应的观察与处理方法。

1. 用药原则 从小剂量开始,缓慢加量至有效维持量;服药期间尽量避免使用维生素 B_6、利血平、氯丙嗪、奋乃静等药物,以免降低药物疗效或导致直立性低血压。

2. 疗效观察 观察震颤、肌强直、步态姿势及写字等动作状况。

(1)"开-关现象":症状在突然缓解(开)与加重(关)两种状态之间波动。多见于病情严重者,一般与服药时间和剂量无关,可适当加用多巴胺受体激动药,以预防和减少"开-关现象"的发生。

(2)"剂末恶化":也称疗效减退,指每次服药后药物作用时间逐渐缩短,可适当增加服药次数或增加剂量,或改用缓释剂预防。

(3)"异动症":表现为舞蹈症或手足徐动症等,可累及头面部、四肢和躯干。

3. 药物不良反应 ①左旋多巴制剂:有食欲减退、恶心、呕吐、腹痛、直立性低血压、失眠等不良反应,进食时服药或减小用药剂量后可逐渐消失;若出现幻觉、妄想等严重精神症状,报告医生及时处理。避免与高蛋白质食物一起服用和突然停药。②抗胆碱能药物:常见不良反应为口干、眼花(瞳孔散大)、少汗、便秘、排尿困难等,青光眼及前列腺肥大者忌用。

(三)康复训练

1. 有效沟通训练 和患者沟通时,态度要和蔼、诚恳,尊重患者,耐心倾听,了解其生活需要和情感需要,不要随意打断患者说话。①指导患者进行面肌功能训练,改善其面部表情和吞咽困难,协调发音。②指导言语不清、构音障碍患者采用手势、纸笔、画板等方式沟通。

2. 运动训练 目的是预防和推迟关节强直与肢体挛缩的发生。鼓励患者及其家属参与制订训练计划。

(1)疾病早期:主要表现为震颤,鼓励患者维持和培养兴趣爱好,坚持活动和锻炼,如养花、下棋、散步、打太极拳、做体操等,保持身体和各关节的活动强度与最大活动范围。

（2）疾病中期：当出现功能障碍或起坐困难时，有计划地开展锻炼，如练习起坐动作；做力所能及的家务，如叠被子、扫地，尽量生活自理，以延缓功能衰退，避免做超出患者能力的事。

（3）疾病晚期：出现运动障碍显著且卧床不起者，协助患者采取舒适体位，被动活动关节，按摩四肢和背部肌肉，动作轻柔，勿造成疼痛和骨折。

（四）心理护理

观察患者的情绪，倾听其心理感受，与患者讨论健康状况改变所造成的影响和不能应对的因素，及时给予正确的引导，使其接受和适应目前状态；鼓励患者维持和培养兴趣爱好，多与他人交往；鼓励家属关心、体贴患者，为患者创造良好的亲情氛围。

（五）健康教育

（1）告诉患者本病无法根治，病程长达数年或数十年，指导患者坚持主动运动，保持关节活动的最大范围；鼓励患者做力所能及的家务劳动，延缓身体功能衰退，提高生活质量。定期门诊复查，动态了解血压变化和肝肾功能指标，若出现异常，及时就诊。

（2）向患者讲解常用药物的种类、用法、服药注意事项及疗效，教会患者观察和处理不良反应；指导患者观察疗效，如服药过程中震颤、肌强直和运动功能、语言功能的改善程度；起坐速度、步行姿势，讲话音调与流利程度，写字、梳头、系扣子、系鞋带及进食动作的流畅程度等。

（3）告诉患者在进食或饮水过程中，保持坐位或半坐卧位，给予易消化、无刺激的软质饮食，少量多餐。咀嚼和吞咽功能障碍者，选用蒸蛋、稀粥等精细的小块食物。

在线答题

练习与思考

一、单项选择题（在线答题）

二、填空题

练习与思考答案

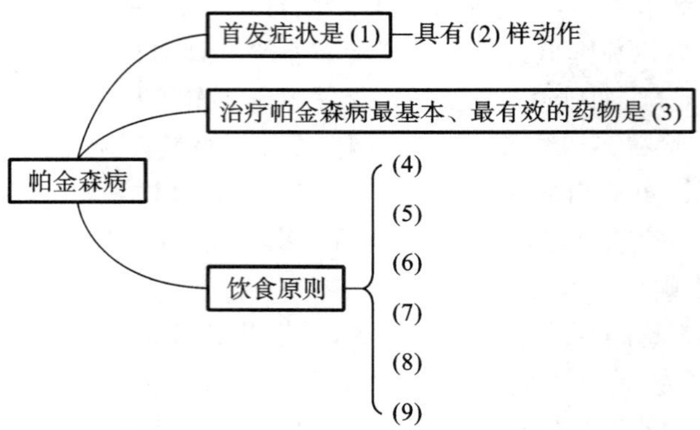

填空题答题处：

（1）__________；（2）__________；（3）__________；（4）__________；

（5）__________；（6）__________；（7）__________；（8）__________；

（9）__________。

（南阳科技职业学院　刘淼鑫）

第五节 癫 痫

学习目标

1. 掌握癫痫患者的身体状况、主要护理措施及健康指导。
2. 熟悉癫痫大发作临床表现、癫痫患者的治疗原则及脑电图检查的临床意义。
3. 学会应用护理程序对癫痫患者实施整体护理。
4. 能正确评估癫痫患者的身心状况，根据护理诊断制订适当的护理措施并进行健康教育。
5. 尊重、关心患者，培养敬佑生命的职业品质。

案例思考

刘某，男性，18岁，学生。有发作性意识丧失、四肢抽搐病史3年。今晨突然出现发作性意识丧失、跌倒在地、全身抽搐、口吐白沫、尿失禁，急诊入院。入院查体及各项检查未发现明显异常，其叔父有类似情况发生。

请思考：

1. 该患者目前的主要护理诊断/问题是什么？
2. 此时采取的主要护理措施有哪些？

癫痫(epilepsy)是一组由大脑神经元异常放电所导致的中枢神经系统功能失常，具有反复发作性、短暂性、重复性及刻板性的临床特点。根据病变累及大脑部位的不同，临床表现为运动、感觉、意识、行为和自主神经等不同程度的障碍。

【病因及发病机制】

（一）病因

1. 特发性(原发性)癫痫 病因不明，多在儿童或青年期首次发病，与遗传因素密切相关，具有特征性临床症状及脑电图表现，药物治疗效果较好。

2. 症状性(继发性)癫痫 病因复杂，多由脑外伤、脑血管病、脑炎等各种原因引起的脑损伤和尿毒症、一氧化碳中毒等全身性疾病所致，遗传因素也起一定作用，药物疗效较差。

3. 隐源性癫痫 多表现为症状性癫痫，目前的检测手段未能发现明确的病因。

（二）发病机制

癫痫的发病机制迄今未能阐明。无论是什么原因引起的癫痫，其电生理改变是一致的，即发作时大脑神经元出现异常的、过度的同步性放电。不同类型癫痫的发作机制可能与异常放电的传播有关，异常放电局限于某一脑区，表现为局灶性发作；异常放电波及双侧脑部，则出现全面性癫痫；异常放电在边缘系统扩散，则会引起复杂部分性发作；异常放电传至丘脑，神经元被抑制，则出现失神发作。

知识链接

"摆脱阴影"全球抗癫痫行动

据世界卫生组织调查，全球约有5000万癫痫患者。在发达国家，初次诊断为原发性癫痫的全人群年发病率为(20～70)/10万。发展中国家癫痫的发病率是发达国家的2～3倍。我国大规模人群调查的资料显示，癫痫的年发病率在农村和城市分别为25/10万和35/10万，处于中等水平。我国癫痫患病率为0.9‰～4.8‰，在发展中国家中处于较低水平。全球超过80%的癫痫患者生活在发展中国家，我国约有900万癫痫患者，其中许多没有得到适当的治疗，治疗缺口达63%。接受治疗的患者也承受着巨大的经济压力，研究显示，2015年我国门诊癫痫患者的年度药物治疗平均花费为4300余元，约占家庭年平均收入的25%，其中绝大多数门诊费用尚未纳入医疗保险。

癫痫是一项重大的公共卫生问题。世界卫生组织、国际抗癫痫联盟以及国际癫痫社正在开展一项"摆脱阴影"全球抗癫痫运动，以提高人们对癫痫的认识，改进治疗并减少该病带来的影响。

（三）影响癫痫发作的因素

①年龄：尤其是特发性癫痫与年龄密切相关。②遗传因素。③睡眠：癫痫发作与睡眠-觉醒周期关系密切。全面强直-阵挛发作常发生于晨醒后。④内环境改变：睡眠不足、疲劳、饥饿、便秘、饮酒、情绪激动等均可诱导癫痫发作，内分泌失调、电解质紊乱和代谢异常也可导致癫痫发作；少数患者在月经期或妊娠早期出现癫痫发作；反射性癫痫患者可在闪光、音乐、沐浴等特定条件下出现癫痫发作。

【护理评估】

（一）健康史

询问患者有无癫痫遗传史；有无脑部先天性疾病、颅脑外伤、颅内感染、脑血管病及脑缺氧等病；了解患者儿童期有无高热惊厥、中毒及营养代谢障碍性疾病；是否存在睡眠不足、饥饿、过饱、精神刺激、强烈的声光刺激及一过性代谢紊乱等诱发因素。了解患者首次癫痫发作的时间、诱因及表现，发作频率、诊治经过及用药情况等；女性患者应了解其癫痫发作与月经、妊娠的关系。

（二）身体状况

依据癫痫发作时的临床表现和脑电图特征将其分为三大类。

1. 部分性发作(partial seizure) 部分性发作为痫性发作(癫痫每次发作及每种发作的短暂过程)最常见的类型，源于大脑半球局部神经元异常放电，包括单纯部分性发作、复杂部分性发作和部分性发作继发全面性发作三种，前一者为局限性发作，无意识障碍，后两者放电从局部扩展到双侧脑部，出现意识障碍。

(1) 单纯部分性发作(simple partial seizure)：以局部症状为特征，发作时程较短，一般不超过1 min，无意识障碍，分为4型。①部分运动性发作：局部肢体抽动，多见于一侧口角、眼睑、手指或足趾，也可涉及整个一侧面部或一侧肢体远端，有时表现为言语中断。或自一侧拇指沿腕部、肘部、肩部、口角、面部逐渐扩展，称为杰克逊(Jackson)癫痫。②部分感觉性发作：躯体感觉发作为一侧肢体麻木感和针刺感，多发生在口角、舌、手指或足趾；特殊感觉性发作表现为视觉、听觉、嗅觉发作；眩晕性发作表现为坠落感。③自主神经发作：表现为自主神经功能障碍，如全身皮肤发红、呕吐、腹痛及烦渴、欲排尿感、出汗等。④精神性发作：表现为情感异常、错觉、记忆障碍。

(2) 复杂部分性发作(complex partial seizure，CPS)：占成人癫痫发作50%以上，称精神运动性发作；病灶多在颞叶，故又称颞叶癫痫。最先出现精神症状或特殊感觉症状，有时发作一开始即出现意识障碍。在意识障碍基础上出现具有一定协调性和适应性的无意识活动(自动症),如吮吸、咀嚼、舔唇、清喉、搓手、解扣、脱衣、摸索衣服和挪动桌椅等,甚至奔跑、乘车、上船,也可自言自语或叫喊、唱歌等或机械重复原来的动作。

(3) 部分性发作继发全面性发作:先出现以上症状,然后再全面性发作。

2. 全面性发作(generalized seizure) 全面性发作以发作伴有意识障碍为首发症状或仅以意识障碍为首发症状。

(1) 全面强直-阵挛发作(GTCS):也称大发作,是常见的癫痫发作类型之一,以意识丧失和双侧强直后出现阵挛为主要特征。发作分为3期。①强直期:表现为全身骨骼肌呈持续性收缩。突然意识丧失,发出叫声,可能会咬破舌尖;颈部和躯干先屈曲而后反张,上肢先上举后旋再变为内收前旋,下肢自屈曲转变为强烈伸直,强直期持续10~20 s后进入阵挛期。②阵挛期:肌肉交替性收缩与松弛,呈一张一弛交替性抽动,阵挛频率逐渐变慢,松弛时间逐渐延长,持续30 s至1 min或更久;最后一次强烈阵挛后,抽搐突然终止,所有肌肉松弛进入惊厥后期,意识仍未恢复。③惊厥后期:阵挛期以后尚有短暂的强直痉挛,以面肌和咬肌为主,牙关紧闭,可发生舌咬伤。本期全身肌肉松弛,可发生尿失禁。呼吸首先恢复,心率、血压、瞳孔等恢复正常,意识逐渐苏醒,自发作开始至意识恢复历时5~10 min。清醒后常感头晕、头痛、全身酸痛和疲乏无力,对抽搐全无记忆。

(2) 失神发作(absence seizure)。

①典型失神发作:又称小发作。儿童期发病,青春期前停止发作。发作时患者意识丧失(持续5~10 s),停止活动,呼之不应,两眼凝视,可伴咀嚼或吞咽等不自主动作,醒后可继续先前活动,对发作全无记忆,每日发作数次至数百次不等。

②非典型失神发作:多见于弥漫性脑损害患儿,常见意识丧失、肌张力降低等。预后较差。

(3) 强直性发作(tonic seizure):多见于儿童及少年期,常在睡眠中发作,表现为全身肌肉强烈的强直性肌收缩,头、眼和肢体固定在特殊位置,常伴有颜面青紫、呼吸暂停和瞳孔散大;躯干强直性发作造成角弓反张,伴短暂意识丧失,持续30 s至1 min甚至更久,发作后立即清醒;伴有面色苍白、瞳孔散大等自主神经症状。

(4) 肌阵挛发作(myoclonic seizure):特征是突然短暂的快速的某一肌肉收缩,表现为颜面或肢体肌肉突然颤动,可单个出现。多为遗传病,可见于任何年龄,声、光刺激可诱发。

(5) 阵挛性发作(clonic seizure):仅见于婴幼儿,表现为全身重复性阵挛性抽搐伴意识丧失,无强直期,持续1 min或数分钟。

(6) 失张力发作(atonic seizure):部分或全身肌肉肌张力突然降低,导致颈垂、张口、肢体下垂或躯干失张力而跌倒,持续数秒或1 min,发作后可立即清醒和站起。

3. 癫痫持续状态(status epilepticus,SE) 癫痫持续状态又称癫痫状态,指癫痫连续发作之间意识尚未完全恢复又频繁再发,或癫痫发作持续30 min以上不能自行停止。癫痫持续状态是神经内科急症,致残率和致死率高。常见原因为突然停用抗癫痫药,或因急性脑病、脑卒中、脑炎、外伤、肿瘤和药物中毒引起。抗癫痫药物治疗不规范、感染、精神紧张、过度疲劳、孕产和饮酒等可诱发。若患者不及时治疗,可因心、肺、肾多器官功能衰竭而死亡。

(三) 心理-社会状况

疾病发作时患者会出现抽搐、跌伤、尿失禁等,有碍形象,使患者自尊心受挫而产生自卑感;癫痫反复发作影响生活与工作,又要承受巨大经济压力,患者容易对生活丧失信心;若患者缺乏家庭及社会支持,易产生绝望心理。

(四) 辅助检查

1. 脑电图(EEG)检查 诊断癫痫最重要的辅助检查。典型表现为棘波、尖波、棘-慢或尖-慢复合波。检查时采用过度换气、闪光灯刺激诱导可提高阳性率。

2. 影像学检查 MRI、CT、DSA 等可确定脑结构异常或病变，有助于继发性癫痫的病因诊断。SPECT、PET 检查对癫痫的病灶定位有价值。

3. 实验室检查 血常规、血糖、血钙、脑脊液、寄生虫等检查，有助于了解病因。

（五）治疗要点

1. 对因治疗 病因明确者应对因治疗，如手术治疗颅内肿瘤，药物治疗脑寄生虫病，纠正低血糖、低血钙等代谢异常。

2. 发作时治疗 立即让患者就地平卧；保持呼吸道通畅、吸氧；预防外伤及其他并发症的发生。应用地西泮或苯妥英钠预防再次发作。

3. 发作间歇期的治疗 以抗癫痫药物治疗为主。

（1）用药原则：①首次发作或半年以上发作 1 次者，酌情选用或不用药；半年内发作 2 次以上者，一旦诊断应立即用药。②尽量单药治疗，合理联合用药。若一种药增加到最大量仍不能控制，再加第二种药。③根据癫痫发作的类型和药物治疗反应，选择最佳的药物。④用药从小剂量开始，逐渐加至既能控制发作又不引起毒性反应的最小有效量。⑤坚持长期规律服药，不能随意减量或换药（换药时一增一减需缓慢），切忌突然停药，一般大发作完全控制后 4～5 年、失神发作停止半年后可考虑停药，且停药前应有缓慢的减量过程，1～1.5 年无发作方可停药。

（2）常用药物：强直性发作、部分性发作和部分性发作继发全面性发作首选卡马西平，全面强直-阵挛发作、典型失神发作、肌阵挛发作首选丙戊酸，难治性癫痫可用拉莫三嗪等治疗。

4. 癫痫持续状态的治疗 迅速控制发作是治疗的关键，否则会危及生命。治疗目标是保持稳定的生命体征和进行心肺功能支持；寻找并去除病因和诱因；处理并发症。

（1）迅速控制抽搐：①地西泮为首选药物。成人剂量 10～20 mg，以不超过 2 mg/min 的速度缓慢静脉注射，以免抑制呼吸；或用地西泮 100 mg 溶于 5%葡萄糖溶液中，于 12 h 内缓慢静脉滴注。②其他药物如苯妥英钠、10%水合氯醛等也可选用。

（2）对症治疗：保持呼吸道通畅，吸氧，必要时气管插管或气管切开；严密监测心率、心律、血压、呼吸等变化，定时行血气分析等检查；查找诱发因素并治疗。

（3）防治并发症：预防或用抗生素控制感染，防治脑水肿予 20%甘露醇快速静脉滴注，高热时物理降温，纠正水、电解质紊乱及酸碱平衡失调等。加强营养支持。

【常见护理诊断/问题】

1. 有窒息的危险 与癫痫发作时意识障碍、喉头痉挛及气道分泌物增多有关。

2. 有受伤的危险 与癫痫发作时肌肉抽搐和意识障碍有关。

3. 长期性低自尊 与抽搐、跌伤、尿失禁等有碍自身形象有关。

4. 潜在并发症 脑水肿、酸中毒及水、电解质紊乱。

【护理措施】

（一）一般护理

1. 休息与活动 保证充足睡眠，避免过度劳累。病情允许者，适当参加体力和脑力活动，做力所能及的事情，保持心情愉悦。若有发作先兆，应立即卧床休息。

2. 环境 保持环境安静，温、湿度适宜，避免强光、惊吓等刺激，居住环境光线柔和。

3. 饮食护理 给予清淡、营养丰富易消化饮食，避免暴饮暴食、辛辣刺激性食物，戒烟、酒，保持良好饮食习惯。

（二）病情观察

严密观察患者生命体征、意识及瞳孔变化；观察癫痫发作类型，癫痫发作过程中有无心率增快、血压升高、呼吸减慢或暂停、瞳孔散大、牙关紧闭等表现；记录癫痫发作频率、持续时间及意识恢复时间，在意识恢复过程中，有无自动症、头痛、疲乏及行为异常等表现。

（三）发作时护理

1. 安全护理 ①出现发作先兆时，使患者立即平卧避免摔伤；取下眼镜和义齿，将手边的柔软物垫在患者头下；将牙垫或厚纱布垫在上、下臼齿之间，以防舌咬伤。抽搐发作时，适度扶住患者手脚，以防自伤及碰伤，切不可用力按压肢体，以免造成骨折、肌肉撕裂及关节脱位。大小便失禁时，及时处理。少数患者抽搐停止、意识恢复过程中有兴奋躁动，应专人守护，放置保护性床挡，必要时使用约束带。②癫痫持续状态时，应迅速建立静脉通路，遵医嘱缓慢静脉注射地西泮，快速静脉滴注甘露醇，观察药物疗效及有无呼吸抑制、肾损害等不良反应。③发作间歇期，保持环境安全、安静，光线柔和，患者身边不放置热水瓶等危险物品。

2. 保持呼吸道通畅 使患者取平卧位、头偏向一侧或取侧卧位，让分泌物及时由口角流出；解开患者衣领、衣扣和裤腰带，以免过紧影响呼吸；癫痫持续状态者应吸氧，预防缺氧所致脑水肿；准备吸引器、气管切开包等，及时清除口鼻腔分泌物；不可强行喂食，防止窒息。

（四）心理护理

帮助患者正确对待疾病，尊重、理解患者，耐心倾听患者内心感受；指导患者自我调整，维持良好的心理状态；鼓励家属关心和支持患者，减轻其精神负担，给予患者全身心照顾。

（五）健康教育

向患者及其家属介绍本病的相关知识，避免劳累、饮酒、睡眠不足及便秘等诱发因素，指导发作时家庭紧急护理方法。告知患者禁止从事攀高、游泳、驾驶及带电作业等危险工作或活动；指导患者及其家属遵守用药原则，不可以随意增减药物剂量、停药或换药，遵医嘱坚持长期正规、按时服药，观察药物不良反应。婚后不宜生育；双方均有癫痫，或一方有癫痫，另一方有家族史者不宜结婚。

练习与思考

在线答题

练习与思考答案

一、单项选择题（在线答题）

二、填空题

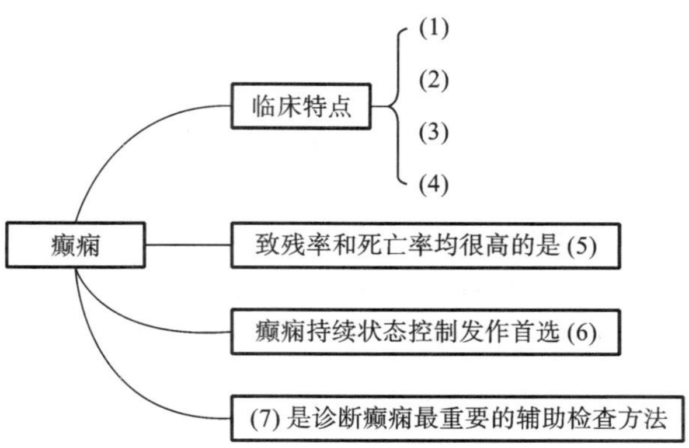

填空题答题处：

（1）__________；（2）__________；（3）__________；（4）__________；

（5）__________；（6）__________；（7）__________。

（南阳科技职业学院 刘淼鑫）

第六节　肌肉疾病

学习目标

1. 掌握重症肌无力、周期性瘫痪的概念。

2. 熟悉重症肌无力和周期性瘫痪的类型及其主要临床特点。

3. 了解肌无力危象的急救原则和护理要点。

4. 能比较重症肌无力和肌无力危象临床表现的异同点，分析治疗护理的差异。

5. 能运用所学知识，对重症肌无力患者进行全面评估，正确制订护理计划，提供护理措施和健康指导。

案例思考

患者，男性，46岁，由于近几日出现双眼闭合困难，视物模糊来医院就诊，依酚氯铵试验阳性，诊断为重症肌无力收住入院。入院给予激素治疗。

请思考：

1. 该患者主要的护理诊断是什么？

2. 应用激素治疗护理要点是什么？

一、重症肌无力

重症肌无力(myasthenia gravis，MG)是一种神经-肌肉接头传导障碍的获得性自身免疫性疾病，主要由神经-肌肉接头突触后膜上乙酰胆碱受体(AChR)受损引起。主要临床表现为骨骼肌极易疲劳，活动后症状加重，休息和应用胆碱酯酶抑制剂治疗后明显减轻。

【病因及发病机制】

MG的发病机制与自身抗体介导的突触后膜AChR损害有关。其依据如下：①将从电鳗中提纯的AChR注入家兔，家兔出现MG样表现。②80%～90%的MG患者血清中可检测到抗乙酰胆碱受体抗体(AChR-Ab)，进行血浆置换可改善肌无力症状。③输入MG患者血清的小鼠可产生类似MG的症状和电生理改变，患MG的母亲所生新生儿也可患病。④80%的MG患者有胸腺肥大和淋巴滤泡增生，10%～20%的患者合并胸腺瘤，切除胸腺后70%的患者临床症状可得到改善甚至痊愈。⑤患者常合并甲状腺功能亢进、系统性红斑狼疮、类风湿关节炎等其他自身免疫性疾病。

【护理评估】

(一) 健康史

任何年龄均可发病，20～40岁发病者以女性多见，40岁以后发病者中男性居多，且多合并胸腺瘤。少数患者有家族史。

(二) 身体状况

1. MG　多数起病隐匿。主要临床特征是受累肌肉呈病态疲劳状态，肌肉连续收缩后无力，经短期休息后好转。早晨症状较轻而傍晚症状加重，呈较规律的晨轻暮重的波动性变化。上肢无力较下肢重，近端重于远端。眼肌受累为首发症状，多为一侧或双侧眼外肌麻痹，重者眼球活动受限，双侧眼征多不对称；咀嚼肌受累导致咀嚼困难；面部和口咽肌肉受累可导致饮水呛咳、吞咽困难、声音嘶哑。伴面肌无力时，患者因口角回缩肌群无力，笑时仅有上唇提起而呈现 MG 的苦笑面容，吹气无力。呼吸肌、膈肌受累可出现呼吸困难，重症可因呼吸肌麻痹或吸入性肺炎死亡。

2. 肌无力危象(myasthenic crisis) 累及呼吸肌出现咳嗽无力和呼吸困难，称为肌无力危象，是 MG 患者死亡的主要原因。肺部感染、手术、紧张等均可诱发肌无力危象。

3. 临床分型

(1) 成年型(Osserman 分型)。

① Ⅰ型(单纯眼肌型)：占 15%～20%。病变仅限于眼外肌，表现为上睑下垂和复视。

② Ⅱa 型(轻度全身型)：占 30%。可累及眼、面和四肢肌肉，无明显咽喉肌受累，生活能自理，无肌无力危象出现。

③ Ⅱb 型(中度全身型)：占 25%。四肢肌群受累明显，常伴眼外肌受累，并有咽喉肌明显受累，出现咀嚼、吞咽及构音困难，无肌无力危象出现。

④ Ⅲ型(急性重症型)：占 15%。起病急，常在首次症状出现数周内发展至延髓肌、躯干肌和呼吸肌，有肌无力危象，需行气管切开，死亡率高。

⑤ Ⅳ型(迟发重症型)：占 10%。病程大于 2 年，症状同Ⅲ型，常合并胸腺瘤，死亡率高。

⑥ Ⅴ型(肌萎缩型)：较早有明显的肌萎缩表现。

(2) 儿童型：约占我国 MG 患者的 10%。多数患者仅限于眼外肌麻痹，交替出现眼睑下垂，约 1/4 可自然缓解，少数患者可累及全身骨骼肌。

(3) 少年型：多在 10 岁后发病，多为单纯眼外肌麻痹，部分伴吞咽困难及四肢无力。

(三) 心理-社会状况

MG 是一种慢性进展性疾病，病程长且难以治愈，给患者带来巨大压力。同时，由于外观形象改变，患者又多为女性，因此会产生自卑心理，不愿与人交往，心理问题若不能及时疏导，可导致严重的心理障碍。

(四) 辅助检查

1. 疲劳试验(Jolly 试验) 用力眨眼 30 次后出现眼裂明显变小或两臂持续平举后出现上臂下垂，休息后可恢复者为阳性。

2. 新斯的明试验 目前诊断 MG 的重要依据。新斯的明 0.5～1 mg 肌内注射，10～20 min 症状明显减轻为阳性。可同时注射阿托品 0.5 mg，以拮抗不良反应。

3. 重复神经电刺激 重复神经电刺激是常用的可用于确诊的检查方法。重复低频电刺激后动作电位波幅递减程度在 10%以上，高电刺激递减程度在 30%以上为阳性，可支持诊断。

4. AChR-Ab 测定 对 MG 诊断有特征性意义。约 80%患者 AChR-Ab 滴度增高。

(五) 治疗要点

1. 药物治疗

(1) 胆碱酯酶抑制剂：通过抑制胆碱酯酶的活性，减少 AChR 的水解改善神经-肌肉接头间的传递，增高肌力。应从小剂量开始，逐渐加量。常用药物如溴吡斯的明，于饭前 30 min 服用。若发生毒蕈碱样反应如呕吐、腹痛等，可用阿托品拮抗。氯化钾、麻黄碱等辅助药物可增强胆碱酯酶抑制剂的作用。

(2) 糖皮质激素：可抑制自身免疫反应，减少 AChR-Ab 的生成及促使运动终板再生和修复，改善神经-肌肉接头的传递功能。适用于各种类型的 MG，尤其是危重症，如已经进行气插管或应用呼吸机者。冲击疗法用大剂量甲泼尼龙、地塞米松静脉滴注，临床症状稳定后改为泼尼松口服，症状明显减轻或消失后逐渐减量至维持量，用药时间一般为1年以上。应用大剂量激素治疗者必须住院，并做好抢救准备。小剂量递增法，从小剂量开始，隔日每晨顿服泼尼松20 mg，每周递增10 mg直至隔日每晨顿服60～80 mg，此法可避免用药初期病情加重。

(3) 免疫抑制剂：适用于不能耐受大剂量激素或激素疗效不佳的MG患者。可选硫唑嘌呤、环磷酰胺或环孢素。

2. 胸腺摘除和放疗　主要用于胸腺肿瘤、胸腺增生和药物治疗困难者，包括胸腺切除和胸腺放疗，前者适用于大多数患者，后者主要用于少数不能进行手术或术后复发者。

3. 血浆置换　适用于肌无力危象和难治性MG。应用正常人血浆或血浆代用品置换患者的血浆，去除其血液中AChR-Ab。该治疗起效快，近期疗效好，但疗效仅能维持1周至2个月。

4. 免疫球蛋白　大剂量静脉滴注外源性IgG，5天为一个疗程，可作为辅助治疗缓解病情。

5. 危象处理　肌无力危象时患者突然发生严重呼吸困难，甚至危及生命，需紧急抢救。肌无力危象是MG患者最危急的状态，不论何种肌无力危象均应保持呼吸道通畅，一旦发生呼吸麻痹，立即行气管切开，应用呼吸机辅助呼吸，并依肌无力危象的不同类型采取相应处理方法：肌无力危象者加大新斯的明用量；胆碱能危象和反拗危象者暂停胆碱酯酶抑制剂的应用并对症治疗。

【常见护理诊断/问题】

1. 自理缺陷　与全身性运动、语言等障碍有关。

2. 营养失调：低于机体需要量　与咀嚼无力、吞咽困难导致进食量减少有关。

3. 有感染的危险　与大量或长期应用皮质类固醇、免疫抑制剂有关。

4. 吞咽功能障碍　与延髓肌受累有关。

5. 潜在并发症　呼吸衰竭。

【护理措施】

（一）生活护理

指导患者充分休息，活动宜选择清晨、休息后或症状较轻时进行，注意自我调节活动量，以不感到疲劳为原则。调整饮食计划，安排患者在用药后15～30 min药效强时进餐，重症患者可鼻饲流质饮食。给予富含维生素、高蛋白质、高热量、富含营养的食物，必要时遵医嘱给予静脉营养。

（二）病情观察

密切观察病情，注意呼吸频率、节律与深度的改变，观察有无呼吸困难加重、发绀、咳嗽无力、瞳孔变化、喉头分泌物增多等现象；避免感染、外伤、疲劳和过度紧张等诱发肌无力危象的因素。

（三）对症护理

鼓励患者咳嗽和深呼吸，抬高床头，及时吸痰，清除口腔和鼻腔分泌物，遵医嘱给予氧气吸入。备好新斯的明、人工呼吸机等抢救药品和器材，尽快解除肌无力危象，必要时配合行气管插管、气管切开和人工辅助呼吸。

（四）用药护理

告知患者常用药物的服用方法、不良反应与用药注意事项，避免因用药不当而诱发肌无力危象和胆碱能危象。

1. 胆碱酯酶抑制剂　应从小剂量开始，以保证最佳效果和维持进食能力为度。应严格掌握用药剂量和时间，以防用药不足或用药过量导致的肌无力危象或胆碱能危象。若出现恶心、呕吐、腹痛、腹泻、出汗、流涎等不良反应，可用阿托品拮抗。患者发生感染等应激情况时，需遵医嘱增加药物用量。

2. 糖皮质激素　适用于胆碱酯酶抑制剂反应差，并已经行胸腺切除者。一般从大剂量开始。长期用药注意观察药物的不良反应，如库欣综合征、高血压、高血糖、骨质疏松症和易感染等。注意有无消化道溃疡或出血、食管炎、黑便等，用药期间可引起水钠潴留、低钾血症，饮食上注意限制钠盐，补钾、钙。

3. 免疫抑制剂 对于应用其他药物治疗效果不显著者或无法应用激素治疗者，可选用免疫抑制剂治疗。常用药物有环磷酰胺、环孢素等。用药过程中要注意免疫抑制剂常见的不良反应，如胃肠道反应、骨髓抑制、出血性膀胱炎等。因此应定期检查患者血常规和肝、肾功能，注意观察尿液的颜色，同时嘱患者多饮水。

【健康教育】

帮助患者认识疾病，建立健康的生活方式，规律生活，保证充分休息和睡眠，避免精神创伤、外伤，保持情绪稳定，勿受凉感冒。告知患者良好的心理状态和情绪对疾病治疗的重要性，使其保持乐观的生活态度。教会患者及其家属观察病情和护理的方法，并介绍所用药物的名称、剂量、常见不良反应等，指导患者遵医嘱正确服用胆碱酯酶抑制剂，避免漏服、自行停服和更改剂量。为患者安排充足的进食时间，告知患者进食时若感到咀嚼无力，应适当休息后再继续进食。教会患者和家属自我观察营养状况的方法，出现食物摄入明显减少、体重减轻或消瘦、精神不振、皮肤弹性减退等营养不良表现时，及时就诊。

二、周期性瘫痪

周期性瘫痪(periodic paralysis)又称周期性麻痹，是以反复发作的骨骼肌迟缓性瘫痪为特征的一组疾病，与血钾代谢异常有关。发作时肌无力可持续数小时或数日，发作间歇期完全正常。根据发病时血钾的浓度，分为低钾性、高钾性和正常钾性3类，以低钾性多见。下面重点介绍低钾性周期性瘫痪。

低钾性周期性瘫痪(hypokalemic periodic paralysis)为周期性瘫痪中最常见的类型，以发作性肌无力、血钾降低、补钾后症状迅速缓解为特征。本病包括原发性和继发性，原发性系常染色体显性遗传性，同一家族中数代均有发病，又称为家族性周期性瘫痪，但我国多为散发；继发性多由甲亢等疾病引起。任何年龄均可发病，但以20～40岁男性多见。

【病因及发病机制】

1. 病因 低钾性周期性瘫痪为常染色体显性遗传病；肌无力在饱餐或剧烈活动后休息中易发作，注射胰岛素、肾上腺素或大量葡萄糖也能诱发，与葡萄糖进入肝细胞和肌肉细胞合成糖原，钾离子进入细胞内使血钾降低有关。

2. 发病机制 发病机制尚不明确，可能与钾离子浓度在骨骼肌细胞内外的波动有关。低钾性周期性瘫痪患者的肌细胞膜经常处于轻度去极化状态且不稳定，电位稍有改变即发生钠离子在膜上的通道受阻，从而不能传递电活动。疾病发作期间，病变肌肉对一切电刺激均不起反应，导致电活动不能传播。

【护理评估】

(一) 健康史

询问患者发病前有无疲劳、寒冷、饱餐、酗酒、感染、创伤、焦虑、精神刺激、处于月经前期以及注射胰岛素、肾上腺素、糖皮质激素或大量输注葡萄糖等诱发因素。

(二) 身体状况

1. 前驱症状 发病前可有肢体疼痛和麻木、面色潮红、多汗、尿少、口渴、恶心、嗜睡、恐惧等前驱症状。

2. 症状 患者常于饱餐后夜间睡眠或清晨起床时出现对称性肢体无力或完全性瘫痪，且下肢重于上肢、近端重于远端；少数患者可从下肢逐渐累及上肢，数小时至1～2天达高峰，可伴肢体酸胀或针刺感。瘫痪肢体肌张力降低，腱反射减弱或消失，但无病理反射。一般无意识、呼吸、吞咽、咀嚼、发音和大小便等障碍。个别严重病例可出现呼吸肌麻痹、血压下降、心动过速或过缓、心律失常等情况，甚至发生心室颤动导致死亡。

3. 持续时间和发作频率 发作一般经数小时至数日逐渐恢复，最先受累的肌肉最先恢复。发作频率各异，一般数周或数月1次，频繁者每天均有发作，也有数年甚至终生仅发作1次者。发作间期一切正常，继发性周期性瘫痪发作频率较高，每次发作持续时间较短，多在数小时至1天，甲亢等原发病控制后，发作频率明显降低或停止发作。

（三）心理-社会状况

此病病程长且难以治愈，不但给患者身体上造成很大的痛苦，也给患者心理带来巨大的压力，容易产生焦虑、恐惧，甚至绝望心理。

（四）辅助检查

1. 血液检查 发作期血钾常低于3.5 mmol/L，间歇期正常。

2. 心电图 呈典型的低钾性改变，表现为U波出现、T波低平或倒置、ST段压低等。

3. 肌电图 呈现完全性瘫痪时运动单位电位消失，电刺激无反应。膜静息电位低于正常。

（五）治疗要点

1. 发作期 症状较轻者，给予口服补钾，如10%氯化钾或10%枸橼酸钾溶液。症状较重时，静脉补钾。出现呼吸肌麻痹者给予辅助呼吸，严重心律失常者应在心电监护下积极救治。

2. 间歇期 发作频繁者，发作间歇期长期口服补钾预防。低钠高钾饮食有助于减少发作。

【常见护理诊断/问题】

1. 活动无耐力 与钾代谢紊乱致肢体瘫痪有关。

2. 知识缺乏 缺乏与疾病发作和预防复发相关的知识。

3. 焦虑 与疾病反复发作和知识缺乏有关。

【护理措施】

（一）生活护理

确保环境安全，让患者卧床休息并指导患者家属协助患者生活自理；肌力恢复初期勿突然、剧烈活动，防止发生跌倒和意外损伤。指导患者高钾、低钠饮食，少量多餐。

（二）监测病情

密切观察患者运动障碍的程度、范围；注意呼吸频率、节律和深度的变化；观察有无呼吸肌麻痹和心律失常的表现；定时检测血钾和评估肢体肌力改善情况。

（三）心理护理

多关心、安慰患者，重视其精神情绪变化。向患者解释病情和预后，使其了解随着年龄增长，疾病发作频率会逐渐降低，以减轻其心理压力，树立治疗信心，保持乐观心态。

（四）健康教育

指导患者建立健康的生活方式，坚持适当运动。勿受凉和剧烈运动，避免感染和创伤。告知患者紧张、恐惧心理或焦虑、抑郁情绪均可诱发本病。生活中避免进高碳水化合物食物，忌饮酒，限制钠盐摄入量，适当增加富钾食物。告知患者及其家属疾病发作前的先兆表现和发作期及间歇期常用治疗药物，若出现口渴、出汗、肢体酸胀、疼痛、麻木感以及嗜睡、恐惧、恶心等前驱症状，应及时就医。告知患者应在医护人员指导下选择用药，勿自行购买和服用药物。

练习与思考

填空题

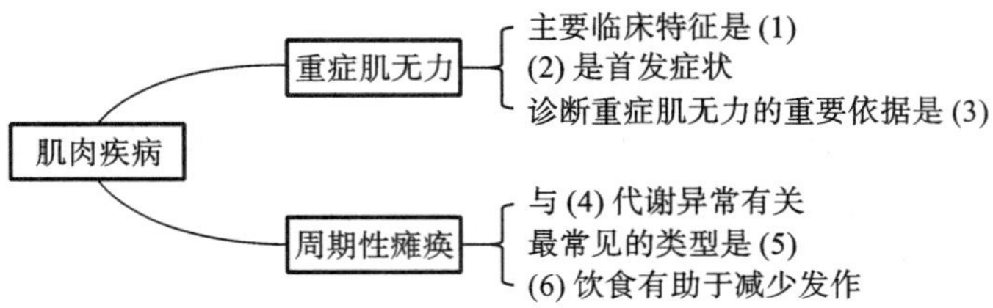

练习与思考答案

填空题答题处：

(1)____________；(2)____________；(3)____________；(4)____________；

(5)____________；(6)____________。

（南阳科技职业学院　刘森鑫）

课程思政实践活动设计之——神经系统疾病篇

第七节　神经内科常用诊疗技术及护理

一、腰椎穿刺术

脑脊液（cerebrospinal fluid，CSF）主要是由侧脑室脉络丛产生的无色透明液体，充满各脑室、蛛网膜下腔和脊髓中央管，对脑和脊髓具有保护、支持和营养作用。腰椎穿刺术（lumbar puncture）是自 L3、L4（或 L4、L5）椎间隙行穿刺进入蛛网膜下腔，以获取脑脊液协助诊断中枢神经系统疾病，或以注入药物、行引流术等治疗为目的的技术。正常情况下血液中各种化学成分只能选择性地进入脑脊液，这种功能称为血-脑脊液屏障。当中枢神经系统病变时，血-脑脊液屏障破坏或其通透性增高可导致脑脊液成分和压力的改变，通过腰椎穿刺术可帮助诊断和治疗。

【适应证】

1. 诊断性穿刺

（1）脑血管病：通过观察颅内压高低、脑脊液是否为血性，鉴别病变性质为出血性还是缺血性，以协助确定治疗方案。

（2）中枢神经系统炎症：通过脑脊液检查可确诊各种脑膜炎、脑炎，如乙型脑炎、流行性脑膜炎、结核性脑膜炎、病毒性脑炎等，并了解治疗效果。

（3）脑肿瘤：脑脊液压力增高，细胞数增多，蛋白质含量增高可协助诊断，通过查找癌细胞有助于诊断转移性脑恶性肿瘤。

（4）脊髓病变：通过脑脊液动力学改变及生化等检查，了解并鉴别脊髓病变的性质。

（5）脑脊液循环障碍：通过注入示踪剂，再行核医学检查，可确定病变部位，如吸收障碍、脑脊液鼻漏等。

2. 治疗性穿刺

（1）缓解症状和促进恢复：对颅内出血性疾病、炎症性病变和脑手术后的患者，通过腰椎穿刺术引流出炎性或血性脑脊液。

（2）鞘内注射药物：如注入抗菌药物可以控制颅内感染等。

【禁忌证】

（1）穿刺部位皮肤和软组织感染、开放性损伤或有脊柱结核者，穿刺有可能将细菌带入蛛网膜下腔或脑内。

(2) 颅内病变伴颅内压明显增高或有脑疝先兆，尤其可能为颅后窝占位性病变者，腰椎穿刺能促使或加重脑疝形成，引起呼吸骤停或死亡。

(3) 开放性颅脑损伤或伴有脑脊液漏者，明显出血倾向或病情危重不宜搬动者。

(4) 脊髓压迫症的脊髓功能即将丧失者。

【方法】

(1) 体位：患者去枕侧卧，背齐床沿，屈颈抱膝，使脊柱尽量前屈，以增大椎间隙宽度。

(2) 选定穿刺点：一般选择 L3、L4 或 L4、L5 椎间隙。L4 棘突在两侧髂嵴最高点连线与脊柱中线相交处，其上为 L3、L4 椎间隙，其下为 L4、L5 椎间隙。

(3) 严格消毒，以穿刺点为中心，螺旋式消毒(范围≥10 cm×10 cm)。术者戴无菌手套，铺巾，以 1%～2%普鲁卡因或 0.5%～2%利多卡因 1～2 mL，在穿刺点做皮内、皮下至韧带的浸润麻醉。

(4) 右手持针，左手绷紧穿刺点皮肤，将腰椎穿刺针(套上针芯)沿腰椎间隙垂直进针(针头斜面)，推进 4～6 cm(儿童 2～3 cm)或阻力感突然降低时，提示进入蛛网膜下腔，可拔出针芯，让脑脊液自动滴出，接上测压管先行测压。连接测压管后嘱患者放松身体，缓慢伸直头及下肢，可见脑脊液在压力管内随呼吸轻微波动，其停止上升时的读值即为初压数值(正常为 80～180 mmH_2O；颅内压升高指颅内压＞200 mmH_2O；颅内压降低指颅内压＜80 mmH_2O)。若脑脊液压力显著增高(300 mmH_2O 以上)，此时一般不放脑脊液，防止发生脑疝。

(5) 取适量脑脊液于无菌试管中送检，若需做细菌培养，试管口及棉塞避免污染保证无菌。

(6) 术毕拔出穿刺针，针孔用碘伏消毒后覆盖无菌纱布，稍压迫防止出血，再用胶布固定。

【护理】

(一) 术前准备

(1) 了解患者的合作程度及是否有腰椎穿刺检查史等；向患者解释穿刺目的、体位、过程与注意事项，消除其紧张、恐惧，取得其同意并签字确认。若极度烦躁、不合作，穿刺前可遵医嘱给予镇静剂。

(2) 备齐无菌的腰椎穿刺包(含测压表)、手套及所需药物、急救药物等；用普鲁卡因局麻前先做过敏试验。

(3) 嘱患者排空大小便，在床上静卧 15～30 min。

(二) 术中配合

(1) 协助患者取穿刺所需正确体位并保持。

(2) 穿刺过程中应密切观察患者意识、瞳孔、呼吸、脉搏、血压及面色变化，关注有无不适感。若期间出现脑疝征象，应立即停止放液，并向椎管内注入生理盐水 10～20 mL，并快速滴注 20%甘露醇 250 mL。如脑疝不能复位或疑有颅后窝血肿，可行脑室穿刺减压等措施。

(3) 协助患者摆放术中测压体位并协助医生测压，在按紧测压管后，指导患者双下肢慢慢伸直，嘱其全身放松，伸直头自然侧卧。

(4) 协助留取所需的脑脊液标本并及时送检，以免影响检查结果。

(三) 术后护理

(1) 指导患者去枕平卧 4～6 h，卧床 24 h，告知卧床期间不可抬高头部，但可适当转动身体，检查尾骶部皮肤状况。

(2) 观察患者有无头痛、腰背痛、脑疝及感染出血等穿刺后并发症。穿刺后头痛最常见，可出现头晕、恶心及呕吐症状，直立和行走后加重，多发生于穿刺后 1～7 天，可能与脑脊液量放出过多或持续脑脊液外漏所致颅内压降低有关。应指导多饮水，延长卧床休息时间，遵医嘱补液治疗等。

(3) 颅内压增高者不宜多饮水，严格卧床，密切观察意识、瞳孔及生命体征的变化。

(4) 保持穿刺部位的纱布干燥,观察有无渗液、渗血及过敏情况,24 h 内不宜淋浴。

二、数字减影血管造影

数字减影血管造影(digital subtraction angiography,DSA)是经肱动脉或股动脉置管,向颈总动脉或椎动脉注入含碘造影剂,分别在动脉期、毛细血管期和静脉期摄片,观察造影剂所显示的颅内血管的形态、分布和位置。DSA 在判断血管狭窄的程度和范围,观察侧支循环情况,判断病变部供血动脉的来源、数量,引流静脉的去向等方面,优于其他影像学检查,目前临床视其为诊断脑血管病变的"金标准"。

【适应证】

(1) 诊断脑血管病、颅内动脉瘤、动静脉畸形、动脉狭窄闭塞、动脉痉挛等疾病。

(2) 自发性颅内血肿或蛛网膜下腔出血的病因检查。

(3) 颅内占位性病变的血供与邻近血管的关系的探查及某些肿瘤的定性。

(4) 了解头面部血管性肿瘤的血供情况。

【禁忌证】

(1) 有严重出血倾向或出血性疾病者。

(2) 对含碘造影剂过敏者。

(3) 严重心、肝、肾功能不全或病情危重不能耐受手术者。

(4) 穿刺部位皮肤感染者。

(5) 脑疝晚期、脑干功能衰竭者。

【方法】

经股动脉插管 DSA 操作步骤如下。

(1) 选择在耻骨联合至髂前上棘连线中点、腹股沟韧带下 1～2 cm 股动脉搏动最强处穿刺。

(2) 碘伏消毒皮肤,利多卡因行局部麻醉。

(3) 将穿刺针与皮肤成 30°～45°角刺入股动脉,将导丝送入血管 20 cm 左右,撤出穿刺针,迅速沿导丝置入导管鞘或导管,撤出导丝。

(4) 在电视屏幕监护下将导管送入各头臂动脉。

(5) 进入靶动脉后注入少量造影剂确认动脉,然后造影。

【护理】

1. 术前准备

(1) 评估患者对 DSA 的了解程度,向其解释脑血管造影的目的、注意事项,造影过程中可能发生的危险与并发症,消除其紧张、恐惧心理,征得同意并签字确认。儿童与烦躁不安、不能配合者应使用镇静剂或在麻醉下进行。

(2) 完善各项检查,如肝肾功能,出凝血时间,血小板计数;遵医嘱行碘过敏试验。

(3) 皮肤准备:穿刺侧腹股沟部位皮肤清洁。

(4) 用物准备:造影剂、麻醉药、生理盐水、肝素钠、股动脉穿刺包、无菌手套、沙袋及抢救药物等。

(5) 术前 30 min 排空大小便,必要时留置导尿管等。

(6) 必要时术前 30 min 遵医嘱执行术前用药(静脉滴注尼莫地平或法舒地尔等)。

2. 术中及术后护理

(1) 密切观察意识、瞳孔及生命体征变化,注意有无头痛、呕吐、抽搐、失语、打哈欠、打鼾以及肢体活动障碍,发现异常及时报告医生处理。术后注意有无因导管刺激导致的脑血管痉挛或脑出血的表现。

(2) 术后平卧,穿刺部位按压 30 min,纱布绷带加压包扎,沙袋(1 kg)压迫 6～8 h,穿刺侧肢体继续制动(取伸展位,不可屈曲)4～6 h。一般于穿刺后 8 h 左右可取侧卧位,24 h 内卧床休息、限制活动,24 h 后如无异常情况可下床活动。

(3) 观察双侧足背动脉搏动和肢体远端皮肤颜色、温度等,防止动脉栓塞;注意局部有无渗血、血肿,指导患者咳嗽或呕吐时按压穿刺部位,避免因腹压增大而导致伤口出血。

(4) 卧床期间协助生活护理。指导患者多饮水,以促进造影剂排泄。

三、脑室穿刺术

脑室穿刺术(ventriculocentesis)是经颅骨钻孔或椎孔穿刺侧脑室,放置引流管,将脑脊液引流至体外,降低颅内压,减轻脑水肿,减少血红蛋白对脑室壁的刺激,是诊断颅内压增高并进行急救的措施之一。

【适应证】

(1) 肿瘤和其他颅内病变引起的脑积水。

(2) 自发性或外伤性脑室内出血,或脑内血肿破入脑室系统。

(3) 颅后窝术前为防止在切开颅后窝硬脑膜后小脑急性膨出,造成脑组织裂伤和继发性脑干损伤及在术后持续引流出血性脑脊液,以避免脑室系统梗阻和调整颅内压。

(4) 开颅术中和术后颅内压监测。

【禁忌证】

明显的穿刺部位感染、出血倾向者;脑室狭小、弥漫性脑水肿或脑肿胀的患者。

【方法】

脑室穿刺引流的方法有额入法(穿刺侧脑室前角)、枕入法(穿刺侧脑室三角区)、侧入法(穿刺侧脑室下角或三角区)和经眶穿刺法(穿刺侧脑室前角底部),小儿采用经前囟侧角脑室穿刺,一般不置管。下面介绍通用的床旁经额侧脑室穿刺法(额入法)。

(1) 剃光头发,取仰卧位。

(2) 选择穿刺点(前额部,发际上 2 cm,矢状线旁开 2 cm),头皮消毒,2%利多卡因行局部麻醉。

(3) 颅骨钻孔,用脑室穿刺针穿刺,方向与矢状线平行,针尖对准两侧外耳道连线,进针 3～5 cm可进入侧脑室前角,见脑脊液流出则表明穿刺成功,置管持续引流脑脊液或行颅内压监测。

【护理】

1. 术前准备

(1) 患者准备:评估患者的合作程度,向其解释穿刺引流的目的、方法和术中、术后可能出现的意外与并发症,消除其思想顾虑,签署知情同意书;躁动患者遵医嘱使用镇静剂。

(2) 用物准备:消毒剂、麻醉药、颅骨钻、脑室穿刺引流包、无菌引流袋、硅胶导管及抢救药品等,按需要备颅内压监测装置。

2. 术中及术后配合

(1) 术中协助患者保持安静,减少头部活动,维持正确体位;对于烦躁不安、有精神症状者,应特别注意防止自行拔除引流管而发生意外,必要时使用约束带加以固定。

(2) 严密观察意识、瞳孔及生命体征变化,尤其注意呼吸改变。

(3) 术后接引流袋于床头,引流管悬挂在高于侧脑室 10～15 cm 处,以维持正常颅内压。

(4) 注意引流速度。一般应缓慢引流脑脊液,使颅内压平缓降低,必要时适当挂高引流袋,以减慢引流速度,避免放液过快所致脑室内出血、硬膜外或硬膜下血肿、瘤卒中(肿瘤内出血)或诱发小脑幕上疝;若是抢救脑疝、脑危象的紧急情况,可先快速放脑脊液,再接引流管,缓慢引流脑室液。

(5) 注意观察引流脑脊液的性质与量。正常脑脊液无色透明,无沉淀,术后 1～2 天可稍带血性,以后转为清亮。24 h 引流液一般不超过 500 mL。如术后出现血性脑脊液或原有的血性脑脊液颜色加深,提示有脑室内继续出血,应及时报告医生行止血处理;如果脑脊液混浊,呈毛玻璃状或有絮状物，提示发生感染，应放低引流袋（约低于侧脑室 7 cm）以引流感染的脑脊液，并送标本化验；引流脑脊液量多时，应注意遵医嘱及时补充水、电解质。

（6）保持穿刺部位敷料干燥。引流处伤口敷料和引流袋应每天更换，污染时随时更换；保持引流系统的密闭性，防止逆行感染。如有引流管脱出，应及时报告医生处理。

（7）保持引流管通畅，防止引流管受压、扭曲、折叠或阻塞，尤其是在搬运患者或帮患者翻身时，注意防止引流管牵拉、滑脱。

（8）及时拔除引流管。脑室持续引流一般不超过 7 天，拔管前需夹闭引流管，观察 24～48 h，密切观察患者有无头痛、呕吐等症状，以便了解是否有再次颅内压增高表现。

（9）拔管后应加压包扎伤口处，指导患者卧床休息和减少头部活动，注意穿刺伤口有无渗血和脑脊液漏出，严密观察有无意识、瞳孔改变，失语或肢体抽搐、意识障碍加重等，若发现异常，及时报告医生处理。

四、高压氧治疗

高压氧治疗（hyperbaric oxygen therapy）是让患者在密闭的加压装置（高压氧舱）中吸入高压力（2～3 个大气压）、高浓度的氧，使其大量溶解于血液和组织，从而提高血氧分压、增加血氧含量、收缩血管和加速侧支循环形成；以利于降低颅内压，减轻脑水肿，纠正脑广泛缺血后所致的乳酸酸中毒或脑代谢产物积聚，改善脑缺氧，促进觉醒反应和神经功能恢复。

【适应证】

一氧化碳中毒、缺血性脑血管病、脑炎、中毒性脑病、神经性耳聋、多发性硬化、脊髓及周围神经损伤、老年期痴呆以及各种原因引起心肺复苏后急性脑功能障碍等。

【禁忌证】

恶性肿瘤（尤其是已发生转移者）、出血性疾病（如颅内血肿、椎管或其他部位有活动性出血可能者）、颅内病变诊断不明、严重高血压（160/100 mmHg 以上）、心功能不全、原因不明的高热、急性上呼吸道感染、急慢性鼻窦炎、中耳炎、咽鼓管通气不良以及肺部感染、肺气肿、活动性肺结核、肺空洞、妇女月经期或妊娠期、氧中毒和不能耐受高压氧等。

【护理】

1. 入舱前护理

（1）详细了解病情及治疗方案，协助医师做好入舱前的各项检查和准备工作。

（2）评估患者的合作程度、心理状态及对高压氧治疗的了解程度，详细介绍高压氧治疗的目的、过程和治疗环境，以及升压过程的正常反应，消除患者恐惧及紧张心理。

（3）进舱前向患者说明如何预防气压伤，掌握调节中耳气压的具体方法，如捏鼻鼓气法、咀嚼法、吞咽法等。

（4）指导患者进舱前勿饱食、饥饿和酗酒，不宜进产气的食物和饮产气的饮料，一般在餐后 1～2 h 进舱治疗。

（5）高压氧治疗时舱室密闭，且舱内氧浓度较高，故应高度重视防火、防爆，确保安全。确定患者及陪舱人员未携带易燃易爆物品（如火柴、打火机、含酒精和挥发油制品、电动玩具等）；不带入手表、保温杯等，以防损坏；必须按要求更换治疗室准备的全棉服装入舱。

（6）首次进舱治疗的患者及陪舱人员进舱前用 1%麻黄碱液滴鼻，发热、血压过高、严重疲劳及妇女月经期应暂停治疗。

（7）进舱前指导患者及陪舱人员排空大小便，特殊情况下将大小便器放入舱内备用。对生活不能自理的患者，进舱前应做好皮肤及外阴部的清洁，以避免或减少不良气味带入舱内。

（8）向患者介绍舱内供氧装置及通信系统使用方法，教会患者正确使用吸氧面罩，掌握间歇吸氧方法。

(9) 治疗前检查有关阀门、仪表、通信、照明、供气、供氧等设备，确认系统运转正常。指导患者不可随意搬弄或扭动舱内仪表、阀门等设备。

(10) 严格执行治疗方案，备好抢救物品及药物于舱内。

2. 加压过程的护理

(1) 加压开始时应通知舱内人员做好相应准备，在高压氧治疗过程中，舱内、外必须随时保持联系，互通情况，密切配合。

(2) 控制加压速度，加压初期宜稍慢。边加压边询问患者有无耳痛或其他不适，如患者耳痛明显，应减慢加压速度或暂停加压，督促患者做好调压动作，并向鼻内滴1%麻黄碱液，待疼痛消除后方可继续加压，若调压不成功，应减压出舱。

(3) 加压时关闭引流管，对密封式水封瓶等装置须密切观察、调整，防止液体逆流。

(4) 调节好舱内温度。根据患者体感温度，开放空调系统，调节舱内温湿度适宜。

(5) 加压过程中应观察血压、脉搏、呼吸变化，危重患者应有医护人员陪护。血压增高、心率呼吸减慢系正常加压反应，不必做特殊处理，告知患者不要惊慌；若发现患者烦躁不安、颜面或口周肌肉抽搐、出冷汗，或突然干咳、气急，或患者自诉四肢麻木、头晕、眼花、恶心、无力等症状时，可能为氧中毒，应立即报告医生，并摘除面罩，停止吸氧，改吸舱内空气；出现抽搐时，应防止外伤和咬伤。

3. 稳压过程的护理

(1) 当舱内压力升到所需要的治疗压力并保持不变，称为稳压，也称高压下停留。在整个稳压期间，应保持舱内压力恒定不变，舱内压力波动范围不应超过0.005 MPa。

(2) 稳压时指导患者戴好面罩吸氧，观察患者佩戴面罩及吸氧的方法是否正确，指导患者在安静和休息状态下吸氧，吸氧时不做深呼吸。

(3) 吸氧时应随时观察患者有无氧中毒症状，如出现，应立即摘除面罩停止吸氧，改为吸舱内空气，必要时，医护人员应入舱处理或终止治疗减压出舱。

(4) 空气加压舱供氧压力一般为稳压压力+0.4 MPa，供氧流量一般为10～15 L/min。注意通风换气，使舱内氧浓度控制在25%以下，二氧化碳浓度低于1.5%。

4. 减压过程的护理

(1) 减压过程中必须严格执行减压方案，不得随意缩短减压时间。

(2) 减压前应告知舱内人员做好准备后才能开始减压。

(3) 减压时应指导患者自主呼吸，绝对不能屏气。因为屏气时肺内膨胀的气体无法经呼吸道排出，当肺内压力超过外界压力10.67 kPa时，肺组织可被撕裂造成严重的肺气压伤。

(4) 输液应采用开放式。因为减压时墨菲滴管内的气体发生膨胀，导致瓶内压力升高，气体可进入静脉，有造成空气栓塞的危险。

(5) 胃管、导尿管、胸腔引流管、腹腔引流管、脑室引流管等引流管都要开放；气管插管的气囊在减压前应打开，以免在减压时因气囊膨胀压迫气管黏膜而造成损伤。

(6) 减压过程中因气体膨胀吸热，舱内温度急剧下降，舱内会出现雾气，这是正常物理现象，适当通风，控制减压速度，可减少或避免发生。应提醒患者注意保暖。

(7) 减压初期，由于中耳室及鼻窦中的气体发生膨胀，耳部可有胀感，当压力超过一定程度后，气体即可排出，胀感很快缓解或消失。

(8) 减压时有些患者出现便意、腹胀等现象，这是由减压时胃肠道内气体膨胀、胃肠蠕动加快所致，应做好解释。

(9) 减压出舱后，询问患者有无皮肤瘙痒、关节疼痛等不适，以便及早发现减压病症状并及时处理。

（宁波市鄞州第二医院　张冬霞）

参考文献

[1] 尤黎明,吴瑛.内科护理学[M].6版.北京:人民卫生出版社,2017.

[2] 葛均波,徐永健,王辰.内科学[M].9版.北京:人民卫生出版社,2018.

[3] 冯丽华,史铁英.内科护理学[M].4版.北京:人民卫生出版社,2018.

[4] 陈灏珠,林果为,王吉耀.实用内科学[M].14版.北京:人民卫生出版社,2013.

[5] 沈翠珍,高静.内科护理学[M].3版.北京:人民卫生出版社,2021.

[6] 李丹,冯丽华.内科护理学[M].3版.北京:人民卫生出版社,2014.

[7] 詹艳,范福玲,李晓玲.内科护理学[M].上海:同济大学出版社,2017.

[8] 中华医学会心电生理和起搏分会,中国医师协会心律学专业委员会.心动过缓和传导异常患者的评估与管理中国专家共识2020[J].中华心律失常学杂志,2021,25(3):185-211.

[9] 中华医学会心血管病学分会介入心脏病学组,中国医师协会心血管内科医师分会血栓防治专业委员会,中华心血管病杂志编辑委员会.中国经皮冠状动脉介入治疗指南2016[J].中华心血管病杂志,2016,44(5):382-400.

[10] 中华医学会心电生理和起搏分会,中国医师协会心律学专业委员会,中国房颤中心联盟心房颤动防治专家工作委员会,等.心房颤动:目前的认识和治疗建议(2021)[J].中华心律失常学杂志,2022,26(1):15-88.

[11] 张新超,钱传云,张劲农,等.无创正压通气急诊临床实践专家共识(2018)[J].临床急诊杂志,2019,20(1):1-12.

[12] 金艳鸿,孙红,李春燕,等.《成人动脉血气分析临床操作实践标准(第二版)》解读[J].中国护理管理,2022,22(11):1601-1606.

[13] Li P K,Chow K M,Cho Y,et al. ISPD peritonitis guideline recommendations:2022 update on prevention and treatment[M]. Perit Dial Int,2022,42(2):110-153.

[14] 国家卫生健康委员会.国家卫生健康委办公厅关于印发血液净化标准操作规程(2021版)的通知[EB/OL](2021-11-09)[2023-08-11]. http://www.nhc.gov.cn/yzygj/s7659/202111/6e25b8260b214c55886d6f0512c1e53f.shtml.

[15] 何文英,侯冬藏.实用消化内科护理手册[M].北京:化学工业出版社,2019.

[16] 中华医学会健康管理学分会,《中华健康管理学杂志》编辑委员会,中华医学会消化病学分会幽门螺杆菌学组.体检人群^{13}C尿素呼气试验技术规范专家共识[J].健康体检与管理,2021,2(2):93-98.

[17] 丁淑贞,丁全峰.消化内科临床护理[M].北京:中国协和医科大学出版社,2016.

[18] 席惠君,张玲娟.消化内镜护理培训教程[M].上海:上海科学技术出版社,2014.

[19] 周平红,钟芸诗,姚礼庆.消化内镜治疗学[M].上海:复旦大学出版社,2020.

[20] 中华医学会糖尿病学分会,朱大龙.中国2型糖尿病防治指南(2020年版)[J].中华内分泌代谢杂志,2021,37(4):311-398.

[21] 邱敏丽,谢雅,王晓红,等.骨质疏松症患者实践指南[J].中华内科杂志,2020,59(12):953-959.

[22] 中华医学会骨质疏松和骨矿盐疾病分会.原发性骨质疏松症诊治指南(2017年)[J].中国全科医学,2017,20(32):3963-3982.